Johdanto

Hyvät lukijat.

Tämä kirja on tarkoitettu helposti luettavaksi opasteeksi sekä ihan tavallisille ihmisille, että myös lääkäreille, sairaanhoitajille, tutkijoille ja opiskelijoille.

Maailman väkiluku lisääntyy jatkuvasti, ja ihmisten määrä etenkin kaupungeissa lisääntyy huimaa vauhtia. Urbanisoitumisen myötä myös ihmisten ruokavalio, liikuntatottumukset ja nautintoaineiden käyttö on kaikkialla Maailmassa muuttunut. Ennen vanhaan tehtiin paljon fyysistä työtä, urheiltiin paljon, ja syötiin yksinkertaisesti mutta hyvin terveellisesti. Ylipaino oli hyvin harvinaista.

Nykyään korkea verenpaine, korkeat kolesteroliarvot ja ylipaino ovat oikeita kansantauteja kaikkialla Maailmassa. Esimerkiksi korkeasta verenpaineesta kärsii yli miljardi ihmistä, ja korkeista kolesteroliarvoista ja ylipainosta kärsii satoja miljoonia ihmisiä. Myös esimerkiksi diabetes on lisääntynyt räjähdysmäisesti, myös kehitysmaissa.

Sekä verenpainelääkkeitä että kolesterolilääkkeitä myönnetään liian usein, ilman että yritetään ensisijaisesti hoitaa näitä tautitiloja terveellisellä ravinnolla, lisäämällä liikuntaa, vähentämällä ylipainoa, vähentämällä erilaisten nautintoaineiden käyttöä jne. Tuntuu siltä, että lääkärien ja muun hoitohenkilökunnan antama valistus ja ohjeistus näissä asioissa on kovin vajavaista, johtuen osittain siitä, että he itsekään eivät tiedä, millä kaikilla eri luonnollisilla keinoilla korkeaa verenpainetta ja korkeita kolesterolitasoja voidaan alentaa.

Maailmassa on satoja ravintokasveja, eläinkunnan tuotteita, ravintoaineita, lääke- ja yrttikasveja ja fyysisiä menetelmiä, joilla voidaan suotuisasti ja pienellä vaivalla ja halvalla vaikuttaa korkeisiin verenpaine- ja kolesteroliarvoihin. Tämä kirja esittää niistä vain pienen osan, vähän yli 250 erilaisa tapaa.

Kirja perustuu tiukasti tehtyihin tieteellisiin tutkimustuloksiin, ja jokaisesta tutkimuksesta löytyy kirjan lopussa kirjallisuusviitteet, joista kukin voi halutessaan tarkemmin syventyä aiheeseen.

Todellisuudessa, esimerkiksi pelkästään korkeaa verenpainetta laskevia lääkekasveja tunnetaan useita satoja ympäri Maailman kansanlääkinnässä, mutta vain pieni murto-osa näistä on toistaiseksi ehditty tutkia tieteellisesti. Ja lähes kaikki tutkimukset ovat osoittaneet nämä kansanlääkinnälliset hoitomenetelmät toimiviksi. Mikä ei ole itse asiassa mikään suuri ihme, koska niiden käyttö perustuu vähintään satojen vuosien, mutta usein jopa tuhansien vuosien empiiriseen käyttökokemukseen.

Stig Fröberg   Naantali, 08/2013

Kirjailijasta

Stig Fröberg on syntynyt 1955 Turussa. Hän opiskeli Turun Yliopistossa Wihurin fysiikan tutkimuslaitoksella, ja valmistui fyysikoksi vuonna 1983. Viimeiset 25 vuotta hän on työskennellyt Neste Oil:n palveluksessa, Naantalin jalostamon laboratoriossa. Hänen erikoisosaamisaluettaan ovat nesteiden ja kaasujen analyysitekniikka ja Fysikaaliset mittausmenetelmät.

Hän on tutkinut yli 35 vuotta ravintotiedettä, urheilulääketiedettä ja yrttilääketiedettä. Hän tuntee yli 2000 eri lääkekasvia. Harrastuksena hänellä on ravinto- ja lääkekasvien kasvatus.

Hän oli 20 vuoden ajan kilpaurheilijana ja hän on entinen 50 kilometrin kävelyn Suomen mestari. Hän on kirjoittanut kirjan "Lihavuus: Ylipaino alas nopeasti ja luonnollisesti", jonka Englanninkielinen versio "Obesity: Decrease Overqeight Quickly and Naturally" on saatavilla http://www.amazon.com/dp/1478335025

Sisällysluettelo

Yleistä

Muutamia lyhenteitä:

p-arvo: Tämä luku esiintyy toistuvasti kirjassa, kun verrataan koeryhmien ja vertailuryhmien välisiä eroja tilastomatematiikan avulla. Erot ryhmien välillä ovat tilastollisesti merkittävät, jos $p < 0.05$. Mitä pienempi p-arvo on, sitä merkittävämpi on ero tutkittavassa suureessa ryhmien välillä. Esimerkiksi, jos $p < 0.001$, ovat erot tutkittavassa suureessa ryhmien välillä huomattavasti suuremmat, kuin jos $p < 0.05$. Tai toisin sanoen: jos esimerkiksi $p < 0.01$, niin on vain 1%:n todennäköisyys, että ero tutkitussa suureessa ryhmien välillä olisi syntynyt sattumalta. Vastaavasti, kun $p < 0.05$, niin on 5%:n todennäköisyys, että ero tutkittavassa suureessa ryhmien välillä olisi syntynyt sattumalta.

TC = Total Cholesterol = Kokonaiskolesteroli.

TG = Triglycerides = Triglyceridit.

LDL-Cholesterol = "Huonolaatuinen" eli LDL-kolesteroli.

HDL-Cholesterol = "Hyvälaatuinen" eli HDL-kolesteroli.

VLDL-Cholesterol = "Erittäin huonolaatuinen" eli VLDL-kolesteroli

SBP = Systolic Blood Pressure = Systolinen verenpaine eli ns. ylempi verenpainearvo.

DBP = Diastolic Blood Pressure = Diastolinen eli ns. alempi verenpainearvo.

Renin = Entzyymi, jota munuaiset syntetisoivat, ja joka osallistuu verenpaineen säätelyyn.

Angiotensinogen = Maksassa syntyvä aine, jonka Renin muuttaa Angiotensin I nimiseksi aineeksi.

ACE = Angiotensin Converting Enzyme = Entzyymi, joka katalysoi Angiotensin I:n muuttumista Angiotensin II:ksi. Angiotensin II supistaa verisuonia, ja aiheuttaa verenpainetta. Monet verenpainelääkkeet pyrkivät juuri estämään ACE:n vaikutusta, eli ne inhiboivat (Estävät) ACE:an stimuloivan vaikutuksen Angiotensin II:n syntymiseen.

ET-1 = Endothelin-1 = Elimistössä esiintyvä proteiini, joka supistaa voimakkaasti verisuonia.

NO = Nitrogen Oxide = Typpioksidi. Ravinnon Arginiini nimisestä aminohaposta elimistö syntetisoi NO:ta, joka aikaansaa verisuonten laajenemisen, ja laskee verenpainetta.

eNOS = Entzyymi, joka stimuloi NO:n tuottoa Arginiinista.

Aldosteroni = Hormoni, joka nostaa verenpainetta.

Vasodilataattori = Aine, joka aikaansaa verisuonten laajenemisen, ja laskee verenpainetta.

Viskositeetti = Veren ja veriplasman sisäinen virtausvastus. Mitä suurempi viskositeetti, sitä enemmän sydämen täytyy tehdä työtä, pumpatakseen verta verisuonistossa.

Diureetti = Aine, joka lisää virtsan ja yleensä myös Natriumin ja Kloorin eritystä.

Korkea verenpaine

Korkea verenpaine (Eng. Hypertension) tai verenpainetauti on krooninen sairaus, jossa verisuoniston paine on kohonnut normaaliarvoista. Tämän johdosta sydän joutuu tekemään enemmän työtä, jotta veri saadaan kiertämään suonistossa. Verenpaine käsittää kaksi mittausta: Systolinen verenpaine (Eng. SBP eli Systolic blood pressure), joka on mitattu verenpaine silloin, kun sydänlihas supistuu, ja diastolinen verenpaine (Eng. DBP eli Diastolic blood pressure), joka on mitattu verenpaine silloin, kun sydänlihas rentoutuu. Verenpaineen mittayksikkönä käytetään mmHg, eli Elohopea millimetri. Englantilainen pappi Stephen Hales teki ensimmäiset tunnetut verenpainemittaukset vuonna 1733.

Normaali systolinen verenpaine liikkuu alueella 90 – 140 mmHg ja normaali diastolinen verenpaine liikkuu alueella 60 – 90 mmHg. Maailman terveysjärjestö WHO määrittelee korkeaksi verenpaineeksi eli verenpainetaudin tilaksi, jossa systolinen verenpaine on suurempi kuin 140 mmHg ja diastolinen verenpaine on suurempi kuin 90 mmHg.

Tällä hetkellä Maailmassa on yli miljardi ihmisä, joilla on korkea verenpaine. Verenpainetaudin yleisyys vaihtelee eri kansoilla. Puolassa jopa noin 70%:lla ihmisistä on korkea verenpaine, kun se USA:ssa on noin 30%, Intiassa noin 5%, mutta Venezuelan Yanomami intiaaneilla verenpainetautia ei esiinny lainkaan, ollen 0% !!!!

Suurin osa, 90 – 95% verenpainetauti potilaista sairastaa niin sanottua primääriä verenpainetautia, jossa taudin tarkkaa alkuperää ei tiedetä. Loput sairastavat niin sanottua sekundaarista verenpainetautia, jossa syy on todennettu olevan sydämessä, munuaisissa, verisuonissa tms.

Korkea verenpaine on riskitekijä sydän- ja verisuonitaudeissa, ja voi vaurioittaa sydäntä, verisuonistoa ja munuaista, ja olla osasyyllisenä mm. sydänkohtauksiin ja kuolemaan. Oireina saattavat olla muun muassa kova päänsärky, korvien humina, näkövaikeudet jne. Useimmissa kansanryhmissä verenpaine nousee ikääntymisen myötä.

Verenpainetauti on hyvin pitkälti elintasosairaus, jonka esiintymistä edesauttavat ravinnon korkea suolapitoisuus, korkea tyydyttyneen rasvan määrä, vähäinen liikunta, ylipaino, tupakointi, alkoholi, stressi, liikä kahvinjuonti, liika sokeri, vähäinen hedelmien ja vihannesten syönti jne.

Angiotensin on hormoni, joka aiheuttaa verisuonten supistumista, ja nostaa verenpainetta. Angiotensin myös stimuloi toista hormonia, Aldosteronia, joka myös aiheuttaa korkeaa verenpainetta. Angiotensin eristettiin ensimmäisen kerran vuonna 1930.

Maksa tuottaa ainetta nimeltään Angiotensinogen, josta munuaisissa syntyvän entzyymin Reninin avulla syntyy Angiotensin I nimistä ainetta. Edelleen Angiotensin I muuttuu ACE entzyymin vaikutuksesta Angiotensin II nimiseksi aineeksi, joka aiheuttaa verenpaineen nousua. Lyhenne ACE tulee sanoista Angiotensin-Converting Enzyme.
Osa verenpainelääkkeistä estää (Inhiboi) juuri tätä ACE entzyymin vaikutusta.

Muita voimakkaita verisuonia supistavia ja verenpainetta nostavia elimistön aineita ovat mm. Endothelin-1 (Lyhenne ET-1), joka on proteiini. ET-1:stä stimuloivat mm. hypoxia, hapettunut LDL-kolesteroli ja erilaiset tulehdustekijät (Sytokiinit).

Kolesteroli

(Cholesterol)

Kolesteroli on orgaaninen yhdiste, jota lähes kaikki eläinsolut syntetisoivat. Pääosa kolesterolista syntyy maksassa. Kolesterolin molekyyliassa on 386.65 g/mol, ja sen kemiallinen kaava on $C_{27}H_{46}O$.

Kolesteroli on elimistölle välttämätön aine, josta solut valmistavat tärkeitä aineita, kuten sappinesteet, D-vitamiinin ja lukuisat hormonit, kuten sukupuolihormonit Testosteroni, Estrogeeni, Progesteroni, DHEA jne. Muita kolesterolista syntyviä hormoneja ovat Aldosteroni ja Kortisoli.

Kuitenkin, jos veren kolesterolipitoisuus on kohonnut erittäin korkealle, se lisää selvästi sydän- ja verisuonitautien esiintymis todennäköisyyttä.

Keskimäärin elimistö syntetisoi noin 1000 mg kolesterolia vuorokaudessa. Tämän lisäksi eläinperäisestä ravinnosta voidaan saada helpostikin 200 – 1000 mg kolesterolia päivittäin. Ravinnosta kolesterolia saadaan erityisesti kananmunan keltuaisesta, maksasta, lihasta, juustosta, voista ja katkaravuista. Kasvikunnan tuotteissa kolesterolia ei esiinny lainkaan. Elimistön kokonaiskolesterolimäärä on luokkaa 35 grammaa.

Kolesterolin synnyssä ratkaisevaa roolia esittää entzyymi nimeltään HMG-CoA reduktaasi (3-hydroxy-3-methylglutaryl CoA reductase). Monet kolesterolilääkkeet, kuten erilaiset statiinit, estävät tämän entzyymin vaikutuksen.

Koska kolesteroli ei liukene juurikaan veteen, elimistö kuljettaa sitä erilaisten kompleksisten, niin sanottujen Lipoproteiinien muodossa. Nämä koostuvat proteiineista ja rasvoista. Erilaisia Lipoproteiineja kutsutaan nimellä LDL-kolesteroli (Low Density Lipoprotein), VLDL-kolesteroli (Very Low Density Lipoprotein) ja HDL-kolesteroli (High Density Lipoprotein). Mitä vähemmän Lipoproteiinissa on proteiinia ja mitä enemmän rasvaa, sitä pienempi sen tiheys (Density) on.

Veren LDL-kolesteroli pitoisuuden kasvaessa suureksi, osa LDL-kolesteroleista hapettuu. Makrofagit syövät näitä hapettuneita LDL-kolesteroleja, ja muodostavat eräänlaisia soluja, jotka takertuvat verisuonten seinämiin kerrostumiksi, ja aikaansaavat ajan mittaan arteroskleroosin, ahtauttamalla verisuonet. Tämä lisää selvästi sydänkohtausten ja sydäntautikuolemien todennäköisyyttä. Sen sijaan HDL-kolesteroli pienentää sydäntautikuolemien riskiä poistamalla kolesterolia ahtautumista.

Tämän johdosta LDL- ja VLDL-kolesterolia kutsutaan "Huonoksi" kolesteroliksi ja HDL-kolesterolia kutsutaan "Hyväksi" kolesteroliksi. Kokonaiskolesteroli on VLDL-kolesterolin, LDL-kolesterolin ja HDL-kolesterolin summa.

Näin ollen tärkeää ei suinkaan ole kokonaiskolesterolin määrä, vaan HDL-kolesterolin ja ei HDL-kolesterolin suhde, ja mielummin vielä HDL-kolesterolin/oxLDL-kolesterolin suhde, missä oxLDL-kolesteroli on hapettuneen LDL-kolesterolin ja VLDL-kolesterolin summa.

Kolesterolipitoisuus voidaan ilmoittaa yksiköissä millimooli/Litra eli mmol/L tai milligramma/dL eli mg/dL.

Erilaisissa suosituksissa annetaan raja-arvoina korkealle kokonaiskolesterolille 5.2 mmol/L eli 200 mg/dL ja korkealle LDL-kolesterolille 1.8 mmol/L – 2.6 mmol/L eli 70 mg/dL – 100 mg/dL.

Korkealle kohonnutta kolesterolitasoa hoidetaan ensisijassa tiukan ruokavalion, liikunnan ja laihduttamisen avulla.

Toissijaisena hoitona käytetään nykyään synteettisiä lääkeaineita, kuten statiineja. Näitä ovat mm. Atorvastatin, Fluvastatin, Lovastatin, Pitastatin, Pravastatin ja Simvastatin. Näillä on kuitenkin monia haittavaikutuksia. Ne lisäävät mm. Impotenssin todennäköisyyttä ja laskevat testosteronipitoisuuksia selvästi (Corona et.al. 2010; Rizvi et.al. 2002; Bruckert et.al. 1996). Muita oireita ovat esimerkiksi lihaskrampit. Statiinit laskevat voimakkaasti elimistöjen solujen Ubiquinoni eli Q10 pitoisuuksia. Ubiquinoni esittää tärkeää roolia solujen energiantuotannossa.

Statiinireseptejä kirjoitetaan selvästi liian heppoisin perustein, eikä niillä esimerkiksi naispuolisilla koehenkilöillä ole juurikaan havaittu sydäntautikuolleisuutta ehkäisevää vaikutusta. Suomessa peräti 700 000 ihmistä syö erilaisia Statiineja!

Triglyceridit

Triglyceridit ovat estereitä, jotka koostuvat Glyceroli molekyyleistä, joihin on sitoutunut 3 rasvahappomolekyyliä. Triglyceridejä on paljon erilaisia, riippuen kunkin rasvahapon hiiliatomien lukumäärästä ja siitä, onko hiilten välisissä sidoksissa kaksoissidoksia. Triglycerideistä käytetään yleisesti lyhennettä TG.

Triglyceridit ova kasvis- ja eläinrasvojen pääkomponentteja. Ihmisillä triglyceridit edustavat mekanismia, jolla varastoidaan ylimääräistä, käyttämätöntä energiaa. Veren suuri triglyceridipitoisuus korreloi voimakkaasti nautittujen hiilihydraattien määrän kanssa.

Triglyceridit ovat erittäin huonolaatuisen VLDL-kolesterolin pääkomponentteja, ja triglyceridien kalorimäärä (9 kcal/gramma) on 2 kertaa suurempi kuin hiilihydraattien ja proteiinin.

Ihmisillä suuret triglyceridipitoisuudet ovat merkittävä riskitekijä sydän- ja verisuonitaudeissa. Ruokavaliot, joissa on paljon hiilihydraatteja, nostavat triglyceritasoja. Erityisesti ylipainoisilla henkilöillä on usein korkeat triglyceriditasot. Samoin runsas alkoholinkäyttö nostaa triglyceriditasoja. Fyysinen harjoittelu, Kalaöljyt ja L-Karnitiini ovat luonnollisia keinoja, joilla korkeita triglyceritasoja voidaan alentaa.

Mittayksikköinä käytetään yleensä mg/dL (milligrammaa yhtä desilitraa kohti) tai mmol/L (millimoolia yhtä litraa kohti). Normaaleina tasoina pidetään yleensä lukemia, jotka ovat pienempiä kui 200 mg/dL tai vastaavasti pienempiä kuin 2.25 mmol/L (American Heart Association).

Käytännön ohjeita korkean verenpaineen ja korkean kolesterolitason alentamiseksi

Myöhemmin esitettävien verenpainetta ja kolesterolia alentavien ravintoaineiden, lisäravinteiden, dieettien ja menetelmien avulla voi jokainen henkilö helposti muodostaa itselleen sopivan ravinto- ja liikunta ohjelman, jolla saadaan luonnollisesti laskettua sekä korkeaa verenpainetta että korkeaa kolesterolitasoa.

Tässä on esitetty eräs tiivistetty luettelo eri mahdollisuuksista.

Liikunta
- Vähintään 3 – 5 kertaa viikossa, 45 min – 1.5 tuntia aerobista liikuntaa, kuten uintia, juoksua, kävelyä, hiihtoa, pyöräilyä, suunnistusta, luistelua, squashia, tennistä, pingistä, sulkapalloa, koripalloa, jääkiekkoa, jalkapalloa, sauvakävelyä, kuntopiiriä, kuntopyöräilyä, rullaluistelua, rullahiihtoa jne.

Kahvi
Vähennä kahvin juontia ja korvaa kahvi ainakin osittain
- Vihreällä teellä
- Pu-Erh teellä
- Mateella
- Rooibos teellä
- Kaakao jauheella (Ilman sokeria yms.)
- Du-Zhong teellä (Eucommia Ulmoides)
- Hibiscus teellä
- Krysanteeminkukka teellä
- Luobuma teellä (Apocynum Venetum)
- Voit tehdä näistä myös tee seoksia.

Alkoholi
- Vähennä alkoholin kulutusta 30:een grammaan vuorokaudessa
- Korvaa vaalea olut tummalla oluella
- Korvaa vaalea olut ja kirkas viina ainakin osittain Punaviinillä, 2 – 3 dl vuorokaudessa.

Liha
- Korvaa lihaa mahdollisimman paljon kanalla, kalkkunalla ja rasvaisella kalalla (Kirjolohi, Lohi, Taimen, Silli, Anjovis, Makrilli, Ankerias, Tonnikala, Ruijanpallas, Turska, Kilohaili jne.)

Sokeri
- Korvaa sokeri hunajalla, mieluummin mahdollisimman tummalla hunajalla.

Voi ja kerma
- Korvaa voi ja kerma kasvislevitteillä tai kasvisöljyillä (Oliivi-, Seesami-, Pellavansiemen-, Amarantti- tai Riisinleseöljyt).

Ruoka- ja salaattiöljyt
Käytä öljyinä
- Neitsyt Oliiviöljyä
- Seesamiöljyä
- Riisinleseöljyä
- Pellavansiemenöljyä
- Amaranttiöljyä
- Kurpitsan siemenöljyä (Cucurbita Pepo)
- Maapähkinäöljyä

Pähkinät
Nauti säännöllisesti seuraavia pähkinöitä
- Mantelit
- Saksanpähkinät
- Maapähkinät (Ei-suolatut)
- Pekaanipähkinät

Maitotuotteet
Nauti runsaasti seuraavia fermentoituja, vähärasvisia tai rasvattomia maitotuotteita, joissa on eri maitohappobakteereja, kuten Lactobacillus Casei, Lactobacillus Bulgaricus, Lactobacillus Acidophilus, jne.
- Jogurtit
- Piimät

Soijamaito
- Korvaa maito kokonaan tai osittain soijamaidolla
- Sitä voi juoda joko sellaisenaan tai käyttää ruuanlaitossa maidon sijasta

Marjat
Syö runsaasti seuraavia marjoja
- Musta Aronia
- Mustikka
- Punaiset Viinirypäleet
- Tyrnimarja
- Tummat Rusinat, Korintit
- Ruusunmarja (Myös jauheena)
- Mulperinmarja
- Goji marja (Lycium Barbarum)
- Kiinansitruunaköynnös (Schisandra Chinensis)
- Happomarja
- Amla
- Vadelma

Hedelmät
Syö vähintään 2 – 3 hedelmää päivittäin, seuraavista
- Vesimeloni
- Omena
- Appelsiini

- Bergamotti
- Klementiini
- Verigreippi
- Jaffa Sweetie
- Sitruuna
- Guava
- Papaya
- Banaani
- Passionhedelmä (Ota kuoret talteen, ja käytä ruokiin hienonnettuna)
- Sharon
- Kuivatut tummat luumut, tuoreet tummat luumut
- Kiiwi
- Avocado
- Granaattiomena
- Tamarindi

Juurekset
Syö seuraavia juureksia
- Tummat tai punaiset perunat (Kongo ym. lajikkeet)
- Bataatti
- Porkkana
- Purppuraporkkana
- Selleri
- Punajuuri
- Maca (Lepidium Sativum)
- Jalokello

Vihannekset
Syö runsaasti päivittäin seuraavia vihanneksia
- Varsiselleri
- Tomaatti
- Punakaali
- Vihannesportulakka
- Viherminttu
- Piparminttu
- Valkosipuli
- Punasipuli
- Ruohosipuli
- Salottisipuli
- Kiinansipuli
- Pillisipuli
- Karhunlaukka
- Kuvernöörinkukka
- Parsakaali
- Latva-artisokka
- Munakoiso
- Persilja

- Tilli
- Pullokurpitsa
- Nokkonen (Myös kuivattuna ja pakastettuna)
- Okra
- Oliivit
- Tuore Inkivääri
- Tuore Galanganjuuri
- Kukkakrassi
- Amarantin lehdet
- Vahakurpitsa
- Caigua
- Ashitaba (Angelica Keiskei)
- Pesusienikurkku
- Kurpitsa (Cucurbita Pepo)
- Parsa

Idut
Syö runsaasti seuraavien siementen ituja
- Mungpavun idut
- Alfalfan idut
- Sarviapilan idut
- Soijapavun idut
- Mustan soijapavun idut
- Azukipavun idut
- Pintopavun idut
- Punaisen Kidneypavun idut
- Härkäpavun idut
- Parsakaalin idut
- Tattarin idut
- Tataaritattarin idut
- Quinoan idut

Sienet
Syö runsaasti sieniä
- Shiitake
- Herkkusieni, tuoreena tai kuivattuna
- Osterivinokas
- Juudaksenkorvasieni
- Maitake
- Reishi
- Himematsutake
- Herkkutatti

Pavut ja herneet
Syö runsaasti seuraavia papuja ja herneitä
- Kikherne
- Soijapapu

- Musta Soijapapu
- Härkäpapu
- Pintopapu
- Azukipapu
- Punainen Munuaispapu (Kidney papu).

Viljatuotteet

Nauti runsaasti seuraavia viljatuotteita sekä puuroina, myslinä että leipänä, sämpylöinä, patonkeina ja ituina

- Kokojyvä ohra
- Kokojyvä kaura
- Punainen riisi
- Musta riisi
- Purppuramaissi
- Musta Seesami
- Tattari
- Tataaritattari
- Quinoa
- Viljahirssi
- Tähkähirssi
- Amarantin siemenet

Leseet ja alkiot

Käytä runsaasti leseitä päivittäin, jogurtissa, leivissä, sämpylöissä

- Riisinlese
- Kauranlese
- Ohranlese
- Ruislese
- Vehnänalkiot
- Sokerijuurikaslese

Orasjauheet

Nauti seuraavia orasjauheita

- Vehnänorasjauhe
- Ohranorasjauhe

Makeiset

- Korvaa kaikki makeiset tummalla suklaalla
- Älä nauti mitään lakritsatuotteita (Nostaa verenpainetta)

Levät

Nauti seuraavia leviä

- Wakame
- Chlorella
- Spirulina
- Kelp

Suola
- Vähennä suolaa selvästi. Normaalioloissa, ja kylminä vuodenaikoina tullaan toimeen 1 – 2 grammalla suolaa päivittäin. Venezuelan Yanomami intiaanit saavat ravinnostaan vain 0.2 grammaa suoaa, ja heillä on Maailman alhaisimmat verenpainelukemat.
- Korvaa suola mausteseoksilla, myös itsetehdyillä.

Öljykapselit
Käytä seuraavia öjyjä kapselimuodossa
- Kalaöljyt (EPA + DHA)
- Helokkiöljy (GLA = Gamma-Linioleenihappo)
- Konjugoitu Linolihappo (CLA = Conjugated Linoleic acid)

Mausteet
Käytä erittäin paljon seuraavia mausteita ja niiden seoksia
- Valkosipuli
- Punasipuli
- Ruohosipuli
- Inkivääri
- Fenkolia
- Persilja
- Tilli
- Basilika
- Curry
- Kaneli
- Mustapippuri
- Kapris
- Mausteneilikka
- Muskotti
- Kumina
- Juustokumina
- Mustakumina
- Koptinkumina
- Roomankumina
- Korianteri
- Sahrami
- Sitruunamelissa
- Rosmariini
- Chili
- Timjami
- Salvia
- Ananassalvia (Salvia Elegans)
- Guinea pippuri (Xylopia Aethiopica)
- Kardemumma
- Ketsuppi ja tomaattipyree ja tomaattisose
- Sinappi

Juustot
- Käytä rasvatonta raejuustoa

Dieetit
Seuraavat dieetit ovat erinomaisia, laskemalla sekä painoa, verenpainetta että kolesterolia ja veren sokeria
- Ketogeeninen dieetti
- Proteiinidieetti, vähäkalorinen
- Kasvisruokavalio
- Laktovegetaarinen ruokavalio
- Välimeren dieetti
- Kivikauden dieetti
- Okinawa dieetti.

Opettele hidasta hengitystä ja Joogan Pranayaman hitaan hengityksen harjoitteita sekä muutama rentouttava Joogan Asana eli asento.

Opettele akupainantaa tai ota akupunktiohoitoa tai opettele akupunktiopisteiden sähköstimulaatiota (Korkea verenpaine).

Ylipaino
Jos olet ylipainoinen, niin laskemalla ylipainoa liikunnan ja ruokavalion avulla, lasket voimakkaasti myös verenpainetta, kokonaiskolesterolia, LDL-kolesterolia sekä triglycerideja.

Itsekuri
Jos noudatat tiukkaa ruokavaliota ja liikut 6 päivää viikossa, voit aivan huoleti syödä viikonlopun iltana aivan mitä tahansa rasvaista ruokaa ja juoda alkoholia. Yksi "Tee mitä haluat" päivä tekee mielialalle todella hyvää, eikä se vielä nosta mihinkään verenpaine- ja kolesteroliarvoja tai painoa.

Kalsium, Magnesium ja Kalium
- Nauti lisää vähintään 800 – 1200 mg Kalsiumia päivittäin
- Nauti lisää vähintään 350 – 700 mg Magnesiumia päivittäin
- Nauti lisää vähintään 1000 – 2000 mg Kaliumia päivittäin

Proteiinijauheet
Seuraavat halvat proteiinijauheet ovat erinomaisia ja helppokäyttöisiä
- Rasvaton soijajauhe. Voit lisätä mihin tahansa ruokiin tai tuoremehuun
- Heraproteiini. Voit lisätä mihin tahansa ruokiin tai tuoremehuun

Lisäravinteet
Seuraavat lisäravinteet ovat hyviä hoidettaessa kohonneita verenpaine-, kolesteroliarvoja, triglycerideja ja homokysteiiniarvoja
- Pangamiinihappo
- Pantethine
- Ubiquinoni Q10
- Acetyl-Kysteiini (NAC)
- Lipoiinihappo
- Biotiini

- Kromipicolinaatti
- Foolihappo
- Ferulihappo
- Klorogeenihappo
- Kversetiini
- Rutiini
- Apigeniini
- Luteolin
- Lesitiini
- Carob jauhe
- Lykopeeni
- Propolis
- Kuningatarhunaja (Royal Jelly)
- Melatoniini
- D-vitamiini
- L-Karnitiini
- Acetyl-L-Karnitiini
- Apocynin
- Astaxanthin
- Berberiini
- Genistein
- Glukuronihappo
- Viinirypäleen siemenuute
- Pycnogenol
- Resveratroli
- C-vitamiini (Vähintään 1 grammaa päivässä)
- Tocotrienolit
- Ellagiinihappo
- Dioscorin

Viinietikka
- Käytä ruuanlaitossa runsaasti Omenaviinietikkaa tai Mustasta riisistä tehtyä viinietikkaa (Japaniksi Kurosu)
- Nauti päivittäin viinietikkaa+Hunaja juomaa. Tähän tarvitaan 2 dl vettä, 1 rkl Omenaviinietikkaa ja 1 rkl tummaa hunajaa. Sekoita hyvin ja juo.

Hedelmä tuoremehut
Nauti 2 – 5 dl 100%:sta tuoremehua päivittäin
- Verigreippi tuoremehua
- Appelsiini tuoremehua
- Granaattiomena tuoremehua
- Punaisen viinirypäleen tuoremehua (esim. BIOTTA)
- Passionhedelmän tuoremehua
- Itsetehtyä (Tehosekoitin) tuoremehua tai hedelmäsosetta kohtien "Hedelmät" ja "Marjat" lajeista.

Vihannes tuoremehut
Nauti seuraavia vihannes tuoremehuja
- Porkkana (Itsetehty tai esim. BIOTTA)
- Selleri tuoremehu (Itsetehty tai esim. BIOTTA)
- Punajuuri tuoremehu (Itsetehty tai esim. BIOTTA)

Seuraavia siemeniä voidaan syödä sellaisenaan tai lisätä ruokiin ja leipiin sekä sämpylöihin
- Pellavansiemen
- Mustakumina
- Sarviapila
- Vihantakrassi
- Kurpitsa (Cucurbita Pepo)
- Retikka (Raphanus Sativus)

Seuraavat yrtit ovat hyödyllisiä
- Hurtanminttu
- Tienchi Ginseng
- Ginseng
- Neidonhiuspuu
- Tuoksuorvokki
- Rohtovirmajuuri
- Rooman Kamomilla
- Samettilehti
- Sammakonputki
- Siankärsämö
- Mäkikuisma
- Nukula
- Okarennokki (Tribulus Terrestris)
- Oliivipuun lehti
- Orapihlaja (Lehdet, kukat, hedelmät)
- Lime lehti
- Maarianohdake (Siemen)
- Maissin vihne
- Mehikissus (Cissus Quadrangularis)
- Misteli
- Mustaherukan lehti
- Japaninkuusama (Kukkanuppu)
- Dikapuu (Irvinga Gabonensis)
- Stevia (Stevia Rebaudiana)
- Arjuna (Terminalia Arjuna)
- Bahera (Terminalia Bellerica)
- Haritaki (Terminalia Chebula)
- Aloe Vera
- Avocadon siemen
- Puna-apila
- Eclipta (Eclipta Alba)

Seuraavat aminohapot ovat hyödyllisiä
- GABA
- L-Arginiini
- L-Seriini
- L-Sitrulliini
- HMB
- L-Karnosiini
- Tauriini
- L-Tryptofaani
- BCAA aminohapot (Leuciini, Isoleuciini, Valiini)

Vesipaasto tai tuoremehupaasto laskee tehokkaasti verenpainetta ja painoa

Vältä ravinnon kolesterolia
- Vähennä kananmunien käyttöä
- Vähennä kananmunan keltuaisen käyttöä
- Vähennä maksan ja munuaisten käyttöä
- Kananmunan valkuaista voit käyttää mielin määrin, ei sisällä kolesterolia

Vältä seuraavia ruokia, joissa on paljon rasvaa, suolaa ja hiilihydraatteja
- Pizzat
- Hampurilaiset
- Ranskanperunat
- Chipsit
- Valmiit laatikkoruuat
- Makkarat
- Rasvaiset juustot
- Rasvainen maito
- Majoneesi
- Vaalea leipä
- Vehnäjauhot
- Makaronit

Acetyl-L-Karnitiini

(Acetyl-L-Carnitine)

Acetyl-L-Karnitiini on luonnollinen, elimistössä esiintyvä vitamiininkaltainen aine, jolla on monia fysiologisia vaikutuksia. Eläinkokeissa se esimerkiksi hidastaa vanhenemista samalla lailla kuin Lipoiinihappokin.

Acetyl-L-Karnitiinilla on
– Verenpainetta alentavaa vaikutusta

Kun 32:lle koehenkilölle annettiin 2.0 grammaa Acetyl-L-Karnitiinia päivittäin, 24:n kuukauden ajan, laski systolinen verenpaine keskimäärin 7.95 mmHg (137.4 mmHg → 129.45; $p < 0.001$), vertailuryhmään nähden (Ruggenenti et.al. 2009).

Kun 36:lle koehenkilölle annettiin Lipoiinihappoa 400 mg ja Acetyl-L-Karnitiinia 1.0 grammaa päivittäin, 8:n viikon ajan, laski systolinen verenpaine 9.0 mmHg (145.0 mmHg → 136.0 mmHg, $p = 0.003$), vertailuryhmään nähden (McMackin et.al. 2007). Kyseessä oli kaksoissokkokoe.

Vanhoilla (22 viikkoa) koerotilla Acetyl-L-Karnitiini, annoksella 100 mg/kg päivittäin, laskee triglyceridejä 25.5% ($p < 0.01$) ja kokonaiskolesterolia 20.8% ($p < 0.01$), vertailuryhmään nähden (Tanaka et.al. 2004).

Aerobinen liikunta

(Aerobic Exercise)

Kysymys: Mikä on se "Lääke", joka
– laskee verenpainetta
– nostaa HDL-kolesterolia
– laskee triglyceridejä
– laskee LDL-kolesterolia
– laskee painoa ja pitää kehon solakkana
– laskee rasva-%:ia
– lisää sydämen iskutilavuutta
– laskee sydämen pulssia
– lisää elinikää ja hidastaa vanhenemista
– pitää nuorekkaan näköisenä
– rentouttaa ja poistaa stressiä
– lisää testosteronin ja kasvuhormonin määrää plasmassa
– lisää lihasvoimaa
– ei ole mitään haittavaikutuksia

Vastaus: Aerobinen liikunta, säännöllisesti, vähintään 3 kertaa viikossa suoritettuna, vähintään 1 tunti kerrallaan, ympäri vuoden.

Meta-analyysissä, joka käsitti 29 tutkimusta, kestoltaan vähintään 4 viikkoa, aerobinen harjoittelu laski systolista verenpainetta keskimäärin 4.7 mmHg ja diastolista verenpainetta keskimäärin 3.1 mmHg (Halbert et.al. 1997).

Huomattavasti suurempia verenpaineen laskuja voidaan saavuttaa. Kun naispuoliset koehenkilöt suorittivat aerobista liikuntaa säännöllisesti, 12:n viikon ajan, laski systolinen verenpaine keskimäärin 10 mmHg ja diastolinen verenpaine keskimäärin 5 mmHg (Seals et.al. 1997).

Meta-analyysissä, joka käsitti 49 tutkimusta, laski aerobinen harjoittelu kokonaiskolesterolia keskimäärin 2% (p < 0.001), LDL-kolesterolia 3% (p < 0.001), triglyceridejä 9% (p < 0.001) mutta HDL-kolesteroli nousi 2% (p < 0.001) (Kelley et.al. 2006). Keskimäärin harjoituskertojen määrä oli 3.4 kertaa viikossa, vähintään 22:n viikon ajan. Harjoitusten kesto oli keskimäärin 36 minuuttia.

Toisessa meta-analyysissä, joka käsitti 25 tutkimusta, todettiin myös selvä HDL-kolesterolin nousu (p < 0.01) aerobisen harjoittelun johdosta (Kodama et.al. 2007). Tutkimuksessa todettiin, että jokaista 10 minuuttia harjoitusajan lisäystä kohti HDL-kolesteroli nousi keskimäärin 0.036 mmol/L.

Akupunktio, sähköakupunktio,sähköstimulaatio, Shiatsu, Laser akupunktio, Moxibustio

Akupunktio on kotoisin Kiinasta. Jo 3600 vuotta vanhoissa Hieroglyfeissä kuvataan akupunktiota, mutta kivisiä akupunktioneuloja on löytynyt jo kivikautisista kaivauksista. Kiinaksi akupunktio on ZHENJIU. Mutta akupunktio tunnetaan myös muinaisessa Egyptissä ja Turkissa. Joka tapauksessa akupunktio hoitomuotona on vähintään 5000 vuotta vanha. Akupunktiolla hoidetaan useita satoja erilaisia tautitiloja. Normaalissa akupunktiossa käytetään metallisia, ohuita neuloja, joita pistetään eri akupunktio pisteisiin. Virallisia akupunktiopisteitä on 364 mutta niin sanottuja EXTRA akupunktiopisteitä tunnetaan ilmeisesti yli 2000. Akupunktio on Maailman terveysjärjestön WHO virallisesti hyväksymä hoitomuoto.

Normaalin akupunktion lisäksi on myös sähköakupunktio, jossa neuloihin johdetaan matalataajuista 2 – 10 Hz vaihtovirtaa, pienellä virralla. Edelleen nykyään on suuri määrä erilaisia jokamiehen sähköstimulaattoreita, jotka löytävät itse valo- ja äänimerkeillä ilmoittaen akupunktiopisteet, ja tämän jälkeen laitteella voidaan sähköisesti stimuloida akupunktiopisteitä. Shiatsu taas on akupainantaa, jossa sormin tai puukepin avulla painellaan akupunktiopisteitä. Laser akupunktiossa akupisteitä stimuloidaan laser valolla, ja Moxibustiossa akupisteitä stimuloidaan lämmön avulla, käyttäen hitaasti palavaa Moxaa, joka on yleensä tehty *Artemisia Vulgaris* kasvista eli kuivatuista Pujon lehdistä.

Akupunktiosta on kirjoitettu tuhansia kirjoja, ja kaikki akupunktiopisteet löytyvät erilaisista akupunktio kartoista. On löydetty yli 3000 vuotta vanhoja mallinukkeja, joihin on merkitty oikein kaikki viralliset akupunktiopisteet. Kiinassa jo tuhansia vuosia lääketiede on perustunut lääkeyrtteihin ja akupunktioon. Kiinalaiset sanovat, että jos akupunktio ei auta johonkin vaivaan, niin Moxibustio auttaa.

Maailman ensimmäinen akupunktiokirja on kirjoitettu noin 2300 vuotta sitten. Tämä on Kiinan kuuluisin lääketieteen opus, "Yellow Emperor's Inner Canon", Kiinaksi HUANGDI NEIJING. Kirja koostuu 2:sta osasta, SUWEN ja LINGSHU. LINGSHU:ssa on erittäin tarkasti kuvattu sekä akupunktio että moxibustio terapiat.

Akupunktiopisteet on helppo löytää, käyttäen mittayksikkönä Tsunia (Cun), joka on kunkin henkilön peukalon ensimmäisen nivelen leveys. Tämä mitta on jokaiselle henkilölle yksilöllinen, mutta sen avulla jokainen voi itse paikallistaa helposti akupunkiopisteitä kehossaan. Akupunktiopisteiden sähköinen resistanssi eroaa ympäröivän ihon sähköisestä resistanssista. Samoin palpitoitaessa sormin akupunktiopisteet erottuvat helposti hieman kivuliaimpina pisteinä, ympäröivään kudokseen nähden.

Akupunktio on nerokkaan halpa ja yksinkertainen hoitomenetelmä, jolla on aivan minimaaliset hoitoriskit, verrattuna mihin tahansa klassiseen lääketieteen hoitokeinoon tai lääkeaineisiin.

Jokainen voi helposti itse opetella Shiatsua tai käyttämään sähköstimulaattoreita, jotka ovat nykyään hyvin halpoja.

Akupunktiolla on
   – Verenpainetta alentavaa vaikutusta

Tunnetaan suuri määrä akupunktiopisteitä, jotka alentavat verenpainetta. Tärkeimmät näistä ovat: Neiguan (PC6), Zusanli (ST36), Fengchi (GB20), Renying (ST9), Hegu (LI4), Quchi (LI11), Taichong (LR3), Sanyinjiao (SP6), Xingjian (LR2), Shenshu (BL23), Ganshu (BL18), Baihu (GV20), Qihai (CV6), Fenglong (ST40), Yintang (EXTRA, EX-HN-3), Taiyang (EXTRA, EX-HN-5), Guanyun (CN4), Zhongwan (CV12), Jianshi (PC5), Daling (PC7), Laogong (PC8), Taixi (KI3), Shenmen (HT7), Groove for lowering blood pressure (Korvassa), Xin Qu Chi (EXTRA, New LI11), Xue Ya Dian (BP point), Chi Yi (EXTRA, Red doctor), Shih-Hsuan (EXTRA, EX-UE-11), Chonggu (EXTRA, EX-HN-18), kaiken kaikkiaan tehokkaita pisteitä löytyy yli 40:tä.

Kun 30:lle korkeasta verenpaineesta kärsivälle koehenkilölle annettiin akupunktiota 17 kertaa, 8:n viikon aikana, systolinen verenpaine laski 14.7 mmHg (136.8 mmHg → 122.1 mmHg, $p < 0.01$) ja diastolinen verenpaine laski 6.9 mmHg (83.7 mmHg → 76.8 mmHg, $p < 0.01$) vertailuryhmään nähden (Yin et.al. 2007). Kyseessä oli kaksoissokkokoe.
Käytetyt pisteet olivat:
ST36, L11, BL25, SP3 LU9, BL13, KI7, KI2, CV4, LI1, GV14, GB20, PC6, HT7

Kun 27:lle koehenkilölle annettiin sähköstimulaatiota 2 kertaa viikossa, 5:n viikon ajan, laskivat systolinen verenpaine 7.7 mmHg (117.8 mmHg → 110.1 mmHg, $p < 0.05$) ja diastolinen verenpaine 3.6 mmHg (77.4 mmHg → 74.8 mmHg), vertailuryhmään nähden (Zhang et.al. 2009).
Käytetyt pisteet olivat:
Hegu (LI4) ja Quchi (LI11).

Kun 29:lle koehenkilölle annettiin akupunktiota 1 kerta viikossa, 7:n viikon ajan, kukin kestoltaan 25 minuuttia, laskivat systolinen verenpaine 24.4 mmHg (153.0 mmHg → 128.6 mmHg; $p < 0.001$) ja diastolinen verenpaine 9.1 mmHg (85.9 mmHg → 76.8 mmHg), vertailuryhmään nähden (Weil et.al. 2007). Käytetyt pisteet olivat: SP6, SP9, PC8, PC3, PC6, PC4.

Kun 50:lle koehenkilölle annettiin 30 minuuttia akupunktiota, laskivat systolinen verenpaine

18

18 mmHg (169 mmHg → 151 mmHg; p < 0.01) ja diastolinen verenpaine 5 mmHg (77 mmHg → 72 mmHg; p < 0.01), vertailuryhmään nähden. Plasma Renin aktiivisuus laski 35.3% (p < 0.01) (Chiu et.al. 1997).

Kun 72:lle korkeasta verenpaineesta kärsivälle koehenkilölle annettiin 22 kertaa akupunktiota, kukin kestoltaan 30 minuuttia, 6 viikon aikana, laskivat systolinen verenpaine 6.4 mmHg (p < 0.001) ja diastolinen verenpaine 3.7 mmHg (p < 0.001), vertailuryhmään nähden (Flachskampf et.al. 2007). Käytetyt pisteet olivat: Taiyang, GB20, CV4, CV6, CV12, LI4, LI11, ST36, ST40, SP6, GV20, LR2, LR3, SP9, BL18, BL23.

Kun 45:lle koehenkilölle annettiin Laser akupunktiota yhteensä 8 minuuttia kerrallaan, 12 kertaa 90:n päivän aikana, laskivat systolinen verepaine 7.1 mmHg (129.6 mmHg → 122.5 mmHg, p < 0.01) ja diastolinen verenpaine 8.4 mmHg (85 mmHg → 77.2 mmHg; p < 0.001), vertailuryhmään nähden (Zhang et.al. 2008).
Käytetyt pisteet olivat: Hegu (LI4) ja Quchi (LI11).

Kun 18:lle korkeasta verenpaineesta kärsivälle koehenkilölle annettiin 30 minuuttia sähköakupunktiota kerran viikossa, 8:n viikkon ajan, laski systolinen verenpaine 18 mmHg (p < 0.05), vertailuryhmään nähden (Li et.al. 2010). Käytetyt pisteet olivat: PC5, PC6, ST36, ST37. Verenpaine pysyi alhaalla 4 viikkoa viimeisen hoitokerran jälkeen. Käytetty virrantaajuus oli 2 Hz.

Kun 10:lle korkeasta verenpaineesta kärsivälle koehenkilölle annettiin yhteensä 4 minuuttia sähköstimulaatiota, laski diastolinen verenpaine 7 mmHg (p < 0.05), vertailuryhmään nähden (Williams et.al. 1991). Käytetty taajuus oli 10 Hz.

Akupunktion verenpainetta alentava vaikutus on todennettu kymmenissä tutkimuksissa viimeisten yli 60 vuoden ajan (Li et.al. 2004; Anshelevich et.al. 1985; Guo et.al. 2003; Wan et.al. 2009; Diao et.al. 2011; Yang et.al. 2010; Wu et.al. 2004 jne.). Näissä tutkimuksissa on useimmiten käytetty seuraavia akupunktiopisteitä: PC5, PC6, LI4, LU7, LI11, LR3 jne.

Näyttää siltä, että sähköakupunktiossa parhaimmat tulokset saadaan kun käytetään pientä 2 Hz taajuutta ja 0.3 – 0.5 mA virtaa.

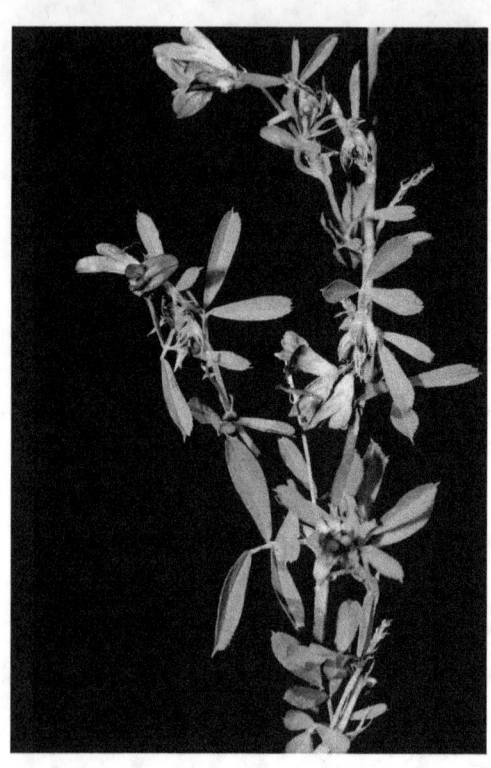

Alfalfa siemenet ja idut

(Medicago Sativa)

Alfalfaa on viljelty jo muinoin sekä rehukasviksi että ravintokasviksi. Alfalfan siementen idut ovat jo kauan olleet suosittua ruokaa.

Alfalfan siemenillä ja iduilla on
- Kokonaiskolesterolia laskevaa vaikutusta
- LDL-kolesterolia laskevaa vaikutusta
- Triglyceridejä laskevaa vaikutusta

Kun 15:lle korkean kolesterolitason omaavalle koehenkilölle annettiin päivittäin 120 grammaa Alfalfan siemeniä, laski kokonaiskolesteroli 17% ja LDL-kolesteroli 18%. Suurimmat pudotukset kokonaiskolesterolissa olivat 26% ja LDL-kolesterolissa 30% (Molgaard et.al. 1987).

Vastaavia eläinkokeita on tehty kanoilla, kaniineilla ja apinoilla useita, ja kaikissa niissä Alfalfan siemenet laskevat sekä kokonaiskolesterolia, LDL-kolesterolia että Triglyceridejä (Malinow et.al. 1980; Dixit et.al. 1985; Dixit et.al. 1986).

Alkoholi

(Alcohol)

Alkoholin käyttö on varmaankin tunnettu yhtä kauan, kuin ihmiskunta on ollut olemassa. Alkoholia voidaan valmistaa periaatteessa mistä tahansa käymiskelpoisista marjoista, hedelmistä, juureksista, viljoista jne.

Alkoholilla on:
- Verenpainetta nostavaa vaikutusta.
- Triglyceridejä nostavaa vaikutusta.
- HDL-kolesterolia nostavaa vaikutusta.

Meta-analyysissä, jossa oli mukana 15 eri tutkimusta ja 2234 koehenkilöä, todettiin alkoholin käytön vähentämisen laskevan systolista verenpainetta keskimäärin 3.31 mmHg ja diastolista verenpainetta keskimäärin 2.04 mmHg (Xin et.al. 2001).

Alkoholin verenpainetta nostava vaikutus on havaittu muissakin meta-analyyseissä, jotka koskivat 28848 naista ja 13455 miestä (Sesso et.al. 2008).

Henkilöillä, jotka käyttävät päivittäin suuria määriä alkoholia, voi alkoholin poisjättäminen johtaa todella suuriin ja nopeisiin verenpaineen alenemisiin. Kun 65 alkoholistia oli ilman alkoholia sairaalassa 4 päivää, laskivat systolinen verenpaine 15 mmHg (137 mmHg → 122 mmHg; p < 0.001) ja diastolinen verenpaine 6 mmHg (82 mmHg → 76 mmHg; p < 0.001), vain 4:ssä päivässä (Bannan et.al. 1984). Samalla myös plasman Aldosteroni laski 49.9% (p < 0.005), kuten myös plasman Kortisoli laski 29.2% (p < 0.005).

Meta-analyysissä, jossa oli mukana 42 eri tutkimusta, todettiin, että päivittäinen 30 gramman alkoholiannos nostaa HDL-kolesterolia noin 3.99 mg/dl, joka vastaa noin 8.3% nousua keskimäärin. Triglyseridit laskivat keskimäärin 5.69 mg/dl (p = 0.001), joka vastaa noin 5.9% nousua keskimäärin (Rimm et.al. 1999).

Myös toisessa meta-analyysissä, jossa oli mukana 63 eri tutkimusta, havaittiin alkoholin nostavan HDL-kolesterolia selvästi (Brien et.al. 2011).

Aloe

(Aloe Vera, Aloe Barbadensis)

Aloe on Aloekasvien lehtien sisäosista saatavaa geeliä, jolla on erittäin monia lääketieteellisiä vaikutuksia, sitä käytetään kansanlääkinnässä mm. korkean verenpaineen hoitoon, palovammoihin, ihottumiin jne. Vaikuttavina aineina on erittäin paljon, mm. Aloeemodin, Aloin A jne.

Aloella on
- Verenpainetta laskevaa vaikutusta
- Kokonaiskolesterolia laskevaa vaikutusta
- LDL-kolesterolia laskevaa vaikutusta

Kun rotille annettiin Aloemodinia joko 0.5 mg/kg, 1 mg/kg tai 3 mg/kg, laski keskimääräinen verenpaine vastaavasti 28%, 52% ja 79% (Saleem et.al. 2001).

Kun 30:lle diabetesta sairastavalle koehenkilölle annettiin Aloen geeliä 600 mg päivittäin, 2:n kuukauden ajan, laskivat kokonaiskolesteroli (p < 0.06) ja LDL-kolesteroli (p < 0.004) selvästi, vertailuryhmään nähden (Huseini et.al. 2011). Kyseessä oli kaksoissokkokoe.

Kun koerotille annettiin Aloen geeliä 300 mg/kg, 3:n viikon ajan, laskivat kokonaiskolesteroli (p < 0.05), LDL-kolesteroli (p < 0.05), VLDL-kolesteroli (p < 0.05) ja triglyseridit (p < 0.05) selvästi, vertailuryhmään nähden (Rajasekaran et.al. 2006).

Amarantti

(Amaranthus Sp.)

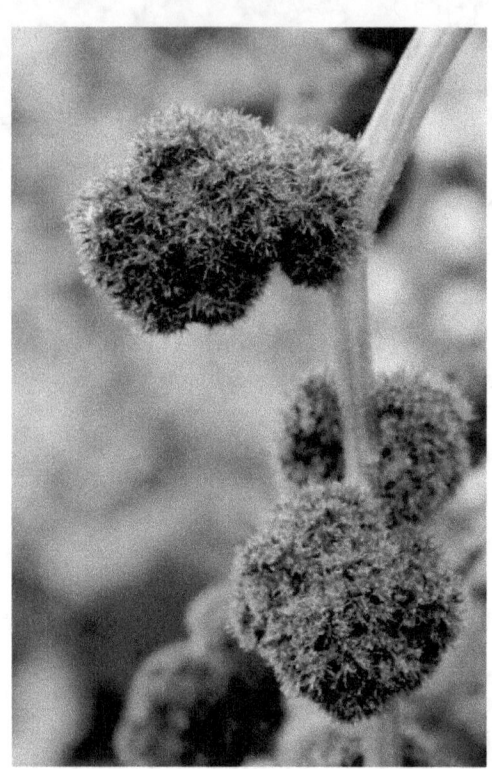

Amarantti eli Revonhäntä on kaikkialla maailmassa hyvin tunnettu ravintokasvi. Sekä Amarantin siemenet että Amarantin lehdet ovat syötäviä, ja erittäin ravintorikkaita. Amarantin siemenissä on noin 9% korkealuokkaista öljyä. Amarantissa ja sen siemenöljyssä on erittäin paljon Squaleenia, 3:ssa millilitrassa öljyä on 100 milligrammaa Squaleenia. Amarantti on paitsi ravintokasvi, myös lääkekasvi. Amarantteja on useita eri lajeja, mutta kaikki ne ovat syötäviä, ja erittäin helppoja kasvattaa. Amarantteja on viljelty jo tuhansia vuosia.

Amarantin siemenillä, lehdillä ja siemenöljyllä on:
- Verenpainetta alentavaa vaikutusta.
- Kokonaiskolesterolia alentavaa vaikutusta.
- LDL-kolesterolia alentavaa vaikutusta.
- Triglyceridejä alentavaa vaikutusta.
- HDL-kolesterolia nostavaa vaikutusta.

Kun 125:lle koehenkilölle annettiin Amaranttiöljyä 3 – 18 millilitraa päivittäin, 3:n viikon ajan, laskivat sekä systolinen verenpaine ($p < 0.05$), diastolinen verenpaine ($p < 0.05$) ja kokonaiskolesteroli ($p < 0.05$) selvästi, vertailuryhmään nähden (Martirosyan et.al. 2007).

Afrikassa käytetään seuraavia Amaranttilajien lehtiä paitsi ravintona, myös laskemaan korkeaa verenpainetta: *Amaranthus Hybridus* ja *Amaranthus Cruentus* (Omujal et.al. 2010).

Seuraavien Amaranttilajien lehtiuutteet inhiboivat ACE:a: *Amaranthus Dubius* ja *Amaranthus Hybridus* (Ramesar et.al. 2008).

Kun koerotille syötetään puhdasta Squaleenia 4:n viikon ajan, laskevat sekä verenpaine, kokonaiskolesteroli että triglyceridit selvästi ($p < 0.05$) vertailuryhmään nähden (Liu et.al. 2009). Amarantin siemenissä ja öljyissä on erittäin paljon Squaleenia, 100 mg/3 ml öljyssä.

Lukuisissa eläinkokeissa, joissa on käytetty kaniineja ja rottia, on todettu sekä Amarantin siementen että Amarantin lehtien laskevan kokonaiskolesterolia, LDL-kolesterolia ja triglyceridejä, ja verenpainetta, mutta nostavan HDL-kolesterolia (Chaturvedi et.al. 1993; Fritz et.al. 2011; Girija et.al. 2011; Kim et.al. 2006; Kabiri et.al. 2011; Czerwinski et.al. 2004; Kabiri et.al. 2010; Mendonea et.al. 2009; Mendoca et.al. 2009).

Näissä kokeissa on käytetty seuraavia Amaranttilajeja: *Amaranthus Esculentus; Amaranthus Caudatus; Amarantus Viridis; Amaranthus Spinosus; Amaranthus Hypochondriacus.*

Amla

(Emblica Officinalis)

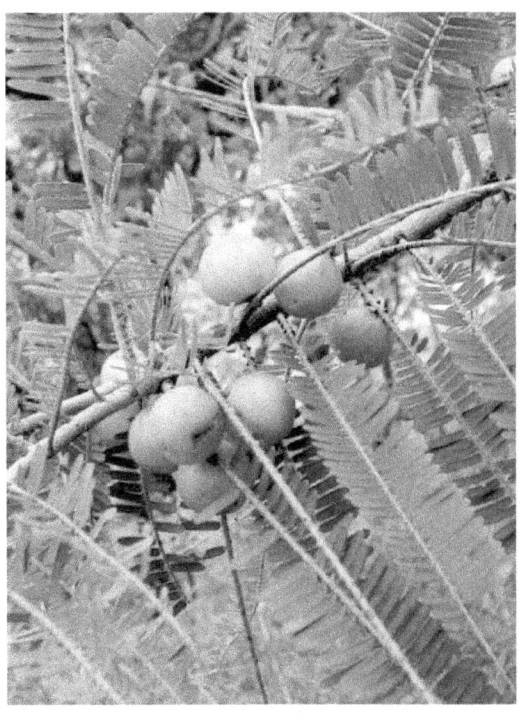

Amla on erittäin kuuluisa Intialainen marja, jota on jo tuhansia vuosia käytetty Intiassa funktionaalisena ruokana. Marja on erittäin C-vitamiinipitoinen ja sisältää runsaasti tanniineja ja Ellagiinihappoa. Marjaa on jo tuhansia vuosia käytetty myös erilaisiin lääkinnällisiin tarkoituksiin. Englanniksi marjaa kutsutaan nimellä Indian Gooseberry.

Amlalla on
- Verenpainetta laskevaa vaikutusta
- Kokonaiskolesterolia laskevaa vaikutustas
- LDL-kolesterolia laskevaa vaikutusta
- Triglyceridejä laskevaa vaikutusta

Kun Amlaa annettiin korkean verenpaineen omaaville koerotille joko 75 mg/kg, 150 mg / kg tai 300 mg/kg, 5:n viikon ajan, laski verenpaine selvästi vertailuryhmään nähden (Bhatia et.al. 2011). Myös sydämen pulssi laski.

Kun koirille annettiin Amlan vesiuutetta, laskivat sekä keskimääräinen verenpaine että sydämen pulssi selvästi (Ishaq et.al. 2005).

Kun koerotille annettiin Amlan flavonoideja 10 mg/kg päivittäin, 3:n kuukauden ajan, laskivat kokonaiskolesteroli ($p < 0.01$) ja LDL-kolesteroli ($p < 0.01$) selvästi, vertailuryhmään nähden (Anila et.al. 2002).

Kun koehenkilöille annettiin kuivattua Amlaa 2 – 3 grammaa päivittäin, 3:n viikon ajan, laskivat sekä kokonaiskolesteroli ($p < 0.05$) että triglyceridit ($p < 0.05$) selvästi, vertailuryhmään nähden (Akhtar et.al. 2011).

Kun koehenkilöille annettiin Amlaa tuoreena marjana 28:n päivän ajan, laski kokonaiskolesteroli selvästi (Jacob et.al. 1988).

Kun kaniineille annettiin Amlan tuoremehua 5 ml/kg, 2:n kuukauden ajan, laskivat kokonaiskolesteroli 82%, triglyceridit 66% ja LDL-kolesteroli 90%, vertailuryhmään nähden (Mathur et.al. 1996).

Kun koerotille annettiin Amlan Etyyliacetaatti uutetta 10 – 40 mg/kg 100:n päivän ajan, laski systolinen verenpaine selvästi, vertailuryhmään nähden (Yokozawa et.al. 2007).

Kun kaniineille syötettiin joko kolesterolia tai kolesterolia ja Amlaa, 4:n kuukauden ajan, laski kokonaiskolesteroli 57.9% (630 mg/dl → 205 mg/dl, $p < 0.001$) Amla ryhmässä, vertailuryhmään nähden (Thakur et.al. 1988).

Amlan kokonaiskolesterolia ja LDL-kolesterolia laskeva vaikutus koerotille on havaittu monessa muussakin tutkimuksessa (Kim et.al. 2005; Yokozawa et.al. 2007; Kim et.al. 2010).

Ananassalvia

(Salvia Elegans)

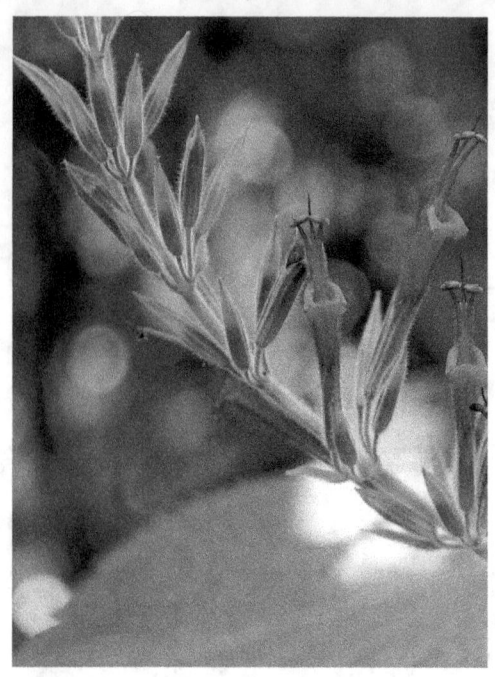

Ananassalvia on erittäin kaunis, punakukkainen Salvialaji. Ananassalvia on salaatti- ja lääkekasvi. Ananassalvian lehdet ovat syötäviä, ja niitä käytetään salaattina mm. Meksikossa ja Okinawalla, Japanissa. Lääkekasvina Ananassalviaa käytetää korkean verenpaineen, migreenin ja unettomuuden hoitoon. Ananassalvian kasvatus on hyvin helppoa.

Ananassalvialla on:
– Verenpainetta alentavaa vaikutusta.
– Laihduttavaa vaikutusta.

Ananassalvialla on voimakas ACE:a inhiboiva vaikutus (Jimenez-Ferrer 2010).

Kun hiirille, joille on Angiotensin II:n avulla aikaansaatu korkea verenpaine, annettiin Ananassalvian vesi-etanoliuutetta 10 mg/kg, laski systolinen verenpaine 17.0% (204.1 mmHg → 169.4 mmHg, $p < 0.05$) ja diastolinen verenpaine 17.8% (137 mmHg → 112.6 mmHg; $p < 0.05$) selvästi, vertailuryhmään nähden (Jimenez-Ferrer 2010).

Japanissa Ananassalvialla on todettu rasvoittumista ehkäisevää vaikutusta (Niwano et.al. 2009).

Apigeniini

Apigeniini (Englanniksi Apigenin) on Flavonoidi ja erittäin voimakas antioksidantti, jota esiintyy lukuisissa kasveissa, kuten sellerissä ja persiljassa. Persilja on maailman paras Apigeniinin lähde.

Apigeniinillä on
– Verenpainetta laskevaa vaikutusta

Apigeniini inhiboi ACE:a (Loizzo et.al. 2007; Sui et.al. 2010).

Kun koerotille annettiin 0.03, 0.05 tai 0.11 g/kg Apigeniinia, 4:n viikon ajan, laski verenpaine selvästi kaikissa Apigeniini ryhmissä, vertailuryhmään nähden (Sui et.al. 200). Myös Endothelin ET-1 ja Angiotensin II laskivat selvästi.

Apigeniini on erittäin hyvä Vasorelaksantti (Xu et.al. 2007).

Sekä sellerin että persiljan tiedetään lisäävän virtsaneritystä ja laskevan verenpainetta.

Apocynin

Apocynin on flavonoidi, jota esiintyy erityisesti tunnetuissa lääkekasveissa Apocynum Venetum, Apocynum Lancifolium ja Picrorhiza Kurroa. Apocynum lajien tiedetään laskevan verenpainetta. Apocynin inhiboi specifisesti NADPH Oksidaasia, joka tuottaa soluille tuhoisaa Superoksidi happiradikaalia. Näin ollen Apocynin toimii erittäin voimakkaana antioksidanttina.

Apocyninilla on
- Verenpainetta alentavaa vaikutusta.

Kun korkean verenpaineen omaaville rotille annettiin Apocyninia 33 mikrogrammaa/kg päivittäin, viiden viikon ajan, nousi systolinen verenpaine vertailuryhmässä tänä ajanjaksona 40 mmHg, mutta Apocynin inhiboi tätä nousua 78% (Jimenez et.al. 2007).

Apocynin laskee verenpainetta inhiboimalla Superoksidia, mutta samalla stimuloi typpioksidin NO:n syntymistä ja eNOS aktiivisuutta (Baumer et.al. 2007).

Apocyninin verenpainetta alentava vaikutus on todennettu hyvin monessa muussakin kokeessa (Tain et.al. 2012; Liu et.al. 2008; Hu et.al. 2006; Banappa et.al. 2009; Pechanova et.al. 2009).

Appelsiinin kuori

(Citrus Sinensis)

Appelsiini on ikivanha ravintokasvi. Appelsiinista käytetään yleensä vain hedelmäliha, mutta appelsiinin kuori sisältää erittäin paljon Polymethoxyloituja Flavonoideja, kuten Nobiletin, Tangeretin, Hesperidin ja Naringin, joilla on monia fysiologisia vaikutuksia.

Appelsiinin kuorella on
- Verenpainetta alentavaa vaikutusta.
- Kokonaiskolesteroli alentavaa vaikutusta.
- LDL-kolesterolia alentavaa vaikutusta.
- Triglyceridejä alentavaa vaikutusta.
- HDL-kolesterolia nostavaa vaikutusta.

Kun koerotille annettiin appelsiinin kuoren Flavonoideja 1.5% ravinnosta, 49:n päivän ajan, laskivat kokonaiskolesteroli 45%, LDL-kolesteroli 69%, VLDL-kolesteroli 30% ja triglyceridit 24% mutta HDL-kolesteroli nousi 45%, vertailuryhmään nähden (Green et.al. 2011).

Vastaavia tuloksia on saatu muissakin kokeissa (Kurowska et.al. 2004; Li et.al. 2006; Parmar 2008; Magda et.al 2008).

Kun 80:lle koehenkilölle annettiin päivittäin 1480 milligrammaa appelsiinin kuoriuutteen ja Phellodendron Amurense kasvin kuoriuutteen seosta päivittäin, 8:n viikon ajan, laskivat kokonaiskolesteroli 21.6% (p < 0.001), LDL-kolesteroli 44.6% (p < 0.001) ja triglyceridit 18.1% (p < 0.05), systolinen verenpaine 6.0% (p < 0.05) ja diastolinen verenpaine 13.1% (p < 0.001), mutta HDL-kolesteroli nousi 11.8% (p < 0.05), vertailuryhmään nähden (Oben eta.al. 2008). Kyseessä oli kaksoissokkokoe.

Phellodendron Amurense kasvin kuoriuute sisältää Berberiiniä.

Appelsiinituoremehu

(Citrus Sinensis)

Appelsiini on eräs maailman eniten käytetty hedelmä, jota on viljelty jo muinoin. Siinä on runsaasti flavonoideja, mm. Hesperidiiniä.

Appelsiinituoremehulla on
- Verenpainetta alentavaa vaikutusta
- Kokonaiskolesterolia alentavaa vaikutusta
- LDL-kolesterolia alentavaa vaikutusta
- Triglyceridejä laskevaa vaikutusta
- HDL-kolesterolia nostavaa vaikutusta

Kun 24:lle terveelle, ylipainoiselle koehenkilölle annettiin päivittäin 5 dl appelsiinituoremehua, 4:n viikon ajan, laski diastolinen verenpaine huomattavasti (p < 0.02), vertailuryhmään nähden (Morand et.al. 2011).

Sama ilmiö tapahtui, kun koehenkilölle annettiin päivittäin kontrollijuomaa, johon oli lisätty Hesperidiini flavonoidia (Morand et.al. 2011).

Hesperidiinin tiedetään koe-eläimillä laskevan verenpainetta. Kun korkeaa verepainetta sairastaville koerotille annettiin hesperidiiniä 30 mg/kg, 15:n viikon ajan, laskivat sekä verenpaine että sydämen pulssi (Ohtsuki et.al. 2002).

Kun 25:lle koehenkilölle, joilla oli kohonneet kolesteroliarvot, annettin 7.5 desilitraa appelsiinituoremehua päivittäin, 4:n viikon ajan, nousi HDL-kolesteroli 21% (p < 0001), vertailuryhmään nähden (Kurowska et.al. 2000).

Kun 45:lle koehenkilölle, joilla oli kohonneet kolesteroliarvot, annettiin päivittäin 7.5 desilitraa appelsiinituoremehua 60:n päivän ajan, laski LDL-kolesteroli (160 mg/dl → 141 mg/dl, p < 0.01) merkittävästi, vertailuryhmään nähden (Cesar et.al. 2010).

Kun 13:lle naispuoliselle koehenkilölle, jota nauttivat 5 dl appelsiinituoremehua 3:n kuukauden ajan, ja samalla suorittivat 3 kertaa viikossa 1 tunnin ajan aerobista liikuntaa, laski LDL-kolesteroli 15% (p < 0.05) ja HDL-kolesteroli nousi 18% (p < 0.05), vertailuryhmään nähden, joka suoritti saman määrän aerobista liikuntaa (Aptekmann et.al. 2010).

Kun koerotille annettiin appelsiinituoremehua 5 g/kg annoksella 15:n päivän ajan, laskivat kokonaiskolesteroli 31%, LDL-kolesteroli 44% ja triglyceridit 33%, vertailuryhmään nähden (Trovato et.al. 1996). Myös HDL-kolesteroli nousi voimakkaasti.

Arjuna
(Terminalia Arjuna)

Arjuna on suurikokoinen, Intiassa kasvava puulaji. Arjunan kuorta on Intiassa käytetty satoja vuosia erilaisiin sydänsairauksiin, sekä korkeaan verenpaineeseen ja astmaan. Arjuna sisältää Tanniineja, Flavonoideja, Fytosteroleja ja Triterpiini saponiineja (Arjunic acid, Arjunolic acid, Arjungenin).

Arjunalla kuorijauheella on:
- Verenpainetta alentavaa vaikutusta.
- Kokonaiskolesterolia alentavaa vaikutusta.
- LDL-kolesterolia alentavaa vaikutusta.
- Triglycerideja alentavaa vaikutusta.

Kun kaniineille, joilla oli korkea kolesterolitaso, annettiin Arjunan kuorijauhetta 500 mg/kg, 45:n päivän ajan, laskivat kokonaiskolesteroli 50.3% ($p < 0.05$) ja triglyceridit 35.3% ($p < 0.05$), vertailuryhmään nähden (Shaila et.al 1998).

Kun 10:lle nuorelle, terveelle koehenkilölle annettiin Arjunan kuorijauhetta 500 mg päivässä, 8:n viikon ajan, laski systolinen verenpaine 5.2 mmHg (123 mmHg → 117.8 mmHg; $p < 0.0001$), vertailuryhmään nähden (Sandhu et.al. 2010).

Kun 10:lle sydäntautipotilaalle annettiin Arjunan kuorijauhetta 200 mg päivässä, 3:n kuukauden ajan, laskivat triglyceridit 24% ($p < 0.05$), VLDL-kolesteroli 6.1% ($p < 0.05$), LDL-kolesteroli 20% ($p < 0.05$) ja kokonaiskolesteroli 12% ($p < 0.05$), vertailuryhmään nähden (Varalakshmi et.al. 2011).

Kun 35:lle sydäntautipotilaalle annettiin Arjunan kuorijauhetta 500 mg päivittäin, 30:n päivän ajan, laskivat kokonaiskolesteroli 9.7% ($p < 0.01$) ja LDL-kolesteroli 25.6% ($p < 0.01$), vertailuryhmään nähden (Gupta et.al. 2001).

Arjunan verenpainetta alentava vaikutus on todennettu koehenkilöillä monessa muussakin kokeessa (Dwivedi et.al. 1994; Yegnanarayan et.al. 1997).

Arjunan verenpainetta ja kolesterolia alentava vaikutus koe-eläimillä on todennettu erittäin monessa kokeessa (Reddy et.al. 2011; Chander et.al. 2004; Patil et.al. 2011; Subramamian et.al. 2011; Nammi et.al. 2003; Takahashi et.al. 1997; Asha et.al. 2012).

Ashitaba

(Angelica Keiskei)

Ashitiba on kotoisen Väinönputkemme sukulaislaji Japanin eteläisiltä saarilta. Lajin lehtiä ja varsia käytetään vihanneksina. Lajilla on myös monta lääkinnällistä käyttötarkoitusta. Lajista on eristetty lukuisia syöpää ehkäiseviä ja korkeaa verenpainetta alentavia Chalconi-yhdisteitä (Chalcone compounds) ja kumariineja, joita ei esiinny muissa Angelica-lajeissa. Kasvia pidetään terveellisyytensä ansiosta elinikää lisäävänä, funktionaalisena ravintona. Kasvia on erittäin helppo kasvattaa vaikkapa kukkaruukuissa.

Ashitiballa on:
- Verenpainetta alentavaa vaikutusta.
- LDL-kolesterolia alentavaa vaikutusta.
- VLDL-kolesterolia alentavaa vaikutusta.
- HDL-kolesterolia nostavaa vaikutusta.

Kun korkeasta verenpaineesta kärsiville koerotille annettiin Ashitibaa 0.2% ravinnosta 6:n viikon ajan, laskivat verenpaine ja maksan triglyceridit, mutta seerumin HDL-kolesteroli nousi selvästi (Ogawa et.al. 2003).

Myös Ashitibasta eristetty kumariini Laserpitin nostaa selvästi HDL-kolesterolin määrää seerumissa (Ogawa et.al. 2005).

Kun koerotille annettiin päivittäin Ashitibasta eristettyä 4-Hydroxyderriciini nimistä Chalconia 0.07% ravinnosta, 7:n viikon ajan, laskivat systolinen verenpaine ja VLDL-kolesteroli selvästi, kun taas HDL-kolesteroli nousi selvästi (Ogawa et.al. 2005).

Ashitiban etanoliuute inhiboi ACE:a ja sillä on verenpainetta laskevaa vaikutusta koerotilla sekä akuutisti että kroonisesti annettuna (Shimizu et.al 1999).

Ashitiban juurista eristetty Xanthoangenol D inhiboi ET-1:stä, joka on tunnetusti verisuonia supistava aine (Sugi et.al. 2005).

Ashitivasta eristetty Xanthoangelol laskee koerotilla sekä LDL-kolesterolia että kokonaiskolesterolia (Ogawwa et.al. 2007).

Ashitibasta on eristetty 5 eri Chalconia, jotka kaikki laajentavat verisuonia, ja aikaansaavat verenpaineen lasku (Matsumuura et.al. 2001).

Astaxanthin

Astaxanthin on luonnossa esiintyvä karotenoidi. Astaxanthiinia on saatavilla markettien luontaistuoteosastoilla.

Astaxanthinilla on
- Verenpainetta laskevaa vaikutusta
- Triglyceridejä laskevaa vaikutusta
- HDL-kolesterolia nostavaa vaikutusta

Rottakokeissa Astaxanthin laskee selvästi verenpainetta (Hussein et.al. 2005; Monroy-Ruiz et.al. 2011).

Kun 61:lle koehenkilölle annettiin 12:sta viikon ajan Astaxanthiinia eri annoksilla, 6-18 mg/vrk, laskivat Triglyceridiarvot selvästi, ja toisaalta HDL-kolesteroliarvot nousivat selvästi (Yoshida et.al. 2009). Kyseessä oli kaksoissokkokoe. Minimi vaikuttava annos oli 6 mg/vrk.

Avocado, siemen

(Persea Americana)

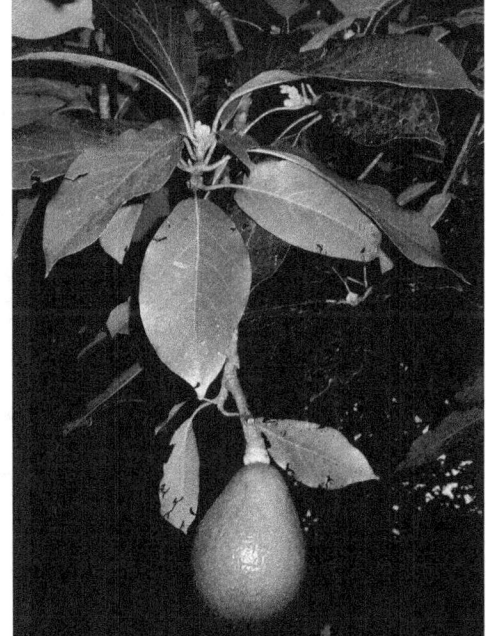

Avocado on erittäin ravintoainepitoinen hedelmä, josta normaalisti syödään hedelmäliha. Hedelmässä on erittäin runsaasti monotyydyttymättömiä rasvahappoja, Beeta-Sitosterolia, GSH:ta ja E-vitaminia.

Avocadon Siemen heitetään yleensä pois, mutta se on täysin syötävä, ja sillä on voimakkaasti laskeva vaikutus kohonneeseen verenpaineeseen ja seerumin rasva-arvoihin.

Avocadon siemenellä on
- Verenpainetta laskevaa vaikutusta
- Kokonaiskolesterolia laskevaa vaikutusta
- LDL-kolesterolia laskevaa vaikutusta
- Triglyceridejä laskevaa vaikutusta
- HDL-kolesterolia nostavaa vaikutusta

Rottakokeissa Avocadon siemenuutteilla on saatu erittäin suuria pudotuksia kohonneisiin verenpainearvoihin (Imafidon et.al. 2009).

Toisessa rottakokeessa rotille syötettiin Avocadon kuivattua siementä 4:n viikon ajan. Sekä systolinen että diastolinen verenpaine laskivat voimakkaasti (p < 0.05) (Imafidon et.al. 2010).

Kaniineilla on saatu huomattavia pudotuksia kohonneisiin kokonaiskolesteroli-, LDL-kolesteroli- ja Triglyceridi arvoihin (Nwaoguikpe et.al. 2011).

Avocado hedelmä

(Persea Americana)

Avocado on kaikille tuttu hedelmä, jota on saatavilla ympäri vuoden marketeista. Avocado sisältää erittäin runsaasti monotyydyttymättömiä rasvahappoja, 9.8 g/100 g hedelmää kohti. Edelleen Avocadossa on kaikista hedelmistä eniten beta-Sitosterolia, peräti 76 mg/100 g hedelmää kohti. Jo 1950 luvulta lähtien on tiedetty, että beta-Sitosteroli laskee kolesterolia.

Avocadon hedelmällä on:
- Kokonaiskolesterolia alentavaa vaikutusta
- LDL-kolesterolia alentavaa vaikutusta
- Triglyceridejä alentavaa vaikutusta
- HDL-kolesterolia nostavaa vaikutusta

Kun 30:lle korkean kolesterolitason omaavalle henkilölle annettiin päivittäin Avocadoa, josta saatiin 49 grammaa monotyydyttymättömiä rasvahappoja 2000 kcal energiamäärää kohti, 7:n päivän ajan, laskivat kokonaiskolesteroli 17% (p < 0.01), LDL-kolesteroli 22% (p < 0.01) ja triglyceridit 22% (p < 0.01), mutta HDL-kolesteroli nousi 11% (p < 0.01), vertailuryhmään nähden (Lopez et.al. 1996).

Kun 16:lle korkean kolesterolitason omaavalle henkilölle annettiin päivittäin Avocadoa niin, että 75% päivittäisistä rasvoista tuli Avocadosta, 4:n viikon ajan, laskivat kokonaiskolesteroli (p < 0.05) ja LDL-kolesteroli (p < 0.05), mutta HDL-kolesteroli (p < 0.05) nousi selvästi, vertailuryhmään nähden (Carranza et.al. 1995).

Kun rotille annettiin Avocadoa 28% päivittäisestä ravinnosta, 5:n viikon ajan, laskivat triglyceridit 27% (p < 0.05), mutta HDL-kolesteroli nousi 17% (p < 0.05), vertailuryhmään nähden (Perez et.al. 2007).

Kun 16:lle diabetes potilaalle annettiin päivittäin 1 Avocado ja 4 ruokalusikallista Oliiviöljyä, 4:n viikon ajan, laskivat kokonaiskolesteroli 7.4% (5.22 mmol/L → 4.83 mmol/L; p < 0.05) ja triglyceridit 28.57% (1.75 mmol/L → 1.25 mmol/L; p < 0.05) vertailuryhmään nähden (Lerman-Garber et.al. 1994).

Kun 8:lle koehenkilölle annettiin päivittäin lounaalla Avocadoa määrän, joka vastasi 30 ml Avocado öljyä, 30:n päivän ajan, laskivat kokonaiskolesteroli 9.0% (226.8 mg/dl → 206.3 mg/dl; p < 0.05), LDL-kolesteroli 7.5% (146.8 mg/dl → 135.7 mg/dl;p < 0.05), VLDL-kolesteroli 13.4% (43.3 mg/dl → 37.5 mg/dl) ja triglyceridit 10.2% (215 mg/dl → 193 mg/dl; p < 0.05), mutta HDL-kolesteroli nousi 6.3% (31.5 mg/dl → 33.5 mg/dl; p < 0.05) (Ester et.al. 2009).

Kun 13:sta koehenkilöä oli 4:n viikon ajan joko kasvisruokavaliolla tai kasvisruokavaliolla, jossa 75% rasvoista saatiin Avocado hedelmistä, laskivat triglyceridit 8.1% (p < 0.05), LDL-kolesteroli 5.7% (p < 0.05) mutta HDL-kolesteroli nousi 17.9% (p < 0.05) Avocado ryhmässä, verrattuna puhtaaseen kasvisdieetti ryhmään (Carranza-Madrigul et.al. 1997).

Kun 15:sta koehenkilöä nautti ravinnossaan keskimäärin 1:n Avocadon hedelmän päivittäin, 3:n viikon ajan, laski kokonaiskolesteroli 8.2% (6.10 mmol/L → 5.60 mmol/L; p < 0.05), lähtöarvoon nähden (Colquhoun et.al. 1992).

Azukipapu

(Vigna Angularis)

Azukipapua on viljelty Aasiassa jo 3000 vuotta. Se on Japanissa erittäin suosittu papulaji, toiseksi suosituin heti soijapavun jälkeen. Azukipavussa on erittäin paljon terveysvaikutteisia Polyfenoleja.

Azukipavulla on
- Verenpainetta laskevaa vaikutusta
- Kokonaiskolesterolia laskevaa vaikutusta
- Triglyceridejä laskevaa vaikutusta

Kun koerotille annettiin Azukipavun uutetta 0.9% ravinnosta, 8:n viikon ajan, oli systolinen verenpaine selvästi pienempi (133 mmHg, $p < 0.05$), kuin vertailuryhmällä (158 mmHg) (Mukai et.al. 2009).

Aivan vastaavia tuloksia on saatu muissakin rottakokeissa (Mukai et.al. 2009; Sato et.al. 2008).

Kun nuorille naispuolisille koehenkilöille juotettiin päivittäin Azukipavuista tehtyä juomaa, 150 grammaa päivässä, laskivat triglyceridit 17.9%, vertailuryhmään nähden (Maruyama et.al. 2008).

Kun koerotille syötettiin Azukipavun vesi-etanoli uutetta päivittäin, 2:n viikon ajan, laskivat sekä kokonaiskolesteroli että triglyceridit selvästi ($p < 0.05$), vertailuryhmään nähden (Itoh et.al. 2009).

Kun koerotille syötettiin Azukipavun etanoliuutetta, laski seerumin kokonaiskolesteroli selvästi, vertailuryhmään nähden (Kojima et.al. 2006).

Kun koerotille syötettiin Azukipavun tärkkelystä 4:n viikon ajan, laskivat sekä kokonaiskolesteroli, LDL-kolesteroli että triglyceridit selvästi, vertailuryhmään nähden (Han et.al. 2005).

Bahera

(Terminalia Bellerica)

Bahera on erittäin kuuluisa Intialainen lääkekasvi. Kyseessä on korkeaksi kasvava puu, jonka hedelmät ovat syötäviä. Hedelmät sisältävät erittäin paljon erilaisia farmakologisesti vaikuttavia aineita, kuten Ellagiinihappo, beta-Sitosteroli, Gallic acid, Mannitol, Belleric acid, Arjungenin jne. Hedelmiä on Intiassa käytetty tuhansia vuosia erilaisten sairauksien hoitoon, erityisesti Astman, korkean verenpaineen, bakteeritautien ja maksasairauksien hoidossa.

Baheralla on
- Verenpainetta alentavaa vaikutusta
- Kokonaiskolesterolia alentavaa vaikutusta
- LDL-kolesterolia alentavaa vaikutusta
- Triglyceridejä alentavaa vaikutusta
- HDL-kolesterolia nostavaa vaikutusta

Kun koerotille annettiin suonensisäisesti Bahera hedelmän 70%:sta metanoliuutteesta tehtyä vesiuutetta annoksilla 10 mg/kg, 30 mg/kg ja 100 mg/kg, laski keskimääräinen verenpaine vastaavasti 15.6 mmHg, 25.1 mmHg ja 44.7 mmHg, verrattuna kontrolliryhmään (Khan et.al. 2008).

Vastaava Baheran verenpainetta alentava vaikutus on havaittu muissakin kokeissa (Srivastava et.al. 1992; Dwivedi et.al. 1994).

Baheran hedelmäuute inhiboi voimakkaasti ACE:a (Somanadhan et.al. 1999).

Kun korkean kolesterolitason omaaville kaniineille annettiin Baheran hedelmää 1 g/kg päivittäin, 16:n viikon ajan, laski kokonaiskolesteroli 61.9%, vertailuryhmään nähden (630 mg/dl → 240 mg/dl, $p < 0.001$) (Thakur et.al. 1988).

Vastaava Baheran hedelmän kokonaiskolesterolia, LDL-kolesterolia ja triglycerideja alentava ja HDL-kolesterolia nostava vaikutus on havaittu muissakin kokeissa sekä kaniineilla että hiirillä (Shaila et.al. 1995; Makihara et.al. 2011; Latha et.al. 2010).

Banaani

(Musa Paradisiaca, Musa Sapientum, Musa Sp.)

Banaania on viljelty maailmalla jo yli 4000 vuotta ja erilaisia banaanilajeja on satoja.

Banaanilla on
  – Verenpainetta laskevaa vaikutusta

Hyvin monissa päiväntasaajan seudun maissa banaania käytetään kansanlääkinnässä yleisesti verenpaineen alentamiseen (Aiyeola et.al. 2006).

Banaanista on löydetty ACE inhibiittejä (Rao et.al. 1999).

Koehenkilöillä, jotka altistettiin kylmästressiin, banaanin anto laski huomattavasti systolista verenpainetta ($p < 0.005$) ja diastolista verenpainetta ($p < 0.025$). Edelleen banaani inhiboi plasman ACE:a (Sarkar et.al. 1999).

Banaani on eräs maailman rikkaimmista Kaliumin lähteistä. Keskimäärin yhdessä banaanissa on 460 mg Kaliumia. Kalium laskee verenpainetta.

Basilika

(Ocimum Basilicum)

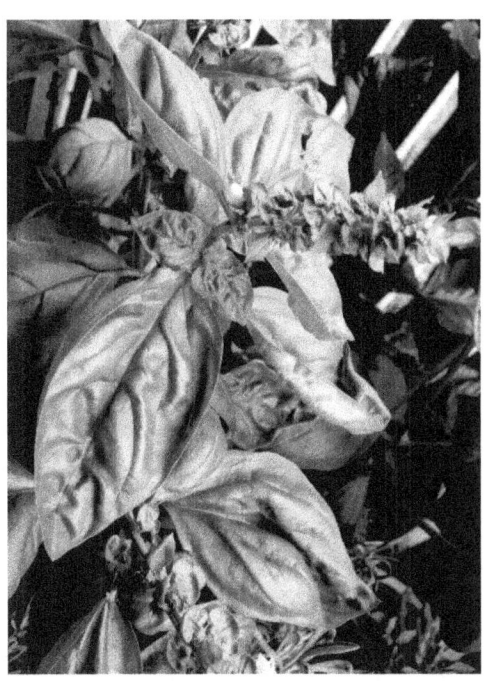

Basilika on erittäin suosittu vihannes- ja maustekasvi koko maailmassa. Sitä on saatavilla kuivattuna ja tuoreena ja sen kasvatus on erittäin helppoa.

Basilikalla on
- Verenpainetta alentavaa vaikutusta
- Kokonaiskolesterolia alentavaa vaikutusta
- LDL-kolesterolia alentavaa vaikutusta
- Triglyceridejä alentavaa vaikutusta

Kun rotille syötettiin basilikaa eri annoksilla, 100 – 400 mg/kg, 4:n viikon ajan, laski systolinen verenpaine 20 mmHg ja diastolinen verenpaine 15 mmHg, vertailuryhmään nähden (Umar et.al. 2010).

Basilikan vesiuutosten on todettu olevan vasorelaksantteja (Amrani et.al. 2009).

Basilikan etanoliuutosten on todettu estävän kolesterolisynteesiä ihmisen makrofageissa (Bravo et.al. 2008).

Rottakokeissa basilikalla on aikaansaatu suuria kokonaiskolesterolin, LDL-kolesterolin ja triglyceridien laskuja, sekä HDL-kolesterolin nousua (Amrani et.al. 2006).

Bataatti

(Ipomea Batatas)

Bataatti on erittäin yleinen ravintokasvi, josta käytetään ruuaksi juurimukula. Bataattia on saatavilla kaikista marketeista.

Bataatilla on
- Verenpainetta laskevaa vaikutusta

Kun korkeaa verenpainetta sairastaville rotille syötettiin bataattia 1% ravinnosta, laski verenpaine selvästi. Myös sydämmen pulssi laski (Shindo et.al. 2007).

Bataatilla on todettu olevan ACE:a inhiboiva vaikutus. Samoin, kun koehenkilöt joivat bataattimehua 1.2 dl päivässä, 44:n päivän ajan, laski systolinen verenpaine selvästi, joillakin henkilöillä jopa 20 mmHg (Suda et.al. 2003).

Berberiini

(Berberine)

Berberiini on luonnossa yleisesti esiintyvä alkaloidi, jota esiintyy etenkin eri happomarjapensaiden marjoissa ja juurten kuorissa. Happomarjapensaita on suuri määrä eri lajeja, kuten tavallinen happomarja, Berberis Vulgaris. Happomarjapensaiden hedelmiä ja juurten kuorta käytetään lukuisiin lääkinnällisiin tarkoituksiin eri puolilla maailmaa. Berberiiniä saa myös puhtaana markettien luontaisosastoilta. Berberiinin tiedetään koe-eläimillä laskevan verenpainetta ja laihduttavan. Berberiini on voimakkaasti antibakteerinen ja antiviraalinen.

Berberiinillä on
- Verenpainetta laskevaa vaikutusta
- Kokonaiskolesterolia laskevaa vaikutusta
- LDL-kolesterolia laskevaa vaikutusta
- Triglyceridejä laskevaa vaikutusta
- Painoa laskevaa vaikutusta

Kun 16:lle diabeteksesta kärsivälle koehenkilölle annettiin Berberiiniä 1.0 grammaa päivittäin, 3:n kuukauden ajan, laskivat systolinen verenpaine 7 mmHg (124 mmHg → 117 mmHg, $p < 0.001$), diastolinen verenpaine 4 mmHg (81 mmHg → 77 mmHg, $p < 0.005$), triglyceridit 35.8% (2.51 mmol/l → 1.61 mmol/l, $p < 0.001$), kokonaiskolesteroli 18.0% (5.31 mmol/l → 4.35 mmol/l, $p < 0.001$) ja LDL-kolesteroli 21.0% (3.23 mmol/l → 2.55 mmol/l, $p < 0.001$), vertailuryhmään nähden (Zhang et.al. 2008). Edelleen paino putosi 2.3 kg (68.7 kg → 66.4 kg, $p < 0.001$).

Myös eläinkokeissa on todettu samat muutokset. Kun koehiirille annettiin 36:n päivän ajan Berberiiniä joko 0.75 mg/kg, 1.5 mg/kg tai 3.0 mg/kg päivittäin, laskivat vastaavasti triglyceridit 31.2%, 25.2% ja 37.8% ja kokonaiskolesteroli 18.7%, 22.2% ja 28.0% ($p < 0.05$ kaikissa ryhmissä), vertailuryhmään nähden (Hu et.al. 2010). Myös paino putosi selvästi, vertailuryhmään nähden.

Bergamotti

(Citrus Bergamia, Bergamot)

Bergamotti on appelsiinia muistuttava Citrushedelmä, joka on kotoisin alun perin Calabriasta, Etelä-Italiasta.Tästä hedelmästä valmistetaan kuuluisaa Bergamottiöljyä. Bergamottin mehussa ja hedelmälihassa on useita ainutlaatuisia Flavonoideja, kuten: Naringin, Rutin, Neoeriocitrin, Neohesperedin, Neodesmin, Rhoifolin, Poncirin, Melitidine ja Brutieridine.

Bergamottin hedelmällä ja tuoremehulla on
- Kokonaiskolesterolia laskevaa vaikutusta
- LDL-kolesterolia laskevaa vaikutusta
- Triglyceridejä laskevaa vaikutusta
- HDL-kolesterolia nostavaa vaikutusta

Kun 237:lle koehenkilölle, joilla oli korkea kolesterolitaso, annettiin Bergamottin Flavonoideja jo 500 mg tai 1000 mg päivittäin, 30:n päivän ajan, laskivat kokonaiskolesteroli 21.8% (p<0.001), LDL-kolesteroli 24.1% (p<0.001) ja triglyceridit 30.3% (p<0.001) mutta HDL-kolesteroli nousi 22.3% (p<0.001) 500 mg-ryhmässä. Vastaavasti laskivat kokonaiskolesteroli 29.4% (p<0.001), LDL-kolesteroli 36.0% (p<0.001) ja triglyceridit 39.4% (p<0.001) , mutta HDL-kolesteroli nousi 40.1% (p<0.001) 1000 mg-ryhmässä, vertailuryhmään nähden (Mollace et.al. 2011). Kyseessä oli kaksoissokkokoe.

Bergamottilla saadaan aikaan erittäin suuret muutokset kolesteroli- ja triglyceridiarvoihin hyvin lyhyessä ajassa, ja vaikutus kasvaa, mitä suurempaa annosta käytetään.

Vastaavat tulokset on saatu myös rottakokeissa (Mollace ret.al. 2011; Miceli et.al. 2007; Di Donna et.al. 2009).

Caigua
(Cyclanthera Pedata)

Caigua on viinikasvi, jota kasvatetaan syötävien hedelmien vuoksi. Hedelmiä käytetään vihannesten tavoin. Kasvi on kotoisin Perusta. Kasvia on viljelty Perussa ravinnoksi ja lääkekasvina jo useita satoja vuosia.

Caiguan hedelmillä ja sen siemenillä on:
- Verenpainetta laskevaa vaikutusta.
- Kokonaiskolesterolia laskevaa vaikutusta.
- LDL-kolesterolia laskevaa vaikutusta.
- HDL-koleterolia nostavaa vaikutusta.

Caiguasta on tehty Perussa useita tieteellisiä tutkimuksia, koskien sen verenpainetta ja kolesterolia laskevaa vaikutusta.

Caigua inhiboi voimakkaasti ACE:a (Ranilla et.al. 2010).

Kun 42:lle naispuoliselle koehenkilölle annettiin kuivattua Caiguaa 6 kapselia (400 mg/kapseli) päivässä, 12:n viikon ajan, laskivat kokonaiskolesteroli 22% ja LDL-kolesteroli 33%, mutta HDL-kolesteroli nousi 33%, vertailuryhmään nähden (Gonzales et.al. 1995).

Kun koehenkilöille annettiin 300 grammaa tuoretta Caiguaa päivittäin, 30:n päivän ajan, laski kokonaiskolesteroli 17.5%, vertailuryhmään nähden (Rodriguez et.al. 1987).

Kun 25:lle korkean kolesterolitason omaavalle miespuoliselle koehenkilölle annettiin kuivattua Caiguaa joko 800 mg tai 1600 mg päivittäin, 30:n päivän ajan, laskivat kokonaiskolesteroli keskimäärin 33.8% (93 mg/dl) ja LDL-kolesteroli 44.5% (88 mg/dl), vertailuryhmään nähden (Rosario et.al. 1997).

Vastaavaa Caiguan kolesterolia laskevaa vaikutusta koehenkilöillä on todettu useissa muissakin tutkimuksissa (Gonzales et.al. 1994; Gonez et.al. 1997; Gavez et.al. 2004).

Erityisesti Caiguan siemeniä käytetään Perussa yleisesti laskemaan korkeaa verenpainetta. Siemenet sisältävät Cucurbitacin Glycosideja (Tommasi et.al. 1996). Cucurbitacinien tiedetään laskevan verenpainetta.

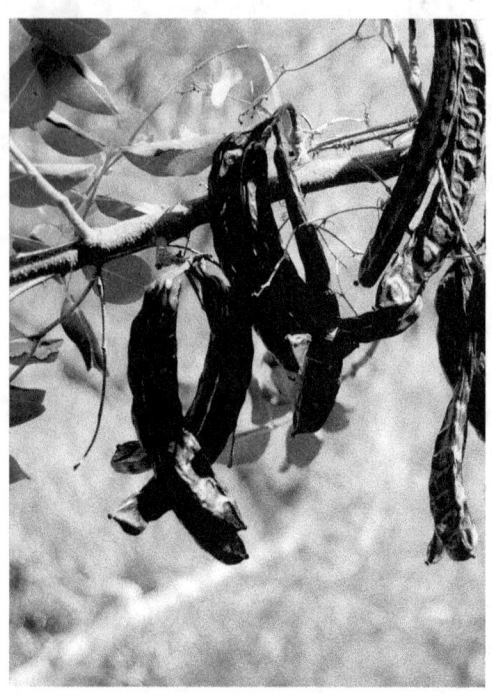

Carob jauho

(Ceratonia Siliqua)

Carob jauhoa saadaan Ceratonia Siliqua puun eli Carob puun pavuista. Carob jauhe on suosittua elintarviketeollisuudessa, ja sitä saa ostettua myös Suomessa.

Carob jauheella on
- Kokonaiskolesterolia laskevaa vaikutusta
- LDL-kolesterolia laskevaa vaikutusta
- Triglyceridejä laskevaa vaikutusta

Carob jauheen kolesterolia ja triglyceridejä laskeva vaikutus on osoitettu useissa tutkimuksissa.

Kun 88:lle koehenkilölle, joilla oli korkea kolesterolitaso, annettiin 8 grammaa Carob jauhetta päivittäin, 4:n viikon ajan, laski kokonaiskolesteroli 17.8% (p < 0.05), LDL-kolesteroli laski 22.5% (p < 0.001) ja triglyceridit laskivat 16.3% (p < 0.05) (Ruiz-Roso et.al. 2010). Kyseessä oli kaksoissokkokoe.

Kun 58:lle korkean kolesterolitason omaavalle koehenkilölle annettiin 15 grammaa Carob jauhetta päivittäin, 6:n viikon ajan, laski LDL-kolesteroli 10.5% (p = 0.010). Triglyceridit laskivat 11.3% (p = 0.030) (Zunft et.al. 2003). Kyseessä oli kaksoissokkokoe.

Vastaavia tuloksia saatin, kun 17:lle korkean kolesterolitason omaavalle henkilölle ja 10:lle normaalin kolesterolitason omaavalle henkilölle annettiin 8-30 grammaa Carob jauhetta päivittäin (Zavoral et.al. 1983)

Chlorella levä

(Chlorella Pyrenoidosa, Chlorella Sp.)

Chlorella levä on suosittu lisäravinne, joka on äärimmäisen ravintorikas.

Chlorellalla on
- Verenpainetta laskevaa vaikutusta
- Kokonaiskolesterolia laskevaa vaikutusta
- LDL-kolesterolia laskevaa vaikutusta
- Triglyceridejä laskevaa vaikutusta

Kun 80:lle koehenkilölle, joilla oli korkea verenpaine, annettiin 12:n viikon ajan Chlorella levää päivittäin, laski systolinen verenpaine selvästi ($p < 0.01$), vertailuryhmään nähden. Myös diastolinen verenpaine laski (Shimada et.al. 2009). Kysessä oli kaksoissokkokoe.

Kun koerotille annettiin Chlorella levää päivittäin, 21:n viikon ajan, laskivat sekä verenpaine että kokonaiskolesteroli selvästi, vertailuryhmään nähden (Sansawa et.al. 2006).

Kun 24:lle koehenkilölle annettiin Chlorella levää päivittäin 10 grammaa, laski osalla koehenkilöistä sekä verenpaine että kokonaiskolesteroli selvästi (Merchart et.al. 2002; Merchart et.al. 2001).

Kun korkean verenpaineen omaaville koerotille annettiin suonensisäisesti Chlorellan alkaliuutetta, laski verenpaine 69 mmHg. Normaalin verenpaineen omaavilla rotilla verenpaine laski 32 mmHg, 1:n tunnin kuluttua (Okamoto et.al. 1975).

Kun 17:lle koehenkilölle annettiin Chlorellaa 12:n viikon ajan, laski kokonaiskolesteroli selvästi vertailuryhmään nähden (Mizoguchi et.al. 2008).

Kun rotille ja hamstereille syötettiin Chlorellaa 8:n viikon ajan, laskivat sekä triglyceridit, kokonaiskolesteroli että LDL-kolesteroli voimakkaasti, verrattuna vertailuryhmään (Cherng et.al. 2006).

Kun koerotille annettiin Chlorellaa 10% ravinnosta päivittäin, 9:n viikon ajan, laskivat kokonaiskolesteroli ja triglyceridit selvästi ($p < 0.05$), vertailuryhmään nähden (Lee et.al. 2008).

Aivan vastaavasti ilmiö saatiin koerotilla jo 2:ssa viikossa, kun niille syötettiin ravinnossa päivittäin 10% Chlorellaa. Tällöinkin kokonaiskolesteroli laski voimakkaasti, vertailuryhmään nähden (Shibata et.al. 2007).

Myös muissa tutkimuksissa on havaittu Chlorellan kolesterolia ja triglyceridejä laskevat vaikutukset (Sano et.al. 1998; Hidaka et.al. 2004; Shibata et.al. 2001).

Curry

(Murraya Koenigii)

Curry on Aasiasta kotoisin oleva ikivanha maustekasvi, jota on myös pitkään käytetty lääkekasvina.

Currylla on
- Kokonaiskolesterolia laskevaa vaikutusta
- Triglyceridejä laskevaa vaikutusta

Hiirikokeissa 80 mg/kg curryn lehtiuutetta 10:n päivän ajan laski kokonaiskolesterolia 34.43% (Xie et.al. 2006).

Kun koerotille annettiin Currya 300 mg/kg päivässä, 2:n viikon ajan, laskivat sekä kokonaiskolesteroli että triglyceridit selvästi (Birari et.al. 2010).

Vastaavanlaisessa rottakokeessa todettiin 30:n päivän curryn annolla kokonaiskolesterolin ja triglyceridien laskevan ja HDL-kolesterolin nousevan (Kesari et.al. 2007).

Kun 20:lle koehenkilölle annettiin Curry uutetta 2:n kuukauden ajan, laski VLDL-kolesteroli 15% (p < 0.05) (Dineshkumar et.al. 2010).

D-Vitamiini

D-vitamiini on ihmiselle välttämätön vitamiini, jota saadaan ravinnosta ja jota syntetisoituu myös auringonvalon vaikutuksesta iholla.

D-vitamiinilla on
- Verenpainetta laskevaa vaikutusta

Meta-analyysissä, jossa oli mukana 18 eri tutkimusta, osoitettiin veren D-vitamiinipitoisuudella ja verenpaineella olevan käänteinen riippuvuus: mitä pienempi D-vitamiinitaso, sitä suurempi verenpaine (Burgaz et.al. 2011).

Kun 148:lle naishenkilölle annettiin 8:n viikon ajan 800 IU:n annos D-vitamiinia päivittäin, laski systolinen verenpaine 5.4% (p < 0.05), vertailuryhmään nähden (Pfeifer et.al. 2001).

Meta-analyysissä, jossa oli mukana 8 eri tutkimusta, joissa koehenkilöillä oli korkea verenpaine, D-vitamiinin anto laski systolista verenpainetta keskimäärin 3.6 mmHg ja diastolista verenpainetta keskimäärin 3.1 mmHg (Witham et.al. 2009).

Dikapuu

(Irvinga Gabonensis)

Dikapuu on kotoisin Afrikasta, ja sen Englanninkielinen nimi on African Mango. Hedelmä ja sen sisällä oleva suuri siemen ovat syötäviä. Siemenet ovat erittäin proteiinipitoisia. Dikapuun hedelmät ja siemenet ovat Afrikassa tärkeitä ravinnonlähteitä.

Dikapuun siemenillä on:
- Kokonaiskolesterolia alentavaa vaikutusta.
- LDL-kolesterolia alentavaa vaikutusta.
- Triglycerideja alentavaa vaikutusta.
- HDL-kolesterolia nostavaa vaikutusta.
- Painoa alentavaa vaikutusta.

Kun 28:lle koehenkilölle annettiin 3.15 grammaa Dikapuun siementä päivittäin, 4:n viikon ajan, laskivat paino 5.6% ($p < 0.0001$), kokonaiskolesteroli 39.2% (215 mg/dl → 130.7 mg/dl; $p < 0.05$), LDL-kolesteroli 45.6% (121.4 mg/dl → 66.1 mg/dl; $p < 0.05$) ja triglyceridit 44.5% (162 mg/dl → 89 mg/dl; $p < 0.05$), mutta HDL-kolesteroli nousi 45.9% (61.2 mg/dl → 89.9 mg/dl; $p < 0.05$), vertailuryhmään nähden (Ngondi et.al. 2005). Kyseessä oli kaksoissokkokoe.

Kun 61:lle koehenkilölle annettiin Dikapuun siemenuutetta 300 mg päivittäin, 10:n viikon ajan, laskivat paino 12.8% (97.9 kg → 85.1 kg; $p < 0.01$), rasvaprosentti 6.3% ($p < 0.05$), kokonaiskolesteroli 39.8% (151.7 mg/dl → 111.9 mg/dl; $p < 0.05$) ja LDL-kolesteroli 22.4% (82.2 mg/dl → 59.8 mg/dl; $p < 0.05$), vertailuryhmään nähden (Ngondi et.al. 2009). Kyseessä oli kaksoissokkokoe.

Kun 24:lle koehenkilölle annettiin Dikapuun siemenuutetta 500 mg ja Mehikissuksen uutetta 300 mg päivittäin, 10:n viikon ajan, laskivat paino 3.0% ($p < 0.05$), kokonaiskolesteroli 17.6% ($p < 0.05$) ja LDL-kolesteroli 28.5% ($p < 0.05$) suhteessa kontrolliryhmään, joka sai 300 mg Mehikissus uutetta päivittäin (Oben et.al. 2008). Kyseessä oli kaksoissokkokoe.

Dioscorin

Erilaisia Jamssi-lajeja (Dioscorea) on maailmassa hyvin paljon, kuten meilläkin hyvin tuttu Bataatti (Dioscorea Batatas), Isojamssi (Dioscorea Elata), Dioscorea Opposita jne. Bataatit ovat ikivanhoja ravintokasveja, joista käytetään ravinnoksi niiden kookkaat juurimukulat. Suurimmat juurimukulat ovat painaneet useita kymmeniä kiloja. Jamssit ovat hyvin ravintorikkaita, ja niissä on paljon erilaisia terveysvaikutteisia aineita, joista yksi on proteiini nimeltään Dioscorin.

Dioscorinilla on
- Verenpainetta alentavaa vaikutusta

Dioscorin on erittäin voimakas ACE inhibiitti (IC50 = 41.1 mikrogrammaa/ml) (Nagai et.al. 2008).

Myös muissa tutkimuksissa on todennettu Dioscorinin inhiboivan ACE:a (Hsu et.al. 2002).

Kun koerotille annettiin oraalisesti Dioscorinia 40 mg/kg, laski keskimääräinen verenpaine 21.5 mmHg, 4:n tunnin kuluttua. Kun rotille annettiin Dioscoriinia 40 mg/kg, 25:n päivän ajan, laski systolienn verenpaine 27.7 mmHg ja diastolinen verenpaine 28.3 mmHg (Lin et.al. 2006).

Kun 27:lle koehenkilölle annettiin 140 mg Dioscoriinia päivittäin, 5:n viikon ajan, laskivat systolinen verenpaine 6.52 mmHg (p < 0.05) ja diastolinen verenpaine 4.76 mmHg (p < 0.05) selvästi, vertailuryhmään nähden (Liu et.al. 2008).

Du-Zhong tee
(Eucommia Ulmoides)

Eucommia Ulmoides on puulaji, joka kasvaa Aasiassa, Kiinassa, Koreassa ja Japanissa. Sen lehdistä ja puun kuoresta tehtyä teetä on juotu näissä maissa jo satoja vuosia terveysvaikutteisena teenä. Tee laskee sekä verenpainetta että kolesterolia.

Du-Zhong teellä on:
- Verenpainetta laskevaa vaikutusta.
- Kokonaiskolesterolia laskevaa vaikutusta.
- Triglycerideja laskevaa vaikutusta.
- HDL-kolesterolia nostavaa vaikutusta.

Kun 30:lle korkeasta verenpaineesta kärsivälle koehenkilölle annettiin Du-Zhong tee uutetta 1 gramma 3 kertaa päivässä, 3:n viikon ajan, laskivat systolinen verenpaine 7.5 mmHg (p < 0.008) ja diastolinen verenpaine 3.9 mmHg (p < 0.008), vertailuryhmään nähden (Greenway et.al. 2011).

Jo aiemmin on Du-Zhong teellä aikaansaatu koehenkilöillä 25 mmHg:n lasku systolisessa verenpaineessa ja 14 mmHg:n lasku diastolisessa verenpaineessa, vertailuryhmään nähden (Shchepotin et.al. 1983).

Kaksoissokkokokeessa, jossa oli 103 koehenkilöä, Du-Zhong teen todettiin laskevan verenpainetta (Kawasaki et.al. 2000). Japanissa Du-Zhong tee on hyväksytty funktionaaliseksi elintarvikkeeksi 1997.

Myös eläinkokeissa rotilla Du-Zhong laskee verenpainetta (Lang et.al. 2005; Luo et.al. 2010).

Kun diabeteksesta kärsiville hiirille annettiin Du-Zhong teetä 1.0% päivittäisest dieetistä, 6:n viikon ajan, laskivat kokonaiskolesteroli 24.1% (p < 0.001) ja triglyceridit 38.5% (p < 0.01), mutta HDL-kolesteroli nousi 41.5% (p < 0.05), vertailuryhmään nähden (Park et.al. 2006).

Vastaava triglyceridien lasku on todennettu myös muissa kokeissa rotilla (Kobayashi et.al. 2012).

Eclipta

(Eclipta Alba, synonyymi: *Eclipta Prostrata)*

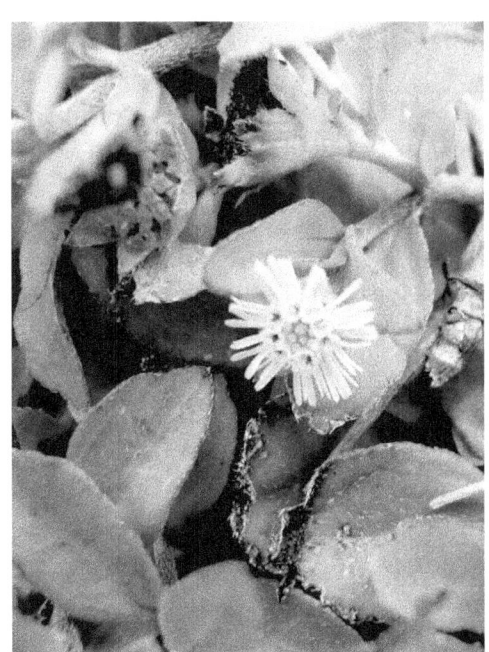

Eclipta on kuuluisa lääkekasvi, joka on kotoisin Intiasta ja Kiinasta. Sen Englanninkielinen nimi on False Daisy. Kasvi on pienikokoinen ja maata suikertava. Viljely on hyvin helppoa. Ecliptaa käytetään astman, maksasairauksien ja ihottumien hoidossa, sekä myös nopeuttamaan hiusten kasvua ja tummentamaan niiden väriä.

Ecliptalla on
- Verenpainetta alentavaa vaikutusta
- Kokonaiskolesterolia alentavaa vaikutusta
- LDL-kolesterolia alentavaa vaikutusta
- VLDL-kolesterolia alentavaa vaikutusta
- Triglyceridejä alentavaa vaikutusta
- HDL-kolesterolia nostavaa vaikutusta
- Diureettista vaikutusta

Kun 60:lle korkeasta verenpaineesta kärsivälle koehenkilölle annettiin 3 grammaa Ecliptaa päivittäin, 60:n päivän ajan, laski keskimääräinen verenpaine 15%, kokonaiskolesteroli laski 17%, LDL-kolesteroli laski 24%, VLDL-kolesteroli laski 14% ja triglyceridit laskivat 14%, vertailuryhmään nähden (p < 0.05 kaikissa). Edelleen virtsaneritys kasvoi 34%, ja virtsan Natriumin määrä lisääntyi 24% (Rangineni et.al. 2007).

Kun rotille annettiin Ecliptan vesiuutetta 100 mg/kg päivittäin, 45:n päivän ajan, laski kokonaiskolesteroli 41.6% (p < 0.05), triglyceridi laskivat 53.5% (p < 0.05) mutta HDL-kolesteroli nousi 30.6% (p < 0.05), vertailuryhmään nähden (Dhandapani 2007).

Täsmälleen vastaavia tuloksia on saatu muissakin rottakokeissa (Kumari et.al. 2006; Kim et.al. 2008).

Ellagiinihappo

(Ellagic Acid)

Ellagiinihappo on erittäin voimakas antioksidantti, jota esiintyy useissa marjoissa ja hedelmissä. Ellagiinihappoa on paljon mansikoissa ja vadelmissa, sekä granaattiomenoissa. Erityisen paljon Ellagiinihappoa on mansikan ja vadelman lehdissä.

Ellagiinihapolla on
- Verenpainetta laskevaa vaikutusta

Ellagiinihappo suonensisäisesti annettuna laskee verenpainetta sekä hiirillä (Bhargava et.al. 1969) että rotilla (Bhargava et.al. 1968).

Ellagiinihapon on todettu inhiboivan ACE:a (Pinto et.al. 2010).

Ellagiinihappoa on erittäin suurina pitoisuuksina vadelman lehdissä, jopa 2.62 – 6.87% (Gudej et.al. 2009).

Myös mansikan lehdissä on erittäin paljon Ellagiinihappoa, jopa 8.08 – 32.30 mg/g (Maas et.al. 1991).

Fenkoli

(Foeniculum Vulgare)

Fenkoli on hyvin yleinen mausteksvi, jota käytetään kaikkialla maailmassa. Kansanlääkinnällisesti kasvia käytetään korkean verenpaineen hoitoon.

Fenkolin siemenillä ja lehdillä on
– Verenpainetta alentavaa vaikutusta
– Diureettista vaikutusta

Kun koerotille annettiin Fenkolin lehtien vesiuutetta suonensisäisesti annoksella 6 mg/kg, laski keskimääräinen verenpaine 18% (109 mmHg → 89 mmHg; p = 0.025), vertailuryhmään nähden (Abdul-Ghani et.al. 1988).

Kun koerotille, joilla oli korkea verenpaine, annettiin Fenkolin siementen vesiuutetta 190 mg/kg päivässä, 5:n päivän ajan, laski systolinen verenpaine noin 10 mmHg (p < 0.05), vertailuryhmään nähden (El-Bardai et.al. 2001). Samalla se lisäsi voimakkaasti virtsan eritystä (+80%), vertailuryhmään nähden.

Fermentoitu jogurtti, piimä ja maito

Kun maitotuotteita fermentoidaan erilaisilla maitohappobakteereilla, saadaan fermentoituja jogurtti-, maito- ja piimätuotteita, joilla on lukuisia terveysvaikutteita, kuten korkean verenpaineen lasku, korkean kolesterolitason lasku ja heikentyneen vastustuskyvyn parantuminen. Yleisimmin käytettyjä maitohappobakteereja ovat: Lactobacillus Helveticus, Streptococcus Thermophilus, Lactobacillus Bulgaricus, Lactobacillus Acidophilus, Lactobacillus Casei.

Fermentoiduilla maitotuotteilla on:
– Verenpainetta laskevaa vaikutusta.
– Kokonaiskolesterolia laskevaa vaikutusta.
– LDL-kolesterolia laskevaa vaikutusta.
– VLDL-kolesterolia laskevaa vaikutusta.
– Triglyseridejä laskevaa vaikutusta.
– HDL-kolesterolia nostavaa vaikutusta.

Kun 39:lle korkeasta verenpaineesta kärsivälle koehenkilölle annettiin 150 ml Latobacillus Helveticus-fermentoitua maitoa päivittäin 21:n viikon ajan, laski systolinen verenpaine 6.7 mmHg ja diastolinen verenpaine 3.6 mmHg (Seppo et.al. 2003).

Kun 70:lle terveelle koehenkilölle annettiin 450 ml Lactobacillus Acidophilus ja Streptococcus Thermophilus-fermentoitua jogurttia päivittäin, 8:n viikon ajan, laski systolinen verenpaine 4.4 mmHg ja diastolinen verenpaine 3.4 mmHg, vertailuryhmään nähden (Algerholm-Larsen et.al. 2000). Kyseessä oli kaksoissokkokoe.

Kun 80:lle koehenkilölle, joista 40 kärsi korkeasta verenpaineesta, annettiin 6 tablettia, 12 grammaa, Lactobacillus Helveticus-Fermentoitua, kuivattua maitojauhetta päivittäin, 4:n viikon ajan, laski systolinen verenpaine 5.0 mmHg ja diastolinen verenpaine 11.2 mmHg, vertailuryhmään nähden (Aihara et.al. 2005). Kyseessä oli kaksoissokkokoe.

Kun 46:lle korkeasta verenpaineesta kärsivälle koehenkilölle annettiin Lactobacillus Helveticus-fermentoitua maitoa 160 grammaa päivittäin, 4:n viikon ajan, laski systolinen verenpaine 5.2 mmHg, vertailuryhmään nähden (Mizushima et.al. 2004). Kyseessä oli kaksoissokkokoe.

Kun 60:lle koehenkilölle annettiin Lactobacillus Helveticus-fermentoitua piimää 150 ml päivittäin, 5 – 10:n viikon ajan, laski systolinen verenpaine 16 mmHg ja diastolinen verenpaine 11 mmHg (Tuomilehto et.al. 2006).

Kun 28:lle korkeasta verenpaineesta kärsivälle koehenkilölle annettiin Lactobacillus Casei-uutetta 800 mg päivittäin, 2:n kuukauden ajan, laski systolinen verenpaine 9 mmHg (169 mmHg → 160 mmHg; $p < 0.01$), ja diastolinen verenpaine laski 6 mmHg (100 mmHg → 94 mmHg;$p < 0.05$). Myös sydämen pulssi laski 7 lyöntiä/minuutti (88/min → 81/min; $p < 0.05$). Edelleen kokonaiskolesteroli laski (218 mg/dl → 206 mg/dl; $p < 0.05$) (Nakajima et.al. 1995). Kyseessä oli kaksoissokkokoe.

Kun 60:lle diabetesta kärsivälle koehenkilölle annettiin Lactobacillus Acidophilus ja Bifidobacterium Lactis-fermentoitua maitoa 30 grammaa päivittäin, 6:n viikon ajan, laskivat kokonaiskolesteroli 4.54% ($p = 0.008$) ja LDL-kolesterol 7.45% ($p = 0.004$), vertailuryhmään nähden (Ejtahed et.al. 2012). Kyseessä oli kaksoissokkokoe.

Kun 30:lle korkeasta verenpaineesta kärsivälle koehenkilölle annettiin Lactobacillus Helveticus ja Saccharomyces Cerevisiae-fermentoitua piimää 95 ml päivittäin, 8:n viikon ajan, laski systolinen verenpaine 14.1 mmHg ($p < 0.01$) ja diastolinen verenpaine 6.9 mmHg ($p < 0.01$), vertailuryhmään nähden (Hata et.al. 2005). Kyseessä oli kaksoissokkokoe.

Kun 20:lle terveelle koehenkilölle annettiin Lactobacillus Casei ja Streptococcus Thermophilus-fermentoitua maitoa 200 ml päivittäin, 8:n viikon ajan, nousi HDL-kolesteroli ($p < 0.05$) selvästi, mutta triglyceridit laskivat ($p < 0.05$) selvästi, vertailuryhmään nähden. Myös systolinen verenpaine ($p < 0.05$) laski selvästi, vertailuryhmään nähden (Kawase et.al. 2000).

Kun 29:lle koehenkilölle annettiin Lactobacillus Acidophilus ja Bifidophilus Longum-fermentoitua maitoa 300 grammaa päivittäin, 21:n viikon ajan, nousi HDL-kolesteroli (0.30 mmol/L; $p < 0.05$) selvästi, ja LDL/HDL-kolesterolisuhde laski (3.24 → 2.48; $p < 0.05$) selvästi, vertailuryhmään nähden (Kieling et.al. 2002).

Myös muissa koehenkilöillä suoritetuissa kaksoissokkokokeissa on todettu fermentoidun maidon kokonaiskolesterolia ja LDL-kolesterolia laskeva vaikutus (Bertolami et.al. 1999; Anderson et.al. 1999).

Ferulihappo

(Ferulic Acid)

Ferulihappo on voimakas antioksidantti, jota esiintyy useissa kasveissa, kuten riisinleseessä ja Angelica Sinensis kasvin juurissa. Angelica Sinensis on kuuluisa Kiinalainen lääkekasvi, jota käytetään sydän- ja verisuonitautien hoitoon. Se on meidän Väinönputkemme lähisukulainen.

Ferulihapolla on
- Verenpainetta laskevaa vaikutusta
- Kokonaiskolesterolia laskevaa vaikutusta
- Triglyceridejä laskevaa vaikutusta

Ferulihappo inhiboi ACE:a (Geng et.al. 2010).

Kun koerotille annettiin oraalisesti Ferulihappoa akuutisti 9.5 mg/kg, laski verenpaine selvästi, ja oli alimmillaan 2:n tunnin kuluttua. Plasman ACE aktiivisuus laski, ja samoin laskivat triglyceridit ja kokonaiskolesteroli (Ardiansyah et.al. 2008).

Kun koerotille annettiin oraalisesti Ferulihappoa eri pitoisuuksissa, 1 – 100 mg/kg, laski systolinen verenpaine suorassa suhteessaa annettuun pitoisuuteen, ja palautui normaalisti 6:n tunnin kuluttua. Kun Ferulihappoa annettiin joko 10 mg/kg tai 50 mg/kg, 6:n viikon ajan, oli verenpaine selvästi pienempi kuin vertailuryhmällä (Suzuki et.al. 2002).

Kun 80:lle Diabetesta sairastavalle potilaalle annettiin suonensisäisesti 300 mg Ferulihappoa päivässä, 4:n viikon ajan, laskivat keskimääräinen verenpaine ($p < 0.05$), sekä triglyceridit ($p < 0.05$) ja kokonaiskolesterli ($p < 0.05$) selvästi, vertailuryhmään nähden (Chen et.al. 2006).

Foolihappo

Foolihappo on välttämätön B-ryhmän vitamiini, jota on ravinnossa runsaasti erityisesti Oluthiivassa ja eri kaalilajeissa. Foolihapon tiedetään laskevan Homokysteiinin pitoisuutta, joka on tärkeä riskitekijä sydän- ja verisuonitaudeissa. Tiedetään, että mitä korkeampi on Homokysteiinin pitoisuus, sitä korkeampi on verenpaine (Sutton-Tyrrel et.al. 1997; Florina et.al. 1998; Stehouwer et.al. 1998).

Foolihapolla on:
- Verenpainetta laskevaa vaikutusta.
- Kokonaiskolesterolia laskevaa vaikutusta.
- LDL-kolesterolia laskevaa vaikutusta.

44

– Triglyceridejä laskevaa vaikutusta.
– HDL-kolesterolia nostavaa vaikutusta.

Kun 20:lle lapselle, joilla oli korkea Homokysteiinin pitoisuus, annettiin 5 mg Foolihappoa, laskivat Homokysteiini (p < 0.001), systolinen verenpaine (p < 0.01) ja diastolinen verenpaine (p = 0.045) selvästi, vertailuryhmään nähden (Papandreou et.al. 2010).

Kun 24:lle tupakoitsijalle annettiin foolihappoa 5 mg päivittäin, 4:n viikon ajan, laskivat Homokysteiini (10.8 mikromol/dl → 8.2 mikromol/l, p < 0.001) ja diastolinen verenpaine (88 mmHg → 83 mmHg, p < 0.01) selvästi, vertailuryhmään nähden (Mangoni et.al. 2002).

Kun koerotille annettiin 10 – 20 kertainen päivittäinen foolihappoannos (10 – 20 x RDA), laski systolinen verenpaine 190:n päivän ikäisillä koerotilla 11.3% (230 mmHg → 204 mmHg). Sen sijaan 5 x RDA tai pienemmät annokset eivät vaikuttaneet mitään.

Kun 10:lle nuorelle, terveelle miespuoliselle koehenkilölle annettiin akuutisti foolihappoa joko 5 mg tai 10 mg, laskivat vastaavasti kokonaiskolesteroli 4.40 mmol/L → 3.54 mmol/L → 3.12 mmol/L, LDL-kolesteroli laski 2.16 mmol/L → 1.37 mmol/L → 1.10 mmol/L, triglyceridit 0.79 mmol/L → 1.77 mmol/L → 0.41 mmol/L, mutta HDL-kolesteroli nousi 0.96 mmol/L → 1.74 mmol/L → 1.71 mmol/L (kaikissa p < 0.05) (Owoyele et.al. 2005).

Kun 15:lle koehenkilölle annettiin 7.5 mg foolihappoa 4:n viikon ajan, laski LDL-kolesteroli 9.0% (p < 0.03), mutta HDL-kolesteroli nousi 6.0% (p < 0.03), vertailuryhmään nähden (Paradisi et.al. 2004).

Kun viiriäisille annettiin ravinnossa foolihappoa 1 mg/1 rehukilo, laskivat sekä kokonaiskolesteroli että triglyceridit, mutta HDL-kolesteroli nousi selvästi, vertailuryhmään nähden (p < 0.05) (Gursu et.al. 2004)

Foolihappoa saa lisäravinteina, mutta tableteissa on aivan liian vähän foolihappoa, tyypillisesti 0.3 – 0.6 mg, joka ei vielä vaikuta mitään kolesteroli- ja verenpainearvoihin. Foolihapon saannin pitää olla 5 – 10 mg/vrk, jotta saadaan näkyviä tuloksia.

Fosfori

Fosfori on välttämätön makrohivenaine.

Fosforilla on
– Verenpainetta laskevaa vaikutusta

Belgialaisessa tutkimuksessa, joka koski 4167 miestä ja 3891 naista, havaittiin, että seerumin fosforipitoisuus ja systolinen verenpaine korreloivat käänteisesti (Kesteloot et.al. 1988).

Kun tutkittiin 13 444 koehenkilön ruokavaliota, havaittiin, että henkilöillä, joilla oli korkeampi fosforin saanti ravinnosta, oli matalampi verenpaine (Alonso et.al. 2010).

Kun tutkittiin 4680 henkilöä Japanissa, Kiinassa, Iso-Britanniassa ja USA:ssa, havaittiin, että henkilöt, joilla oli suurempi fosforin saanti ravinnossa, oli pienempi verenpaine (Elliott et.al. 2008).

Kun koerotille annettiin juomavedessä fosfaattia 16:n viikon ajan, oli systolinen verenpaine kokeen lopussa 198 mmHg, kun se vertailuryhmällä oli 222 mmHg eli 10.8% pienempi (Bindels et.al. 1987).

GABA

(Gamma-Aminobutyric Acid)

GABA eli Gamma-aminovoihappo on luonnollinen aminohappo, jota esiintyy kaikkialla kasveissa ja eläimissä. Ihmisillä GABA:aa on runsaasti aivoissa. GABA parantaa unen laatua ja stimuloi Kasvuhormonin eritystä. GABA:aa syntyy ravinnon L-Glutamiinihaposta reaktiossa, jota katalysoi Glutamate decarboxylase (GAD) entzyymi. Reaktiossa vaaditaan B6-vitamiinia (Pyridoksiini). GAD:n määrä laskee ikääntyessä, mutta sitä voidaan aktivoida ylimääräisellä B6-vitamiinilla (Messripour et.al. 2011). GABA:n verenpainetta alentava vaikutus on tiedetty jo hyvin kauan.

GABA:lla on:
 − Verenpainetta alentavaa vaikutusta.

Kun 50:lle koehenkilölle, joiden systolinen verenpaine oli välillä 120 – 180 mmHg, annettiin 80 mg GABA:ta päivittäin, 8:n viikon ajan, laski systolinen verenpaine 10 mmHg ($p < 0.05$) ja diastolinen verenpaine 5 mmHg ($p < 0.05$), vertailuryhmään nähden (Matsubara et.al. 2002). Kyseessä oli kaksoissokkokoe.

Kun koerotille, jotka kärsivät korkeasta verenpaineesta, annettiin akuutisti, oraalisesti 0.5 mg/kg GABA:aa, laski systolinen verenpaine voimakkaasti, ollen 4:n tunnin kohdalla 20.8 mmHg alempi ($p < 0.01$) ja 8:n tunnin kohdalla 22.8 mmHg alempi ($p < 0.01$), lähtötasoon nähden (Hayakawa et.al. 2002). Vaikutuksen kesto oli 24 tuntia.

Idätys lisää erittäin voimakkaasti eri viljalajien jyvien ja eri papujen GABA pitoisuutta. Kun Härkäpapua idätetään, kasvaa GABA pitoisuus jopa 48 kertaiseksi, ollen jopa 241 mg/100 g härkäpapua kohti (Li et.al. 2010).

Aivan vastaavasti riisin iduissa GABA pitoisuus voi nousta jopa 220 mg/100 g riisiä kohti (Maisont et.al. 2010).

Jo 30 grammaa joko riisin ituja tai härkäpavun ituja sisältää noin 70 mg GABA:ta, jolla on selvä verenpainetta laskeva vaikutus.

Paras riisi on musta riisi (black rice), koska siinä on huomattavasti enemmän terveysvaikutteisia Antosyaniidejä, kuin valkoisessa tai ruskeassa riisissä.

Galanganjuuri

(Alpinia Galangal)

Galanganjuuri on, kuten inkiväärin juurikin, erittäin suosittu sekä Kiinalaisessa että Thaimaalaisessa ruokakulttuurissa.

Galanganjuurella on
- Kokonaiskolesterolia laskevaa vaikutusta
- LDL-kolesterolia laskevaa vaikutusta
- HDL-kolesterolia nostavaa vaikutusta

Kun Galanganjuuren etanoliuutetta annettiin Diabetesta sairastaville koerotille annoksella 200 mg/kg päivittäin, 3:n viikon ajan, laskivat triglyceridit 20.2% ($p < 0.001$) ja LDL-kolesteroli peräti 52.2% ($p < 0.001$), vertailuryhmään nähden (Srividua et.al. 2010).

Kun koerotille annettiin Galanganjuuren etanoliuutetta 20 mg/kg, laskivat sekä triglyceridit että LDL-kolesteroli, mutta HDL-kolesteroli nousi voimakkaasti, vertailuryhmään nähden (Achuthan et.al. 1997).

Genistein

Genistein on Isoflavonoidi, jota esiintyy useissa kasveissa. Erityisen runsaasti sitä on soijassa, puna-apilassa, Pueraria Lobata kasvissa ja Psoralea Corylifolia kasvissa. Soijan, Puna-apilan ja Pueraria Lobatan tiedetään laskevan verenpainetta.

Genisteinillä on
- Verenpainetta laskevaa vaikutusta

Genistein inhiboi ACE:a (Montenegro et.al. 2009; Xu et.al. 2006).

Kun korkeasta verenpaineesta kärsiville koerotille annettiin Genisteiniä 10 mg/kg päivittäin, 5:n viikon ajan, laski systolinen verenpaine 10% ($p < 0.01$), vertailuryhmään nähden (Vera et.al. 2007).

Kun korkeasta verenpaineesta kärsiville koerotille annettiin joko 0.2 g, 0.5 g tai 2.0 g Genisteiniä, yhtä rehukiloa kohti, laskivat systolinen verenpaine vastaavasti 7.37%, 9.67% ja 13.36%, sekä diastolinen verenpaine 3.22%, 8.38% ja 9.67% ($p < 0.05$ kaikissa), vertailuryhmään nähden (Si et.al. 2008).

Vastaava verenpaineen lasku on havaittu myös muissa kokeissa (Taehyeon et.al. 2007).

Kun koehenkilöille annettiin akuutisti Isoflavonoideja 80 mg aterialla, kasvoi plasma typpioksidin NO pitoisuus selvästi ($p < 0.001$), mikä aiheuttaa vasodilataatiota.

Ginseng

(Panax Ginseng)

Ginseng on todennäköisesti maailman kuuluisin lääkekasvi. Ginsengin juuri on syötävä, ja sitä on käytetty tuhansia vuosia Aasiassa, erityisesti Kiinassa ja Koreassa moniin eri sairauksiin, kuten astmaan, impotenssiin, nopeuttamaan toipumista infektiotaudeista jne. Ginseng kasvaa villinä Venäjällä, Kiinassa ja Koreassa, ja sen suurimmat viljelijät ovat Korea ja Kiina. Sen vaikuttavina aineina ovat lukuisat Ginsenoidit sekä eri Saponiinit.

Ginsengillä on
 – Verenpainetta alentavaa vaikutusta
 – Kokonaiskolesterolia alentavaa vaikutusta
 – LDL-kolesterolia alentavaa vaikutusta
 – Triglyceridejä alentavaa vaikutusta
 – HDL-kolesterolia nostavaa vaikutusta
 – Verisuonten elastisuutta parantavaa vaikutusta

Kun 8:lle koehenkilölle annettiin Ginsengiä 6 grammaa päivittäin, 8:n viikon ajan, laskivat kokonaiskolesteroli 12.0% (163.4 mg/dl → 155.6 mg/dl, $p < 0.05$), LDL-kolesteroli 44.5% (85.4 mg/dl → 47.4 mg/dl, $p < 0.05$) ja triglyceridit 23.7% (155.6 mg/dl → 188.6 mg/dl, $p < 0.05$), mutta HDL-kolesteroli nousi 44.2% (50.1 mg/dl → 72.3 mg/dl, $p < 0.05$), vertailuryhmään nähden (Kim et.al. 2003).

Kun 20:lle koehenkilölle, joilla oli angina pectoris, annettiin 2.7 grammaa Ginsengiä päivittäin, 10:n viikon ajan, laskivat systolinen verenpaine 12 mmHg (141 mmHg → 129 mmHg, $p < 0.05$) ja diastolinen verenpaine 3 mmHg (84 mmHg → 81 mmHg, $p < 0.05$), vertailuryhmään nähden. Kokonaiskolesteroli laski 9.6% ja LDL-kolesteroli laski 15.1%, mutta HDL-kolesteroli nousi 4.3%. LDL/HDL-kolesteroli suhde laski 18.6%. Verisuonten elastisuus parani selvästi ($p < 0.05$), vertailuryhmään nähden (Chung et.al. 2010).

Kun 17:lle koehenkilölle annettiin Ginsengiä 3 grammaa akuutisti, todettiin selvä ($p = 0.046$) verisuonten elastisuuden parantuminen, vertailuryhmään nähden (Jovanovski et.al. 2010). Kyseessä oli kaksoissokkokoe.

Kun 13:lle koehenkilölle annettiin akuutisti 0.84 mg Rg3 Ginsenoidia, laski systolinen verenpaine 2:n tunnin kuluttua 4.3 mmHg ($p = 0.06$) ja diastolinen verenpaine 8.9 mmHg ($p = 0.02$), vertailuryhmään nähden (Stavro et.al. 2002).

Kun 26:lle henkilölle, joilla oli korkea verenpaine, annettiin 4.5 grammaa Ginsengiä päivittäin, 8:n viikon ajan, laski systolinen verenpaine selvästi ($p = 0.03$) vertailuryhmään nähden (Han et.al. 1998). Myös diastolinen verenpaine laski, mutta ei merkittävästi ($p = 0.17$).

Kun 30:lle koehenkilölle annettiin Ginseng uutetta 200 mg päivittäin, 28:n päivän ajan, laski diastolinen verenpaine 6.6% (75 mmHg → 70 mmHg, $p = 0.02$), vertailuryhmään nähden (Caron et.al. 2002). Kyseessä oli kaksoissokkokoe.

Kun 7:lle korkeasta verenpaineesta kärsivälle henkilölle annettiin Ginsengiä 4.5 grammaa päivittäin, 24:n kuukuden ajan, laski keskimääräinen verenpaine 10.77% (127.1 mmHg → 113.2 mmHg, p < 0.001), vertailuryhmään nähden (Sung et.al. 2000).

Ginseng inhiboi voimakkaasti ACE:a (Persson et.al. 2006).

Kun 10:lle nuorelle, terveelle koehenkilölle annettiin akuutisti Gincosan valmistetta, joka sisältää standardoitua Neidonhiuspuu uutetta 60 mg ja Ginseng uutetta 100 mg, 2 kapselia kerrallaan, laskivat systolinen verenpaine 14.0 mmHg (137.0 mmHg → 123.0 mmHg, p = 0.002), diastolinen verenpaine 8.0 mmHg (84.5 mmHg → 72.6 mmHg, p = 0.06) ja sydämen pulssi 4.8 lyöntiä minuutissa (77.4/min → 72.6/min), 1:n tunnin kuluttua (Kiesewetter et.al. 1992).

Ginsengin kokonaiskolesterolia, LDL-kolesterolia ja triglyceridejä laskeva mutta HDL-kolesterolia nostava vaikutus on todennettu lukuisissa eläinkokeissa (Jeon et.al. 2000; Hu et.al. 2011; Song et.al. 2012; Inoue et.al. 1999; El-Khayat et.al. 2011; Park et.al. 2011).

Ginsengin verenpainetta laskeva vaikutus on todennettu lukuisissa eläinkokeissa (Kim et.al. 1994; Toda et.al. 2001; Jeon et.al. 2000; Jeon et.al. 2000; Akasaka et.al. 1990).

GLA

(Gamma-Linolenic Acid)

GLA on omega-6 ryhmään (w-6) kuuluva, ihmiselle välttämätön tyydyttymätön rasvahappo, jota elimistö syntetisoi ravinnon Linolihaposta. GLA:ta saadaan myös ravinnon kautta suoraan, esimerkiksi mustaherukan siemenet, Iltahelokin siemenöljy ja Purasruohon siemenöljy ovat erittäin hyviä GLA:n lähteitä. GLA:sta syntetisoituu elimistössä ensin DHGLA:ta (Di-Homo-Gamma-Linolenic Acid), josta syntyy edelleen PGE1:stä, jolla on verenpainetta laskevaa vaikutusta.

GLA:lla on
- Verenpainetta laskevaa vaikutusta
- LDL-kolesterolia laskevaa vaikutusta
- Triglyceridejä laskevaa vaikutusta
- HDL-kolesterolia nostavaa vaikutusta

Kun 12 korkean kolesterolitason omaavaa koehenkilöä sai iltahelokin siemenöljyä 3 grammaa päivässä, vastaten 220 mg GLA:ta ja 2.2 grammaa Linolihappoa, 4:n kuukauden ajan, laskivat kokonaiskolesteroli 32% (286 mg/dl → 194 mg/dl, p < 0.01), LDL-kolesteroli 49% (246 mg/dl → 125 mg/dl, p < 0.01), ja triglyceridit 48% (290 mg/dl → 150 mg/dl, p < 0.001), mutta HDL-kolesteroli nousi 22% (33 mg/dl → 42 mg/dl, p < 0.01) selvästi, vertailuryhmään nähden (Guivernan et.al. 1994).

Kun koerotille syötettiin ravinnossaan 11% joko Seesaminöljyä tai GLA rikasta Purasruohoöljyä päivittäin, 5:n viikon ajan, laski systolinen verenpaine 12 mmHg GLA-ryhmässä, verrattuna Seesamiöljy ryhmään (Engler et.al. 19989). Myös plasman Aldosteronitaso laski GLA ryhmässä.

Myös muissa rottakokeissa on havaittu sama verenpaineen lasku GLA pitoisilla öljyillä (Engler et.al. 1992), jossa 7:n viikon kokeessa GLA:ta sisältävät Iltahelokki-, Purasruoho- ja Mustaherukan siemenöljyt laskivat verenpainetta keskimäärin 12% (191 mmHg → 168 mmHg), vertailuryhmään nähden, joka sai Seesamöljyä.

Kun koerotille syötettiin 6% ravinnon energiasta DHGLA öljynä, laski verenpaine noin 30 mmHg (180 mmHg → 150 mmHg), vertailuryhmään nähden (Hassall et.al. 1986).

Kun 120:lle koehenkilölle annettiin 840 mg GLA:ta ja 135 mg EPA:aa päivittäin, 2:n vuoden (24 kk) ajan, laski systolinen verenpaine 7.3% (161.8 mmHg → 150 mmHg, p < 0.05), vertailuryhmään nähden (Leng et.al. 1998).

Glukuronihappo

(D-Glucaric Acid)

Glukuronihappoa esiintyy pienissä määrin kaikissa eläinsoluissa ja kasveissa. Glukoronihappoa tutkitaan sen syöpää ehkäisevien ominaisuuksien vuoksi. Glukoronihappoa on saatavilla tabletteina Kalsium-D-Glukaraattina (Calcium-D-Glucarate)

Glukuronihpolla on
- Kokonaiskolesterolia laskevaa vaikutusta
- LDL-kolesterolia laskevaa vaikutusta

Kun koerotille annettiin ravinnon mukana 30 mmol päivittäin Kalsium-D-Glukaraattia, 8:n viikon ajan, laskivat kokonaiskolesteroli 14% (p < 0.05) ja LDL-kolesteroli 30% (p < 0.05) (Walaszek et.al. 1996).

Seuraavissa ravintoaineissa on runsaasti Glukuronihappoa:
- Pinaatti   112 mg/100 g
- Mungpavun idut   146 mg/100 g
- Kukkakaali   146 mg/100 g
- Tomaatti   209 mg/100 g
- Parsakaalin idut   270 mg/100 g
- Azukipavun idut   240 mg/100 g
- Parsakaali   302 mg/100 g
- Alfalfan idut   167 mg/100 g
- Appelsiini   129 mg/100 g
- Aprikoosi   139 mg/100 g
- Kirsikat   143 mg/100 g
- Omena   340 mg/100 g
- Greippi   360 mg/100 g

Granaattiomena

(Punica Granatum)

Granaattiomena on hyvin suosittu hedelmä ympäri maailmaa, ja sitä viljellään erittäin paljon mm. Välimeren alueen maissa. Granaattiomenassa on erittäin paljon terveysvaikutteisia Tanniineja ja Antosyaniideja. Granaattiomenaa on saatavilla marketeista ympäri vuoden.

Granaattiomenan hedelmällä on
- Verenpainetta laskevaa vaikutusta
- Kokonaiskolesterolia laskevaa vaikutusta
- LDL-kolesterolia laskevaa vaikutusta
- Triglyceridejä laskevaa vaikutusta

Kun 10:lle koehenkilölle annettiin päivittäin Granaattiomenan mehua vuoden ajan, laski systolinen verenpaine 12% (Aviram et.al. 2004).

Kun koerotille syötettiin Granaattiomenan mehu-uutetta joko 100 mg/kg tai 300 mg/kg, 4:n viikon ajan, laski keskimääräinen verenpaine selvästi (Mohan et.al. 2010).

Kun 51:lle korkean kolesterolitason omaavalle koehenkilölle annettiin granaattiomenan siemenen öljyä 400 mg päivittäin, 4:n viikon ajan, laskivat triglyceridit selvästi ($p < 0.009$), vertailuryhmään nähden (Mirmiran et.al. 2010). Kyseessä oli kaksoissokkokoe.

Kun 22:lle diabetesta sairastavalle koehenkilölle annettiin Granaattiomenan mehua 40 grammaa päivittäin, 8:n viikon ajan, laskivat kokonaiskolesteroli ($p < 0.006$) ja LDL-kolesteroli ($p < 0.006$) selvästi (Esmaillzadeh et.al. 2006).

Guava
(Psidium Guajava)

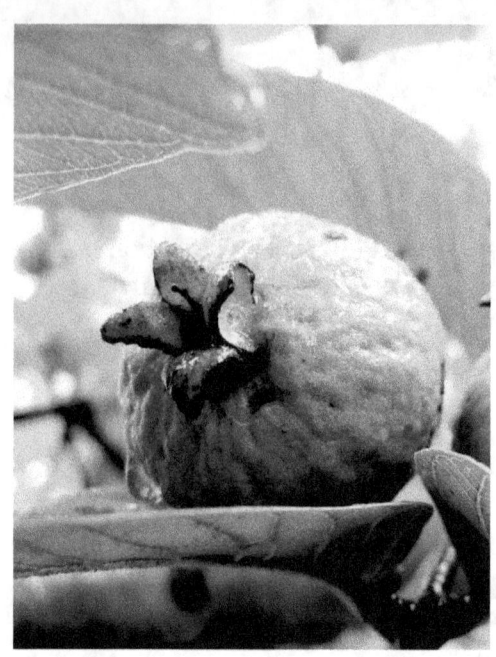

Guava on herkullinen trooppinen hedelmä, jota saa Suomessakin tuoreena ja säilykkeenä.

Guavalla on
- Verenpainetta laskevaa vaikutusta
- Kokonaiskolesterolia laskevaa vaikutusta
- LDL-kolesterolia laskevaa vaikutusta
- Triglyceridejä laskevaa vaikutusta
- HDL-kolesterolia nostavaa vaikutusta

Kun 120:lle koehenkilölle annettiin 12:n viikon ajan, 1 Guava hedelmä ennen ateriaa, niin systolinen verenpaine laski 9 mmHg ja diastolinen verenpaine laski 8% vertailuryhmään nähden. Samoin kokonaiskolesteroli laski 9.9%, ja triglyceridit laskivat 7.7%, mutta HDL-kolesteroli nousi 8.0%, vertailuryhmään nähden (Ram et.al. 1992).

Kun 145:lle korkean verenpaineen omaavalle koehenkilölle annettiin 0.5 – 1.0 kg guavaa päivittäin, 4:n viikon ajan, laski systolinen verenpaine 7.5 mmHg, ja diastolinen verenpaine laski 8.5 mmHg, ja kokonaiskolesteroli laski 7.9%, triglyceridit laskivat 7.0% ja HDL-kolesteroli nousi 4.6%, vertailuryhmään nähden (Singh et.al. 1993).

Kun rotille syötettiin 6:n viikon ajan Guavaa, laski systolinen verenpaine selvästi. Kokonaiskolesteroli laski 34.4%, triglyceridit laskivat 43.59% ja LDL-kolesteroli laski 69.70%, ja HDL-kolesteroli nousi, suurimman Guava-annoksen päivittäin saaneella ryhmällä, vertailuryhmään nähden (Norazmir et.al. 2010).

Guinea pippuri

(Xylopia Aethiopica)

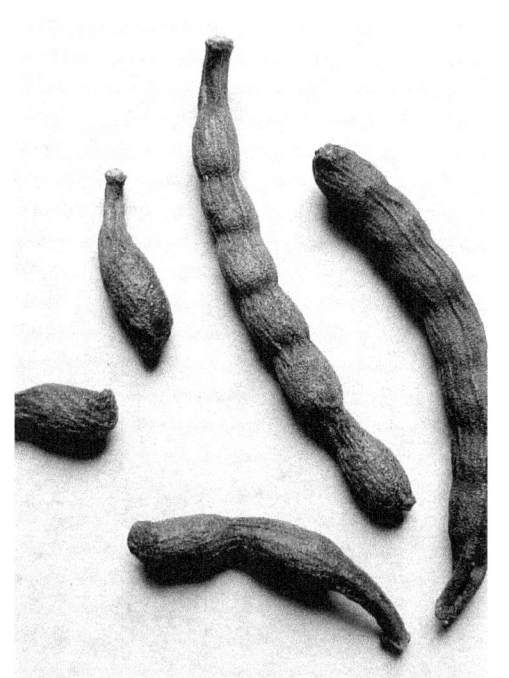

Guinea pippuri on Afrikassa yleisesti käytetty maustekasvi, jota käytetään moniin erilaisiin ruokiin, ja jolla on myös lääkinnällistä käyttöä.

Guinea pippurilla on:
- Kokonaiskolesterolia laskevaa vaikutusta.
- LDL-kolesterolia laskevaa vaikutusta.
- Triglyceridejä laskevaa vaikutusta.
- HDL-kolesterolia nostavaa vaikutusta.

Kun koerotille, joilla oli korkeat kolesteroliarvot, annettiin Guinea pippurin uutetta 250 mg/kg, 8:n viikon ajan, laskivat kokonaiskolesteroli 33.7% (p < 0.05) ja LDL-kolesteroli 49.0% (p < 0.05), vertailuryhmään nähden (Nwozo et.al. 2011).

Kun koerotille annettiin Guinea pippurin vesiuutetta päivittäin 200 mg/kg, 2:n viikon ajan, laskivat kokonaiskolesteroli 29.8% (p < 0.05), LDL-kolesteroli 31.8% (p < 0.05) ja triglyceridit 23.1% (p < 0.05), mutta HDL-kolesteroli nousi 6.7% (p < 0.05), vertailuryhmään nähden (Johnkennedy et.al. 2011).

Happomarja

(Berberis Vulgaris)

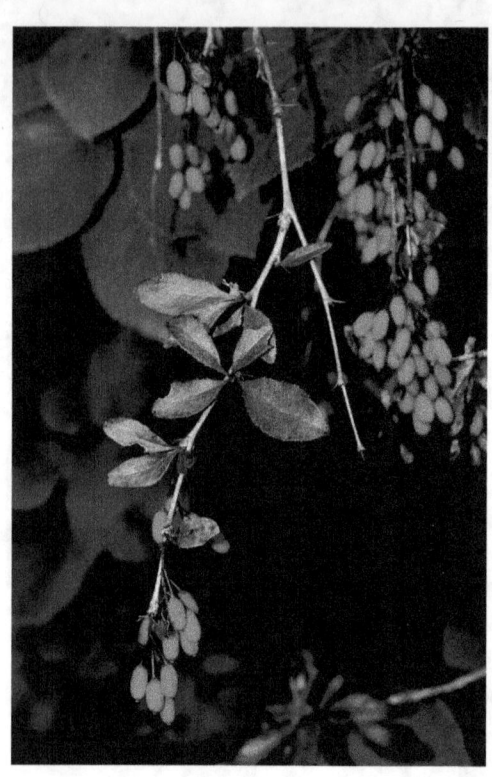

Happomarja on yleinen koko Euroopassa. Happomarjan marjat ovat syötäviä, ja sisältävät mm. Berberiiniä, joka tunnetusti laskee verenpainetta.

Happomarjalla on
- Verenpainetta laskevaa vaikutusta
- Kokkonaiskolesterolia laskevaa vaikutusta
- LDL-kolesterolia laskevaa vaikutusta
- HDL-kolesterolia nostavaa vaikutusta

Verenpainetta laskeva vaikutus on osoitettu 3:ssa eri kokeessa koerotilla (Fatehi et.al. 2005; Fatehi-Hassanabad et.al. 2005; Azmat et.al. 2009).

Kun koehenkilöille annettiin Happomarjaa 8:n viikon ajan, laski LDL-kolesteroli 22.5 mg/dl. Samoin kokonaiskolesteroli/HDL-kolesteroli suhde laski 2.56. Edelleen HDL-kolesteroli nousi 12.33 mg/dl ($p < 0..05$), suhteessa vertailuryhmään (Mamaghani et.al. 2009).

Kun kanoille syötettiin happomarjaa 4:n viikon ajan, laski kokonaiskolesteroli ($p < 0.010$) ja HDL-kolesteroli nousi ($p < 0.014$) (Kermamshah et.al. 2006).

Diabetesta sairastavilla rotilla happomarja laski sekä seerumin kokonaiskolesterolia että triglyceridejä (Meliani et.al. 2011).

Haritaki

(Terminalia Chebula)

Haritaki on suurikokoinen puu, joka on kotoisin Aasiasta. Sen syötävää hedelmää on käytetty lääkekasvina Intiassa jo tuhansia vuosia maksa- ja ihosairauksissa. Hedelmissä on paljon vaikuttavia aineita (Ellagic acid, Gallic acid, Chebulinic acid, Corilagin, Chebugalic acid).

Haritakin hedelmällä on:
- Kokonaiskolesterolia alentavaa vaikutusta.
- LDL-kolesterolia alentavaa vaikutusta.
- Triglycerideja alentavaa vaikutusta.
- HDL-kolesterolia nostavaa vaikutusta.

Kun kaniineille, joilla oli korkeat kolesterolitasot, annettiin Haritakin hedelmää 1 g/kg päivittäin, 16:n viikon ajan, laski kokonaiskolesteroli peräti 73.6% (630 mg/dl → 166 mg/dl; $p < 0.001$), vertailuryhmään nähden (Thakur et.al. 1988).

Kun kaniineille, joilla oli korkeat kolesterolitasot, annettiin Haritakin hedelmäjauhetta 500 mg/kg päivittäin, 45:n päivän ajan, laskivat kokonaiskolesteroli 34.3% ($p < 0.05$) ja triglyceridit 26.3%, vertailuryhmään nähden (Shaila et.al. 1988).

Kun rotille, joilla oli korkea kolesterolitaso, annettiin Haritakin hedelmäuutetta 300 mg/kg päivittäin, 45:n päivän ajan, laskivat kokonaiskolesteroli 39.9% ($p < 0.05$), triglycedridit 38.6% ($p < 0.05$) ja LDL-kolesteroli 48.0% ($p < 0.05$), mutta HDL-kolesteroli nousi 119.2% ($p < 0.05$), vertailuryhmään nähden (Israni et.al. 2010).

Vastaava Haritakin kokonaiskolesterolia ja triglyceridejä laskeva mutta HDL-kolesterolia nostava ominaisuus on todettu muissakin kokeissa (Maruthappan et.al. 2010; Murali et.al. 2007; Ahirwar et.al. 2003).

Heraproteiini

(Whey Protein)

Heraproteiini on maidosta eristetty proteiinifraktio, jossa on erittäin runsaasti haaroittuneita BCAA aminohappoja; L-Leuciini, L-valiini ja L-Isovaliini. Heraproteiini on erittäin suosittu lisäravinne Urheilupiireissä.

Heraproteiinilla on
- Verenpainetta laskevaa vaikutusta
- Kokonaiskolesterolia laskevaa vaikutusta
- LDL-kolesterolia laskevaa vaikutusta
- Triglyceridejä laskevaa vaikutusta
- HDL-kolesterolia nostavaa vaikutusta

Kun 70:lle ylipainoiselle koehenkilölle syötettiin heraproteiinia 12:n viikon ajan 54 grammaa päivittäin, laski systolinen verenpane 4% ja diastolinen verenpaine 3% (Pal et.al. 2010).

Vastaavasti ylipainoisten henkilöiden kokonaiskolesterolitaso, LDL-kolesterolitaso ja Triglyceriditaso laskivat, kun heille syötettiin heraproteiinia 12:n viikon ajan (Pal et.al. 2010).

Rottakokeissa heraproteiini laski 2:n viikon koejakson aikana erittäin voimakkaasti kokonaiskolesterolia ja LDL-kolesterolia, sekä nosti HDL-kolesterola, suhteessa vertailuryhmiin, joille syötettiin joko maitoproteiinia tai soijaproteiinia. Kokonaiskolesteroli laski 51.6%, LDL-kolesteroli laski 74.7% ja HDL-kolesteroli nousi 26.4%, verrattuna ryhmään, jolle syötettiin maitoproteiinia (Nagaoka et.al. 1992).

Herkkusieni

(Agaricus Bisporus)

Herkkusieni on kaikille tuttu, ja maailman yleisimmin viljelty ruokasieni. Herkkusieniä syödään tuoreina, kuivattuina, paistettuina tai muun ruuan sekaan lisättyinä.

Herkkusienillä on:
- Kokonaiskolesterolia alentavaa vaikutusta.
- LDL-kolesterolia alentavaa vaikutusta.
- Triglycerideja alentavaa vaikutusta.

Kun koerotille, joilla oli korkea kolesterolitaso, annettiin tuoretta herkkusientä 1% ravinnossa päivittäin, 30:n päivän ajan, laski kokonaiskolesteroli 36.7% ($p < 0.05$), vertailuryhmään nähden (Kaneda et.al. 1966).

Kun diabeteksesta kärsiville koerotille annettiin kuivattua herkkusientä 200 mg/kg päivittäin, 3:n viikon ajan, laskivat triglyceridit 39.1% ($p < 0.05$) vertailuryhmään nähden. Samoin, kun korkean kolesterolitason omaaville koerotille annettiin kuivattua herkkusientä 200 mg/kg päivittäin, 4:n viikon ajan, laskivat kokonaiskolesteroli 22.8% ($p < 0.05$) ja LDL-kolesteroli 33.1% ($p < 0.05$), vertailuryhmään nähden (Jeong et.al. 2010).

Vastaava herkkusienen kokonaiskolesterolitasoa alentava vaikutus on havaittu muissakin kokeissa (Fukushima et.al. 2000).

Herkkusieni sisältää peräti 565 mg/kg Lovastatiinia ja 125 mg/kg GABA:aa ja 932 mg/kg Ergothioneenia, kuivapainoa kohti (Chen et.al. 2012).

Lovastatiini laskee kolesterolia ja GABA laskee verenpainetta. Ergothioneeni on voimakas antioksidantti.

Herkkusieni inhiboi ACE:a (Ching et.al. 2011).

Herkkusienen pitää olla tuoretta tai kuivattua, jotta sillä olisi mitään vaikutuksia. Säilykeherkkusienet ovat täysin arvottomia. Herkkusieni kannattaa lisätä ruokiin vasta aivan viime hetkellä.

Hibiscus Tee

(Hibiscus Sabdariffa)

Hibiscus tee tai Tee Hibiscus, on maailmalla suuressa suosiossa teejuomana. Kasvia on jo kauan käytetty eri puolilla maailmaa korkean verenpaineen hoitoon.

Hibiscus teellä on
- Verenpainetta laskevaa vaikutusta
- Kokonaiskolesterolia laskevaa vaikutusta
- LDL-kolesterolia laskevaa vaikutusta
- Triglyceridejä laskevaa vaikutusta
- HDL-kolesterolia nostavaa vaikutusta

Kun 60:lle Diabetesta sairastavalle henkilölle, joilla oli korkea verenpaine, annettin Hibiscus-teetä 2 kertaa vuorokaudessa, kuukauden ajan, laski systolinen verenpaine 16.1% (134.4 mmHg → 112.7 mmHg) (Mozaffari-Khosravi et.al. 2009). Vertailuryhmässä ei tapahtunut verenpaineen laskua.

Monet muut tutkijaryhmät ovat huomanneet Hibiscus teen verenpainetta laskevan vaikutuksen (Ajay et.al. 2007; Adegunloye et.al. 1996; Haji-Faraji et.al. 1999).

Kun 42:lle koehenkilölle annettiin Hibiscus teeuutetta 4:n viikon ajan, havaittiin 71.4%:lla koehenkilöistä keskimäärin 12% lasku kokonaiskolesterolitasossa (Lin et.al. 2007). Sama ilmiö on havaittu myös rotilla (Chen et.al. 2004) ja kaniineilla (Chen et.al. 2003).

Toisissa rottakokeissa Hibiscus tee laskee kokonaiskolesterolia, LDL-kolesterolia, VLDL-kolesterolia ja Triglyceridejä sekä nostaa HDL-kolesterolia (Ochani et.al. 2009).

Himematsutake

(Agaricus Blazei Synonyme *A.Sylvaticus, A.Subrufescens, A.Brasiliensis)*

Himematsukate on herkkusienilaji, joka on kotoisin Brasiliasta, Pohjois-Amerikasta ja Euroopasta. Nykyään sitä viljellään paljon Japanissa, Kiinassa ja Koreassa. Siitä käytetään myös nimitystä Sun Mushroom. Laji on syötävä, ja sillä on runsaasti lääketieteellistä käyttöä mm. immuniteetin parantamiseksi syöpäsairailla.

Himematsutakella on:
- Verenpainetta alentavaa vaikutusta.
- Kokonaiskolesterolia alentavaa vaikutusta.

Kun 28:lle koehenkilölle annettiin Himematsutaken kuumavesiuutetta 30 mg/kg päivittäin, 6:n kuukauden ajan, laski systolinen verenpaine 8.6 mmHg (127.88 mmHg → 119.23 mmHg, p = 0.00001) ja diastolinen verenpaine 7.1 mmHg (82.50 mmHg → 75.38 mmHg, p = 0.0001) 3:n kuukauden kuluttua, vertaluryhmään nähden (Fortes et.al. 2011). Kyseessä oli kaksoissokkokoe.

Myös toisissa kaksoissokkokokeissa ihmisillä on todennettu Himematsutaken laskevan sekä systolista että diastolista verenpainetta (Watanabe et.al. 2003, Satoshi et.al. 2006). Näihin kokeisiin osallistui yhteensä 148 henkilöä.

Himematsutaken kokonaiskolesterolia alentava vaikutus on todennettu myös muissa ihmisillä tehdyissä kokeissa (Liu et.al. 2007). Näissä kokeissa Himematsutake laski myös painoa ja rasva-%:a.

Myös eläinkokeissa rotilla on todennettu Himematsutaken sekä verenpainetta että kolesterolia alentava vaikutus (Watanabe et.al. 2002; Fumio et.al. 1999).

Himematsutake sisältää 770 mg/kg Lovastatiinia, 200 mg/kg GABA:aa ja 79 mg/kg Ergothioneenia kuivapainoa kohti (Chen et.al. 2012). Tunnetusti Lovastatiini laskee kolesterolia, GABA laskee verenpainetta ja Ergothioneeni on voimakas antioksidantti.

Hitaan hengityksen harjoittelu

Hitaan hengitysrytmin harjoittelu laskee verenpainetta sek akuutisti että kroonisesti käytettynä.

Kun 20 korkean verenpaineen omaavaa koehenkilöä kontrolloidusti suoritti hengitysharjoitusta 6 hengitystä/minuutti taajuudella, laski sekä systolinen verenpaine (149.7 mmHg → 141.4 mmHg, $p < 0.05$) että diastolinen verenpaine (82.7 mmHg → 77.8 mmHg, $p < 0.05$) vertailuryhmään nähden (Chacko et.al. 2005).

Kun 18 koehenkilöä suoritti hitaan hengitystaajuuden harjoittelua 10 minuuttia päivittäin, 8:n viikon ajan, laski systolinen verenpaine 7.5 mmHg ($p < 0.001$) vertailuryhmään nähden (Grossman et.al. 2001).

HMB

(beta-Hydroxy-beta-MethylButyrate)

HMB on aminohappo Lauciinin metaboliitti elimistössä, ja hyvin suosittu lisäravinne urheilijoiden piirissä, koska sillä on rasvatonta lihasmassaa ja voimaa lisääviä vaikutuksia.

HMB:llä on
– Verenpainetta laskevaa vaikutusta
– Kokonaiskolesterolia laskevaa vaikutusta
– LDL-kolesterolia laskevaa vaikutusta

Kun 12:lle koehenkilölle, joilla oli korkea kolesterolitaso, annettiin päivittäin 3 grammaa HMB:tä, 4:n viikon ajan, laski LDL-kolesteroli 28.4% (172 mg/dl → 123 mg/dl) (Coelho et.al. 2001).

Meta-Analyysissä, jossa oli mukana 9 tutkimusta HMB:stä, ja joissa oli käytetty 3 grammaa HMB:tä päivässä, 3-8 viikon ajan, havaittiin, että LDL-kolesteroli laski keskimäärin 7.3% (p < 0.01); kokonaiskolesteroli laski keskimäärin 5.8% (p < 0.03) ja systolinen verenpane laski keskimäärin 4.4 mmHg (p < 0.05) (Nissen et.al. 2000)

Homokysteiini

(Homocysteine)

Homokysteiiniä syntyy elimistössä Metioniini aminohaposta. Liiallista Homokysteiinin määrää pidetään merkittävänä riskitekijänä Sydän- ja verisuonitaudeissa. Homokysteiinin ja toisaalta korkean kolesterolitason välillä on erittäin voimakas riippuvuus.

Kun mitattiin 52:n koehenkilön, ikäluokka 30 – 60, Homokysteiinitasoja, todettiin erittäin voimakas riippuvuus Homokysteiinin ja kokonaiskolesterolin välillä (r = 0.47; p <0.001), Homokysteiinin ja triglyceridien välillä (r = 0.40; p < 0.001) ja Homokysteiinin ja painoindeksin BMI välillä (r = 0.42; p < 0.001) (Olszewski et.al. 1989).

Kun 12:lle koehenkilölle, jotka olivat selvinneet hengissä sydänkohtauksesta, annettiin päivittäin B6 vitamiinia 150 mg, foolihappoa 5 mg, B12 vitamiinia 0.3 mg, Koliinisitraattia 2 grammaa, Riboflaviinia 9 mg ja Rutiinia 1 grammaa, 3:n viikon ajan, laskivat Homokysteiini 31.9% (p < 0.01), kokonaiskolesteroli 21.3% (6.80 mmol/L → 5.35 mmol/L; p < 0.01), LDL-kolesteroli 37% (3.56 mmol/L → 2.24 mmol/L; p < 0.01) ja triglyceridit 32.0% (2.53 mmol/L → 1.72 mmol/L; p < 0.001), vertailuryhmään nähden (Olszewski et.al. 1989).

Kun 40:lle koehenkilölle, joilla oli korkea kolesterolitaso, annettiin päivittäin 5 mg foolihappoa, 8:n viikon ajan, laski Homokysteiinitaso 36.5% vertailuryhmään nähden (Shidfar et.al. 2009). Kyseessä oli kaksoissokkokoe.

Seuraavien luonnollisten aineiden tiedetään laskevan Homokysteiiniä:
– Foolihappo
– B6-vitamiini
– B12-vitamiini
– Riboflaviini
– Koliini
– Betaiini
– Rutiini
– Tauriini
– L-Seriini
– L-Kysteiini

Hunaja

(Honey)

Hunajaa on kerätty ravintokäyttöön jo tuhansia vuosia, ympäri koko maapallon. Aivan yhtä kauan sitä on käytetty erilaisiin lääkinnällisiin tarkoituksiin. Hunajassa on sokerien lisäksi erittäin paljon erilaisia terveysvaikutteisia flavonoideja ja polyfenoleja. Galangin nimistä flavonoidia on erityisen runsaasti hunajassa. Galangin on vasorelaksantti (Morello et.al. 2006). Polyfenolien määrä on sitä suurempi, mitä tummempaa hunaja on (Kaskoniene et.al. 2009).

Hunajalla on:
- Kokonaiskolesterolia laskevaa vaikutusta.
- LDL-kolesterolia laskevaa vaikutusta.
- Triglyceridejä laskevaa vaikutusta.
- HDL-kolesterolia nostavaa vaikutusta.

Kun 48:lle diabetesta sairastavalle koehenkilölle annettiin hunajaa 8:n viikon ajan, laskivat kokonaiskolesteroli ($p < 0.001$), LDL-kolesteroli ($p < 0.001$) ja triglyceridit ($p < 0.001$) selvästi, mutta HDL-kolesteroli ($p < 0.01$) nousi selvästi, vertailuryhmään nähden (Bahrami et.al. 2009).

Kun koehenkilölle annettiin 75 grammaa hunajaa päivittäin, 15:n päivän ajan, laskivat kokonaiskolesteroli 7%, LDL-kolesteroli 1%, triglyceridit 2% ja Homokysteiini 6%, mutta HDL-kolesteroli nousi 2% (Al-Waili 2004).

Kun 55:lle ylipainoiselle koehenkilölle annettiin hunajaa 70 grammaa päivittäin, 4:n viikon ajan, laskivat kokonaiskolesteroli keskimäärn 3.15%, LDL-kolesteroli 5.05%, triglyceridit 15.0%, mutta HDL-kolesteroli nousi keskimäärin 3.3% ($p < 0.05$ kaikissa), vertailuryhmään nähden (Yaghoobi et.al. 2008).

Kun 157:lle koehenkilölle, joilla oli korkeat kolesteroliarvot, annettiin hunajaa ja siitepölyä, laskivat kokonaiskolesteroli 18.3% ja LDL-kolesteroli 23.9% (Kasianenko et.al. 2011).

Kun koerotille annettiin hunajaa päivittäin, 4:n viikon ajan , laski kokonaiskolesteroli 27.5% ($p < 0.05$) vertailuryhmään nähden (El-Khayat et.al. 2009).

Kun korkean kolesterolitason omaaville rotille annettiin hunajaa 20 mg/kg, 2:n kuukauden ajan, laskivat triglyceridit 51.9% ($p < 0.01$), kokonaiskolesteroli 44.0% ($p < 0.01$) ja LDL-kolesteroli 62.2% ($p < 0.01$), mutta HDL-kolesteroli nousi 62.6% ($p < 0.05$) vertailuryhmään nähden (Adnan et.al. 2011).

Kun diabeteksesta kärsiville koerotille annettiin hunajaa 10 mg/kg päivittäin, 6:n viikon ajan, laskivat kokonaiskolesteroli 19.5% ($p < 0.05$), LDL-kolesteroli 43.7% ($p < 0.05$) ja triglyceridit 24.2% ($p < 0.05$), mutta HDL-kolesteroli nousi 11.1% ($p < 0.05$), vertailuryhmään nähden (Sheriff et.al. 2011).

Kun korkeasta verenpaineesta kärsiville koerotille annettiin hunajaa 1.0 g/kg päivittäin, 3:n viikon ajan, laski systolinen verenpaine noin 10% ($p < 0.01$), vertailuryhmään nähden (Erejuwa et.al. 2011).

Vastaavia hunajan positiivisia vaikutuksia LDL-kolesteroliin ja triglycerideihin on havaittu muissakin tutkimuksissa (Munstedt et.al. 2009; Busserolles et.al. 2002; Nemoseek et.al. 2011).

Hurtanminttu

(Marrubium Vulgare)

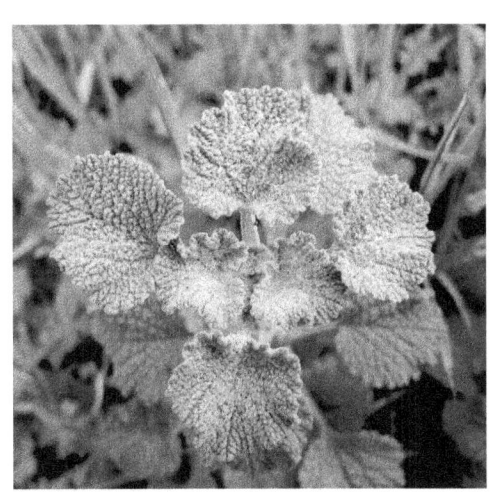

Hurtanminttu on ikivanha lääkekasvi, joka kasvaa luontaisesti kaikkialla Euroopassa ja Pohjois-Afrikassa. Hurtanminttua on käytetty jo kauan erilaisiin keuhkovaivoihin, tulehduksiin ja korkean verenpaineen hoitoon.

Hurtanmintulla on
- Verenpainetta alentavaa vaikutusta
- Kokonaiskolesterolia laskevaa vaikutusta
- LDL-kolesterolia laskevaa vaikutusta
- Triglyceridejä laskevaa vaikutusta
- HDL-kolesterolia nostavaa vaikutusta

Hurtanmintun vesiuute on Vasorelaksoiva. Vaikuttavina aineina ovat diterpeenit Marrubin ja Marrubenol (Bardal et.al. 2003).

Koerotilla Hurtanmintun vesiuute laskee selvästi systolista verenpainetta ja lisää veden ja Natriumin eritystä (Bardai et.al. 2001; Bardai et.al. 2004).

Hurtanmintun vesiuute inhiboi ihmisen LDL-kolesterolin hapettumista (Berrougui et.al. 2006).

Kun diabetesta sairastaville koerotille annettiin Hurtanmintun alkoholiuutetta 500 mg/kg päivittäin, 4:n viikon ajan, laskivat kokonaiskolesteroli 24.5% (p < 0.05), LDL-kolesteroli 26.5% (p < 0.05) ja triglyceridit 4.0% (p < 0.05), mutta HDL-kolesteroli nousi 104.9% (p < 0.05), vertailuryhmään nähden (Elberry et.al. 2011).

Härkäpapu

(Vicia Faba)

Härkäpapu on ikivanha viljelykasvi, jota Suomessa on kasvatettu jo hyvin pitkään. Härkäpavussa on erittäin paljon proteiinia, ja myös hyvin paljon L-Dopaa, tyypillisesti 100:ssa grammassa Härkäpapua on noin 280 mg L-Dopaa (Vered et.al. 1997).

Härkäpavulla on:
- Verenpainetta alentavaa vaikutusta.
- Kokonaiskolesterolia laskevaa vaikutusta.
- LDL-kolesterolia laskevaa vaikutusta.

- Triglyceridejä laskevaa vaikutusta.
- HDL-kolesterolia nostavaa vaikutusta.
- Diureettista vaikutusta.

Härkäpavulla on voimakas diureettinen vaikutus (Vered et.al. 1997).

Kun 40:lle koehenkilölle annettiin päivittäin ravinnossaan 90 grammaa Härkäpapua, 4:n viikon ajan, laskivat triglyceridit (p < 0.0001), kokonaiskolesteroli (p < 0.0001), LDL-kolesteroli (p < 0.0001) ja VLDL-kolesteroli (p < 0.0001) selvästi, mutta HDL-kolesteroli (p < 0.0001) nousi selvästi, vertailuryhmään nähden (Fruhbeck et.al. 1997).

Härkäpapu sisältää L-Dopaa, noin 280 mg/100 g. Kun 36:lle koehenkilölle, joilla oli korkea verenpaine, annettiin L-Dopaa 250 mg oraalisesti, laski verenpaine voimakkaasti, vertailuryhmään nähden (Saito et.al. 1991).

Härkäpavuissa on myös GABA:aa, joka tunnetusti laskee verenpainetta. Kun Härkäpapua idätetään, lisääntyy GABA:n määrä jopa 48 kertaiseksi, ollen jopa 241 mg/100 g idätettyä ja kuivattua Härkäpapua kohden (Li et.al. 2010).

Myös muissa kokeissa on havaittu Härkäpavun laskevan kolesterolia koehenkilöillä (Weck et.al. 1983). Tässä kokeessa todettiin Härkäpavun olevan yhtä hyvä kolesterolia laskeva vaikutus kuin soijapavulla.

Rottakokeissa Härkäpavun on todettu laskevan sekä kokonaiskolesterolia, LDL-kolesterolia, VLDL-kolesterolia ja triglyceridejä (Nacarulla et.al. 2001; Mengheri et.al. 1985).

Jaffa Sweetie hedelmä

(Citrus Paradisi x Citrus Grandis)

Jaffa Sweetie on vihreä, Greippi hedelmän tapainen hedelmä, joka on Greipin ja Pomelon risteytys. Hedelmä on makea, eikä karvas, kuten Greippi.

Jaffa Sweetiellä on
- Verenpainetta alentavaa vaikutusta
- Kokonaiskolesterolia alentavaa vaikutusta
- LDL-kolesterolia alentavaa vaikutusta
- Triglyceridejä alentavaa vaikutusta

Kun 72:lle koehenkilölle, joilla oli korkeat kolesteroliarvot, annettiin Jaffa Sweetie tuoremehua joko 1 desilitra tai 2 desilitraa päivittäin, 30:n päivän ajan, laskivat kokonaiskolesteroli 9.5% (8.02 mmol/l → 7.34 mmol/l), LDL-kolesterol 11.8% (6.37 mmol/l → 5.63 mmol/l, p < 0.01) ja triglyceridit 11.5% (2.27 mmol/l → 2.01 mmol/l) ryhmässä, joka sai 1:n desilitran tuoremehua päivittäin. Vastaavasti laskivat kokonaiskolesteroli 16.1% (8.02 mmol/l → 6.73 mmol/l, p < 0.0125), LDL-kolesteroli 21.0% (6.37 mmol/l → 5.03 mmol/l, p < 0.0005) ja triglyceridit 24.7% (2.27 mol/l → 1.71 mmol/l, p < 0.0005) ryhmässä, joka sai 2 dl tuoremehua päivittäin (Gorinstein et.al. 2004). Siten selvästi, mitä enemmän tuoremehua nautitaan, sitä suuremmat ovat kolesteroli ja triglyceridiarvojen laskut.

Vastaavia tuloksia on saatu rottakokeissa (Gorinstein et.al. 2003).

Kun 12 koehenkilöä sai Jaffa Sweetie tuoremehua 5:n viikon ajan, laskivat sekä diastolinen verenpaine (p = 0.04) että systolinen verenpaine, vertailuryhmään nähden (Resherf et.al. 2005). Kyseessä oli kaksoissokkokoe.

Jalokello

(Platycodon Grandiflorum)

Jalokello on erittäin kaunis kellokasvi, joka muistuttaa meidän kotoisia kellokasvilajejamme. Jalokellon juuret ovat syötäviä, ja niitä on viljelty ravinnoksi ja lääkkeeksi Aasiassa, erityisesti Kiinassa, Koreassa ja Japanissa, jo tuhansia vuosia. Lääkkeenä Jalokelloa käytetään erityisesti Astmassa, Keuhkoputken tulehduksessa, limaa irrottavana aineena ja korkean kolesteroliarvojen ja korkean verenpaineen alentamiseen. Jalokellon kasvatus on erittäin helppoa ja se viihtyy mainiosti Suomessa. Jalokellon juurissa on runsaasti Inuliinia ja Saponiineja. Saponiinien on todettu olevan vaikuttavina aineina.

Jalokellon juurella on:
- Kokonaiskolesterolia laskevaa vaikutusta.
- LDL-kolesterolia laskevaa vaikutusta.
- Triglyceridejä laskevaa vaikutusta.
- HDL-kolesterolia nostavaa vaikutusta.
- Painoa alentavaa vaikutusta.

Kun rotille, joilla oli korkeat kolesteroliarvot, annettiin päivittäisessä ravinnossaan 5% Jalokellon juurta, 3:n viikon ajan, laskivat kokonaiskolesteroli, LDL-kolesteroli ja triglyceridit selvästi, mutta HDL-kolesteroli nousi selvästi, vertailuryhmään nähden (p < 0.05 kaikissa arvoissa) (Kim et.al. 1995).

Kun laihoille ja lihaville rotille syötettiin päivittäin 5% ravinnosta Jalokellon juurta, 4:n viikon ajan, laskivat triglyceridit 49% (p < 0..05) ja kokonaiskolesteroli 29% (p < 0.05) lihavilla rotilla. Laihoilla rotilla triglyceridit laskivat 40% (p < 0.05) ja paino putosi 10.4% (p < 0.05), vertailuryhmään nähden (Kim et.al. 2000).

Kun rotille annettiin Jalokellon juurta 5% ravinnosta päivittäin, 8:n viikon ajan, laski paino 21.4% (p < 0.05) vertailuryhmään nähden. Samoin triglyceridit laskivat selvästi (p < 0.05), vertailuryhmään nähden (Han et.al. 2000).

Kun rotille, joilla oli korkeat kolesteroliarvot, annettiin Jalokellon juuren vesiuutetta 150 mg/kg päivittäin, 7:n viikon ajan, laskivat kokonaiskolesteroli 44% (p < 0.05), triglyceridit 50% (p < 0.05) ja paino 33% (p < 0.05), vertailuryhmään nähden (Park et.al. 2007).

Kun hamstereille annettiin päivittäin Jalokellon juuren Saponiineja joko 0.3% tai 0.5% ravinnosta, laski kokonaiskolesteroli vastaavasti 13% (p < 0.05) ja 28% (p < 0.05), vertailuryhmään nähden (Zhao et.al. 2008).

Myös hiirillä Jalokellon juuren Saponiinit laskivat selvästi sekä kokonaiskolesterolia että triglycerideja että painoa, vertailuryhmään nähden (Kim et.al. 2009; Han et. al. 2002). Sama on havaittu myös muissa, rotilla tehdyissä kokeissa (Zhao et.al. 2005; Park et.al. 2005).

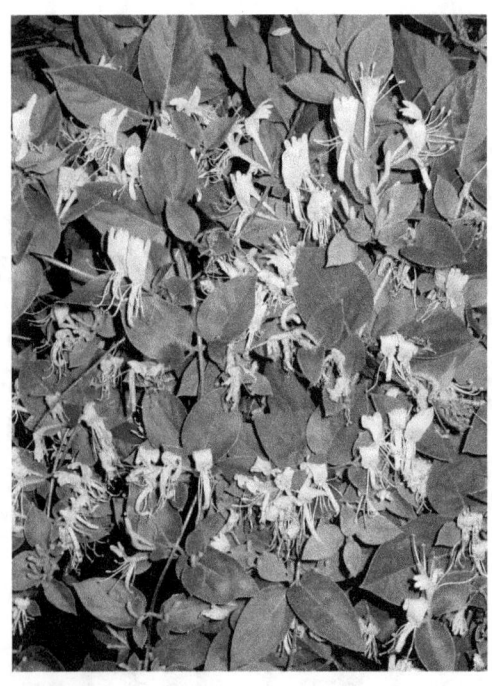

Japaninkuusaman kuivattu kukannuppu

(Lonicera Japonica)

Japaninkuusaman kuivattu kukannuppu on erittäin kuuluisa lääkekasvi Aasiassa, erityisesti Kiinassa, Koreassa ja Japanissa. Kasvi on erittäin voimakkaasti Antiviraalinen ja Antibakteerinen, ja sitä käytetään bakteeri- ja virustartuntojen sekä Allergisten tulehdusten ja korkean verenpaineen hoitoon. Kasvin kuivatut kukkanuput sisältävät runsaasti flavonoideja, kuten Luteolin ja Rutiini, Biflavonoideja sekä Klorogeenihappoa. Englanniksi kasvin nimi on Japanese Honeysuckle ja Kiinan Farmakopeassa kasvin nimi on JIN YIN HUA.

Japaninkuusaman kuivatulla kukannupulla on
- Verenpainetta laskevaa vaikutusta

Kuusamankukka laskee verenpainetta sekä normaaleilla koerotilla että korkean verenpaineen omaavilla rotilla (Hsu et.al. 1994). Vaikuttaviksi aineiksi todettiin mm. Klorogeenihappo.

Kuusamankukan metanoliuutteen on todettu inhiboivan voimakkaasti ACE:a, ja vaikuttavaksi aineeksi on osoittautunut Klorogeenihappo (Xian-Gang et.al. 2009).

Klorogeenihapon tiedetään laskevan verenpainetta (Zhao et.al. 2011).

Jooga

(Yoga)

Joogaa on Intiassa harjoitettu jo tuhansia vuosia henkisten ja fyysisten ominaisuuksien kehittämiseksi, ja erilaisten sairauksien hoitoon. Joogaan kuuluvat olennaisena erilaiset staattiset asennot, Asanat ja hengitysharjoitukset, Pranayama. Joogalla on erityisen hyvä positiivinen vaikutus hengityselinsairauksiin, erityisesti astmaan, ja sydän- ja verenkiertoelin sairauksiin. Jo kauan on tiedetty, että säännöllinen joogaharjoittelu ja erityisesti erilaiset Pranayama hengitysharjoitukset laskevat verenpainetta ja sydämen pulssia. Pranayama on Sanskritin kieltä ja etuliite Prana tarkoittaa elämää ja takaliite Yama tarkoittaa hallintaa, eli Pranayama = Elämän hallinta.

Joogalla on
- Verenpainetta alentavaa vaikutusta
- Sydämen pulssia alentavaa vaikutusta

Erityisen hyviksi todettuja jooga Asanoita korkean verenpaineen alentamiseksi ovat:
- Savasana
- Balasana
- Makarasana

Erityisen hyviksi todettuja Pranayama hengitysharjoituksia korkean verenpaineen hoitoon ovat:
- Bhramari Pranayama
- Savitri Pranayama
- Nadisudhi Pranayama
- Anuloma Viloma Pranayama
- Bhastrika Pranayama (Slow pace, 6 hengitystä/minuutti)

Kun 25 miespuolista ja 25 naispuolista koehenkilöä harjoitti Bhramari Pranayamaa 5:n minuutin ajan, laskivat miespuolisill koehenkilöillä systolinen verenpaine 5.0 mmHg (115.84 mmHg → 110.80 mmHg), diastolinen verenpaine 6.48 mmHg (79.36 mmHg → 72.88 mmHg, $p < 0.05$) ja sydämen pulssi 2.24 lyöntiä/minuutti (77.92/min → 75.68/min). Naispuolisilla koehenkilöillä systolinen verenpaine laski 4.72 mmHg (109.04 mmHg → 104.32 mmHg), diastolinen verenpaine 4.16 mmHg (73.60 mmHg → 69.44 mmHg, $p < 0.05$) ja sydämen pulssi 2.64 lyöntiä/minuutti (81.6/min → 78.96/min) (Pramanik et.al. 2010).

Tässä Bhrahmari Pranayamassa hengitystaajuus oli 3 hengitystä/Minuutti.

Kun 10 koehenkilöä harjoitti Nadisudhi Pranayamaa 20:n minuutin ajan, laskivat systolinen verenpaine 4.3 mmHg ($p < 0.0001$) ja sydämen pulssi 11.3 lyöntiä/minuutti ($p < 0.001$), vertailuryhmään nähden (Subbalaksshmi et.al. 2005).

Kun vertailtiin Nadisudhi Pranayaman vaikutusta sydämen pulssiin yli 10 vuotta joogaa harjoittelevan ja toisaalta aloittelevan koehenkilön välillä, aiheutti Nadisudhi Pranayma harjoitus kokeneella joogan harjoittajalla 8.05 lyöntiä/minuutti ($p < 0.001$) pulssin laskun, verrattuna aloittelevan koehenkilön 3.69 lyöntiä/Minuutti ($p < 0.001$) pulssin laskuun (Malhotra et.al. 2010).

Kun 40 koehenkilöä harjoitteli sekä joogan Asanoita että Pranayama hengitysharjoittelua päivittäin 3:n kuukauden ajan, laskivat systolinen verenpaine 9.3 mmHg (127.1 mmHg → 117.8 mmHg, p < 0.001), diastolinen verenpaine 7.4 mmHg (82.6 mmHg → 75.6 mmHg, p < 0.01) ja sydämen pulssi 3.0 lyöntiä/Minuutti (71.0/min → 68.0/min, p < 0.05), vertailuryhmään nähden (Telles et.al. 1993).

Kun 50 koehenkilöä harjoitti joogan Asanoita ja Pranayama hengitysharjoituksia 1:n tunnin ajan päivittäin, 6:n kuukauden ajan, laski systolinen verenpaine 7.9 mmHg (131.4 mmHg → 123.5 mmHg, p < 0.001), diastolinen verenpaine 6.0 mmHg (85 mmHg → 79.6 mmHg, p < 0.001) ja sydämen pulssi 6.5 lyöntiä/minuutti (77.8/min → 71.3/min, p < 0.001) (Devasena et.al. 2011).

Kun 26 koehenkilöä, joilla oli korkea verenpaine, harjoitti 12:n viikon ajan joogan Asanoita ja Pranayamaa, laski systolinen verenpaine 6 mmHg (132 mmHg → 126 mmHg, p < 0.05) ja diastolinen verenpaine laski 5 mmHg (83 mmHg → 78 mmHg, p < 0.001), ja sydämen pulssi laski 2 lyöntiä/minuutti (70/min → 68/min) (Cohen et.al. 2011).

Kun 78 koehenkilöä harjoitti joogan Asanoita ja Pranayama hengitysharjoituksia 6:na päivänä viikossa, 6:n kuukauden ajan, laskivat systolinen verenpaine 6.5 mmHg (125.5 mmHg → 119.0 mmHg, p < 0.0001), diastolinen verenpaine 4.9 mmHg (82.7 mmHg → 77.8 mmHg, p < 0.0001) ja sydämen pulssi 4.0 lyöntiä/minuutti (80.7/min → 76.7/min, p < 0.0001) (Bhutkar et.al. 2008).

Joogan verenpainetta ja pulssia alentava vaikutus on todettu erittäin monissa muissakin kokeissa (Khanam et.al. 1996, Dhungel et.al. 2008; Bharshankar et.al. 2003; Singh et.al. 2011; Desai et.al. 2001; Madanmohan et.al. 2005; Pramanik et.al. 2009; Agte et.al. 2011; Raghuraj et.al. 2008; Jain et.al. 2005).

Pranayaman hitaat hengitysharjoitukset laskevat verenpainetta ja pulssia, mutta nopeat hengitysharjoitukset nostavat verenpainetta ja pulssia.

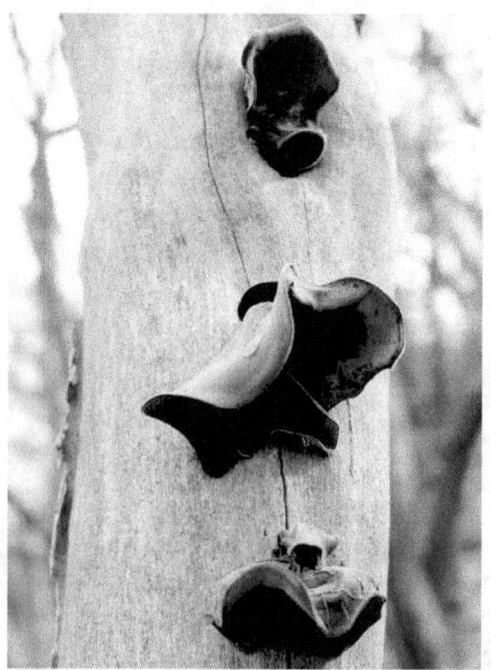

Juudaksenkorvasieni

(Auricularia Auricula)

Juudaksenkorva on ikivanha ruoka- ja lääkesieni, jota viljellään paljon Aasiassa, erityisesti Kiinassa, Japanissa ja Koreassa. Sitä on saatavilla myös Etnisistä kaupoista Pohjoismaissa.

Juudaksenkorvalla on
- Kokonaiskolesterolia laskeva vaikutus
- LDL-kolesterolia laskeva vaikutus
- Triglyceridejä laskeva vaikutus
- HDL-kolesterolia nostava vaikutus

Juudaksenkorvan seerumin rasva-arvoja parantava vaikutus on hyvin dokumentoitu, niin rotilla, hiirillä kuin kaniineillakin.

Kun rotille syötettiin 4:n viikon ajan 5% Juudaksenkorvaa, laski kokonaiskolesteroli 17% ja LDL-kolesteroli 24%, vertailuryhmään verrattuna (Cheung et.al. 1996).

Muissa tutkimuksissa on todettu, paitsi kokonaiskolesterolin ja LDL-kolesterolin lasku, myös triglyceridien lasku ja HDL-kolesterolin nousu (Chen et.al. 2011; Ya-Ming et.al. 1989; Qin et.al. 2010; Chen et.al. 2008).

Kaakao

(Theobroma Cacao)

ja tumma suklaa

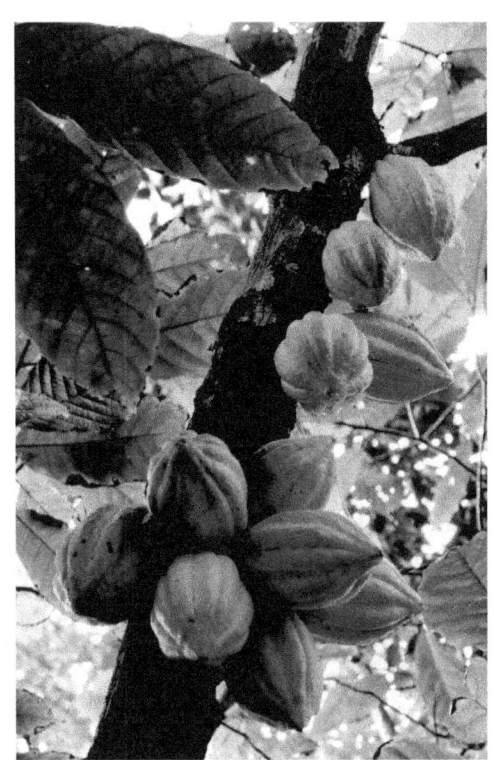

Kaakao on eräs maailman eniten juotuja nautintoaineita. Samoin kaakaojauheesta valmistettu tumma suklaa on suosittua kaikkialla. Kaakao sisältää erittäin paljon terveysvaikutteisia polyfenoleja.

Kaakaolla ja tummalla suklaalla on
- Verenpainetta laskevaa vaikutusta
- Kokonaiskolesterolia laskevaa vaikutusta
- LDL-kolesterolia laskevaa vaikutusta
- HDL-kolesterolia nostavaa vaikutusta
- Hapettunutta oxLDL-kolesterolia laskevaa vaikutusta
- Triglyceridejä laskevaa vaikutusta

Kun 16:lle koehenkilölle annettiin 75 grammaa suklaata, laski ACE aktiivisuus 18%. Solukokeissa ACE aktiivisuus inhiboitui voimakkaasti ($p < 0.01$) ja typpioksidin NO pitoisuus nousi huomattavasti ($p < 0.01$) (Persson et.al. 2011).

Meta-analyysissä, joka käsitti 5 kaksoissokkokoetta, keskimääräiseltä kestoltaan 2 viikkoa, ja koski 173 koehenkilöä, laski kaakao systolista verenpainetta 4.7 mmHg ($p < 0.02$) ja diastolista verenpainetta 2.8 mmHg ($p < 0.006$) (Taubert et.al. 2007).

Kun 44:lle koehenkilölle annettiin 6.3 grammaa suklaata päivässä, 18:n viikon ajan, laski systolinen verenpaine 2.9 mmHg ($p < 0.01$) ja diastolinen verenpaine 1.9 mmHg ($p < 0.01$) (Taubert et.al. 2007). Kyseessä oli kaksoissokkokoe.

Systemaattisessa meta-analyysissä, joka koski 24 kaksoissokko tutkimusta ja 1106 koehenkilöä, laski kaakao systolista verenpainetta keskimäärin 1.63 mmHg ($p < 0.033$). LDL-kolesteroli laski 0.077 mmol/L ($p < 0.037$) (Shrime et.al. 2011).

Kun korkeaa verenpainetta sairastaville rotille annettiin kaakaon polyfenoliuutetta 80 mg/kg, laski systolinen verenpaine 39.1 mmHg 6:ssa tunnissa (Quinones et.al. 2011).

Kun 42:lle koehenkilölle annettiin 40 grammaa kaakaojauhetta päivittäin, 4:n viikon ajan, nousi HDL-kolesteroli 2.67 mg/dl (p = 0.008) ja hapettuneen oxLDL-kolesterolin määrä laski merkittävästi (p = 0.001), vertailuryhmään nähden (Khan et.al. 2011)

Kun koerotille syötettiin kookosuutetta 3% päivittäisestä ravinnosta, 4:n viikon ajan, laskivat kokonaiskolesteroli (p < 0.05), LDL-kolesteroli (p < 0.05) ja triglyceridit (p < 0.05) merkittävästi. HDL-kolesteroli nousi (p < 0.05) merkittävästi (Ruzaidi et.al. 2005).

Meta-analyysissä, joka koski 10 kaksoissokkokoetta ja 320 koehenkilöä, kestoltaan 2 – 12 viikkoa, laskivat kaakao ja tumma suklaa LDL-kolesterolia 5.90 mg/dl ja kokonaiskolesterolia 6.23 mg/dl vertailuryhmään nähden (Tokede et.al. 2011).

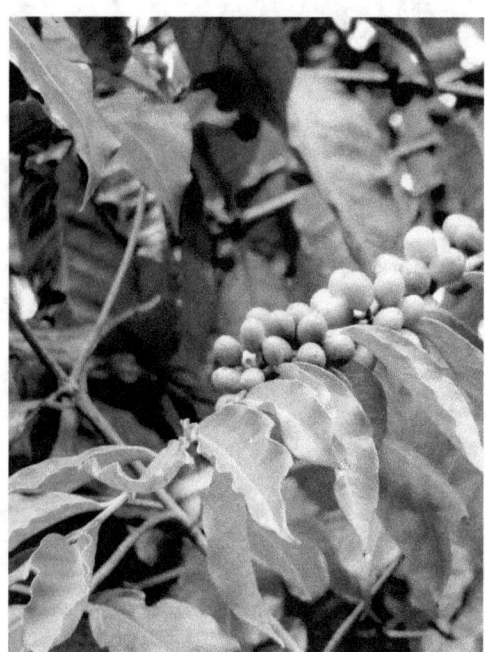

Kahvi

(Coffea Arabica)

Kahvi on ikivanha nautintoaine, jota juodaan koko maapallolla.

Kahvilla on
- Verenpainetta nostavaa vaikutusta
- Kokonaiskolesterolia nostavaa vaikutusta
- LDL-kolesterolia nostavaa vaikutusta
- Triglyceridejä laskevaa vaikutusta

Kahvilla on lievästi verenpainetta kohottava vaikutus (Nurminen et.al. 1999; Klag et.al. 2002). Systolinen verenpaine nousee noin 0.2 mmHg, ja diastolinen verenpaine noin 0.3 mmHg, yhtä nautittua kahvikupillista kohden (Klag et.al. 2002).

Akuutisti kahvi voi nostaa verenpainetta jopa 10 – 15 mmHg (Bättik 1992). Vaikutus on suurin henkilöillä, joilla on korkea verenpaine.

Seerumin kokonaiskolesterolitaso nousee suorassa suhteessa juotuun kahvimäärään nähden (Stensvold et.al. 1989; Strandhagen et.al. 2002).

Seerumin LDL-kolesteroli korreloi positiivisesti juodun kahvimäärän kanssa, ja seerumin Triglyceridit korreloivat kääntäen juodun kahvimäärän kanssa (Miyake et.al. 1999).

Kala, rasvainen

Rasvaiset kalat sisältävät runsaasti monityydyttymättömiä Omega-3 rasvahappoja, EPA ja DHA, joilla on positiivinen vaikutus verenpaineeseen ja seerumin kolesteroli- ja triglyceridiarvoihin. Nykytutkimusten mukaan myös itse kalan proteiinilla näyttää olevan verenpainetta ja kolesterolia laskevaa vaikutusta.

Rasvaisella kalalla on
- Verenpainetta laskevaa vaikutusta.
- Kokonaiskolesterolia laskevaa vaikutusta.
- LDL-kolesterolia laskevaa vaikutusta.
- VLDL-kolesterolia laskevaa vaikutusta.
- Triglycerideja laskevaa vaikutusta.
- HDL-kolesterolia nostavaa vaikutusta.
- Sydämen pulssia laskevaa vaikutusta.

Kun 27:lle koehenkilölle annettiin kuivattua Bonito-kalaa (Katsuwomus Pelamis) noin 125 grammaa päivittäin, 4:n viikon ajan, laski systolinen verenpaine 6.4 mmHg (128.1 mmHg → 121.6 mmHg, $p = 0.037$), vertailuryhmää nähden (Umeki et.al. 2008).

Kun 36:lle koehenkilölle, joista 21:lla oli korkea verenpaine, annettiin päivittäin viinietikkaa ja kuivattua Bonito-kalaa, 12:n viikon ajan, laski systolinen verenpaine 5.5 mmHg ($p < 0.05$) vertailuryhmään nähden (Tanaka et.al. 2009). Kyseessä oli kaksoissokkokoe.

Kun 142:lle koehenkilölle annettiin viikottain 2 kala-annosta, joista saatiin 4.5 grammaa w-3 rasvahappoja (EPA, DHA), 24:n viikon ajan, laskivat seerumin triglyceridiarvot ($p < 0.05$) selvästi, vertailuryhmään nähden (Moore et.al. 2006).

Kun 324:lle koehenkilölle annettiin 150 grammaa lohta, 3 kertaa viikossa, 8:n viikon ajan, laskivat systolinen verepaine 4.4 mmHg ($p < 0.001$) ja diastolinen verenpaine 4.1 mmHg ($p < 0.001$) vertailuryhmään nähde (Ramel et.al. 2010).

Kun 63:lle ylipainoiselle, korkeasta verenpaineesta kärsivälle koehenkilölle annettiin päivittäin rasvaista kalaa 54-200 grammaa (Lohta, Anjovista, Tonnikalaa), josta saatiin noin 3.65 grammaa Omega-3 rasvahappoja, 16:n viikon ajan, laskivat systolinen verenpaine 6.0 mmHg ja diastolinen verenpaine 3 mmHg, vertailuryhmään nähden. Edelleen sydämen pulssi laski 3.1 lyöntiä/minuutti ($p = 0.036$) (Bao et.al. 1998).

Kun 48:lle terveelle koehenkilölle annettiin päivittäin 125 grammaa Lohta, 4:n viikon ajan, laskivat systolinen verenpaine 4% ($p = 0.001$), diastolinen verenpaine 4% ($p = 0.007$), triglyceridit 15% ($p = 0.040$), LDL-kolesteroli 7% ($p = 0.051$), VLDL-kolesteroli 14% ($p = 0.042$), mutta HDL-kolesteroli nousi 5% ($p = 0.031$), vertailuryhmään nähden (Lara et.al. 2007).

Rasvaisen kalan verenpainetta, kokonaiskolesterolia, LDL-kolesterolia ja triglyceridejä laskeva vaikutus on todennettu myös lukuisissa eläinkokeissa (Yahia et.al . 2005; Gutierrez et.al. 1994; Shukla et.al. 2006; Wergedahl et.al. 2004; Mohamed et.al. 2011; Ait-Yahia et.al. 2003; Hosomi et.al. 2011; Fukunaga et.al. 2011; Kouno et.al. 2005).

Seuraavia rasvaisia kaloja kannattaa sisällyttää useita kertoja viikottain ruokavalioon, jos kärsii korkeasta verenpaineesta tai korkeista kolesteroliarvoista: Merilohi, Kirjolohi, Meritaimen, Bonito, Makrilli, Anjovis, Tonnikala jne.

Kalaöljyt, EPA ja DHA

Kaloissa on erittäin paljon tyydyttymättömiä rasvahappoja, joista tärkeimmät ovat EPA (EicosaPentaenoic Acid) ja DHA (DocosaHexaenoic Acid). Erittäin hyviä kalaöljyn lähteitä ovat Makrilli, Merilohi, Meritaimen, Kirjolohi, Sardiini, Kilohaili, Silli ja Ankerias. Kalaöljyjä saa myös kapseleissa markettien luontaisosastoilta. Kalaöljyjä EPA ja DHA kutsutaan ns. omega-3 (lyhenne: w-3) rasvahapoiksi, kuten myös Pellavansiemenöljyn alfa-Linoleenihappoa, josta elimistössä syntyy ensin EPA:aa ja sitten DHA:ta.

Kalaöljyillä on
- Verenpainetta laskevaa vaikutusta
- Kokonaiskolesterolia laskevaa vaikutusta
- LDL-kolesterolia laskevaa vaikutusta
- Triglyceridejä laskevaa vaikutusta
- HDL-kolesterolia nostavaa vaikutusta

Kun 62:lle iäkkäälle koehenkilölle 7 grammaa w-3 kalaöljyä päivittäin, 12.n viikon ajan, laskivat seerumin kokonaiskolesteroli 17.2% ($p < 0.05$), LDL-kolesteroli 16.2% ($p < 0.05$) ja triglyceridit 39.6% ($p < 0.05$), mutta HDL-kolesteroli nousi 10.3% ($p < 0.05$),vertailuryhmään nähden. Samalla putosivat systolinen verenpaine 25.9% (175.5 mmHg → 130 mmHg, $p < 0.05$) ja diastolinen verenpaine 13.1% (95.0 mmHg → 82.5 mmHg, $p < 0.05$), vertailuryhmään nähden (Yam et.al. 2002). Kyseessä oli kaksoissokkokoe.

Kun 38:lle koehenkilölle annettiin erittäin pieni määrä DHA:ta, 0.7 grammaa päivittäin, 3:n kuukauden ajan, laskivat diastolinen verenpaine 3.3 mmHg (71.3 mmHg → 69.1 mmHg, $p < 0.01$) ja systolinen verenpaine 2.1 mmHg (116.7 mmHg → 114.6 mmHg), ja sydämen pulssi hidastui 2 lyöntiä minuutissa, vertailuryhmään nähden (Theobald et.al. 2007). Kyseessä oli kaksoissokkokoe.

Kun 20 korkean kolesterolitason omaavaa koehenkilöä sai 20 millilitraa kalaöljyä päivittäin, 8:n viikon ajan, laskivat systolinen verenpaine 12 mmHg (139 mmHg → 127 mmHg, $p < 0.001$) ja diastolinen verenpaine 9 mmHg (90 mmHg → 81 mmHg, $p < 0.002$). Seerumin triglyceridit laskivat 42.4% (417 mg/dl → 240 mg/dl, $p < 0.01$), vertailuryhmään nähden (Olivieri et.al. 1988).

Meta-analyysissä, jossa oli mukana 31 placebo kontrolloitua tutkimusa ja 1356 koehenkilöä, todettiin, että kalaöljy laskee systolista ja diastolista verenpainetta sitä enemmän, mitä suurempi kalaöljyn annos on (Morris et.al. 1992).

Kun 20:lle koehenkilölle, joilla oli erittäin korkeat triglyceridiarvot, annettiin kalaöljyä 4:n viikon ajan, laski kokonaiskolesteroli keskimäärin 36% ja triglyceridit laskivat keskimäärin 71% vertailuryhmään nähden. Samalla laskivat selvästi myös VLDL-kolesteroliarvot (Phillipson et.al. 1985).

Joissain tapauksissa kalaöljy voi nostaa LDL-kolesterolitasoa. Mutta kun samanaikaisesti annetaanvalkosipulia, laskee LDL-kolesterolitaso. Kun 50:lle koehenkilölle annettiin 12:n viikon ajan joko placeboa, 900 mg valkosipulia, tai 12 grammaa kalaöljyä, tai 900 mg valkosipulia ja 12 grammaa kalaöljyä, laski LDL-kolesteroli valkosipuliryhmässä 14.2%, valkosipuli+kalaöljyryhmässä 9.5% mutta nousi kalaöljyryhmässä 8.5%, placeboryhmään nähden. Sen sijaan triglyceridit laskivat: valkosipuli ja kalaöljyryhmässä 34.3% ja kalaöljyryhmässä 37.3% (Adler et.al. 1997).

Kalaöljyllä on erittäin positiivinen vaikutus verenpaineeseen ja korkeisiin triglyceridiarvoihin.

Kalium

Kalium on välttämätön makrohivenaine. Sitä on erityisen runsaasti mm. banaaneissa ja perunassa.

Kaliumilla on
 − Verenpainetta laskevaa vaikutusta

Kun 150:lle koehenkilölle annettiin 60 millimoolia kaliumia päivässä, 12:n viikon ajan, laski systolinen verenpaine 5.0 mmHg ($p < 0.001$) verrattuna vertailuryhmään (Gu et.al. 2001).

Kun rotille, jotka joivat 1%:sta suolaliuosta, annettiin 0.2%:sta tai 1.0%:sta kaliumkloridiliuosta samaan aikaan, 28:n päivän ajan, laski systolinen verenpaine lukemasta 177 mmHg (0% KCI) lukemiin 131 mmHg (0.2% KCI) ja 120 mmHg (1.0% KCI) (Fujita et.al. 1983).

Kun 14:lle koehenkilölle annettiin kaliumkloridia tai kaliumsitraattia, 96 millimoolia päivittäin, 7:n päivän ajan, laski systolinen verenpaine lukemiin 140 mmHg ja 138 mmHg, alkuperäisestä 151 mmHg arvosta (Feng et.al. 2005). Kyseessä oli kaksoissokkokoe.

Kun 11 koehenkilöä sai 10:n päivän ajan erittäin vähän kaliumia sisältävää ravintoa, nousi systolinen verenpaine 5.0 mmHg ($p < 0.02$) (Coruzzi et.al. 2001)

Kalsium

Kalsium on välttämätön makrohivenaine, jota saadaan erityisesti maitotuotteista, juustosta, jogurteista jne.

Kalsiumilla on
 − Verenpainetta laskevaa vaikutusta

Kun 120:lle koehenkilölle annettiin 800 milligrammaa kalsiumia 5:n viikon ajan, laski systolinen verenpaine 4.7 mmHg ($p = 0.027$) ja diastolinen verenpaine 2.7 mmHg ($p = 0.074$), vertailuryhmään nähden (Pan et.al. 2000).

Kun 14:lle koehenkilölle, jotka saivat ensin suolatonta ruokaa 7:n päivän ajan ja sitten suolaista ruokaa, annettiin 2160 mg kalsiumia päivässä 7:n päivän ajan, nousi verenpaine suolan johdosta vähemmän (2.85%), kuin vertailuryhmällä, joka ei saanut kalsium lisäystä (8.63%) (Saito et.al. 1989).

Rottakokeissa kalsiumlisäys (1.1% - 2.5%) 23 viikon aikana laski selvästi verenpainetta vertailuryhmään nähden (Sallinen et.al. 1996).

Kananliha ja Kalkkunanliha

Aasian maissa, erityisesti Japanissa, Kiinassa ja Koreassa, tehdään kananlihasta uutetta, jota pidetään funktionaalisena elintarvikkeena. Uutteesta käytetään nimitystä Brand Essence of Chicken (Lyhenne: BEC).

Sekä kanan- että kalkkunan liha sisältävät erittäin paljon L-Karnosiinia (Beta-Alanyl-L-Histidine) ja Anseriinia (beta-Alanyl-l-n-MethylHistidine), joilla molemmilla on verenpainetta alentavaa vaikutusta.

Kanan- ja kalkkunanlihalla on
- Verenpainetta laskevaa vaikutusta

Japanilaiset tutkijat havaitsivat, että pieni, 1 mikrogramman injektio Anseriinia rotille, aiheutti verenpaineen laskun (Tanida et.al. 2010).

Kun koerotille syötettiin 5:n viikon ajan ravinnossa 0.1% BEC:tä, oli systolinen verenpaine 139 mmHg, kun se vertailurotilla oli 181 mmHg ($p < 0.01$) (Matsumura et.al. 2001).

Kun koerotille syötettiin 19:n viikon ajan BEC:tä, 100 mg/kg päivittäin, oli systolinen verenpaine 238 mmHg, kun se vertailuryhmässä oli 263 mmHg ($p < 0.05$) (Matsumura et.al. 2002).

Vastaavan verenpaineen laskun koerotilla, joille syötettiin BEC:tä, on havaittu myös muissa tutkimuksissa ($p < 0.011$) (Sim 2001).

Kaneli

(Cinnamomum Zeylanicum)

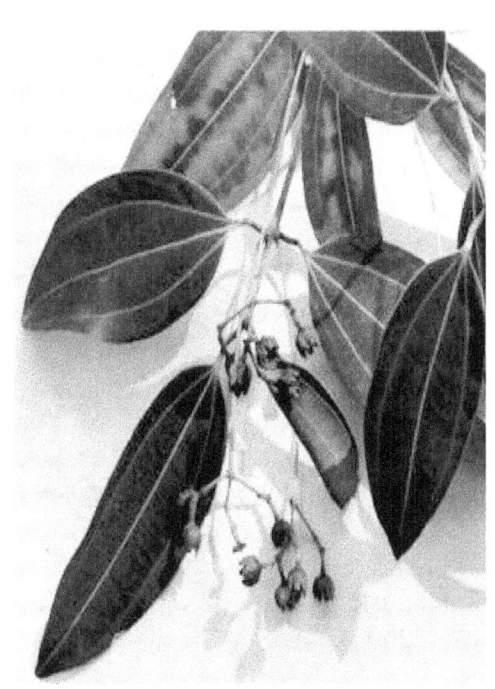

Kaneli on ikivanha mauste- ja lääkekasvi, jota käytetään kaikkialla maailmassa.

Kanelilla on
- Verenpainetta laskevaa vaikutusta
- Kokonaiskolesterolia laskevaa vaikutusta
- LDL-kolesterolia laskevaa vaikutusta
- Triglyceridejä laskevaa vaikutusta

Kun 58:lle Diabetesta sairastavalle koehenkilölle annettiin kanelia 2 grammaa päivittäin, 12:n viikon ajan, laski systolinen verenpaine ($132.6 \rightarrow 129.2$ mmHg, $p < 0.001$) ja diastolinen verenpaine ($85.2 \rightarrow 80.2$ mmHg, $p < 0.001$), vertailuryhmään nähden (Akilen et.al. 2010).

Vastaavasti rotilla on kanelin annolla saatu aikaan huomattavaa verenpaineen laskua (Preuss et.al. 2006).

Kun 60:lle Diabetesta sairastavalle koehenkilölle joko 1 gramma, 3 grammaa tai 6 grammaa kanelia 40:n päivän ajan, laskivat triglyceridit 23% - 30%, LDL-kolesteroli 7% - 27% ja kokonaiskolesteroli 12% - 26%, vertailuryhmään nähden (Khan et.al. 2003).

Kapris

(Capparis Spinosa)

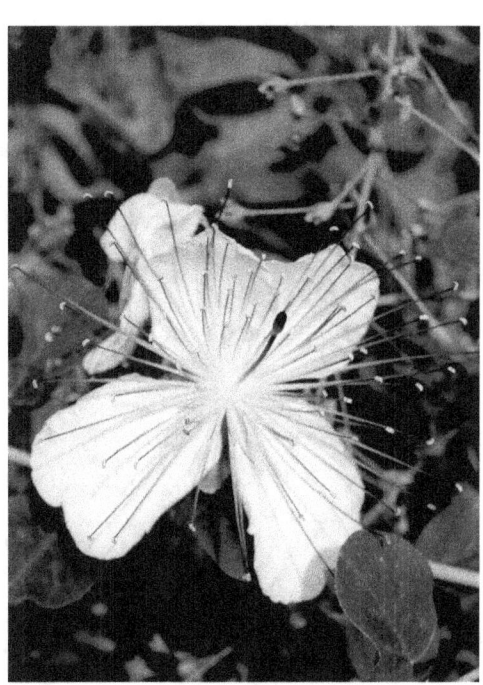

Kapris tai Capers, kuten sen Englanninkielinen nimi kuuluu, on ikivanha ravinto-, mauste- ja lääkekasvi, jota käytetään kaikkialla Välimere alueella, Euroopassa ja Aasiassa. Siitä käytetään kukkanuput tai hedelmät. Kapriksessa on erittäin paljon flavonoideja, Rutiinia, Kaempferolia ja Kversetiiniä. Kversetiinipitoisuus on suurempi kuin missään muussa kasvissa, mustikan lehtiä lukuun ottamatta. Kaprista käytetään hyvin monessa maassa, kuten Marokossa ja Saudiarabiassa, laskemaan korkeaa verenpainetta (Sher et.al. 2010.

Kapriksella on
- Verenpainetta laskevaa ominaisuutta
- Diureettista vaikutusta
- Kokonaiskolesterolia laskevaa vaikutusta
- Triglyceridejä laskevaa vaikutusta

Kapriksella on Furosemidia vastaava diureettinen vaikutus. Kun koerotille annettiin Kapriksen vesiuutetta 500 mg/kg/tunti, aiheutti tämä voimakasta virtsaneritystä (p < 0.001) (Zeggwagh et.al. 2007).

Kun koerotille, joilla oli korkea verenpaine, annettiin Kapriksen vesiuutetta 140 mg/kg, 20:n päivän ajan, laski systolinen verenpaine 13.5 mmHg (p < 0.01), vertailuryhmään nähden. Vaikutus näkyi jo 8:nnen päivän jälkeen (Zeggwagh et.al. 2007). Myös virtsaneritys lisääntyi voimakkaasti (p < 0.01).

Kun koerotille annettiin Kapriksen vesiuutetta 20 mg/kg, 2:n viikon ajan, laskivat kokonaiskolesteroli (p < 0.05) ja triglyceridit (p < 0.01) selvästi, vertailuryhmään nähden (Eddouks et.al. 2005).

Kardemumma

(Elattaria Cardemomum)

Kardemumma on hyvin yleinen mauste maailmassa ja sitä käytetään Aasiassa myös lukuisiin lääkinnällisiin tarkoituksiin.

Kardemummalla on:
- Verenpainetta laskevaa vaikutusta.
- Kokonaiskolesterolia laskevaa vaikutusta.
- LDL-kolesterolia laskevaa vaikutusta.
- VLDL-kolesterolia laskevaa vaikutusta.
- Triglyceridejä laskevaa vaikutusta.
- Diureettista vaikutusta.

Kun nukutetuille rotille annettiin Kardemumman 70%:sta Metanoliuutetta annoksilla 3, 10, 30 tai 100 mg/kg, laski keskimääräinen verenpaine vastaavasti 6.81 mmHg, 16.49 mmHg, 36.78 mmHg ja 52.6 mmHg (Gilani et.al. 2008). Tutkijat totesivat Kardemummalla olevan myös diureettista vaikutusta.

Kun 20:lle koehenkilölle, joilla oli korkea verenpaine, annettiin 3 grammaa Kardemummaa päivittäin, 12:n viikon ajan, laskivat systolinen verenpaine (154.2 mmHg → 134.8 mmHg, p < 0.001) sekä diastolinen verenpaine (91.8 mmHg → 79.6 mmHg, p < 0.05) selvästi. Samoin kokonaiskolesteroli laski 34%, LDL-kolesteroli laski 25%, VLDL-kolesteroli laski 15% ja triglyceridit laskivat 15% (Verma et.al. 2009).

Kun koerotille syötettiin Kardemummaa 2% ravinnosta, 5:n viikon ajan, laskivat kokonaiskolesteroli 29.3% (p < 0.05), triglyceridit 21.4% (p < 0.05), LDL-kolesteroli 46.4% (p < 0.05) ja VLDL-kolesteroli 17.3% (p < 0.05), mutta HDL-kolesteroli nousi 16.8% (p < 0.05) (Sadeek et.al. 2010).

Karhunlaukka

(Allium Ursinum)

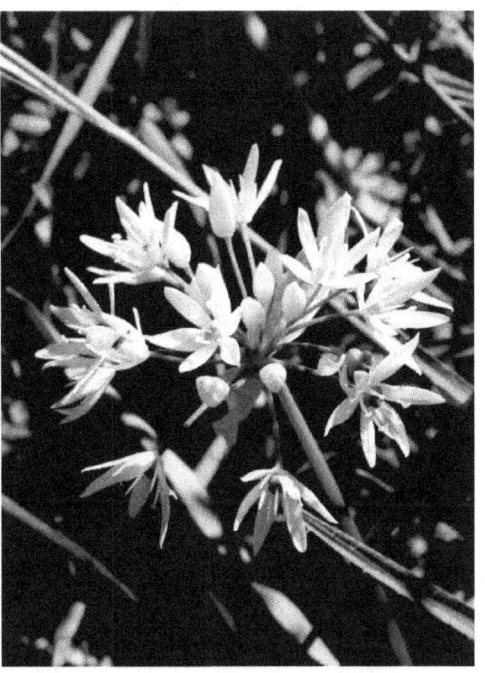

Karhunlaukka on ikivanha ravinto- ja lääkekasvi, joka kasvaa ympäri Eurooppa kosteissa ja varjoisissa paikoissa.

Karhunlaukalla on
- Verenpainetta laskevaa vaikutusta
- Kokonaiskolesterolia laskevaa vaikutusta
- HDL-kolesterolia nostavaa vaikutusta

Karhunlaukalla on todettu olevan ACE:a inhiboiva vaikutus (Rietz et.al. 1993), mikä selittänee sen verenpainetta laskevan vaikutuksen.

Kun rottakokeissa koe-eläimille syötettiin 1% ravinnosta karhunlaukkaa 45:n päivän ajan, laski systolinen verenpaine huomattavasti verrattuna vertailuryhmään: Kontrolli-ryhmä 189 mmHg, karhunlaukka-ryhmä 173 mmHg. Samoin kokonaiskolesteroli laski selvästi: Kontrolli-ryhmä 133 mmHg/dl, karhunlaukka-ryhmä 117 mg/dl. Edelleen HDL-kolesteroli nousi (Preuss et.al. 2001). Vaikutus oli suurempi kuin valkosipulilla, joka myös laski sekä verenpainetta että kolesterolia selvästi kontrolliin nähden, samassa kokeessa.

Myös muissa kokeissa on huomattu karhunlaukan estävän kolesterolisynteesiä (Sendl et.al. 1992).

Karhunlaukka sisältää huomattavasti enemmän Adenosiinia ja Allisiinia, kuin valkosipuli. Adenosiini on voimakas vasodilataattori.

Karnitiini

(L-Carnitine)

Karnitiini on B-vitamiinien kaltainen aine, jota esiintyy kaikkien eläinten soluissa. Sillä on tärkeä rooli rasvahappojen aineenvaihdunnassa. Ihmisen solut syntetisoivat Karnitiinia Lysiini aminohaposta. Sekä koe-eläimillä että ihmisillä Karnitiini parantaa aerobista kestävyyttä.

Karnitiinilla on:
- Verenpainetta alentavaa vaikutusta.
- Kokonaiskolesterolia alentavaa vaikutusta.
- LDL-kolesterolia alentavaa vaikutusta.
- VLDL-kolesterolia alentavaa vaikutusta.
- OxLDL-kolesterolia alentavaa vaikutusta.
- Triglyceridejä alentavaa vaikutusta.
- HDL-kolesterolia nostavaa vaikutusta.

Kun 40:lle diabeteksesta kärsivälle koehenkilölle annettiin päivittäin 2.0 grammaa Karnitiinia, 3:n kuukauden ajan, laskivat LDL-kolesteroli 9.0% (3.98 mmol/L → 3.53 mmol/L; p < 0.05), triglyceridit 30.5% (3.31 mmol/L → 2.30 mmol/L; p < 0.001) ja hapettunut oxLDL-kolesteroli 25.9% (p < 0.001), vertailuryhmään nähden (Malaguarnera et.al. 2009).

Kun 36:lle dialyysipotilaalle annettiin Karnitiinia 1.0 grammaa päivässä, 12:n viikon ajan, laskivat kokonaiskolesteroli (p < 0.001) ja triglyceridit (p < 0.001) selvästi, vertailuryhmään nähden (Shakeri et.al. 2007).

Kun 74:lle hepatiitti potilaalle annettiin päivittäin 2.0 grammaa Karnitiinia, 24:n viikon ajan, laski kokonaiskolesteroli 21.5% (6.09 mmol/L → 4.78 mmol/L; p < 0.001), LDL-kolesteroli 30.3% (4.52 mmol/L → 3.15 mmol/L; p < 0.001) ja triglyceridit 23.8% (3.07 mmol/L → 2.34 mmol/L; p < 0.001), mutta HDL-kolesteroli nousi 20.8% (0.96 mmol/L → 1.16 mmol/L; p < 0.001), vertailuryhmään nähden (Malaguarnera et.al. 2010). Kyseessä oli kaksoissokkokoe.

Myös hepatiitti C potilailla Karnitiini laskee selvästi sekä kokonaiskolesterolia (p < 0.05) että triglyceridejä (p < 0.05), vertailuryhmään nähden (Romano et.al. 2008).

Kun 12:lle dialyysipotilaalle, joilla oli korkeat triglyceridi arvot ja matalat HDL-kolesteroli arvot, annettiin päivittäin Karnitiinia 20 mg/kg, 120:n päivän ajan, laskivat triglyceridit 50.4% (365 mg/dl → 181 mg/dl; p < 0.01) mutta HDL-kolesteroli nousi 100% (31 mg/dl → 62 mg/dl; p < 0.01), vertailuryhmään nähden (Vacha et.al. 1983).

Kun 18:lle dialyysipotilaalle annettiin Karnitiinia 15 mg/kg suonensisäisesti, 3 kertaa viikossa, 6:n kuukauden ajan, laskivat kokonaiskolesteroli 19.0% (4.57 mmol/L → 3.70 mmol/L; p = 0.03) ja triglyceridit 41.8% (3.06 mmol/L → 1.78 mmol/L; p = 0.004), placebo ryhmään nähden (Mitwalli et.al. 2005).

Kun 40:lle dialyysipotilaalle annettiin Karnitiinia 500 mg päivittäin, 2:n kuukauden ajan, laskivat triglyceridit 13.0% (p < 0.01) ja VLDL-kolesteroli 12.9% (p = 0.01), mutta HDL-kolesteroli nousi 17.7% (p < 0.05), vertailuryhmään nähden (Argani et.al. 2005).

Karnitiinin triglyceridejä, kokonaiskolesterolia, LDL-kolesterolia ja VLDL-kolesterolia laskeva mutta HDL-kolesterolia nostava vaikutus on todennettu muissakin kokeissa ihmisillä (Digiesi et.al. 1994; Fernandez et.al. 1992; Derosa et.al. 2011) ja koe-eläimillä (Elgazzar et.al. 2011).

Koe-eläimillä L-Karnitiini laskee selvästi sekä systolista että diastolista verenpainetta (Mate et.al. 2010; Patel et.al. 2008; Rauchova et.al. 1998; Miguel-Carrasco et.al. 2010)

Karnitiini inhiboi ACE:a ja stimuloi eNOS aktiivisuutta (Miguel-Carrasco et.al. 2010).

Kasvisruokavalio

Vegaaneilla tiedetään olevan keskimääräisesti selvästi pienemmät verenpainearvot, kolesteroliarvot ja elopaino, kuin sekaruokaa syövillä ihmisillä. Tämä on todennettu myös kokeellisesti lukuisia kertoja.

Siirtyminen kasvisruokavalioon saa aikaan dramaattisia muutoksia verenpaineessa ja kolesteroliarvoissa jo 2:ssa viikossa.

Kasvisruokavaliolla on:
- Verenpainetta alentavaa vaikutusta.
- Kokonaiskolesterolia laskevaa vaikutusta.
- LDL-kolesterolia laskevaa vaikutusta.
- Painoa alentavaa vaikutusta.

Kun 59 koehenkilöä oli kasvisruokavaliolla 14:n viikon ajan, laski systolinen verenpaine 6 mmHg ja diastolinen verenpaine 3 mmHg, vertailuryhmään nähden (Rouse et.al. 1983)

Vastaavanlaisessa kokeessa, jonka kesto oli 6 viikkoa, ja johon osallistui 58 koehenkilöä, laski systolinen verenpaine 5 mmHg, vertailuryhmään nähden (Margetts et.al. 1986).

Kun 10 tervettä koehenkilöä osallistui kokeeseen, jossa he söivät 2:n viikon ajan pelkästään vihanneksia, pähkinöitä ja hedelmiä, laskivat kokonaiskolesteroli 24.6% (p < 0.001), LDL-kolesteroli 33.3% (p < 0.001) ja triglyseridit 20.1% (p = 0.005), selvästi vertailuryhmään nähden (Jenkins et.al. 1997).

15 korkean kolesterolitason omaavaa miestä, joilla oli normaali verenpaine, osallistui kokeeseen, jossa he 2:n viikon ajan söivät kasvisruokaa, jossa oli runsaasti kuitua (40 g/1000 kcal), vähän suolaa (5 g/vrk) ja vähän kolesterolia (25 mg/vrk), sekä maitoa päivittäin, ja yhden kerran viikossa kalaa, 85 grammaa. Tulokset: Kokonaiskolesteroli laski 21% (236.6 mg/dl → 210 mg/dl, p < 0.05), HDL-kolesteroli laski 11% (46 mg/dl → 41 mg/dl, p < 0.05), triglyseridit laskivat 44% (188 mg/dl → 105 mg/dl, p < 0.05) ja paino putosi 11% (81.3 kg → 72.3 kg, p < 0.05), vertailuryhmään nähden (Barnard et.al. 1987). Systolinen verenpaine laski 11.22 mmHg (127.0 mmHg → 115.8 mmHg; p < 0.05) ja diastolinen verenpaine laski 9.0 mmHg (81.3 mmHg → 72.3 mmHg; p < 0.05).

Toisinsanoen, jo 2 – 6:n viikon kontrolloidulla kasvisruokavaliolla, johon sisältyy maitotuotteita, saadaan aikaan kymmenien prosenttien laskuja kolesteroli- ja triglyseridiarvoissa, sekä selviä pudotuksia verenpainearvoissa ja elopainossa.

Kaura

(Avena Sativum)

Kaura on ikivanha ravintokasvi, jota käytetään koko pohjoisella pallonpuoliskolla.

Kokojyväkauralla ja Kauranleseillä on:
- Verenpainetta laskevaa vaikutusta
- Kokonaiskolesterolia laskevaa vaikutusta
- LDL-kolesterolia laskevaa vaikutusta

Koehenkilöille syötettiin 6:n viikon ajan kokojyväkauraa, josta saatu standardoitu Beeta-Glukaanin määrä oli 5.52 grammaa/vrk. Systolinen verenpaine laski 7.5 mmHg, diastolinen verenpaine laski 5.5 mmHg, kokonaiskolesteroli laski 9% ja LDL-kolesteroli laski 14% (Keenan et.al. 2002). Kyseessä oli kontrolloitu kaksoissokkokoe.

Kelp merilevä

(Laminaria Japonica, Synonyymi: *Saccharina Japonica)*

Kelp on ruskolevää, johon kuuluu useita merilevälajeja, erityisesti Laminaria Japonica ja muut Laminaria lajit. Kelp on Japanissa, Koreassa ja Kiinassa äärimmäisen suosittu ruoka-aine. Sitä on syöty funktionaalisena ravintona jo tuhansia vuosia.

Kelpillä on
- Kokonaiskolesterolia laskevaa vaikutusta
- LDL-kolesterolia laskevaa vaikutusta
- Triglyceridejä laskevaa vaikutusta
- HDL-kolesterolia nostavaa vaikutusta

Kun koerotille annettiin 200 mg/kg kelp jauhetta päivittäin, 4:n viikon ajan, laskivat kokonaiskolesteroli 10.8% ($p < 0.05$), LDL-kolesteroli 7.9% ($p < 0.05$) ja triglyceridit 8.5% ($p < 0.05$), mutta HDL-kolesteroli nousi 10.7% ($p < 0.05$), vertailuryhmään nähden (Lee et.al. 2011).

Täsmälleen sama triglyceridejä, kokonaiskolesterolia ja LDL-kolesterolia laskeva, mutta HDL-kolesterolia nostava vaikutus on havaittu monissa muissakin tutkimuksissa, sekä rotilla, hiirillä, kaniineilla ja viiriäisillä (Huang et.al. 2008; Huang et.al. 2010; Yuan et.al. 2010; Xu et.al. 2010; Liu et.al. 2006; Gao et.al. 2005; Tang et.al. 1989).

Ketogeeninen Dieetti

Ketogeenisessä dieetissä ruokavaliossa on runsaasti proteiinia kalasta, lihasta ja kanasta, vähän hiilihydraatteja, vähän rasvaa, ja runsaasti tuoreita vihanneksia ja hedelmiä. Ruokaöljynä esimerkiksi Oliiviöljyä. Punaviiniä saa käyttää ruokajuomana. Kalorimäärä on rajoittamaton.

Ketogeeninen dieetti on todettu erittäin tehokkaaksi painonpudottajaksi sekä erittäin tehokkaaksi korkean verenpaineen ja korkean kolesterolitason alentajaksi.

Ketogeenisellä dieetillä on
- Verenpainetta alentavaa vaikutusta
- Kokonaiskolesterolia laskevaa vaikutusta
- LDL-kolesterolia laskevaa vaikutusta
- Triglyceridejä laskevaa vaikutusta
- HDL-kolesterolia laskevaa vaikutusta
- Painoa laskevaa vaikutusta

Kun 31 ylipainoista koehenkilöä noudatti ketogeenistä dieettiä 12:n viikon ajan, laski paino 14.14 kg (108.52 kg → 94.48 kg), systolinen verenpaine (125.7 mmHg → 109.1 mmHg), Diastolinen verenpaine (84.5 mmHg → 75.2 mmHg), kokonaiskolesteroli (208.2 mg/dl → 186.6 mg/dl), Triglyceridit (218.7 mg/dl → 113.9 mg/dl), LDL-kolesteroli (114.5 mg/dl → 106 mg/dl). HDL-kolesteroli nousi (50.1 mg/dl → 54.5 mg/dl). Eniten laskivat Triglyceridit, peräti 47.9% (Perez-Guisado et.al. 2008).

Toisessa 6:n viikon kokeessa putosivat paino (86.15 kg → 79.43 kg), kokonaiskolesteroli (204 mg/dl → 181 mg/dl), LDL-kolesteroli (150 mg/dl → 136 mg/dl) ja Triglyceridit (119 mg/dl → 93 mg/dl). HDL-kolesteroli nousi (46 mg/dl → 52 mg/dl) (Paoli et.al. 2011).

Kolmannessa tutkimuksessa ylipainoiset 12 – 15 vuotiaat lapset noudattivat ketogeenistä dieettiä 12:n viikon ajan. Paino putosi keskimäärin 15.4 kg ja kokonaiskolesteroli laski 25.3% (162 mg/dl → 121 mg/dl) (Will et.al. 1998).

Ketogeenisessä dieetissä, jossa kalorimäärää ei ole rajoitettu, laskee paino keskimäärin 1.2 kg/viikko.

Kidney papu

(Phaseolus Vulgaris, Kidney Bean*)*

Punaiset Kidney pavut ovat erittäin proteiini- ja kuiturikkaita ja terveellisiä papuja, joita on saatavilla valmiina säilykkeinä ja myös kuivattuina kaikista kaupoista.

Kidney pavuilla on:
- Kokonaiskolesterolia alentavaa vaikutusta.
- LDL-kolesterolia alentavaa vaikutusta.

Kun koehenkilöille annettiin noin 200 grammaa Kidney papuja päivittäin, vain 2:n viikon ajan, laskivat kokonaiskolesteroli 6% ($p < 0.05$) ja LDL-kolesteroli 9% ($p < 0.05$), vertailuryhmään nähden (Trinidad et.al. 2010).

Myös koerotilla on havaittu Kidney papujen kolesterolia laskeva ominaisuus (McPerson 1991; Rosa et.al. 1998).

Kiinansipuli

(Allium Tuberosum)

Kiinansipuli on hyvin suosittu vihanneskasvi Aasiassa, etenkin Kiinassa, Koreassa ja Japanissa. Sen kaikki osat ovat syötäviä, ja lisäksi siemeniä käytetään seksistimulantteina (Aphrodiscum). Kasvia on helppo kasvattaa ja menestyy hyvin Suomessa.

Kiinansipulilla on
- Kokonaiskolesterolia laskevaa vaikutusta
- LDL-kolesterolia laskevaa vaikutusta
- VLDL-kolesterolia laskevaa vaikutusta
- Triglyceridejä laskevaa vaikutusta

Kun marsuille, joilla oli korkea kolesterolitaso, annettiin 2 g/kg Kiinansipulia päivittäin, 4:n viikon ajan, laskivat kokonaiskolesteroli 50.5% ($p < 0.05$), LDL-kolesteroli 65.3% ($p < 0.05$), VLDL-kolesteroli 37.4% ($p < 0.05$) ja triglyceridit 37.3% ($p < 0.05$, vertailuryhmään nähden (Choudhary 2008).

Nämä muutokset olivat suurempia, kuin vastaavassa kokeessa, jossa marsuille annettiin 2 g/kg Valkosipulia, 4:n viikon ajan. Valkosipulilla kokonaiskolesteroli laski 36.3% ($p < 0.05$), LDL-kolesteroli laski 46.1% ($p < 0.05$), VLDL-kolesteroli laski 28.5% ($p < 0.05$) ja triglyceridit laskivat 28.5% ($p < 0.05$) (Choudhary 2008).

Kiinansitruunaköynnös

(Schisandra Chinensis)

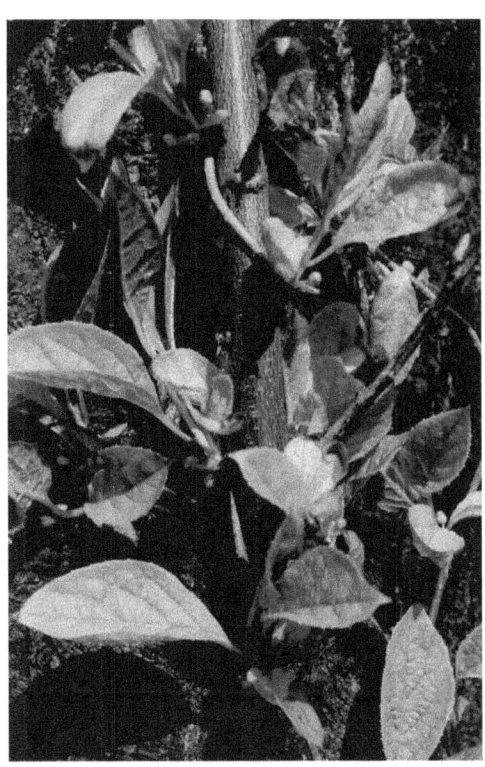

Kiinansitruunaköynnös on Venäjältä ja Kiinasta kotoisin
oleva kasvi, jonka marjat ovat syötäviä. Marjoja on
Venäjällä jo 1940 luvulta lähtien käytetty Adaptogeeninä,
eli työkykyä ja stressinsietokykyä lisäävänä ainesosana.

Kiinansitruunaköynnöksen marjalla on
– Verenpainetta laskevaa vaikutusta
– Kokonaiskolesterolia laskevaa vaikutusta
– LDL-kolesterolia laskevaa vaikutusta

Useissa tutkimuksissa Venäjällä on 1%:sta uutetta pitkään
nauttimalla saatu aikaan 5 – 20 mmHg:n lasku
verenpaineeseen, riippuen annoksesta ja kokeen kestosta
(Panossian et.al. 2008).

Myös Korealaiset tutkijat ovat huomanneet
Kiinansitruunaköynnöksellä olevan Vasorelaksanttista vaikutusta (Rhyu et.al. 2006).

Kun koerotille syötettiin kiinansitruunaköynnöksen marjan vesiuutetta joko 0.2 mg/kg, 0.5 mg/kg,
2.0 mg/kg tai 5.0 mg/kg päivittäin, 5:n viikon ajan, laski systolinen verenpaine huomattavasti.
Samoin laskivat kokonaiskolesteroli ja LDL-kolesteroli vertailuryhmään nähden (Kim et.al. 2011).

Köynnöstä on helppo viljellä Suomessakin, ja sen marjoja on saatavilla.

Kiivi

(Actinidia Chinensis, Actinidia Deliciosa, Actinidia Polygama)

Kiivit ovat kaikille tuttuja herkullisia hedelmiä, joita saa nykyään jokaisesta marketista. Kiivilajeja
on useita, ja ne ovat kotoisin Kiinasta, Koreasta ja Siperian alueelta. Nykyään Kiivejä viljellään
ympäri koko Maapallon.

Kiivillä on:
– Verenpainetta alentavaa vaikutusta.
– Kokonaiskolesterolia alentavaa vaikutusta.
– LDL-kolesterolia alentavaa vaikutusta.
– Triglyceridejä alentavaa vaikutusta.
– HDL-kolesterolia nostavaa vaikutusta.

Kun 102:lle koehenkilölle annettiin 3 Kiivihedelmää päivittäin, 8:n viikon ajan, laskivat systolinen
verenpaine 10 mmHg (p = 0.019) ja diastolinen verenpaine 9 mmHg (p = 0.016), vertailuryhmään
nähden (Karlsen et.al. 2012) Myös ACE aktiivisuus laski 11% (p = 0.034).

Kun 43:lle korkean kolesterolitason omaavalle koehenkilölle annettiin päivittäin 2 Kiivihedelmää, 8:n viikon ajan, nousi HDL-kolesteroli (p < 0.05) selvästi, mutta kokonaiskolesteroli/HDL-kolesterolisuhde (p < 0.05) ja LDL-kolesteroli/HDL-kolesterolisuhde (p < 0.05) laskivat selvästi, vertailuryhmään nähden (Chang et.al. 2009).

Kun koehenkilöille annettiin 2-3 Kiivihedelmää päivittäin, 28:n päivän ajan, laskivat triglyceridit 15% (p < 0.05), vertailuryhmään nähden (Duttaroy et.al. 2004).

Kun 24:lle koehenkilölle annettiin 2 Kiivihedelmää päivittäin, 4:n viikon ajan, laskivat triglyceridit 11.6% (p = 0.05), vertailuryhmään nähden (Brevik et.al. 2011).

Kivihedelmän 70%:nen etanoliuute annoksella 10 mg/ml inhiboi ACE:a 21 – 26%, ja annoksella 50 mg/ml se inhiboi ACE:a 46 – 49%, ja vastaavasti se inhiboi HMG-CoA:ta 13 – 14% ja 19 – 30% (Jung et.al. 2005).

Kiivihedelmän (Actinidia Polygama) vesi-etanoli uute inhiboi erittäin voimakkaasti ACE:a (Nagai et.al. 2011).

Kikherne

(Cicer Arietinum)

Kikherne on ikivanha viljelykasvi, jota on viljelty tuhansia vuosia Aasiassa ja Välimeren alueella. Kikherne on erittäin proteiinipitoinen. Kikhernettä saa kaikista marketeista säilykkeinä ja myös raakoina papuina.

Kikherneellä on:
- Kokonaiskolesterolia laskevaa vaikutusta.
- LDL-kolesterolia laskevaa vaikutusta.
- Triglyceridejä laskevaa vaikutusta.
- HDL-kolesterolia nostavaa vaikutusta.

Kun 47:lle koehenkilölle syötettiin Kikhernettä 5:n viikon ajan, laskivat kokonaiskolesteroli 3.9% (p< 0.01) ja LDL-kolesteroli 4.6% (p < 0.01), verrattuna vertailuryhmään (Pittaway et.al. 2006).

Kun 27:lle koehenkilölle syötettiin Kikhernettä 5:n viikon ajan, laskivat kokonaiskolesteroli 0.25 mmol/l (p < 0.01) ja LDL-kolesteroli 0.20 mmol/l (p = 0.02), vertailuryhmään nähden (Pittaway et.al. 2007).

Kun erittäin korkean kolesteroli- ja triglyceriditason omaaville koerotille syötettiin Kikhernettä, laskivat kokonaiskolesteroli 54%, triglyceridit 70%, LDL-kolesteroli 54% ja VLDL-kolesteroli 70% verrattuna vertailuryhmään, joka sai maitoproteiinia (Zulet et.al. 1995).

Kun koerotat saivat korkean rasvapitoisuuden omaavan ravinnon lisäksi myös Kikhernettä, 8:n kuukauden ajan, laskivat triglyceridit (p < 0.05) ja LDL-kolesteroli (p < 0.05) selvästi, vertailuryhmään nähden (Yang et.al. 2007).

Kikherneen kolesterolia laskeviksi aineiksi ovat osoittautuneet Isoflavonoidit Biochanin-A ja
Formonetin, jotka sekä rottakokeissa että kaniineilla tehdyissä kokeissa laskevat
kokonaiskolesterolia, LDL-kolesterolia ja triglyceridejä, mutta nostavat HDL-kolesterolia (Siddiqui
et.al. 1976; Gopalan et.al. 1991).

Kivikauden dieetti

(Paleolithic diet)

Esi-isämme, jotka elivät ajanjaksolla 2 miljoonaa vuotta – 100 000 vuotta ennen ajanlaskumme
alkua, elivät niin sanottua Paleoliittista aikakautta. He saivat elantonsa metsästyksestä ja keräilystä.
Heidän ravintonsa koostui lihasta, kalasta, linnun munista, juureksista, villivihanneksista, marjoista,
hedelmistä ja hunajasta. Juomana oli pelkkä vesi. Suolaa ei ollut, ja ravinnon rasvapitoisuus oli
pieni, koska villieläinten rasvapitoisuus on erittäin pieni. Ravinnosta noin 65% koostui lihasta ja
35% kasviksista.

Tällaista ruokavaliota kutsutaan "Kivikauden dieetiksi" (Paleolithic diet). Tähän ruokavalioon eivät
kuulu mm. viljat, pavut, öljyt tai punaviini, joita kuuluu niin sanottuun Välimeren dieettiin, koska
näitä elintarvikkeita ei aikoinaan ollut saatavilla, ainakaan riittävinä määrinä. Kivikauden dieettiä
tutkitaan nykyään ahkerasti, koska sillä on todettu paremmat terveysvaikutukset, kuin kuuluisalla
Välimeren dieetillä.

Kivikauden dieetillä on
- Verenpainetta alentavaa vaikutusta
- Kokonaiskolesterolia alentavaa vaikutusta
- LDL-kolesterolia alentavaa vaikutusta
- VLDL-kolesterolia alentavaa vaikutusta
- Triglyceridejä alentavaa vaikutusta
- HDL-kolesterolia nostavaa vaikutusta
- Painoa alentavaa vaikutusta
- Insuliinia alentavaa vaikutusta
- Verensokeria laskevaa vaikutusta
- Vyötärönmittaa laskevaa vaikutusta

Kun 9 koehenkilöä olivat Kivikauden dieetillä 10 päivää,laskivat systolinen verenpaine 2.6 mmHg,
diastolinen verenpaine 3.4 mmHg (p = 0.006), kokonaiskolesteroli 16% (p = 0.007), LDL-
kolesteroli 22% (p =0.003), VLDL-kolesteroli 35% (p = 0.01), triglyceridit 35% (p = 0.01) ja
insuliini peräti 68% (p = 0.07) (Frasetto et.al. 2009).

Kun 13 diabetes potilasta olivat vuoronperään 3:n kuukauden ajan joko normaalilla diabetespotilaan
ruokavaliolla tai Kivikauden dieetillä, laskivat seuraavat arvot Kivikauden dieetillä suhteessa
normaaliin dieettiin: Diastolinen verenpaine 4 mmHg (p = 0.03), systolinen verenpaine 9.0 mmHg
(149 mmHg → 140 mmHg), triglyceridit 0.40 mmol/L (p = 0.003), paino 3.0 kg (p = 0.01),
painoindeksi BMI 1.0 kg/m2 (p = 0.04), ja vyötärönmitta 4.0 cm (p = 0.02). Sensijaan HDL-
kolesteroli nousi 0.08 mmol/L (p = 0.08) (Jönssön et.al.)

Kun 10 Australian Aboriginaalia asetettiin elämään 7:n viikon ajan heidän alkuperäisillä asuinalueillaan Länsi-Australiassa niin, että he metsästivät ja keräsivät kaiken ravinnon luonnosta, heidän painonsa putosi 8.0 kg (81.9 kg → 73.9 kg; 9.76%), triglyceridit laskivat peräti 70% (4.0 mmol/L → 1.2 mmol/L), verensokeri laski 43.1% (11.6 mmol/L → 6.6 mmol/L), ja insuliini laski 47.8%. Ravinnon energiamäärä oli 1200 kcal/päivä, ja siitä noin 64% tuli ravinnon proteiinista. Rasvaa saatiin vain 13% koska villieläinten rasvapitoisuus on erittäin pieni (O'Dea et.al. 1984).

Kun siat saivat päivittäin Kivikauden dieettiä 13:n kuukauden ajan, laski paino 22% (p = 0.0009), diastolinen verenpaine 13% (123 mmHg → 110 mmHg, p = 0.007) ja systolinen verenpaine 6.6% (150 mmHg → 140 mmHg, p = 0.12), vertailuryhmään nähden, joka sai normaalia viljaravintoa (Jönssön et.al. 2006).

Klorogeenihappo

(Chorogenic Acid)

Klorogeenihappo on luonnossa esiintyvä voimakas antioksidantti, jota on runsaasti mm. vihreissä kahvin pavuissa, omenan siemenissä ja monissa muissa kasveissa.

Klorogeenihapolla on
- Verenpainetta laskevaa vaikutusta

Koerotilla Klorogeenihappo laskee verenpainetta sekä akuutisti että pitkään kroonisesti käytettynä, annoksilla 30 – 300 mg/kg (Suzuki 2006).

Klorogeenihappo inhiboi ACE:a (Geng et.al. 2010).

Kun vihreän kahvipavun vesiuutetta annettiin 185 mg päivässä, 117:lle koehenkilölle, joilla oli korkea verenpaine, laski systolinen verenpaine 5.6 mmHg (p < 0.01) ja diastolinen verenpaine 3.9 mmHg (p < 0.01), vertailuryhmään nähden (Kozuma et.al. 2005). Kyseessä oli kaksoissokkokoe.

Kun 28:lle koehenkilölle annettiin 140 mg Klorogeenihappoa päivittäin, laskivat sekä systolinen että diastolinen verenpaine selvästi, vertailuryhmään nähden (Watanabe et.al. 2006).

Myös paahdetuissa kahvinpavuissa on Klorogeenihappoa, mutta paahtamisessa syntyvä Hydroxyhydroquinoni (=HHQ) niminen kemiallinen yhdiste inhiboi paahdetun kahvin Klorogeenihapon verenpainetta laskevan vaikutuksen.

Kun 203:lle koehenkilölle annettiin kahvia, 1 kuppi päivässä, joissa oli eri pitoisuuksia HHQ:ta, todettiin, että normaalilla kahvilla ei ollut vaikutusta verenpaineeseen, mutta HHQ vapaalla kahvilla, joka sisälsi Klorogeenihappoa, oli selvä verenpainetta laskeva vaikutus, vertailuryhmään nähden (Yamaguchi et.al. 2008). Kyseessä oli kaksoissokkokoe.

Kofeiini

(Caffeine)

Kofeiini on kaikille tuttu, kahvin piristävä ainesosa. Kofeiinia saadaan joko kahvista tai sitä voidaan ottaa tabletteina.

Kofeiinilla on
- Verenpainetta nostavaa vaikutusta

Kun 182:lle koehenkilölle, joista osalla oli normaali verenpaine, osalla hieman normaalia korkeampi verenpaine ja osalla korkea verenpaine, annettiin Kofeiinia 250 mg akuutisti, niin systolinen verenpaine nousi vastaavasti eri ryhmissä 6 mmHg, 8 mmHg ja 10 mmHg, ja vastaavasti diastolinen verenpaine nousi eri ryhmissä 5 mmHg, 7 mmHg ja 8.5 mmHg ($p < 0.0001$ kaikissa) (Hattley et.al. 2000).

Vastaavia tuloksia on saatu muissakin tutkimuksissa (Harttley et.al. 2004).

Toisinsanoen: Puhdas kofeiini nostaa voimakkaasti sekä systolista että diastolista verenpainetta, ja nousu on suurin niillä henkilöillä, joilla on korkea verenpaine.

Koptinkumina

(Carum Copticum)

Koptikumina on suosittu mauste- ja lääkekasvi Aasiassa, erityisesti Intiassa ja Pakistanissa. Sitä on saatavilla myös etnisistä kaupoista.

Koptinkuminalla on
- Verenpainetta laskevaa vaikutusta
- Kokonaiskolesterolia laskevaa vaikutusta
- Triglyceridejä laskevaa vaikutusta
- HDL-kolesterolia nostavaa vaikutusta

Kun kaniineille annettiin ravinnossa 4:n viikon ajan 1% koptinkuminaa, laski kokonaiskolesteroli 42.5%, triglyceridit laskivat 38.5% ja HDL-kolesteroli nousi 70.2% (Agrewala et.al. 1986).

Koptinkumina laskee verenpainetta suorassa suhteessa annostukseen sekä rotilla että kissoilla (Gilani et.al. 2005; Devasankaraiah et.al. 1974).

Korianteri

(Coriandrum Sativum)

Korianterin siemeniä on käytetty jo muinoin masteena. Myös korianterin lehtiä käytetään ruuanlaitossa.

Korianterin siemenillä on
- Verenpainetta laskevaa vaikutusta
- Kokonaiskolesterolia laskevaa vaikutusta
- LDL-kolesterolia laskevaa vaikutusta
- Triglyceridejä laskevaa vaikutusta
- HDL-kolesterolia nostavaa vaikutusta

Kun rotille syötettiin ravintoa, jossa oli 10% korianterin siemeniä, 75:n päivän ajan, laski kokonaiskolesteroli 44.4% ja triglyceridit laskivat 50%, vertailuryhmään nähden (Chitra et.al. 1997).

Muissa kokeissa on myös osoitettu korianterin siementen kokonaiskolestrolia, LDL-kolesterolia ja triglyceridejä laskeva vaikutus ja HDL-kolesterolia nostava vaikutus (Dhanapakiam et.al. 2008; Lal et.al. 2004; Aissaoul et.al. 2011; Al-Jaff et.al. 2011).

Kaniineilla ja rotilla korianterin siemenuutokset aiheuttavat verenpaineen laskua (Jabeen et.al. 2009; Medhin et.al. 1986).

Kromipikolinaatti

(Chromiumpicolinate)

ja Biotiini

Kromi muodossa Kromipikolinaatti on lisäravinne, jota saadaan markettien luontaistuoteosastoilta ja luontaistuotekaupoista. Kromi on ihmiselle välttämätön hivenaine, ja näyttelee tärkeää roolia sokeri- ja rasva-aineenvaihdunnassa. Pikoliinihappo taas on välttämättömän L-Tryptofaani aminohapon hajoamistuote.

Kromipikolinaatilla on
- Kokonaiskolesterolia laskevaa vaikutusta
- LDL-kolesterolia laskevaa vaikutusta
- Triglyceridejä laskevaa vaikutusta

Kun 28:lle koehenkilölle annettiin Kromipikolinaattia, vastaten 200 mikrogrammaa Kromia päivittäin, 42:n päivän ajan, laskivat kokonaiskolesteroli (7.1 mmol/L → 6.5 mmol/L; $p = 0.0003$) ja LDL-kolesteroli (5.7 mmol/L → 5.0 mmol/L; $p = 0.0003$), vertailuryhmään nähden (Press et.al. 1990). Kyseessä oli kaksoissokkokoe.

Kun 20:lle terveelle opiskelijalle annettiin Kromipikolinaattia 1000 mikrogrammaa päivittäin, 13:n viikon ajan, laskivat sekä kokonaiskolesteroli (p < 0.001) että LDL-kolesteroli (p < 0.001) selvästi, vertailuryhmään nähden (Boyd et.al. 1998). Kyseessä oli kaksoissokkokoe.

Kun 30:lle diabeteksesta kärsivälle koehenkilölle annettiin Kromipikolinaattia 2:n kuukauden ajan, laskivat triglyceridit 17.4% (p < 0.05), vertailuryhmään nähden (Lee et.al. 1994). Kyseessä oli kaksoissokkokoe.

Kun 23:lle koehenkilölle annettiin Kromia 218 mikrogrammaa päivittäin, 6:n kuukauden ajan, laski LDL-kolesteroli selvästi (p < 0.01), mutta HDL-kolesteroli nousi selvästi (p < 0.05), vertailuryhmään nähden (Vinson et.al. 1984).

Vielä positiivisempia muutoksia kolesteroli- ja triglyceridiarvoihin saadaan, kun yhdistetään Kromipikolinaatin ja Biotiinin anto. Biotiini on välttämätön B-ryhmän vitamiini.

Kun koehenkilöille annettiin Biotiinia 5 mg päivittäin, 4:n viikon ajan, laski kokonaiskolesteroli selvästi (Dokusova et.al. 1972).

Samanlaisia tuloksia on saatu myös, kun koehenkilöille annettiin päivittäin 0.9 mg Biotiinia (Marshal et.al. 1980).

Kun 33:lle koehenkilölle, joista 15 sairasti diabetesta, annettiin Biotiinia 15.0 mg päivittäin, 4:n viikon ajan, laskivat VLDL-kolesteroli 0.11 mmol/L (p < 0.005) Diabetes ryhmässä ja 0.18 mmol/L (p < 0.005) normaaliryhmässä. Vastaavasti myös triglyceridit laskivat selvästi (p = 0.005) placeboon nähden (Revilla-Monsalve et.al. 2006).

Kun 348:lle koehenkilölle, joista 122 sairasti diabetesta, annettiin Kromipikolinaattia 600 mikrogrammaa ja Biotiinia 2 mg päivittäin, 3:n kuukauden ajan, laskivat koknaiskolesteroli (p < 0.05), LDL-kolesteroli (p < 0.05) ja VLDL-kolesteroli (p < 0.05) selvästi, vertailuryhmään nähden (Albarracin et.a. 2007). Kyseessä oli kaksoissokkokoe.

Vastaavia tuloksia on saatu toisessakin kaksoissokkokokeessa, jossa oli mukana 36 diabetes potilasta, ja jossa kokeen kesto oli 4 viikkoa (Geohas et.al. 2007).

Krysanteemin kukka

(Chrysanthemum Morifolium, Chrysanthemum Indicum)

Krysanteemia on viljelty Kiinassa jo yli 2000 vuotta. Krysanteemin kukka, Flos Chrysanthemum, eli Kiinaksi JU HUAN, on erittäin suosittu Funktionaalinen elintarvike Kiinassa, Koreassa ja Japanissa. Krysanteemin kukka on Kiinassa hyväksytty viralliseksi Funktionaaliseksi elintarvikkeeksi ja Krysanteemin kukkateetä käytetään yleisesti muun muassa korkean verenpaineen hoitoon. Krysanteemin kukka on myös virallisesti hyväksytty Kiinan Farmakopeiaan. Krysanteemin kuivattuja kukkia ja Krysanteemiteetä saa Kiinalaisista etnisistä kaupoista ympäri Eurooppaa ja Scandinaviaa. Krysanteemin kukasta on eristetty 55 eri flavonoidia, sekä lisäksi useita muita farmakologisesti vaikuttavia aineita, kuten Klorogeenihappo, jonka tiedetään laskevan verenpainetta (Lin et.al. 2010).

Krysanteemin kukkateellä on
- Verenpainetta laskevaa vaikutusta

Krysanteemin kukan etyyliasetaattiuute on voimakas vasodilataattori (Jiang et.al. 2005).

Kun koerotille annettiin Krysanteemin kukan flavonoideja annoksella 57 mg/kg, laski verenpaine voimakkaasti. Flavonoidifraktion pääkomponentit ovat Luteolin-7-O-beta-D-Glucoside, Apigenin-7-o-beta-Glucoside ja Acacetin-7-O-Beta-Glucoside, jotka myös laskivat verenpainetta rotilla (Dai et.al. 2001).

Kun koerotille annettiin Krysanteemin kukkaa 1 – 2 g/kg päivässä, 4:n viikon ajan, laski keskimääräinen verenpaine voimakkaasti ($p < 0.05$), vertailuryhmään nähden (Zhao et.al. 2008).

Kun koerotille annettiin Retikan *(Raphanus Sativus)* ja Krysanteeminkukan alkoholiuutetta, joka sisälsi 1.5% flavonoideja, laski verenpaine sekä akuutisti että kroonisesti, 28 päivää annettuna, erittäin voimakkaasti. Riippuen annostuksesta, verenpaine laski akuutisti keskimäärin 20 mmHg, ja vaikutuksen kesto oli 5 – 6 tuntia. Kroonisesti kerran päivässä annettuna, verenpaine oli koko 28 päivän testiajan noin 25 – 30 mmHg alempi, kuin vertailuryhmällä (Suhong et.al. 2007).

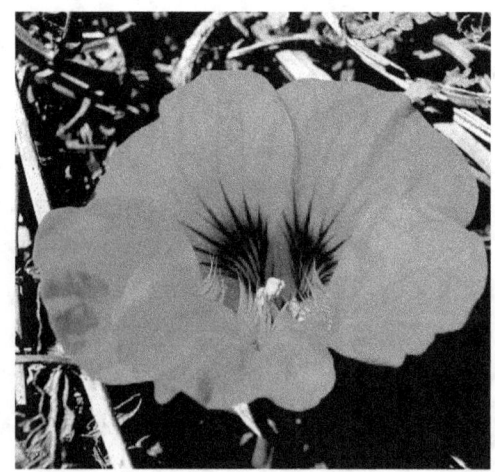

Kukkakrassi

(Tropaeolum Majus)

Kukkakrassi on köynnöstävä krassilaji, jolla on suuret, koristeelliset kukat. Kukkakrassi on syötävä ja varsinkin sen kukkia käytetään salaateissa. Kukkakrassin viljely on erittäin helppoa.

Kukkakrassilla on
- Verenpainetta alentavaa vaikutusta
- Virtsan eritystä eli diureesia lisäävää vaikutusta

Kukkakrassia käytetään laajalti Etelä-Amerikassa, erityisesti Brasiliassa diureettina, lisäämään virtsan eritystä.

Tämä on todennettu myös 2:ssa julkaistussa tutkimuksessa, joissa kukkakrassi lisäsi huomattavasti sekä virtsan että natriumin eritystä koerotilla (Gasparatto et.al. 2011; Gasparatto et.al. 2009).

Koerotilla kukkakrassin etanoliuutos laskee selvästi keskimääräistä verenpainetta (Gasparatto et.al. 2011). Vaikuttava aine on flavonoidi Isokversetiini (Isoquercetin), joka laskee koerotilla sekä verenpainetta että ACE aktiivisuutta (Gasparatto et.al. 2011).

Kuminan siemen

(Carum Carvi)

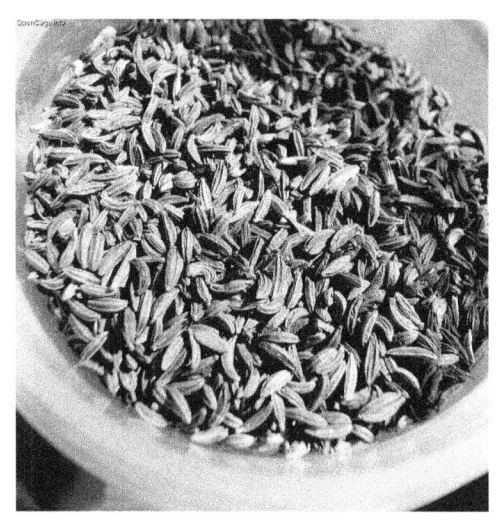

Kumina on ikivanha maustekasvi, joka kasvaa villinä myös Suomessa.

Kuminan siemenellä on
- Verenpainetta laskevaa vaikutusta
- Kokonaiskolesterolia laskevaa vaikutusta
- LDL-kolesterolia laskevaa vaikutusta
- Triglyceridejä laskevaa vaikutusta

Kun koerotille syötettiin kuminan siemenen vesiuutetta, havaittiin voimakas diureettinen vaikutus (Lahlou et.al. 2007).

Kuminan siemenöljy laskee sekä verenpainetta että sydämen pulssia (El-Tahir et.al. 1994).

Kuminan siemenen vesiuute laskee koerotilla voimakkaasti sekä kokonaiskolesterolia ($p < 0.01$) että triglyceridejä ($p < 0.01$) vertailuryhmään nähden (Lemhadri et.al. 2006).

Vastaavasti, kun koerotille annettiin kuminan siementä 1g/kg, 3:n viikon ajan, laski kokonaiskolesteroli ($p < 0.036$) ja LDL-kolesteroli ($p < 0.01$) vertailuryhmään nähden (Haldari et.al. 2011).

Kuningatarhunaja

(Royal Jelly)

Kuningatarhunaja on hunajaa, jota työläismehiläiset syöttävät mehiläiskuingattarelle ainoana ravintonaan. Tämän hunajan ansiosta mehiläiskuningatar tulee kooltaan moninkertaiseksi työläismehiläisiin verrattuna ja elää monta kertaa kauemmin kuin muut mehiläiset.

Kuningatarhunajalla on monia lääketieteellisiä vaikutuksia, ja sitä on tutkittu hyvin paljon jo pitkän aikaan.

Kuningatarhunajalla on
- Kokonaiskolesterolia laskevaa vaikutusta
- LDL-kolesterolia laskevaa vaikutusta
- VLDL-kolesterolia laskevaa vaikutusta
- HDL-kolesterolia nostavaa vaikutusta

Meta-analyysissa tutkittiin koe-eläimillä ja ihmisillä tehtyjä tutkimuksia, koskien kuningatarhunajan kolesterolia laskevaa vaikutusta. Lopputuloksena oli, että kun koehenkilölle annettiin päivittäin 50 – 100 mg kuningatarhunajaa, laskivat LDL-kolesteroli noin 14% ja seerumin kokonaisrasvat noin 10% (Vittek 1995).

Kun 15:lle koehenkilölle annettiin 6 grammaa kuningatarhuajaa päivittäin, 4:n viikon ajan, laskivat kokonaiskolesteroli ($p < 0.05$), LDL-kolesteroli ($p < 0.05$) ja VLDL-kolesteroli ($p < 0.05$) selvästi, vertailuryhmään nähden (Guo et.al. 2007).

Kun koerotille syötettiin kuningatarhunajaa 6:n viikon ajan, 700 mg/kg päivässä, laski seerumin kokonaiskolesteroli ($p < 0.01$) ja HDL-kolesteroli nousi ($p < 0.05$) selvästi, vertailuryhmään nähden (Shen et.al. 1995).

Kurpitsa *(Cucurbita Pepo)*, Hedelmä,

siemen, siemenöljy, kuori

Kurpitsa on tuhansia vuosia vanha ravintokasvi, joka tunnetaan ympäri koko maailman. Kurpitsalla on myös erittäin paljon lääkinnällistä käyttöä. Sitä on käytetty sydän- ja verisuonitautien hoitoon jo kauan aikaa ympäri maailmaa.

Kurpitsan hedelmälihalla, Siemenillä, Siemenöljyllä ja kurpitsan kuorella on
- Verenpainetta alentavaa vaikutusta
- Kokonaiskolesterolia alentavaa vaikutusta
- LDL-kolesterolia alentavaa vaikutusta
- Triglyceridejä alentavaa vaikutusta
- HDL-kolesterolia nostavaa vaikutusta

Kun 35:lle koehenkilölle annettiin Kurpitsan siemenöljyä 2 grammaa päivässä, 12:n viikon ajan, laski diastolinen verenpaine 5.4 mmHg (81.1 mmHg → 75.67 mmHg, $p < 0.046$) ja HDL-kolesteroli nousi 16.35 (0.92 mmol/l → 1.07 mmol/l, $p = 0.029$), vertailuryhmään nähden (Gossell-Williams et.al. 2011). Kyseessä oli kaksoissokkokoe.

Kun koerotille annettiin kurpitsan siemenöljyä joko 40 mg/kg tai 100 mg/kg päivässä, 6:n viikon ajan, laski verenpaine selvästi vertailuryhmään nähden (El-Mosaliamy et.al. 2011).

Kun diabetesta sairastaville koerotille annettiin kurpitsan kuivattua hedelmää 1 g/kg, 4:n viikon ajan, laskivat triglyceridit 50.0% ($p < 0.05$), kokonaiskolesteroli laski 10.4% ($p < 0.05$), LDL-kolesteroli laski 26.8% ($p < 0.05$) ja HDL-kolesteroli nousi 25.1% ($p < 0.05$), vertailuryhmään nähden (Sedigheh et.al. 2011).

Kun diabeteksesta kärsiville koehiirille annettiin joko 250 mg/kg tai 500 mg/kg kurpitsan kuoren etanoliuutetta, 15:n päivän ajan, normalisoituivat kaikki seerumin rasva-arvot, triglyceridit, LDL-kolesteroli, HDL-kolesteroli ja VLDL-kolesteroli, vertailuryhmään nähden (Dixit et.al. 2010).

Kun kurpitsan siemenen vesi- tai etanoliuutetta annettiin depressiivisille koerotille 4:n viikon ajan, normalisoituivat seerumin triglyceridit, kokonaiskolesteroli, LDL-kolesteroli, ja HDL-kolesteroli, vertailuryhmään nähden (Umadevi et.al. 2011).

Kun koerotille annettiin kurpitsan siemenöljyä 40 mg/kg päivittäin, 12:n viikon ajan, laskivat systolinen ja diastolinen verenpaine, triglyceridit, kokonaiskolesteroli ja LDL-kolesteroli, mutta HDL-kolesteroli nousi, vertailuryhmään nähden (Gossell-Williams et.al. 2008).

Vastaavat vaikutukset koerottien Kolesteroliarvoihin ja verenpainearvoihin on havaittu muissakin tutkimuksissa (Al-Zuhair et.al. 1997; Al-Zuhair et.al. 2000).

Kuvernöörinkukka

(Tulbaghia Violacea)

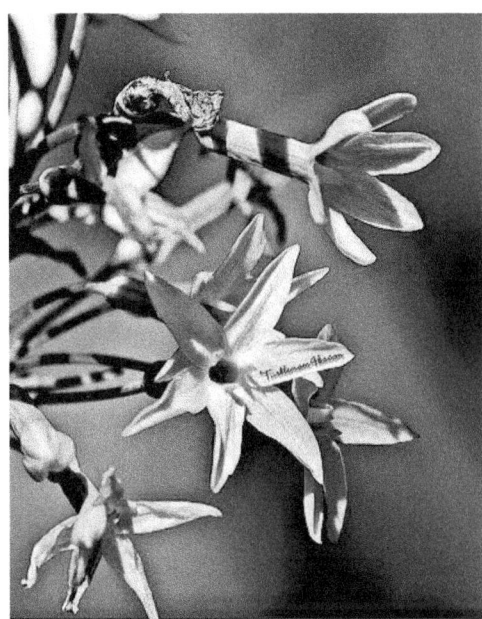

Kuvernöörinkukka, tai Villi Valkosipuli (Wild Garlic), kuten sitä myös kutsutaan, on kotoisin Etelä-Afrikasta. Kasvi tuoksuu kuten valkosipuli. Kasvin kaikki osat ovat syötäviä, ja niitä käytetään salaatteina, erityisesti lehtiä ja kukkia. Kasvia on jo hyvin kauan käytetty lääkekasvina, mm. korkean verenpaineen hoitoon. Kasvia on erittän helppo kasvattaa, ja se kasvaa nopeasti.

Kuvernöörinkukalla on
- Verenpainetta laskevaa ominaisuutta.

Kasvilla on voimakas ACE:a inhiboiva vaikutus, joka on todettu 2:ssa erillisessä tutkimuksessa (Ramesar et.al. 2008; Duncan et.al. 1999).

Kun Kuvernöörinkukan vesiuutetta annettiin koerotille 50 mg/kg, 14:n päivän ajan, laski systolinen verenpaine 9.12% (p < 0.05). Samoin plasman Aldosteronipitoisuus laski selvästi (p < 0.05) ja virtsan Natriumin eritys lisääntyi selvästi (p < 0.05), vertailuryhmään nähden (Mackraj et.al. 2008).

Kun koerotille annettiin suonensisäisesti Kuvernöörinkukan lehden alkoholiuutetta annoksilla 5 – 150 mg/kg, laskivat sekä systolinen että diastolinen verenpaine voimakkaasti (p < 0.05), vertailuryhmään nähden (Raji et.al. 2012).

Kversetiini

(Quercetin)

Kversetiini on flavonoidi, jota esiintyy monissa kasvikunnan tuotteissa. Kversetiini on eräs voimakkaimmista antioksidanteista. Kversetiiniä esiintyy runsaasti mm. omenissa, vihreässä teessä, punasipulissa ja erityisesti sipulien lehdissä.

Kversetiinillä on
- Verenpainetta laskevaa vaikutusta
- Kokonaiskolesterolia laskevaa vaikutusta
- LDL-kolesterolia laskevaa vaikutusta
- Triglyceridejä laskevaa vaikutusta
- HDL-kolesterolia nostavaa vaikutusta

Kun 41:lle koehenkilölle, joista 22:lla oli korkea verenpaine, annettiin kversetiiniä 730 mg päivässä, 28:n päivän ajan, laski systolinen verenpaine 7 mmHg ($p < 0.01$) ja diastolinen verenpaine 5 mmHg ($p < 0.01$) korkean verenpaineen omaavilla koehenkilöillä (Edwards et.al. 2007). Kyseessä oli kaksoissokkokoe.

Kun 93:lle koehenkilölle annettiin kversetiiniä 150 mg päivässä, 6:n viikon ajan, laski systolinen verenpaine 2.9 mmHg ($p < 0.01$) koko ryhmässä (Egert et.al. 2009). Kyseessä oli kaksoissokkokoe.

Kun 49:lle tupakoitsevalle koehenkilölle annettiin kversetiiniä 100 mg päivässä, 10:n viikon ajan, laski sekä systolinen ($p < 0.05$) että diastolinen ($p < 0.01$) verenpaine merkittävästi. Sekä kokonaiskolesteroli ($p < 0.05$) että LDL-kolesteroli ($p < 0.01$) laskivat merkittävästi, sen sijaan HDL-kolesteroli nousi ($p < 0.01$) merkittävästi (Lee et.al. 2011). Kyseessä oli kaksoissokkokoe.

Kun 49:lle terveelle mieshenkilölle annettiin kversetiiniä 150 mg päivässä, 8.n viikon ajan, laski systolinen verenpaine merkittävästi ($p < 0.044$). Edelleen triglyceridit laskivat selvästi ($p < 0.025$) ja HDL-kolesteroli nousi selvästi ($p < 0.025$) (Pfeuffer et.al. 2011). Kyseessä oli kaksoissokkokoe.

Kun koerotille annettiin kversetiiniä 10 mg/kg päivässä, 5:n viikon ajan, laski systolinen verenpaine 18%, diastolinen verenpaine laski 23%, ja sydämen pulssi laski 12% (Duarte et.al. 2001). Kversetiinin verenpainetta laskeva vaikutus on havaittu myös muissa tutkimuksissa (Perez-Vizcaino et.al. 2009).

Japanilaisilla naisilla tehdyssä tutkimuksessa kversetiinin saanto ravinnosta, pääasiassa sipulista, oli kääntäen verrannollinen kokonaiskolesteroliin ($r = -0.261$, $p < 0.01$) ja LDL-kolesteroliin ($r = -0.263$, $p < 0.01$) (Arai et.al. 2000).

L-Arginiini

L-Arginiini on ravinnossa ja elimistössä esiintyvä aminohappo, jolla on monia vaikutuksia elimistössä.

L-Arginiinilla on
- Verenpainetta laskevaa vaikutusta

Jo kauan on tiedetty, että L-Arginiini akuutisti annettuna aiheuttaa voimakasta verenpaineen laskua (Keiichi et.al. 1992). Tässä kokeessa annettiin normaalin verenpaineen omaaville koehenkilöille 30 grammaa L-Arginiinia akuutisti. Keskimäärin verenpaine putosi arvosta 79.3 mmHg arvoon 68.8 mmHg.

Meta-analyysissä, johon oli kerätty 11 kpl suoritettuja kaksoissokkokokeita, todettiin L-Arginiinin selvästi laskevan sekä systolista verenpainetta (5.39 mmHg, $p < 0.01$) että diastolista verenpainetta (2.66 mmHg, $p < 0.01$) (Dong et.al. 2011). Kokeissa oli yhteensä 387 koehenkilöä, ja käytetyt L-Arginiini annokset päivää kohti olivat 4 – 24 grammaa (Dong et.al. 2011).

L-Karnosiini

L-Karnosiini on Dipeptidi, joka koostuu beta-Alaniinista ja L-Histidiinistä, jotka ovat aminohappoja.

L-Karnosiiniä esiintyy runsaasti elimistössä lihaksissa, sydämessä ja hermokudoksessa. L-Karnosiini on erittäin voimakas antioksidantti. L-Karnosiini tutkitaan nykyään erittäin paljon, mm. sen ikääntymistä hidastavien vaikutusten vuoksi.

Nykyään eri ravintoaineiden hydrolysaateista on eristetty kymmenittäin eri aminohapoista koostuvia Dipeptidejä, Tripeptidejä ja multipeptidejä, jotka ovat voimakkaasti ACE:a inhiboivia ja laskevat verenpainetta.

L-Karnosiinia saadaan markettien luontaistuoteosastoilta.

L-Karnosiinilla on
- Verenpainetta laskevaa vaikutusta

Japanilaiset tutkijat havaitsivt kokeissaan, että L-Karnosiini inhiboi ACE:a. Vaikutus korostui, jos samanaikaisesti läsnä oli joko kuparia tai sinkkiä (Nakagawa et.al. 2006).

Kun rotille syötettiin ravinnossa joko 0.0001% tai 0.001% L-Karnosiinia 5:n viikon ajan, laski systolinen verenpaine huomattavasti vertailuryhmään nähden ($p < 0.005$) (Niijima et.al. 2002).

Japanilaiset tutkijat havaitsivat, että hyvin pienet suonensisäiset annokset L-Karnosiinia rotille laskivat keskimääräistä verenpainetta huomattavasti (Tanida et.al. 2005).

L-Seriini

(L-Serine)

L-Seriini on luonnollinen aminohappo, jota esiintyy niin ihmisen soluissa kuin ravinnossakin.

L-Seriinillä on
- Verenpainetta alentavaa vaikutusta

Kun L-Seriiniä annettiin suonensisäisesti koerotille 1 mmol/kg, se laski keskimääräistä verenpainetta sekä normaalin verenpaineen omaavilla rotilla (lasku 22%, 108 mmHg → 84 mmHg, p < 0.01), että korkean verenpaineen omaavilla rotilla (lasku 34%, 166 mmHg → 109 mmHg, p < 0.01), vertailuryhmään nähden (Mishra et.al. 2010).

Vastaava verenpaineen lasku on havaittu muissakin tutkimuksissa (Mishra et.al. 2007; Mishra et.al. 2008). Verenpaineen lasku on sitä suurempi, mitä suurempi on käytetty annos. Sydämen pulssi ei muutu.

Japanilaiset tutkivat 12:sta normaalin verenpaineen omaavaa henkilöä, ja 12:sta korkean verenpaineen omaavaa henkilöä. Heiltä mitattiin kaikkiaan 26 eri aminohapon pitoisuudet plasmasta. Vain 4 aminohappoa, Tauriini, Threoniini, L-Seriini ja Metioniini, erosivat merkittävästi toisistaan näiden ryhmien välillä, ollen selvästi pienemmät korkean verenpaineen omaavilla potilailla, kuin normaalin verenpaineen omaavilla potilailla. Merkittävin ero oli L-Seriinin pitoisuudessa (10.8 mikromol/dl versus 13.4 mikromol/dl, p < 0.001) (Ogawa et.al. 1983).

L-Seriini laskee selvästi Homokysteiinin määrää ihmisillä (Verhoef et.al. 2004). Homokysteiini on voimakas riskitekijä sydän- ja verisuonitaudeissa.

L-Tryptofaani

L-Tryptofaani on ihmiselle välttämätön aminohappo, jota saadaan pieniä määriä ravinnosta.

L-Tryptofaanilla on
- Verenpainetta laskevaa vaikutusta

Kun 14:lle korkeaa verenpainetta sairastavalle koehenkilölle annettiin 50 mg/kg L-Tryptofaania, laski verenpaine huomattavasti 90 – 120 minuuttia annostuksen jälkeen (Feltkamp et.al. 1984).

Kun korkean verenpaineen omaaville rotille annettiin L-Tryptofaania, laski verenpaine voimakkaasti 2:n tunnin kuluttua (Sven et.al. 1982).

Kun korkean verenpaineen omaaville rotille annettiin L-Tryptofaania, joko akuutisti tai 3:n viikon ajan kroonisesti, laski verenpaine huomattavasti (Ardiansyah et.al. 2011).

L-Tryptofaanista syntyy aivoissa Melatoniinia, jonka tiedetään laskevan verenpainetta.

Latva-artisokka

(Cynara Scolymus)

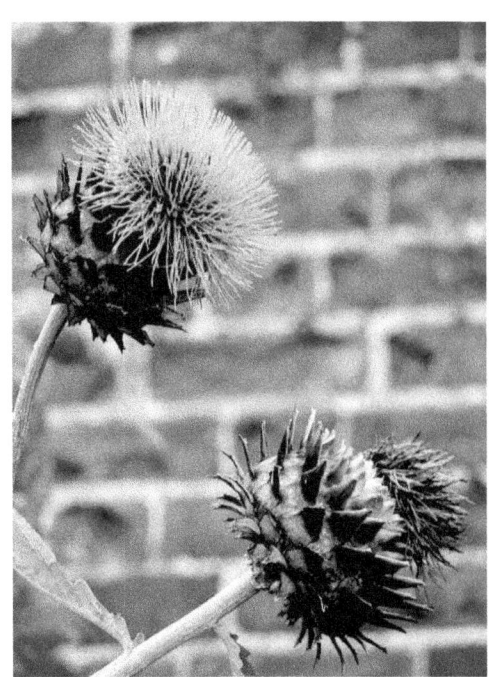

Latva-artisokka on tuttu vihannes ympäri koko maailman. Sillä on myös runsaasti lääkinnällistä käyttöä, erityisesti korkean verenpaineen ja korkeiden kolesteroliarvojen hoidossa. Latva-artisokassa on runsaasti farmakologisesti vaikuttavia aineita, erityisesti Luteolinia ja Klorogeenihappoa, joiden kummankin tiedetään laskevan verenpainetta.

Latva-artisokalla on:
- Verenpainetta laskevaa vaikutusta.
- Kokonaiskolesterolia laskevaa vaikutusta.
- LDL-kolesterolia laskevaa vaikutusta.

Kun 30:lle diabeteksesta kärsivälle koehenkilölle annettiin 6 grammaa kuivattua Latva-artisokan syötävää osaa päivittäin, 3:n kuukauden ajan, laskivat kokonaiskolesteroli (236.7 mg/dl → 225.9 mg/dl, $p < 0.01$), triglyceridit (163.2 mg/dl → 146.3 mg/dl, $p < 0.01$) ja LDL-kolesteroli (161.6 mg/dl → 143.2 mg/dl, $p < 0.01$), mutta HDL-kolesteroli nousi (34.6 mg/dl → 43.4 mg/dl, $p < 0.01$), vertailuryhmään nähden (Nazni et.al. 2006).

Kun koehenkilöille, joilla oli korkea verenpaine, annettiin Latva-artisokan lehden tuoremehua joko 50 mg tai 100 mg päivittäin, 12:n viikon ajan, laskivat sekä systolinen verenpaine ($p < 0.05$) että diastolinen verenpaine ($p < 0.05$) selvästi, vertailuryhmään nähden (Roghani-Dehkord et.al. 2009). Kyseessä oli kaksoissokkokoe.

Latva-artisokan lehtiuutteen on todettu estävän kolesterolisynteesiä (Gebhardt et.al. 1996).

Kun 302:lle koehenkilölle annettiin 320 mg standardoitua Latva-artisokan lehtiuutetta (Hepar SL Forte, Germany) päivittäin, pitkään, laskivat kokonaiskolesteroli 11.5% (264.2 mg/dl → 233.9 mg/dl, $p < 0.001$) ja triglyceridit 12.5% (215.0 mg/dl → 188.1 mg/dl, $p < 0.01$), vertailuryhmään nähden (Fintelmann et.al. 1996).

Myös muissa tutkimuksissa, myös Meta-analyyseissä, jotka koskevat kaksoissokkotutkimuksia, on todettu Latva-artisokan laskevan sekä kokonaiskolesterolia että LDL-kolesterolia (Wider et.al. 2009; Skarpanska-Stejnborn et.al. 2008; Lupattelli et.al. 2004).

Lehtikaali

(Brassica Oleracea Acephala)

Lehtiaalia on viljelty ravintokäyttöön jo erittäin kauan aikaa. Lehtikaalia on sekä vihreää että punaista muotoa. Lehtikaalissa on erittäin paljon Beeta-karoteeniä, K-vitamiinia, C-vitamiinia, Luteiinia ja Zeaxanthiinia.

Lehtikaalilla on
- LDL-kolesterolia laskevaa vaikutusta
- HDL-kolesterolia nostavaa vaikutusta

Kun 32:lle koehenkilölle, joilla oli korkeat kolesteroliarvot, annettiin 1.5 desilitraa lehtikaalista tehtyä menua päivässä, 3:n kuukauden ajan, laski LDL-kolesteroli 10% (p < 0.0007) ja HDL-kolesteroli nousi 27% (p < 0.0001), ja HDL/LDL-suhde nousi 52% (p < 0.0001), vertailuryhmään nähden (Kim et.al. 2008).

Lesitiini

Soijalesitiini on suosittu lisäravinne, jota saadaan markettien luontaistuoteosastoilta ja luontaistuotekaupoista.

Soijalesitiinillä on
- Kokonaiskolesterolia laskevaa vaikutusta
- LDL-kolesterolia laskevaa vaikutusta
- Triglyceridejä laskevaa vaikutusta
- HDL-kolesterolia nostavaa vaikutusta

Kun korkean kolesteroliarvon omaaville koehenkilöille annettiin soijalesitiiniä 500 mg päivässä, 2:n kuukauden ajan, laski LDL-kolesteroli 56.15% ja kokonaiskolesteroli 42.0% (Mourad et.al. 2009).

Kun korkean kolesteroliarvon omaaville koehenkilöille annettiin soijalesitiiniä 12 grammaa päivässä, 3:n kuukauden ajan, laski kokonaiskolesteroli 15%, ja triglyceridit laskivat 23%. HDL-kolesteroli nousi 16% (Brook et.al. 1986).

Kun 65:lle korkean kolesteroliarvon omaavalle koehenkilölle annettiin 4:n viikon ajan ravintoa, jossa eläinpohjainen proteini oli korvattu soijaproteiinilla, jossa oli 6% soijalesitiiniä, laski kokonaiskolesteroli 18.6% (Sirtori et.al. 1985).

Kun Diabetesta sairastaville, korkean kolesterolitason omaaville koehenkilöille annettiin päivittäin 15 grammaa jauhetta, jossa oli 12% soijalesitiiniä ja 35% soijaproteiinia, 12:n viikon ajan, laski kokonaiskolesteroli 12% (p < 0.001), triglyceridit laskivat 22% (p < 0.001) ja LDL-kolesteroli laski 16% (p < 0.001). HDL-kolesteroli nousi 11% (p < 0.001) (Medic et.al. 2006).

Kun apinoille syötettiin ravintoa, jossa oli 3.4% soijalesitiiniä, 8:n viikon ajan, laski kokonaiskolesteroli 46% ja LDL-kolesteroli laski 55% (Wilson et.al. 1998).

Vastaavassa kokeessa hamstereilla laski kokonaiskolesteroli 38% ja LDL-kolesteroli 73% (Wilson et.al. 1998).

Rottakokeissa on saatu vastaavia tuloksia (Iwata et.al. 1992).

Lime lehti

(Citrus Limetta)

Lime hedelmä on kaikille tuttu pieni, vihreä Citrus hedelmä, jota viljellään eri puolilla maailmaa. Lime hedelmäpuun lehtiä käytetään mm. Meksikossa korkean verenpaineen alentamiseen.

Lime lehdillä on:
- Verenpainetta alentavaa vaikutusta.

Kun hiirille, joille oli aikaansaatu korkea verenpaine Angiotensin II:n avulla, annettiin Lime lehden vesiuutetta 125 mg/kg, laskivat systolinen verenpaine 20 mmHg ($p < 0.001$) ja diastolinen verenpaine 20 mmHg ($p < 0.0002$), vertailuryhmään nähden. Vaikutus oli sama, kuin Telmisartanin annoksella 3 mg/kg (Perez et.al. 2010).

Lipoiinihappo

(Lipoic Acid)

Lipoiinihappo on elimistössä esiintyvä välttämätön vitamiinin kaltainen aine, jota tarvitaan erityisesti solujen energian tuotannossa. Lipoiinihappo on lisäksi erittäin voimakas antioksidantti.

Lipoiinihapolla on
- Verenpainetta laskevaa vaikutusta
- Kokonaiskolesterolia laskevaa vaikutusta
- LDL-kolesterolia laskevaa vaikutusta
- HDL-kolesterolia nostavaa vaikutusta
- Triglyseridejä laskevaa vaikutusta

Rottakokeissa Lipoiinihappo laskee systolista verenpainetta, kontrolliryhmään nähden (Vasdev et.al. 2000).

Rottakokeissa Lipoiinihappo laskee kokonaiskolesterolia, LDL-kolesterolia ja Triglyseridejä, mutta nostaa HDL-kolesterolia (Thirunavukkarasu et.al. 2004; Jayanthi et.al. 1992; Segermann et.al. 1991).

Luobuma tee

(Apocynum Venetum)

Luobuma tee on hyvin suosittu juoma Pohjois-Kiinassa. Tee tehdään Apocynum Venetum kasvin lehdistä. Kasvia viljellään suuressa mittakaavassa Pohjois-Kiinassa, Koreassa ja Japanissa. Luobuma teessä on runsaasti Flavonoideja, erityisesti Kversetiiniä ja Apocyaniinia. Japanissa teetä kutsutaan nimellä Rafuma.

Luobuma teellä on
- Verenpainetta laskevaa vaikutusta.
- Kokonaiskolesterolia laskevaa vaikutusta.
- LDL-kolesterolia laskevaa vaikutusta.
- HDL-kolesterolia nostavaa vaikutusta.

Kun 116:lle korkeasta verenpaineesta kärsivälle koehenkilölle annettiin Luobuma teetä tablettimuodossa päivittäin, 5:n viikon ajan, laski systolinen verenpaine 19.2 mmHg ($p < 0.01$) ja diastolinen verenpaine 12.9 mmHg ($p < 0.01$), vertailuryhmään nähden (Gao et.al. 2010).

Vastaavasti, kun 102:lle korkeasta verenpaineesta kärsivälle koehenkilölle annettiin Luobuma teetä päivittäin, 45:n päivän ajan, laskivat sekä systolinen ($p < 0.05$) että diastolinen ($p < 0.05$) verenpaine selvästi, vertailuryhmään nähden (Dai et.al. 2010).

Kun rotille annettiin Luobuma teetä 40:n päivän ajan, laski kokonaiskolesteroli 18.6% ($p < 0.01$), LDL-kolesteroli laski 19.6% ($p < 0.001$) mutta HDL-kolesteroli nousi 23.2% ($p < 0.05$), vertailuryhmään nähden (Kim et.al. 1998).

Myös muissa kokeissa on todennettu Luobuma teen verenpainetta laskeva ja HDL-kolesterolia nostava vaikutus (Kim et.al. 2000; Ma et.al. 1989).

Luteolin

Luteolin on Flavonoidi, joka on erittäin voimakas antioksidantti. Sitä esiintyy laajasti eri kasveissa, esimerkiksi voikukassa (Taraxacum Officinalis) ja latva-artisokan (Cynara Scolymus) lehdissä. Luteolinilla on monia Farmakologisia vaikutuksia.

Luteolinilla on
- Verenpainetta alentavaa vaikutusta

Kun koerotille annettiin oraalisesti 50 mg/kg. Luteolinia, laski verenpaine peräti 24:n tunnin ajan erittäin voimakkaasti (20 mmHg, $p < 0.01$), vertailuryhmään nähden (Ichimura et.al. 2006).

Kun kissoille ja koirille annettiin Luteolinia, laski verenpaine selvästi (Liyan 1986).

Luteolin inhiboi ACE:a (Loizzo et.al. 2007).

Luteolin on hyvä Vasorelaksantti (Xu et.al. 2007).

Luteolin inhiboi Endothelin-1:stä (ET-1), joka supistaa verisuonia, ja aiheuttaa verenpaineen nousua (Kozakai et.al. 2005).

Luteolin stimuloi eNOS entzyymiä, jolloin syntyy typpioksidia NO, joka laajentaa verisuonia, ja laskee verenpainetta (Huige et.al. 2004).

Luumu
(Prunus Domestica)

Sekä tuoreet että kuivatut luumut ovat yleisesti käytettyä ravintoa kaikkialla maailmassa.

Kuivatuissa luumuissa on erittäin suuri määrä Kaliumia, peräti 745 mg/100 g. Lisäksi niissä on suuri määrä terveysvaikutteisia polyfenoleja, peräti 184 mg/100 g. Suurin osa näistä polyfenoleista on Klorogeenihappoa (Chlorogenic acid) (Stacewicz-Sapountzakis et.al. 2001). Sekä Kalium että Klorogeenihappo laskevat verenpainetta.

Kuivatuilla luumuilla on
- Verenpainetta laskevaa vaikutusta
- Kokonaiskolesterolia laskevaa vaikutusta
- LDL-kolesterolia laskevaa vaikutusta

Kun 259:lle koehenkilölle, joilla oli lievästi kohonnut verenpaine, annettiin päivittäin 3 kuivattua luumua, noin 12 grammaa, 8:n viikon ajan, laskivat systolinen verenpaine (134.0 mmHg → 126.7 mmHg, p < 0.004) ja diastolinen verenpaine (86.45 mmHg → 81.9 mmHg, p < 0.056), kuten myös kokonaiskolesteroli (189.4 mg/dl → 161.4 mg/dl, p < 0.002) ja LDL-kolesteroli (101.6 mg/dl → 82.1 mg/dl, p < 0.017) selvästi, vertailuryhmään nähden (Ahmed et.al. 2010).

Kun 41:lle koehenkilölle annettiin 12 kuivattua luumua, noin 100 g, päivittäin, 4:n viikon ajan, laski LDL-kolesteroli (4.1 mmol/l → 3.9 mmol/l) selvästi, vertailuryhmään nähden (Tinker et.al. 1991).

Koehiirillä, joille syötettiin kuivattua luumua joko 4.75% tai 9.8% ravinnosta, 5:n kuukauden ajan, laskivat sekä kokonaiskolesteroli että triglyceridit selvästi, vertailuryhmään nähden (Gallaher et.al. 2009).

Lykopeeni
(Lycopen)

Lykopeeni on karoteinoidi, jota esiintyy erittäin runsaasti tomaatissa, vesimelonissa ja guavassa. Lykopeeni on erittäin voimakas antioksidantti.

Lykopeenillä on
- Verenpainetta laskevaa vaikutusta
- Kokonaiskolesterolia laskevaa vaikutusta
- LDL-kolesterolia laskevaa vaikutusta

Kun 6:lle mieshenkilölle annettiin 60 mg Lykopeeniä päivässä, 3:n kuukauden ajan, laski LDL kolesteroli 14% (165 mg/dl → 140 mg/dl) (Fuhrman et.al. 1997).

Kun 100:lle raskaana olevalle, korkeasta verenpaineesta kärsivälle naishenkilölle annettiin Lykopeenia 2 mg päivässä, 4:n viikon ajan, laskivat sekä diastolinen verenpaine (99.9 mmHg → 80.2 mmHg) että systolinen verenpaine (149.7 mmHg → 130,3 mmHg) voimakkaasti (Aggarwal et.al. 2009).

Meta-analyysissä, joka käsitti 12 tutkimusta, joiden kesto oli vähintään 2 viikkoa, havaittiin, että Lykopeeni laskee voimakkaasti systolista verenpainetta (5.6 mmHg, $p = 0.04$), LDL-kolesterolia 10% (10.35 mg/dl, $p = 0.0003$) ja kokonaiskolesterolia (7.55 mg/dl, $p = 0.02$), vertailuryhmään nähden, kun käytetty päivittäinen annos oli vähintään 25 mg (Ried et.al. 2011).

Maapähkinä

(Arachis Hypogaea)

ja Maapähkinäöljy

Maapähkinä tunnetaan kaikkialla maailmassa syötävistä pähkinöistään ja maapähkinäöljystä, jota käytetään ruokaöljynä, etenkin Afrikassa. Maapähkinässä on erittäin runsaasti L-Arginiinia sekä monotyydyttymättömiä rasvahappoja.

Maapähkinällä on
- Verenpainetta laskevaa vaikutusta
- Kokonaiskolesterolia laskevaa vaikutusta
- LDL-kolesterolia laskevaa vaikutusta
- Triglyceridejä laskevaa vaikutusta
- HDL-kolesterolia nostavaa vaikutusta

Kun 54 koehenkilöä, joilla oli korkeat kolesteroliarvot, sai 77 grammaa maapähkinöitä, 4:n viikon ajan, laskivat plasman Kokonaiskolesteroli/HDL-kolesteroli suhde ($p = 0.001$) ja LDL/HDL-kolesteroli suhde ($p = 0.001$), mutta HDL-kolesteroli nousi ($p < 0.001$) selvästi, vertailuryhmään nähden (Nouran et.al. 2010).

Kun 13 koehenkilöä sai ravinnossaan päivittäin maapähkinää, 2:n viikon ajan, laski kokonaiskolesteroli 7% ($p < 0.05$), vertailuryhmään nähden (Trinidad et.al. 2010). Kyseessä oli kaksoissokkokoe.

Kun 118 koehenkilöä sai päivittäin 56 grammaa maapähkinää, 4:n viikon ajan, laskiva kokonaiskolesteroli, LDL-kolesteroli ja triglyceridit selvästi, mutta HDL-kolesteroli nousi selvästi, niillä koehenkilöillä, joilla oli korkeat kolesteroliarvot (McKiernan et.al. 2010).

Kun 15 koehenkilöä sai päivittäin maapähkinää, joka vastasi 1000 kcal energia-arvoja, 3:n viikon ajan, laskivat seerumin triglyceridiarvot 24% ($p < 0.05$), vertailutasoon nähden (Alper et.al. 2003).

Kun hamstereille syötettiin joko maapähkinöitä, maapähkinäöljyä, rasvatonta maapähkinää tai kontrolliravintoa, 24:n viikon ajan, laskivat kokonaiskolesteroli ($p < 0.05$), VLDL-kolesteroli ($p < 0.05$), ja LDL-kolesteroli ($p < 0.05$) selvästi kaikissa maapähkinäryhmissä, kontrolliryhmään nähden (Stephens et.al. 2010). Keskimäärin kokonaiskolesteroli putosi 65%, VLDL-kolesteroli putosi 77% ja LDL-kolesteroli putosi 76%, kontrolliryhmään nähden.

Kun 129:lle koehenkilölle, jotka olivat Brasiliasta, Ghanasta ja USA:sta, annettiin päivittäin maapähkinäöljyä määrän, joka vastasi 30% heidän päivittäisestä energiantarpeestaan, 8:n viikon ajan, laski systolinen verenpaine keskimäärin 4.63 mmHg ($p < 0.05$) koko ryhmällä, ja Ghanalaisilla lasku oli peräti 9.44 mmHg ($p < 0.05$), vertailuarvoihin nähden (Sales et.al. 2008).

Maapähkinä ja etenkin maapähkinän kuori ovat erittäin voimakkaasti vasorelaksoivia (Fitzpatrick et.al. 1995). Kaikista tutkituista 54 ruoka-aineesta, maapähkinän kuori oli voimakkaimmin vasorelaksoiva, yhdessä kanelin kanssa.

Kiinassa käytetään korkean verenpaineen hoitoon seuraavaa menetelmää: Liuotetaan maapähkinöitä 7:n päivän ajan Punaviinissä, jonka jälkeen maapähkinöitä nautitaan 10 kappaletta aamulla ja 10 kappaletta illalla.

Maapähkinän kuorissa on erittäin paljon kuitua ja terveysvaikutteisia Polyfenoleja. Kun maapähkinän kuorta syötettiin koerotille 3:n viikon ajan, laskivat kokonaiskolesteroli 40.8% ($p < 0.05$) ja LDL-kolesteroli 49.3% ($p < 0.05$), vertailuryhmään nähden (Shimizu-Ibuka et.al. 2009).

Maarianohdake

(Silybum Marianum)

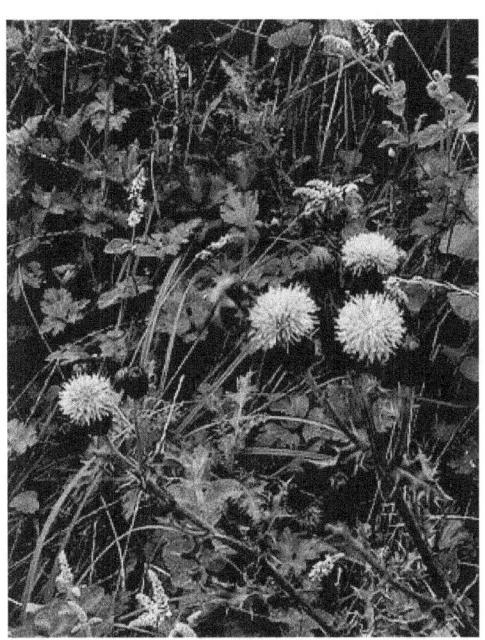

Maarianohdake on ikivanha lääke- ja ravintokasvi. Maarianohdakkeen nuoret versot ovat syötäviä, samoin Maarianohdakkeen siementen idut, joissa on erittäin runsaasti Polyfenoleja (Vaknin et.al. 2008). Maarianohdakkeen siemenistä saadaan erittäin voimakasta Flavonoidiseosta, jota kutsutaan Silymariiniksi. Se koostuu useasta Flavonoidista, joista tärkeimmät ovat Silybin, Silydianin, Silybin A ja Silybin B. Lisäksi siemenistä löytyy Kversetiiniä ja Taxifoliinia, joka on syöpää ehkäisevä. Silymariinia käytetään yleisesti eri maksasairauksien hoidossa.

Maarianohdakkeen siemenellä ja Silymariinilla on
- Kokonaiskolesterolia laskevaa vaikutusta
- LDL-kolesterolia laskevaa vaikutusta
- VLDL-kolesterolia laskevaa vaikutusta
- Triglyceridejä laskevaa vaikutusta

Kun 51:lle diabeteksesta kärsivälle koehenkilölle annettiin Silymariinia 400 mg päivässä, 4:n kuukauden ajan, laskivat kokonaiskolesteroli 12.0% (225 mg/dl → 198 mg/dl, p = 0.0001), LDL-kolesteroli 12.1% (140 mg/dl → 123 mg/dl, p = 0.005) ja triglyceridit 25.7% (284 mg/dl → 211 mg/dl, p = 0.004), vertailuryhmään nähden (Huseini et.al. 1998). Kyseessä oli kaksoissokkokoe.

Kun koerotille, joilla oli korkea kolesterolitaso, annettiin Silymariinia 25 mg/kg tai 100 mg/kg päivittäin, 7:n päivän ajan, laskivat vastaavasti kokonaiskolesteroli 18.8% ja 36.3%, LDL-kolesteroli 31.7% ja 45.7% ja VLDL-kolesteroli 27.8% ja 25.1% vertailuryhmään nähden (Metwally et.al. 2009).

Maca

(Lepidium Meyenii)

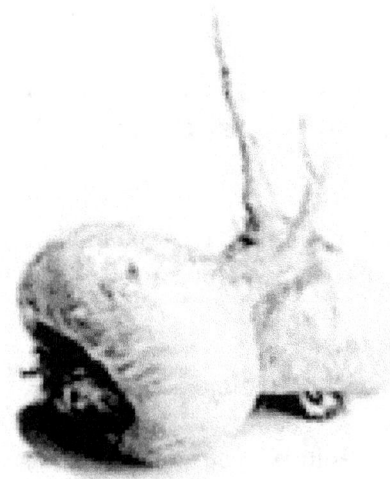

Maca on ikivanha ravintokasvi, jota on jo vuosisatoja viljelty Etelä-Amerikan Andien ylätasangoilla. Nykyään sitä on saatavissa luontaistuotteena marketeista.

Macalla on
- Verenpainetta laskevaa vaikutusta
- Kokonaiskolesterolia laskevaa vaikutusta
- LDL-kolesterolia laskevaa vaikutusta
- Triglyceridejä laskevaa vaikutusta
- HDL-kolesterola nostavaa vaikutusta

Macalla on todettu voimakas ACE:a inhiboiva vaikutus (Ranilla et.al. 2010).

Edelleen Macaa käyttävillä Andien asukkailla on todettu alhaisempi verenpaine, kuin niillä Andien asukkailla, jotka eivät käytä Macaa (Gonzales 2012).

Rottakokeissa Maca laskee selvästi kokonaiskolesterolia, LDL-kolesterolia ja triglyceridejä sekä nostaa HDL-kolesterolia, vertailuryhmään nähden (Vecera et.al. 2007).

Kun 20:lle naishenkilölle annettiin Macaa 2 grammaa päivittäin, 4.n kuukauden ajan, laskivat kokonaiskolesteroli ja triglyceridit. Samoin verenpaine laski (Meissner et.al. 2006). Kysessä oli kaksoissokkokoe.

Magnesium

Magnesium on välttämätön makrohivenaine.

Magnesiumilla on
- Verenpainetta laskevaa vaikutusta

Kun 28:lle koehenkilölle annettiin Magnesimkloridia 384 mg päivässä, 6:n viikon ajan, laski systolinen verenpaine 7.4 mmHg (p < 0.05), vertailuryhmään nähden (Purvis et.al. 1994). Kyseessä oli kaksoissokkokoe.

Kun 21:lle koehenkilölle annettiin Magnesiumoksidia 1 grammaa päivässä, 4:n viikon ajan, laski keskimääräinen verenpaine huomattavasti (Motoyama et.al. 1989).

Kun Magnesiumia nautitaan 500 mg – 1000 mg päivässä, voi systolinen verenpaine laskea keskimäärin 5.6 mmHg ja diastolinen verenpaine keskimäärin 2.8 mmHg (Houston 2011).

Maissin
(Zea Mays)

vihne (Corn silk)

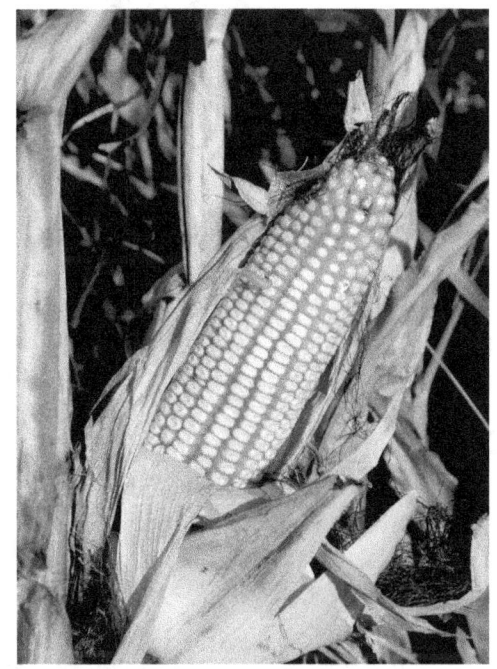

Maissin vihnettä on käytetty lähes kaikkialla maailmassa diureettina ja korkean verenpaineen hoitoon.

Maissin vihneellä on
- Verenpainetta laskevaa vaikutusta

Kun koirille annettiin suonensisäisesti maissin vihneen vesiuutetta annoksella 1.37 – 22 mg/kg, laski diastolinen verenpaine 14.5% - 53.8% (Martin et.al. 1991). Myös sydämen pulssi laski.

Kun koerotille annettiin maissin vihneen etanoliuutetta 3.0 mg/kg, 30 mg/kg tai 100 mg/kg, laski vastaavasti keskimääräinen verenpaine 10.60% (p <0.05), 22.79% (p < 0.05) ja 26.40% (p < 0.05) (Aftab 1995). Kyseessä oli tohtorinväitöskirja.

Koska Purppuramaissin siemenellä on myös verenpainetta laskevaa vaikutusta, kannattaa purppuramaissia viljellä funktionaalisena elintarvikkeena.

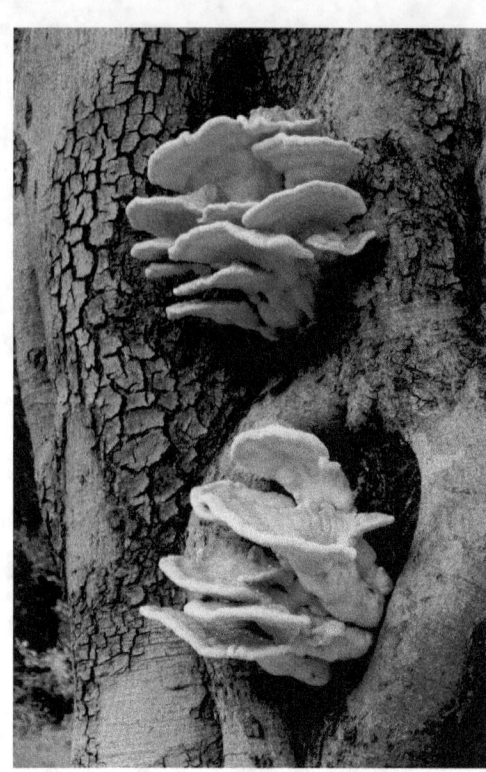

Maitake

(Grifola Frondosa)

Maitake on erittäin kuuluisa syötävä sieni, joka on erityisen suosittua Aasiassa. Maitaken verenpainetta laskeva vaikutus on tunnettu jo kauan.

Maitakella on:
- Verenpainetta laskevaa vaikutusta
- Kokonaiskolesterolia laskevaa vaikutusta
- VLDL-kolesterolia laskevaa vaikutusta
- Triglyceridejä laskevaa vaikutusta
- HDL-kolesterolia nostavaa vaikutusta

Kun koerotille, jotka sairastivat korkeaa verenpainetta, annettiin Maitaketta 5% ravinnosta, 9:n viikon ajan, laskivat kokonaiskolesteroli 20.8% ($p < 0.01$), VLDL-kolesteroli 43.8% ($p < 0.01$) ja triglyceridit 6.2%, mutta HDL-kolesteroli nousi 9.5% ($p < 0.01$), vertailuryhmään nähden. Systolinen verenpaine laski noin 7.3% (15 mmHg, $p < 0.01$) (Kabir et.al. 1987).

Kun koerotille syötettiin Maitaken kuitua 50 g/kg päivittäin, 4:n viikon ajan, laski kokonaiskolesteroli selvästi ($p < 0.05$), vertailuryhmään nähden (Fukushima et.al. 2001).

Kun koerotille annettiin Maitaken eri fraktioita, 120:n päivän ajan, oli systolinen verenpaine 15 mmHg ($p < 0.05$) pienempi, kuin vertailuryhmässä. Diastolinen verenpaine oli keskimäärin 13 mmHg ($p < 0.05$) pienempi, kuin vertailuryhmässä (Preuss et.al. 2010).

Kun koerotille annettiin joko Maitaketta tai sen vesi- tai eetteriuutetta, laski systolinen verenpaine keskimäärin 18 mmHg ($p < 0.001$) eri ryhmissä, vertailuryhmään nähden (Talpur et.al. 2002).

Vastaavia verenpaineen laskuja on havaittu muissakin kokeissa (Talpur et.al. 2002; Kabir et.al. 1989; Kubo et.al. 1997; Adachi et.al. 1988).

Samoin kolesterolia laskeva vaikutus on havaittu myös muissa kokeissa (Kubo et.al. 1996; Kubo et.al. 1997).

Manteli

(Prunus Amygdalus)

Manteli on kaikille tuttu, erittäin hyvänmakuinen pähkinä. Mantelissa on runsaasti mono- ja polytyydyttymättömiä rasvahappoja, ja paljon proteiinia. Arginiinia on erittäin paljon.

Mantelilla on
- Kokonaiskolesterolia laskevaa vaikutusta
- LDL-kolesterolia laskevaa vaikutusta
- HDL-kolesterolia nostavaa vaikutusta

Kun 30:lle koehenkilölle, joilla oli korkea kolesterolitaso, annettiin Mantelia 25 grammaa päivittäin, 4:n viikon ajan, laskivat kokonaiskolesteroli 3.0% ($p < 0.05$), LDL-kolesteroli 5.6% ($p < 0.01$) ja triglyceridit 14.6%, mutta HDL-kolesteroli nousi 8.6%, vertailuryhmään nähden (Tamizifar et.al. 2005).

Kun 38:lle koehenkilölle, joilla oli korkea kolesterolitaso, annettiin 100 grammaa Mantelia päivittäin 4:n viikon ajan, laskivat kokonaiskolesteroli 6.8% (247 mg/dl → 230 mg/dl, $p < 0.01$) ja LDL-kolesteroli 11.8% (160 mg/dl → 141 mg/dl, $p < 0.002$), vertailuryhmään nähden (Spiller et.al. 2003).

Kun 27:lle koehenkilölle annettiin 73 grammaa Manteleita päivittäin, 4:n viikon ajan, laskivat kokonaiskolesteroli 5.9% (6.60 mmol/L → 6.21 mmol/L, $p < 0.01$) ja LDL-kolesteroli 9.9% (4.45 mmol/L → 4.01 mmol/L, $p < 0.01$), mutta HDL-kolesteroli nousi 3.4% (1.40 mmol/L → 1.45 mmol/L, $p < 0.05$), vertailuryhmään nähden (Jenkins et.al. 2002).

Kun 20:lle diabetesta kärsivälle koehenkilölle annettiin päivittäin 60 grammaa Manteleita, 12:n viikon ajan, laskivat kokonaiskolesteroli 6.0% ($p < 0.05$) ja LDL-kolesteroli 11.5% ($p < 0.05$), vertailuryhmään nähden (Li et.al. 2011).

Vastaava kokonaiskolesterolin ja LDL-kolesterolin lasku on havaittu muissakin tutkimuksissa (Jalali-Khanabadi et.al. 2010).

Matee

(Ilex Paraguariensis)

Matee on pienikokoinen puu, joka on kotoisin Etelä-Amerikan eteläosista. Sen lehdistä tehtyä teetä kutsutaan Espanjaksi nimellä Yerba Mate. Teetä juodaan yleisesti Chilessä, Argentiinassa, Boliviassa, Uruguayssa, Paraguayssa ja Brasiliassa virkistävänä ja terveyttä edistävänä teenä. Tee sisältää runsaasti Kofeiinia, Theobromiinia, Klorogeenihappoa, ja Saponiineja sekä Polyfenoleja.

Mateella on:
- Kokonaiskolesterolia alentavaa vaikutusta.
- LDL-kolesterolia alentavaa vaikutusta.
- Triglycerideja alentavaa vaikutusta.
- HDL-kolesterolia nostavaa vaikutusta.
- Painoa alentavaa vaikutusta.

Kun 72:lle henkilölle annettiin päivittäin 3.3 dl Mateeta, 3 kertaa päivässä, 40:n päivän ajan, laskivat LDL-kolesteroli keskimäärin 8.7% ($p < 0.05$) mutta HDL-kolesteroli nousi 4.4% ($p < 0.01$), vertailuryhmään nähde (de Morais et.al. 2009).

Kun diabeteksesta kärsiville koehenkilöille annettiin Mateeta 3.3 dl, 3 kertaa päivässä, 60:n päivän ajan, laskivat LDL-kolesteroli keskimäärin 12.2 mg/dl ($p < 0.05$) ja triglyceridit 53.0 mg/dl ($p < 0.05$), vertailuryhmään nähden (Klein et.al. 2011).

Kun diabeteksesta kärsiville hiirille annettiin Mateen vesiuutetta 100 mg/kg päivittäin, 7:n viikon ajan, laskivat triglyceridit 29.2% ($p < 0.01$) ja kokonaiskolesteroli 10.1% ($p < 0.01$), vertailuryhmään nähden. Paino nousi tänä aikana 7.2%, ollen selvästi ($p < 0.05$) pienempi, kuin vertailuryhmän 16.3% painonnousu (Hussein et.al. 2011).

Kun hiirille annettiin Mateen vesiuutetta 100 mg/kg päivittäin, 3:n viikon ajan, laskivat kokonaiskolesteroli 23.1% ($p < 0.001$) ja triglyceridit 38.7% ($p < 0.001$), vertailuryhmään nähden. Paino nousi tänä aikana 3.5%, ollen selvästi ($p < 0.05$) pienempi, kuin vertailuryhmän 5.8% painonnousu (Hussein et.al. 2011).

Kun korkean kolesterolitason omaaville hiirille annettiin Mateeta 1.0 g/kg päivittäin, 8:n viikon ajan, laskivat kokonaiskolesteroli 23.3% ($p < 0.01$), LDL-kolesteroli 26.8% ($p < 0.01$) ja triglyceridit 33.4% ($p < 0.05$), vertailuryhmään nähden (Arcari et.al. 2009). Paino oli 7.4% ($p < 0.05$) pienempi, kuin vertailuryhmässä, tämän 8:n viikon testjakson jälkeen.

Vastaava triglyceridien ($p < 0.01$), kokonaiskolesterolin ($p < 0.01$) ja painon ($p < 0.01$) lasku on havaittu myös rottakokeissa (Przygodda et.al. 2010).

Mausteneilikka

(Syzygium Aromaticum)

ja Eugenoli

Mausteneilikka on kaikille tuttu maustekasvi, jota maailmalla käytetään yleisesti liharuokien maustamiseen. Mausteneilikan öljyn pääaines on Eugenoli, jota on mausteneilikan öljyssä 70 – 90%.

Mausteneilikalla ja Eugenolilla on:
- Verenpainetta alentavaa vaikutusta.

Kun koerotille annettiin suonensisäisesti Eugenolia 1 – 10 mg/kg, laski kekskimääräinen verenpaine vastaavasti 5 – 40%, vertailuryhmään nähden (Lahlou et.al. 2004).

Eugenolin verenpainetta laskeva vaikutus on todettu muissakin kokeissa (Lahlou et.al. 2004; Interaminense et.al. 2005).

Mehikissus

(Cissus Quadrangularis)

Mehikissus on köynnöstävä kasvi, jota on Afrikassa ja Aasiassa, erityisesti Intiassa, käytetty jo satoja vuosia sekä salaattikasvina että lääkekasvina. Kasvia on käytetty erityisesti luunmurtumien nopeaan parantamiseen, Astmaan, tulehduksiin jne. Kasvi on syötävä, ja sitä käytetään Intiassa salaattikasvina ympäri vuoden.

Mehikissuksella on:
- Kokonaiskolesterolia alentavaa vaikutusta.
- LDL-kolesterolia alentavaa vaikutusta.
- Triglyerideja alentavaa vaikutusta.
- HDL-kolesterolia nostavaa vaikutusta.
- Painoa alentavaa vaikutusta.

Kun 62:lle ylipainoiselle henkilölle annettiin Mehikissuksen standardoitua uutetta 1000 mg päivittäin, 8:n viikon ajan, laski paino 6.9% (p < 0.05) ryhmässä, jonka BMI oli suurempi kuin 30, ja 4.8% ryhmässä, jossa BMI oli pienempi kuin 30, placebo ryhmään nähden. Vastaavasti rasvaprosentit vähenivät 6.0% ja 4.7%. Ryhmässä, jossa BMI oli suurempi kuin 30, kokonaiskolesteroli laski 27.0% (p < 0.001), LDL-kolesteroli laski 18.4% (p < 0.05) ja triglyceridit laskivat 36.8% (p < 0.001), mutta HDL-kolesteroli nousi 50.5% (p < 0.01), placebo ryhmään nähden. Vastaavasti ryhmässä, jossa BMI oli pienempi kuin 30, laskivat kokonaiskolesteroli 18.8% (p < 0.01), LDL-kolesteroli 26.4% (p < 0.001) ja triglyceridit 15.0% (p < 0.05), mutta HDL-kolesteroli nousi 19.6%, placebo ryhmään nähden (Oben et.al. 2006). Kyseessä oli kaksoissokkokoe.

Kun 24:lle koehenkilölle annettiin Mehikissus uutetta 300 mg päivässä, 10:n viikon ajan, laski paino 8.7 kg (8.82%; p < 0.001), rasvaprosentti 4.73% (p < 0.05), kokonaiskolesteroli 26.69% (150.34 mg/dl → 110.21 mg/dl; p < 0.05) ja LDL-kolesteroli 20.16% (80.41 mg/dl → 64.20 mg/dl; p < 0.001), placebo ryhmään nähden (Oben et.al. 2008). Kyseessä oli kaksoissokkokoe.

Melatoniini

Melatoniini on niin sanottu Unihormoni, jonka pitoisuus lisääntyy unen aikana. Elimistö syntetisoi melatoniinia ravinnon Tryptofaani nimisestä aminohaposta. Melatoniini stimuloi erittäin voimakkaasti elimistön eri antioksidantti puolustus mekanismeja.

Melatoniinilla on
- Verenpainetta laskevaa vaikutusta
- LDL-kolesterolia laskevaa vaikutusta
- HDL-kolesterolia nostavaa vaikutusta

Kun meta-analyysissä tutkittiin 7:ää eri kontrolloitua koetta melatoniinin vaikutuksesta koehenkilöiden verenpaineeseen, havaittiin, että melatoniini laski systolista verenpainetta 6.1 mmHg (p < 0.009) ja diastolista verenpainetta 3.5 mmHg (p < 0.009). Vaikutus näkyi kokeissa, joissa käytettiin hitaasti vapautuvaa (Controlled-release) melatoniinivalmistetta (Grossman et.al. 2011). Koehenkilöitä oli kaikkiaan 221.

Kun 30:lle metabolista oireyhtymää sairastavalle koehenkilölle annettiin 5mg/vrk melatoniinia, 2 tuntia ennen nukkumaanmenoa, 2:n kuukauden ajan, laski systolinen verenpaine (132.8 mmHg → 120.5 mmHg, p < 0.01), diastolinen verenpaine (81.7 mmHg → 75.mmHg, p < 0.01) ja LDL-kolesteroli (149.7 mg/dl → 139.9 mg/dl, p < 0.05) (Kozirog et.al. 2011).

Rottakokeissa melatoniini laskee selvästi LDL-kolesterolia ja triglyceridejä, mutta nostaa HDL-kolesterolia (Agil et.al. 2011). Samoin rottakokeissa melatoniini laskee koe-eläinten verenpainetta (Tain et.al. 2011).

Misteli

(Viscum Album)

Misteli on ikivanha lääkekasvi, jota käytetään yleisesti Euroopassa ja Aasiassa syövän ja korkean verenpaineen hoitoon.

Mistelillä on:
- Verenpainetta laskevaa vaikutusta.
- Kokonaiskolesterolia laskevaa vaikutusta.
- LDL-kolesterolia laskevaa vaikutusta.
- Triglyceridejä laskevaa vaikutusta.
- HDL-kolesterolia nostavaa vaikutusta.

Kun korkeaa verenpainetta sairastaville koerotille annettiin Mistelin vesiuutetta 150 mg/kg, 5:n viikon ajan, laski keskimääräinen verenpaine 34.48% (p < 0.05), kokonaiskolesteroli laski 20.7% (p < 0.05) ja LDL-kolesteroli laski 24.3% (p < 0.05), vertailuryhmään nähden (Nkanu et.al. 2007).

Kun korkeaa verenpainetta poteville koerotille annettiin misteliä 33:n päivän ajan, laskivat systolinen verenpaine, diastolinen verenpaine, kokonaiskolesteroli, LDL-kolesteroli ja triglyceridit selvästi, vertailuryhmään nähden (Kim 2006).

Kun koerotille annettiin Mistelin vesiuutetta 200 mg/kg, 10:n viikon ajan, nousi HDL-kolesteroli 58.5% (0.95 mmol/l → 1.50 mmol/l, p < 0.001), vertailuryhmään nähden (Ben et.al. 2006).

Kun koerotille, joilla oli korkea verenpaine, annettiin Mistelin vesiuutetta suonensisäisesti joko 5 mg/kg tai 160 mg/kg, laski keskimääräinen verenpaine ensimmäisessä ryhmässä 4.8% ja toisessa ryhmässä 43.9% (Eno et.al. 2004).

Kun koerotille, joilla oli korkea verenpaine, annettiin Mistelin vesiuutetta 150 mg/kg, 6:n viikon ajan, laski keskimääräinen verenpaine 18.8% (p < 0.001), vertailuryhmään nähden (Ofem et.al. 2007).

Kun koerotille, joilla oli korkeat kolesteroliarvot, annettiin Mistelin etanoliuutetta 100 mg/kg, 30:n päivän ajan, laskivat kokonaiskolesteroli 59.1% (p < 0.01), LDL-kolesteroli 24.3% (p < 0.01) ja triglyceridit 76.3% (p < 0.01), mutta HDL-kolesteroli nousi 46.7% (p < 0.001), vertailuryhmään nähden (Avci et.al. 2006).

Mulperinmarja

(Morus Alba, Morus Nigra)

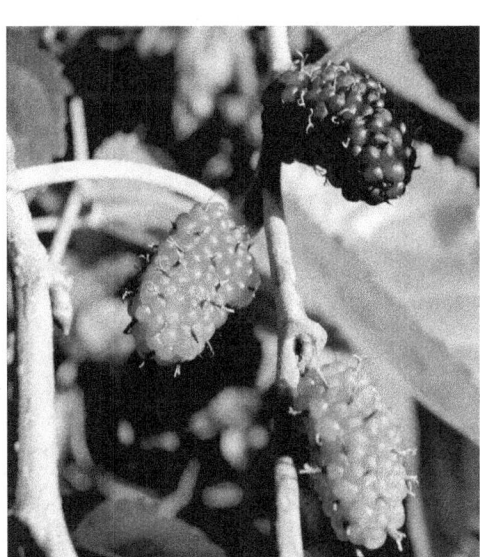

Mulperipuu on kuuluisa hedelmäpuu, jonka lehtiä Silkkiäisperhosen toukat käyttävät ravintonaan. Toukkien koteloista saadaan kuuluisaa silkkiä. Marjat ovat syötäviä, ja niillä, kuten lehdilläkin, on paljon lääkinnällisiä käyttötarkoituksia. Sekä marjoja että lehtiä käytetään kohonneen verenpaineen hoitoon, erityisesti Kiinassa, Japanissa ja Koreassa.

Mulperinmarjalla on
- Verenpainetta laskevaa vaikutusta
- Kokonaiskolesterolia laskevaa vaikutusta
- LDL-kolesterolia laskevaa vaikutusta
- Triglyceridejä laskevaa vaikutusta
- HDL-kolesterolia nostavaa vaikutusta

Kun 12:lle diabetesta sairastavalle ja 26:lle terveelle koehenkilölle syötettiin 100 grammaa tuoreita Mulperinmarjoja päivittäin, 4:n viikon ajan, laski kokonaiskolesteroli Diabetes-ryhmässä 9.86% (p = 0.02) ja terveillä koehenkilöillä 10.80% (p < 0.001). Systolinen verenpane laski diabetes ryhmässä 12.18% (160 mmHg → 140.5 mmHg, p = 0.01) ja terveillä koehenkilöillä 8.77% (123.4 mmHg → 112.6 mmHg, p < 0.001). Diastolinen verenpaine laski diabetes ryhmässä 5.0% (100 mmHg → 95 mmHg, p = 0.214) ja terveillä koehenkilöillä 4.6% (84.2 mmHg → 80.3 mmHg, p = 0.001) (Abdalla 2006).

Kun koerotille syötettiin joko rasva- ja kolesterolipitoista ravintoa ilman mulperinmarjoja, tai rasva-ja kolesterolipitoista ravintoa, johon oli lisätty 10% kuivattua mulperinmarjaa, laskivat kokonaiskolesteroli 16.23% (p < 0.05), triglyceridit 35.7% (p < 0.05), LDL-kolesteroli 23.5% (p < 0.05), mutta HDL-kolesteroli nousi 24.8% (p < 0.05) ryhmässä, joka sai 10% kuivattua mulperinmarjaa (Yang et.al. 2010).

Kun kaniineille annettiin rasva- ja kolesterolipitoista ravintoa ilman mulperinmarjoja, tai rasva- ja kolesterolipitoista ravintoa, johon oli lisätty joko 5% tai 10% mulperinmarja vesiuutetta, laskivat triglyceridit 46% (p < 0.05) ryhmässä, joka sai 5% mulperinmarjaa, ja 56% (p < 0.01) ryhmässä, joka sai 10% mulperinmarjaa, verrattuna ryhmään, joka ei saanut mulperinmarjaa. Samalla myös LDL-kolesteroli laski selvästi (5% ryhmä: p < 0.05; 10% ryhmä; p < 0.01), vertailuryhmään nähden (Chen et.al. 2005).

Myös muissa rottakokeissa on saatu erittäin suurta triglyceriditasojen laskua, kun koerotille on syötetty mulperinmarjaa (Kim et.al. 2001).

Munakoiso

(Solanum Melongena)

Munakoiso on erittäin yleinen vihannes, jota syödään kaikkialla maailmassa.

Munakoisolla on
- Verenpainetta laskevaa vaikutusta
- Kokonaiskolesterolia laskevaa vaikutusta
- LDL-kolesterolia laskevaa vaikutusta
- Triglyceridejä laskevaa vaikutusta
- HDL-kolesterolia nostavaa vaikutusta

Kun kaniineille annettiin muun ravinnon ohessa 10% munakoisoa, 6:n viikon ajan, laskivat kokonaiskolesteroli 65.4%, LDL-kolesteroli 85% ja triglyceridit 47.7%, mutta HDL-kolesteroli nousi 24.7%, vertailuryhmään nähden (Odetola et.al. 2004).

Kun rotille syötettiin munakoison flavonoideja annoksella 1 mg flavonoidi/100 grammaa elopainoa kohti päivittäin 45:n päivän ajan, laskivat sekä kokonaiskolesteroli että triglyceridit voimakkaasti (p < 0.01) (Sudheesh et.al. 1997).

Kun 38:lle koehenkilölle annettiin kuivattua munakoisoa 20 grammaa päivässä, 35:n päivän ajan, sekä kokonaiskolesteroli että LDL-kolesteroli laskivat merkittävästi (Gulmares et.al. 2000).

Munakoiso inhiboi ACE:a (Kwon et.al. 2008).

Rotilla munakoiso aikaansaa verenpaineen laskun, joka riippuu käytetystä annoksesta (Shum et.al. 1991).

Mung-pavun *(Vigna Radiata)* idut

Mung-pavn idut ovat suosittua terveysruokaa. Niitä on helppo kasvattaa kotona. Mung-pavuissa on erittäin paljon proteiinia.

Mung-pavun iduilla on
- Verenpainetta laskevaa vaikutusta
- Kokonaiskolesterolia laskevaa vaikutusta
- Triglyceridejä laskevaa vaikutusta

Mung-pavun iduilla on todettu verenpainetta laskevaa ominaisuutta sekä akuutisti annettuna että kroonisesti annettuna. Kun koerotille annettiin raakaa mung-pavun itujen uutetta 4:n viikon ajan, laski systolinen verenpaine merkittävästi (p < 0.05). Samalla laski ACE aktiivisuus merkittävästi (p < 0.05) (Hsu et.al. 2011).

Kun koehiirille syötettiin mung-pavun ituaja 2g/kg, 5:n viikon ajan, laskivat sekä kokonaiskolesteroli että triglyceridit merkittävästi (Yao et.al. 2008).

Muskotti

(Myristica Fragrans)

Muskotti on ikivanha maustekasvi.

Muskotilla on
- Kokonaiskolesterolia laskevaa vaikutusta
- LDL-kolesterolia laskevaa vaikutusta
- Triglyceridejä laskevaa vaikutusta

Muskotin sekä kolesteroliarvoja että triglyceridejä laskeva vaikutus on todennettu lukuisissa kaniini- ja rottakokeissa (Kareem et.al. 2009; Ram et.al. 1996; Sharma et.al. 1995).

Musta Aronia

(Aronia Melanocarpa)

Musta Aronian Englanninkielinen nimitys on Black Chokeberry. Musta Aronia on erittäin suosittu Itä-Euroopan maissa, erityisesti Venäjällä, jossa sitä kasvatetaan suuressa määrin. Musta Aronian marja on eräs eniten terveysvaikutteisia polyfenoleja sisältävä marja.

Musta Aronialla on
- Verenpainetta laskevaa vaikutusta
- Kokonaiskolesterolia laskevaa vaikutusta
- LDL-kolesterolia laskevaa vaikutusta
- Triglyceridejä laskevaa vaikutusta

Kun 25:lle metabolista oireyhtymää sairastavalle koehenkilölle annettiin 300 mg Aroniauutetta päivässä, 2:n kuukauden ajan, laskivat systolinen verenpaine (143.4 → 131.8 mmHg, $p < 0.01$), diastolinen verenpaine (87.2 mmHg → 82.1 mmHg, $p < 0.05$), kokonaiskolesteroli (242.8 mg/dl → 227.96 mg/dl, $p < 0.01$), LDL-kolesteroli (158.7 → 146.2 mg/dl, $p < 0.01$) ja triglyceridit (215.9 mg/dl → 187.58 mg/dl, $p < 0.5$), vertailuryhmään nähden (Broncel et.al. 2010).

Kun 41:lle diabetesta sairastavalle koehenkilölle annettiin Musta Aronian mehua 2 desilitraa päivässä, 3:n kuukauden ajan, laskivat kokonaiskolesteroli (6.45 mmol/l → 5.05 mmol/l, $p < 0.01$) ja triglyceridit (2.92 mmol/l → 1.7 mmol/l, $p < 0.01$) merkittävästi (Simeonov et.al. 2002).

Useissa rottakokeissa on todettu Musta Aronian laskevan kokonaiskolesterolia, LDL-kolesterolia ja triglyceridejä (Jurgonski et.al. 2008; Valcheva-Kuzmanova et.al. 2007; Valcheva-Kuzmanova et.al. 2007).

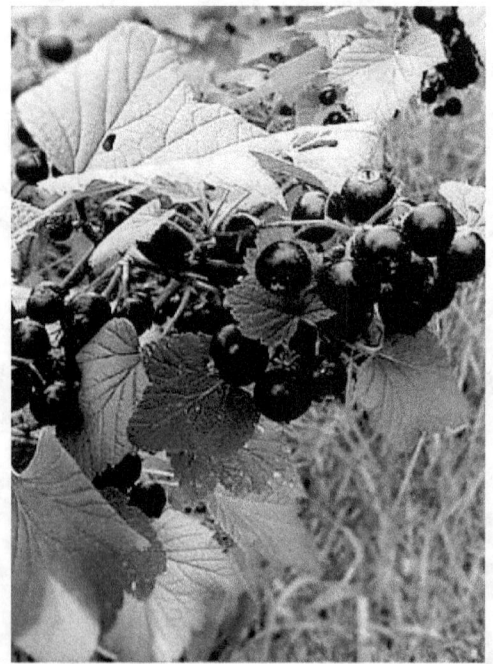

Mustaherukan lehti

(Ribes Nigrum)

Mustaherukan lehtiä käytetään paljon mm. etikkakurkkujen säilöntään. Mustaherukan lehtiä käytetään myös yrttinä. Mustaherukan lehtiä käytetään Euroopassa, mm. Ranskassa, kansanlääkinnässä korkean verenpaineen hoitoon.

Mustaherukan lehdissä on enemmän flavonoideja, kuin kypsässä marjassa (Jessica et.al. 2006).

Mustaherukan lehdellä on
- Verenpainetta laskevaa vaikutusta

Mustaherukan lehden verenpainetta laskeva vaikutus on todennettu Ranskalaisessa tohtorinväitöskirjassa (Ifansyah 1982). Verenpaineen lasku todettiin johtuvan kokonaisflavonoideista.

Mustaherukan lehtien pääasialliset flavonoidit ovat Rutiini, Hyperoside, Kaempferoli-johdannaiset ja Isokversetiini (Ifansyah et.al. 1986; He et.al. 2010).

Isokversetiini on voimakkaasti diureettinen ja verenpainetta laskeva flavonoidi, joka inhiboi ACE:a (Gasparatto et.al. 2011; Gasparatto et.al. 2011).

Mustakumina

(Nigella Sativa)

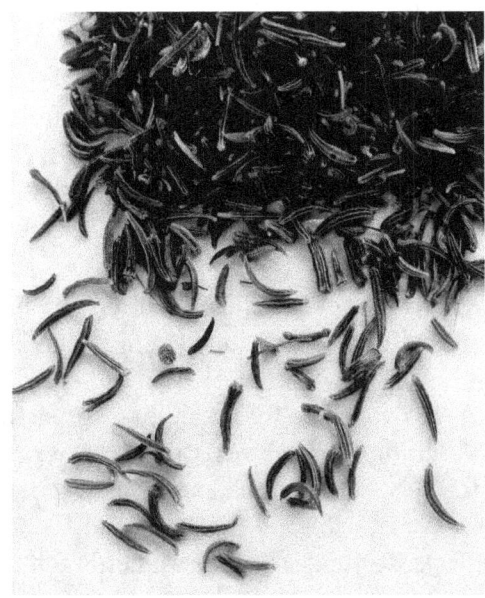

Mustakumina on ikivanha mauste- ja lääkekasvi, jota käytetään paljon Aasiassa ja Arabimaissa. Sitä on helppo viljellä. Kasvin siemeniä ja siemenöljyä on käytetty paljon mm. Astman lääkinnässä.

Mustakuminalla on
- Verenpainetta laskevaa vaikutusta
- Kokonaiskolesterolia laskevaa vaikutusta
- Triglyceridejä laskevaa vaikutusta

Kun rotille annettiin mustakuminauutetta 15:sta päivän ajan, lisääntyi virtsaneritys 16%, ja keskimääräinen verenpaine laski 22% (Zaoui et.al. 2000).

Myös muissa rottakokeissa on todennettu mustakuminan verenpainetta laskeva vaikutus (Tahiir et.al. 1993; Khattab et.al. 2007).

Mustakuminan kolesterolia ja triglyceridejä laskeva vaikutus koe-eläimillä on todennettu useissa tutkimuksissa (Zaoui et.al. 2002; El-Dakhakhny et.al. 2000; Kocyigit et.al. 2009).

Kun korkean kolesterolitason omaaville koehenkilöille annettiin 1 gramma mustakuminaa päivässä 2:n kuukauden ajan, laskivat sekä kokonaiskolesteroli (p = 0.002) että triglyceridit (p = 0.002) selvästi (Bhatti et.al. 2009).

Kun korkeaa verenpainetta sairastaville henkilöille annettiin mustakumin uutetta 2 kertaa päivässä joko 100 milligrammaa tai 200 milligrammaa kerrallaan, 2:n kuukauden ajan, laskivat sekä systolinen verenpaine (p < 0.01) että diastolinen verenpaine (p < 0.01), vertailuryhmään nähden (Dehkordi et.al. 2008). Kysessä oli kaksoissokkokoe.

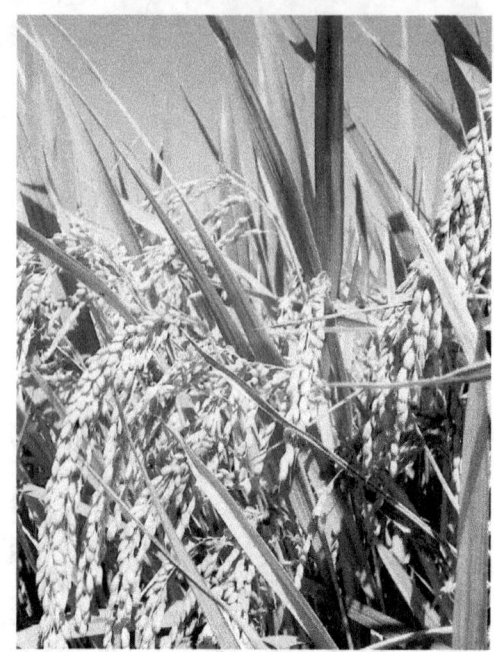

Musta Riisi

(Oryza Sativa)

Riisiä on olemassa useita eri värimuunnoksia, valkoinen riisi, ruskea riisi, punainen riisi ja musta riisi. Mustaa riisiä on pidetty Kiinassa tuhansia vuosia funktionaalisena ruokana. Siinä on selvästi enemmän terveysvaikutteisia Antosyanideja kuin valkoisessa tai ruskeassa riisissä.

Mustalla riisillä on
- Kokonaiskolesterolia laskevaa vaikutusta
- LDL-kolesterolia laskevaa vaikutusta
- Triglyceridejä laskevaa vaikutusta
- HDL-kolesterolia nostavaa vaikutusta

Kun kaniineille syötettiin mustaa riisiä, vertailuryhmän saadessa valkeaa riisiä, 10:n viikon ajan, nousi seerumin HDL-kolesteroli selvästi ($p < 0.05$), vertailuryhmään nähden (Ling et.al. 2001).

Aivan vastaava tulos saatiin toisessa tutkimuksessa, jossa kaniineille syötettiin mustaa riisiä, ja vertailuryhmälle syötettiin valkeaa riisiä, 10:n viikon ajan. HDL-kolesteroli nousi selvästi ($p < 0.05$), vertailuryhmään nähden (Abdel-Moemin 2011).

Vastaava tulos saatiin kaniineilla toisessa 10:n viikon kokeessa, jossa HDL-kolesteroli nousi selvästi mustan riisin ryhmällä ($p < 0.05$), verrattuna valkean riisin ryhmään (Ling et.al. 2001).

Kun koehiirille syötettiin mustan riisin Antosyaniidirikasta uutetta 300 mg/kg, 20:n viikon ajan, laskivat kokonaiskolesteroli ($p < 0.05$), LDL-kolesteroli ($p < 0.05$) ja triglyceridit ($p < 0.05$) selvästi, vertailuryhmään nähden (Xia et.al. 2006).

Kun koehiirille syötettiin mustaa riisiä, vertailuryhmän saadessa valkeaa riisiä, 10:n viikon ajan, nousi HDL-kolesteroli selvästi ($p < 0.05$), vertailuryhmään nähden (Chiang et.al. 2006).

Kun koerotille annettiin 8:n viikon ajan joko valkeaa riisiä tai mustaa riisiä, laskivat kokonaiskolesteroli, LDL-kolesteroli ja triglycerit, ja HDL-kolesteroli nousi selvästi, mustanriisin-ryhmässä, vertailuryhmään valkoinenriisi-ryhmään nähden (Kim et.al. 2006).

Musta Seesami

(Sesamum Indicum)

Seesami on ikivanha ravintokasvi, jota käytetään kaikkialla maailmassa. Normaalin keltaisen seesamin lisäksi on myös mustaa seesamia, jota on jo pitkään käytetty Kiinassa funktionaalisena ruokana. Seesamit sisältävät lignaaneja, erityisesti Sesamin ja Sesaminol.

Mustalla seesamilla on
- Verenpainetta laskevaa vaikutusta
- Kokonaiskolesterolia laskevaa vaikutusta
- LDL-kolesterolia laskevaa vaikutusta

Kun 28:lle koehenkilölle annettiin mustaa seesamia 2.5 grammaa päivässä, 4:n viikon ajan, laski systolinen verenpaine selvästi (129.3 → 121.0 mmHg, $p < 0.05$), vertailuryhmään nähden (Wichitsranol et.al. 2011).

Kun 12:lle koehenkilölle annettiin 60 mg Sesaminia päivittäin, 4:n viikon ajan, laskivat systolinen verenpaine (137.6 → 134.1 mmHg, $p < 0.044$) ja diastolinen verenpaine (87.7 → 85.8 mmHg, $p < 0.045$) selvästi (Miyawaki et.al. 2009).

Kun 21:lle korkean kolesteroliarvon omaavalle koehenkilölle annettiin 40 grammaa seesamia päivittäin, 4:n viikon ajan, laski kokonaiskolesteroli 6.4% ja LDL-kolesteroli 9.5%, vertailuryhmään nähden (Chen et.al. 2005).

Kolesterolia laskeva ominaisuus on todennettu myös monissa koe-eläinkokeissa (Biswas et.al. 2010; Dhar et.al. 2007).

Musta Soijapapu

(Glycine Max var. Nigra)

Musta soijapapu on ollut tuhansia vuosia käytössä Kiinassa funktionaalisena ravintoaineena. Mustassa soijapavussa on erittäin paljon terveysvaikutteista Antosyanideja, verrattuna normaaliin keltaiseen soijapapuun. Mustalla soijapavulla on selvästi parempi vaikutus seerumin kolesteroli- ja triglyceridiarvoihin, kuin keltaisella soijapavulla, joka sekin parantaa erinomaisesti näitä arvoja.

Mustalla soijapavulla on
- Kokonaiskolesterolia laskevaa vaikutusta
- LDL-kolesterolia laskevaa vaikutusta
- Triglyceridejä laskevaa vaikutusta
- HDL-kolesterolia nostavaa vaikutusta

Kun koerotille annettiin ravinnossa 10% mustaa soijapapua tai 0.037% mustan soijapavun Antosyanideja, vastaten 10% mustaa soijapapua, laskivat triglyceridit selvästi ($p < 0.05$) ja vastaavasti HDL-kolesteroli nousi selvästi ($p < 0.05$), vertailuryhmään nähden (Kwon et.al. 2007). Samalla paino putosi merkittävästi ($p < 0.05$), vertailuryhmään nähden.

Kun koerotille syötettiin joko keltaista soijapapua, tai mustaa soijapapua ravinnossaan, 10:n viikon ajan, laskivat kokonaiskolesteroli, LDL-kolesteroli ja triglyceridit selvästi mustaa soijapapua syövällä ryhmällä verrattuna keltaista soijapapua syövään ryhmään (Byun et.al. 2010).

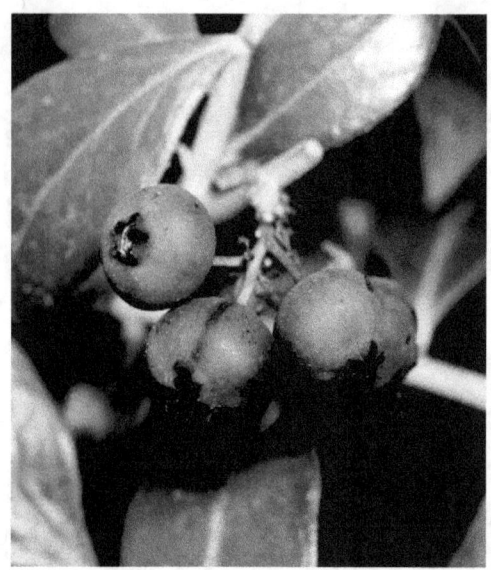

Mustikka
(Vaccinium Myrtillus)

Mustikka on ikivanha ravinto- ja lääkekasvi, jota on käytetty paljon mm. ripulitaudeissa, suolistovaivoissa jne.

Mustikalla on
- Verenpainetta laskevaa vaikutusta
- Triglyceridejä laskevaa vaikutusta

Mustikalla on huomattava ACE:a inhiboiva vaikutus (Persson et.al. 2009).

Kun kokeissa syötettiin 48:lle koehenkilölle 50 grammaa kuivattua mustikkaa 8:n viikon ajan, laski systolinen verenpaine 4% ja diastolinen verenpaine 6%, kontrolliryhmään nähden (Basu et.al. 2010).

Kun rotille syötettiin ravintoa, joka sisälsi 3% kuivattua mustikkaa, 8:n viikon ajan, laski systolinen verenpaine 30% kontrolliryhmään nähden (Shaughnessy et.al. 2009).

Kun rotille syötettiin mustikan lehtiuutetta 4:n viikon ajan, laski plasma Triglyceridipitoisuus 39% (Gignarella et.al. 1996).

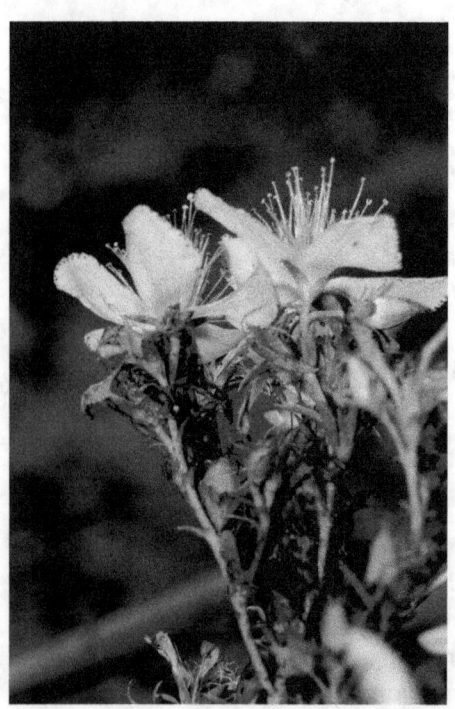

Mäkikuisma
(Hypericum Perforatum)

Mäkikuisma on ikivanha lääkekasvi, jota on jo 1500 luvulla käytetty masennuksen ja monen muun vaivan hoitoon. Mäkikuisma kasvaa yleisesti Suomessa kuivilla paikoilla, ja sitä on hyvin helppo kasvattaa.

Mäkikuismalla on
- Verenpainetta alentavaa vaikutusta
- Kokonaiskolesterolia laskevaa vaikutusta
- LDL-kolesterolia laskevaa vaikutusta
- Triglyceridejä laskevaa vaikutusta
- HDL-kolesterolia nostavaa vaikutusta

Kun 60:lle koehenkilölle annettiin standardoitua Mäkikukan kukkajauhetta 300 – 900 mg päivittäin, 6:n viikon ajan laski systolinen verenpaine 14.4% (154.2 mmHg → 131.7 mmHg; p < 0.01). Muutokset olivat selvästi (p < 0.01) suuremmat, kuin Placeboryhmässä (Garg et.al. 2010). Kyseessä oli kaksoissokkokoe.

Myös muilla lähilajeilla, kuten Hypericum Oblongifolium, on todettu verenpainetta laskevaa vaikutusta (Khan et.al. 2010).

Kun koerotille annettiin Mäkikuisman flavonoidiuutetta päivittäin, 16:n viikon ajan, laskivat kokonaiskolesteroli, LDL-kolesteroli ja triglyceridit, mutta HDL-kolesteroli nousi selvästi, vertailuryhmään nähden (Zou et.al. 2005).

Kun koerotille annettiin päivittäin, 15:n päivän ajan, Mäkikuisman alkoholiuutetta 200 mg/kg, laskivat kokonaiskolesteroli 16.0% (p < 0.001), LDL-kolesteroli 39.2% (p < 0.001) ja triglyceridit 18.4% (p < 0.01), mutta HDL-kolesteroli nousi 14.9% (p < 0.001), vertailuryhmään nähden (Husain et.al. 2011).

Kun diabetesta sairastaville koerotille annettiin Mäkikuisman Etyyliacetaatti uutetta päivittäin, 15:n päivän ajan, 200 mg/kg, laskivat kokonaiskolesteroli 53.1% (p < 0.05) ja triglyceridit 63.7% (p < 0.01), mutta HDL-kolesteroli nousi 205.3% (p < 0.01), vertailuryhmään nähden (Arokiyaraj et.al. 2011).

N-Acetyl-L-Kysteeni

(NAC)

N-Acetyl-L-Kysteiini on elimistössä ja ravinnossa esiintyvä Kysteiini nimisen aminohapon Acetyloitu yhdiste.

NAC on jo yli 40 vuotta ollut käytössä limaa irroittavana lääkkeenä, ja on korvaamaton apu mm. Akuutissa keuhkoputken tulehduksessa, Astmassa jne. NAC on erittäin voimakas antioksidantti.

NAC:llä on
- Verenpainetta laskevaa vaikutusta
- Kokonaiskolesterolia laskevaa vaikutusta
- LDL-kolesterolia laskevaa vaikutusta
- HDL-kolesterolia nostavaa vaikutusta
- Triglyceridejä laskevaa vaikutusta

Rottakokeissa NAC laskee verenpainetta (Fields et.al; Lahera et.al. 1993, Vasdev et.al. 1995, Cabassi et.al. 2001; Tian et.al. 2006; Pechanova et.al. 2006).

Diabetes-potilailla NAC yhdessä L-Arginiinin kanssa laskee Systolista verenpainetta, kokonaiskolesterolia, LDL-kolesterolia, Triglyceridejä ja nostaa HDL-kolesterolia (Martina et.al. 2008).

Rottakokeissa NAC laskee triglyceridejä, ja LDL-kolesterolia (Diniz et.al. 2006; Korou et.al. 2010).

Ihmisillä NAC nostaa selvästi HDL-kolesterolia, jopa 16.2%, kun annos on 3600 mg/vrk (Franceschini et.al. 1993).

Neidonhiuspuu

(Ginkgo Biloba)

Neidonhiuspuu on kuuluisa lääkekasvi, joka on kotoisin Kiinasta. Puu voi kasvaa yli 30 metriä korkeaksi ja elää yli 1500 vuotta. Puu menestyy myös Eteläisessä Suomessa. Kasvin lehdissä on erittäin paljon voimakkaita antioksidantteja.

Neidonhiuspuun lehdillä ja lehtiuutteella on:
- Verenpainetta alentavaa vaikutusta.
- Kokonaiskolesterolia alentavaa vaikutusta.

Kun 10:lle nuorelle, terveelle koehenkilölle annettiin akuutisti Gincosan valmistetta, joka sisältää standardoitua Neidonhiuspuu uutetta 60 mg ja Ginseng uutetta 100 mg, 2 kapselia kerrallaan, laskivat systolinen verenpaine 14.0 mmHg (137.0 mmHg → 123.0 mmHg; p = 0.002), diastolinen verenpaine 8.0 mmHg (84.5 mmHg → 72.6 mmHg; p = 0.06) ja sydämen pulssi 4.8 lyöntiä minuutissa (77.4/min → 72.6/min), 1 tunnin kuluttua (Kiesewtter et.al. 1992).

Kun 70:lle terveelle nuorelle koehenkilölle annettiin 120 mg standardoitua Neidonhiuspuu uutetta Egb 761, 30 minuuttia ennen 6:n minuutin isometristä käsijännityskoetta, olivat systolinen verenpaine noin 12.5 mmHg (< 0.05) ja diastolinen verenpaine noin 6.5 mmHg (p < 0.05) alempana Egb 761 ryhmässä, kuin vertailuryhmässä isometrisen testin jälkeen (Jezova et.al. 2002).

Kun 54 koehenkilöä sai standardoitua Neidonhiuspuu valmistetta 160 mg päivittäin, 3:n kuukauden ajan, laski diastolinen verenpaine 5 mmHg (73 mmHg → 68 mmHg; p = 0.04), vertailuryhmään nähden (Winther et.al. 1998).

Kun 20:lle koehenkilölle, joilla oli lievästi kohonneet verenpainearvot, annettiin Neidonhiuspuu uutetta 120 mg päivittäin, 3:n kuukauden ajan, laskivat systolinen verenpaine 6% (125 mmHg → 118 mmHg; p < 0.05) ja diastolinen verenpaine 21% (88 mmHg → 68 mmHg; p < 0.05), vertailuryhmään nähden (Kubolo 2000).

Korkeaa verenpainetta sairastavilla koe-eläimillä Neidonhiuspuu laskee selvästi sekä systolista että diastolista verenpainetta, sekä laskee inhiboi ACE:a, Angiotensin II:sta ja Endothelin-1:stä, mutta stimuloi cGMP:tä (Yannan et.al. 2000; Mansour et.al. 2011; Umegaki et.al. 2000; Kubota et.al. 2006; Kubota et.al. 2006)

Sekä rotilla että kaniineilla Neidonhiuspuu uute laskee selvästi kokonaiskolesterolia (Dubey et.al. 2005; Wojcicki et.al. 1994; Zhang et.al. 2009).

Nokkonen

(Urtica Dioica)

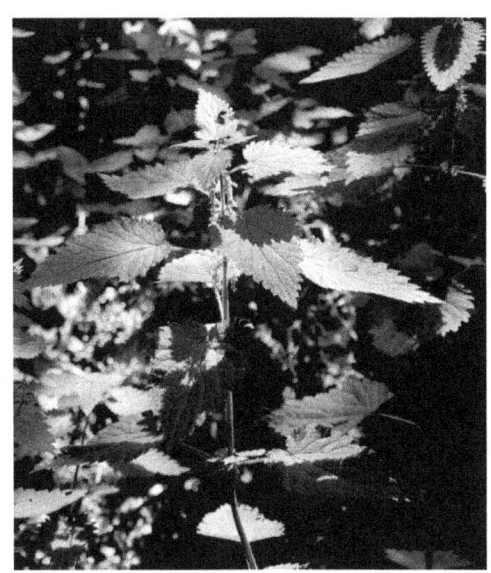

Nokkonen on ikivanha ravinto-, kuitu- ja lääkekasvi, ja sitä käytetään lähes koko maapallolla. Sen ravintoainepitoisuus on erittäin korkea.

Nokkosta käytetään monessa maassa kansanlääkinnässä, laskemaan verenpainetta ja kolesteroliarvoja ja poistamaan nestettä.

Nokkosella on
- Verenpainetta laskevaa vaikutusta
- LDL-kolesterolia laskevaa vaikutusta
- Triglyceridejä laskevaa vaikutusta
- HDL-kolesterolia nostavaa vaikutusta

Kun nukutetuille rotille annettiin suonensisäisesti nokkosen vesiuutetta joko 4 mg/kg/tunti tai 24 mg/kg/tunti annoksella, laskivat verenpaine (15% ja 38%), virtsaneritys lisääntyi (11% ja 84%) ja natriumin eritys lisääntyi (28% ja 143%) selvästi kummallakin annostuksella ($p < 0.001$) (Tahri et.al. 2000).

Vastaavasti myös nokkosen juurilla on todettu verenpainetta laskevaa vaikutusta (Testai et.al. 2002).

Hiirillä nokkosuutteet laskevat LDL-kolesterolia ja nostavat HDL-kolesterolia (Avci et.al. 2006).

Kun rotille annettiin nokkosen vesiuutetta annoksella 150 mg/kg/päivä, 30:n päivän ajan, laskivat kokonaiskolesteroli ja LDL-kolesteroli merkittävästi (Daher et.al. 2006).

Aivan samanlaisia tuloksia saatiin toisessa rottakokeessa, 4:n viikon kokeiden aikana (Nassiri-Asl et.al. 2009; Das et.al. 2011).

Kun 50 diabetesta sairastavaa koehenkilöä sai päivittäin 100 mg/kg nokkosen vesietanoliuutetta, 8:n viikon ajan, laskivat triglyceridit (143.68 mg/dl → 129.42 mg/dl, $p = 0.004$), ja HDL-kolesteroli nousi (45.29 mg/dl → 53.92 mg/dl, $p = 0.040$). Vastaavasti systolinen verenpaine laski huomattavasti (116.9 mmHg → 100.0 mmHg, $p = 0.06$), verrattuina vertailuryhmään (Namazi et.al. 2011). Toisinsanoen, systolinen verenpaine laski 14.45%, triglyceridit laskivat 9.92% ja HDL-kolesteroli nousi 19.05%.

Nukula
(Leonurus Cardiaca)

Nukula on ikivanha lääkekasvi, jota on jo 1500 luvulla käytetty sydän- ja verisuonitautien hoitoon, kuten nimikin "Cardiaca" jo kuvaa.

Nukula on mm. Venäjän Farmakopeissa, jossa sitä suositellaan korkean verenpaineen hoitoon. Nukulauutetta myydään mm. Virossa ja Venäjällä apteekeissa. Nukulaa on hyvin helppo kasvattaa siemenistä.

Nukulalla on
- Verenpainetta laskevaa vaikutusta

Nukulan verenpainetta laskeva vaikutus on osoitettu useissa tukimuksissa (Shikov et.al. 2011; Milkowska-Leyck et.al. 2002). Vaikuttavina aineina on mm. Lavandulifolioside.

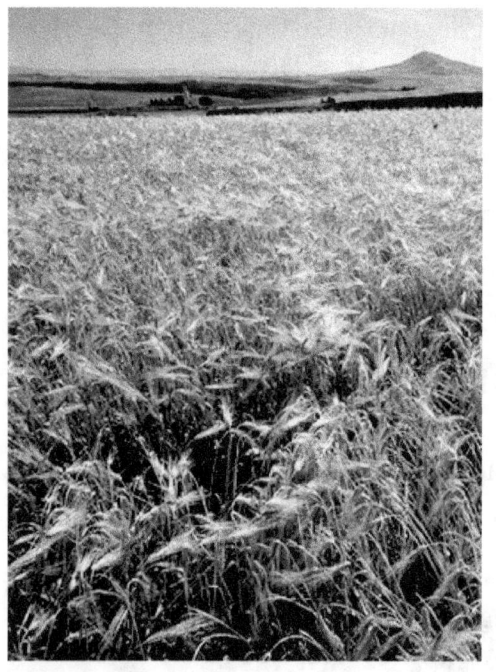

Ohra
(Hordeum Vulgare)

Ohra on ikivanha ravintokasvi, jota viljellään kaikkialla maailmassa.

Ohrassa on erittäin paljon beta-glukaania ja kaikista viljakasveista eniten terveysvaikutteisia Polyfenoleja.

Ohralla on
- Verenpainetta laskevaa vaikutusta
- Kokonaiskolesterolia laskevaa vaikutusta
- Triglyceridejä laskevaa vaikutusta
- HDL-kolesterolia nostavaa vaikutusta

Kun koehenkilöille, joilla oli korkeat kolesteroliarvot, annettiin 30 grammaa ohran lesejauhetta päivässä, 30:n päivän ajan, laski kokonaiskolesteroli 0.60 mmol/L (p < 0.0001) ja LDL-kolesteroli laski 6.5% (p < 0.036), vertailuryhmään nähden (Lupton et.al. 1994).

Kun 18:lle koehenkilölle, joilla oli korkeat kolesteroliarvot, annettiin 5:n viikon ajan ravinnossa ohraa määrä, joka vastasi 6 grammaa liukoista kuitua 2000 kcal energiasaantoa kohti, laski kokonaiskolesteroli 20%, LDL-kolesteroli laski 24% ja triglyceridit laskivat 16%, mutta HDL-kolesteroli nousi 18%, vertailuryhmään nähden (Behall et.al. 2004).

Vastaavasti, kun 27:lle koehenkilölle annettiin 5:n viikon ajan päivittäin ohraa määrä, joka vastaa 6 grammaa beta-glukaania päivässä, laskivat sekä kokonaiskolesteroli (p < 0.0001) ja LDL-kolesteroli (p < 0.0001) merkittävästi, vertailuryhmään nähden (Behall et.al. 2004).

Kun 21:lle koehenkilölle, joilla oli korkeat kolesteroliarvot, annettiin ohraa päivittäin määrä, joka vastaa 6 gramma liukoista kuitua 2800 kcal energiasaantoa kohti, 5:n viikon ajan, laskivat sekä systolinen verenpaine (120 mmHg → 114 mmHg, p < 0.0004), ja diastolinen verenpaine (74 mmHg → 72 mmHg, p < 0.015) selvästi, vertailuryhmään nähden (Hallfrisch et.al. 2003).

Ohranoras
(Hordeum Vulgare)

Ohranoraan kuivattu jauhe on nykyään hyvin suosittu funktionaalinen lisäravinne.

Ohranoraalla on
- Kokonaiskolesterolia laskevaa vaikutusta
- LDL-kolesterolia laskevaa vaikutusta
- Triglyceridejä laskevaa vaikutusta
- HDL-kolesterolia nostavaa vaikutusta

Kun 32:lle diabetesta sairastavalle koehenkilölle annettiin 4:n viikon ajan 15 grammaa ohranorasjauhetta päivittäin, laskivat kokonaiskolesteroli (7.0 mmol/l → 6.4 mmol/l, p < 0.05), LDL-kolesteroli (4.5 mmol/l → 3.9 mmol/l, p < 0.05) ja triglyceridit (2.3 mmol/l → 2.1 mmol/l, p < 0.05), mutta HDL-kolesteroli nousi (1.4 mmol/l → 1.5 mmol/l, p < 0.05), vertailuryhmään nähden (Yu et.al. 2002).

Kun 40:lle korkean kolesterolitason omaavalle koehenkilölle annettiin 15 grammaa ohranorasta jauheena päivittäin, 4:n viikon ajan, laskivat kokonaiskolesteroli (8.15 mmol/l → 7.35 mmol/l, p < 0.05) ja LDL-kolesteroli (5.1 mmol/l → 4.55 mmol/l, p < 0.05), mutta HDL-kolesteroli nousi (1.1 mmol/l → 1.35 mmol/l, p < 0.05), vertailuryhmään nähden (Yu et.al. 2004).

Kun 59:lle diabetesta sairastavalle koehenkilölle annettiin 1.2 grammaa ohranorasta jauheena päivittäin, 2:n kuukauden ajan, laskivat sekä kokonaiskolesteroli, LDL-kolesteroli että triglyceridit, mutta HDL-kolesteroli nousi, vertailuryhmään nähden (Venugopal et.al. 2010).

Okra

(Abelmoschus Esculentus)

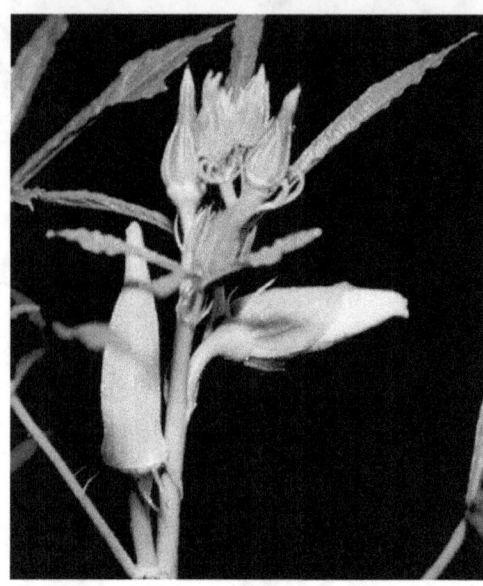

Okra on tunnettu vihannes ympäri koko maailman. Sen vihreä kotahedelmä on erittäin terveellinen.

Okralla on
- Kokonaiskolesterolia laskevaa vaikutusta
- Triglyceridejä laskevaa vaikutusta

Kun koehiirille, joilla oli korkea kolesterolitaso, annettiin Okran kotahedelmän metanoliuutetta, vastaten 30 g/kg Okran kotahedelmää, laskivat kokonaiskolesteroli 40.50% ($p < 0.05$) ja triglyceridit 41.88% ($p < 0.05$) vuorokaudessa, vertailuryhmään nähden (Trinh et.al. 2009).

Kun diabeteksesta kärsiville koerotille annettiin Okraa 200 mg/kg päivittäin, 2:n viikon ajan, laskivat kokonaiskolesteroli 18.0% ($p < 0.01$), LDL-kolesteroli 17.0% ($p < 0.01$), VLDL-kolesteroli 45.7% ($p < 0.01$) ja triglyceridit 45.7% ($p < 0.01$), mutta HDL-kolesteroli nousi 36.4% ($p < 0.01$), vertailuryhmään nähden (Sabitha et.al. 2011).

Okarennokki

(Tribulus Terrestris)

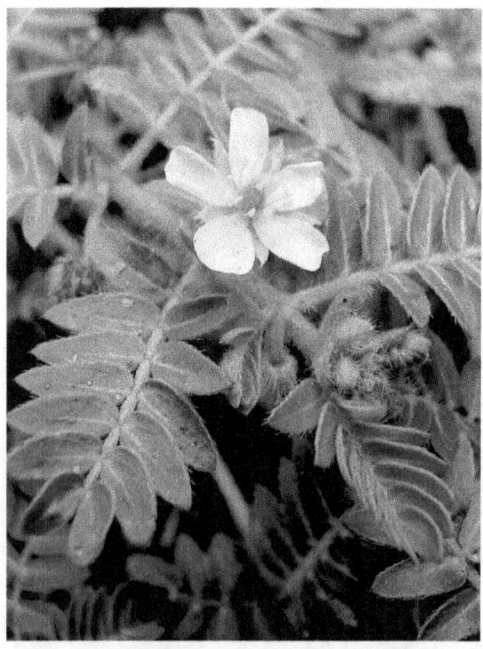

Okarennokki on lääkekasvi, joka kasvaa Aasiassa ja Euroopassa, ja menestyy Suomessakin hyvin. Sillä on paljon farmakologisia vaikutuksia. Okarennokki laskee kolesteroliarvoja ja verenpainetta, on kardiotoninen ja diureettinen sekä lisää testosteronin määrää. Sitä käytetään sekä Turkissa, Iranissa, Intiassa ja Kiinassa sydän- ja verisuonitautien hoitoon.

Okarennokilla on
- Verenpainetta laskevaa vaikutusta
- Kokonaiskolesteroli laskevaa vaikutusta
- LDL-kolesterolia laskevaa vaikutusta
- Triglyceridejä laskevaa vaikutusta
- Diureettista vaikutusta

Okarennokki on voimakkaasti Diureettinen (Al-Ali et.al. 2003).

Kun koerotille, joilla oli korkea verenpaine, annettiin Okarennokin vesiuutetta 10 mg/kg, 4:n viikon ajan, laski systolinen verenpaine 60 mmHg (150 mmHg → 90 mmHg, $p < 0.001$), vertailuryhmään nähden. Edelleen Okarennokki inhiboi voimakkaasti ACE:a (Sharifi et.al. 2003).

Vastaava voimakas verenpaineen lasku on havaittu muissakin rottakokeissa (Phillips et.al. 2006).

Kun kaniineille annettiin Okarennokin uutetta 5 mg/kg, 8:n viikon ajan, laskivat kokonaiskolesteroli 65% (p < 0.001), LDL-kolesteroli 66% (p < 0.001) ja triglyceridit 55% (p < 0.001), vertailuryhmään nähden (Tuncer et.al. 2009).

Vastaavia kokonaiskolesterolin lasku on havaittu myös kanoilla (Grigorova et.al. 2008).

Oliivipuun lehti

(Olea Europaea)

Oliivipuu on ikivanha viljelykasvi kaikkialla Välimeren alueen maissa. Paitsi puusta saatavia oliiveja ja niistä puristettua oliiviöljyä, myös lehtiä on käytetty jo hyvin pitkään lääkinnällisiin tarkoituksiin. Erityisesti Oliivipuun lehtiä käytetään korkean verenpaineen hoitoon. Vaikuttavia aineita on paljon, erityisesti Oleuropein ja Hydroxytyrosol.

Oliivipuun lehdillä on
- Verenpainetta laskevaa vaikutusta
- Kokonaiskolesterolia laskevaa vaikutusta
- LDL-kolesterolia laskevaa vaikutusta
- VLDL-kolesterolia laskevaa vaikutusta
- Triglyceridejä laskevaa vaikutusta
- HDL-kolesterolia nostavaa vaikutusta

Kun koehenkilöinä käytettiin 40 paria kaksosia, joille annettiin 1000 mg Oliivipuun lehtiuutetta EFLA943, 8:n viikon ajan, laskivat systolinen verenpaine (137 mmHg → 126 mmHg) ja diastolinen verenpaine (80 → 76 mmHg) selvästi (Perrinjaquet-Moccetti et.al. 2008).

Kun koehenkilöille annettiin Oliivipuun lehtiuutetta EFLA943, 1000 mg päivässä, 8:n viikon ajan, laskivat systolinen verenpaine 11.5 mmHg ja diastolinen verenpaine 4.8 mmHg, vertailuryhmään nähden (Susalit et.al. 2011). Kyseessä oli kaksoissokkokoe. Samassa kokeessa havaittiin myös triglyceridien laskevan huomattavasti Oliivipuun lehtiuute ryhmällä.

Kun 30:lle koehenkilölle annettiin Oliivipuun lehtiuutetta 3:n kuukauden ajan, laski verenpaine selvästi (p < 0.01), vertailuryhmään nähden (Cherif et.al. 1996).

Koerotilla on vastaavasti huomattu selvä verenpaineen lasku Oliivipuun lehtiuutteella (p < 0.01) (Khayya et.al. 2002).

Kun koerotille annettiin joko Oleuropiinia 8 mg/kg tai Hydroxytyrosilia 16 mg/kg, 4:n viikon ajan, laski kokonaiskolesteroli selvästi (Jemal et.al. 2009).

Kun koerotille annettiin 10% ravinnosta Oliivipuun lehtiä, 2:n kuukauden ajan, laski kokonaiskolesteroli 47% (p < 0.001), vertailuryhmään nähden (Bennani-Kabchi et.al. 1999).

Kun korkean kolesterolitason ja triglyceritason omaaville rotille annettiin Oliivipuun lehtiuutetta, laskivat sekä kokonaiskolesteroli, LDL-kolesteroli että triglyceridit, ja HDL-kolesteroli nousi (Jemal et.al. 2008).

Oliiviöljy, kylmäpuristettu

(Virgin Olive Oil)

Oliiviöljy on eräs maailman tunnetuimmista ruokaöljyistä, ja se on ollut käytössä Välimeren maissa jo tuhansia vuosia. Kylmäpuristetussa, niin sanotussa neitsyt Oliiviöljyssä (Virgin Olive Oil) ovat tallella kaikki Oliiviöljyn terveysvaikutteiset polyfenoli- ym. yhdisteet. Oliiviöljyssä on erittäin paljon Oleiinihappoa (Oleic Acid), jopa 70 – 80%, riippuen Oliiviöljystä.

Neitsyt Oliiviöljyllä on:
- Verenpainetta alentavaa vaikutusta.
- Kokonaiskolesterolia alentavaa vaikutusta.
- LDL-kolesterolia alentavaa vaikutusta.
- HDL-kolesterolia nostavaa vaikutusta.

Kun 62:lle iäkkäälle koehenkilölle, joista 31:llä oli korkea verenpaine, ja 31:llä oli normaali verenpaine, sai 60 grammaa neitsyt Oliiviöljyä päivittäin, 4:n viikon ajan, laski systolinen verenpaine 15 mmHg (150 mmHg → 135 mmHg, $p < 0.01$) korkean verenpaineen ryhmässä, verrattuna ryhmään, joka sai päivittäin 60 grammaa Auringonkukkaöljyä. Ryhmässä, jolla oli normaali verenpaine, laski neitsyt Oliiviöljy kokonaiskolesterolia 10.5% (186.6 mg/dl → 166.6 mg/dl, $p < 0.01$) ja LDL-kolesteroli 12.2% (113.0 mg/dl → 99.2 mg/dl, $p < 0.01$), verrattuna ryhmään, joka sai Auringonkukkaöljyä (Perona et.al. 2004).

Kun 129:lle koehenkilölle, jotka olivat Brasiliasta, USA:sta ja Ghanasta, sai päivittäin 30% energiastaan Oliiviöljystä, 8:n viikon ajan, laski systolinen verenpaine 6.32 mmHg ($p < 0.05$) ja diastolinen verenpaine 2.68 mmHg ($p < 0.05$), vertailuryhmään nähden (Sales et.al. 2008).

Kun 25 koehenkilöä nautti 4:n viikon ajan joko vähäfenolista, keskifenolista tai suuren fenolipitoisuuden omaavaa Oliiviöljyä tai Placeboa, laski LDL-kolesteroli vastaavasti 6.4%, 8.8% ja 12.2%, sekä HDL-kolesteroli nousi vastaavasti 9.0%, 14.3% ja 23.5%, Placeboon nähden. Systolinen verenpaine laski vastaavasti 3.3%, 6.3% ja 7.7% ja diastolinen verenpaine laski vastaavasti 4.2%, 7.7% ja 10.8%, Placeboon nähden (Al-Rewashdeh et.al. 2010). Kaikissa edellä olleissa $p < 0.05$. Selvästi Oliiviöljyn polyfenolipitoisuus vaikuttaa: Mitä suurempi polyfenolipitoisuus, sitä suuremmat muutokset.

Vastaavia systolisen ja diastolisen verenpaineen alenemisia Oliiviöljyllä on saatu myös muissa kokeissa (Ruiz-Gutierrez et.al. 1996).

Kun koerotille, joilla oli korkea verenpaine, annettiin 2.0 grammaa/kg Oliiviöljyä päivittäin, 14:n päivän ajan, laski systolinen verenpaine 26 mmHg (p < 0.001), vertailuryhmään nähden (Teres et.al. 2008). Edelleen puhdas Oleiinihappo laski annoksella 2 grammaa/kg päivittäin, 14:n päivän ajan annettuna, systolista verenpainetta 21 mmHg (p < 0.001). Sekä neitsyt Oliiviöljy että puhdas Oleiinihappo laskivat verenpainetta myös akuutisti, neitsyt Oliiviöljy (annoksella 2.0 g/kg) 20 mmHg (p < 0.001) ja Oleiinihappo (annoksella 1.0 g/kg) 14 mmHg (p < 0.05) (Teres et.al. 2008).

Oliivit

(Olea Europaea)

Oliivit ovat kaikille tuttuja Oliivipuun hedelmiä, joita käytetään kaikkialla maailmassa ruuanlaitossa. Oliiveja on saatavilla sekä vihreinä että täysin kypsyneinä, mustina. Oliiveissa on erittäin paljon terveysvaikutteisia yhdisteitä, kuten Luteolin, Apigenin sekä erityisesti Oleuropein ja Hydroxytyrosol. Näiden yhdisteiden tiedetään laskevan kolesterolia ja verenpainetta.

Oliiveilla on:
- Verenpainetta alentavaa vaikutusta.
- Kokonaiskolesterolia alentavaa vaikutusta.
- LDL-kolesterolia alentavaa vaikutusta.
- HDL-kolesterolia nostavaa vaikutusta.

Kun rotille annettiin suonensisäisesti Oliivin vesi-metanoliuutetta 30 – 100 mg/kg, laskivat diastolinen, systolinen ja keskimääräinen verenpaine suorassa suhteessa annostuksen vahvuuteen. Annoksella 100 mg/kg keskimääräinen verenpaine laski 37.1%, vertailuryhmään nähden (Gilani et.al. 2005).

Kun rotille, joilla oli korkea kolesterolitaso, annettiin päivittäin vihreiden Oliivien tai mustien Oliivien joko etyyliasetaatti- tai vesi-metanoliuutetta 5 mg/kg, 16:n viikon ajan, laskivat kokonaiskolesteroli ja LDL-kolesteroli seuraavasti:
Vihreät Oliivit, Etyyliasetaattiuute, kokonaiskolesteroli laski 24.2%, ja LDL-kolesteroli laski 44.9%. Vihreät Oliivit, vesi-metanoliuute, kokonaiskolesteroli laski 20.5% ja LDL-kolesteroli laski 47.1%. Mustat oliivit, etyyliasetaattiuute, kokonaiskolesteroli laski 27.1% ja LDL-kolesteroli laski 68.8%, vertailuryhmään nähden. Kaikissa p < 0.05.

Sen sijaan HDL-kolesteroli nousi kaikilla uutoksilla, mustien Oliivien vesi-metanoliuutos nosti HDL-kolesterolia 62.5% (p < 0.05), vertailuryhmään nähden (Fki et.al. 2005).

Omena

(Malus Domestica)

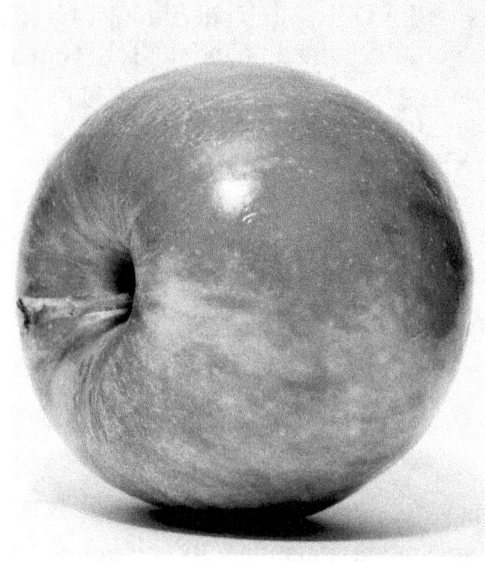

Omena on kaikkialla suosittu hedelmä. Venäjällä ja Kiinassa omenaa käytetään osana ruokavaliossa, laskettaessa korkeaa verenpainetta.

Omenalla on
- Verenpainetta laskevaa vaikutusta
- Kokonaiskolesterolia laskevaa vaikutusta

Meta-analyysissä, joka koski 4:ää ihmisellä tehtyä koetta, laski kokonaiskolesteroli keskimäärin 5 – 8%, kun päivittäin nautittiin 2 – 3 omenaa (Jensen et.al. 2009).

Vastaavasti meta-analyysissä, joka koski 9:ää koe-eläimillä tehtyä koetta, laski plasman kokonaiskolesteroli keskimäärin 11 – 43% ja maksan kokonaiskolesteroli keskimäärin 23 – 67% (Jensen et.al. 2009).

Omenan kuoriuutteen on todettu inhiboivan ACE:a (Balasuriya et.al. 2011).

Punaisten omenoiden ja niiden kuorien tiedetään olevan voimakkaasti vasorelaksoivia (Fitzpatrick et.al. 1995).

Omena on punasipulin ohella eräs parhaimmista Kversetiini (Quercetin) nimisen flavonoidin lähteitä. Kversetiinillä on tunnetusti sekä verenpainetta että kolesterolia alentavaa vaikutusta.

Omena kannattaa aina syödä kuorineen, pesun jälkeen.

Orapihlaja

(Crataegus Oxyacantha, Crataegus Sp.)

Orapihlaja on ikivanha lääkekasvi, jonka käyttö sydän- ja verisuonitautien hoidossa tunnetaan ympäri koko maailman, jo 1500 vuoden ajan. Orapihlajalajeja on erittäin paljon, mutta kaikissa niissä on samantyyppisiä flavonoideja. Orapihlajaa käytetään Länsimaissa yleisesti kohonneen verenpaineen hoitoon, mutta Kiinassa sillä hoidetaan korkean verenpaineen lisäksi myös kohonneita kolesteroliarvoja. Orapihlajan marja on syötävä, joskin lähes mauton. Orapihlajasta on erittäin paljon tutkimustuloksia.

Orapihlajan lehdillä, kukilla ja marjoilla on:
- Verenpainetta alentavaa vaikutusta.
- Kokonaiskolesterolia alentavaa vaikutusta.
- LDL-kolesterolia alentavaa vaikutusta.
- Triglyceridejä laskevaa vaikutusta.
- HDL-kolesterolia nostavaa vaikutusta.

Orapihlajan verenpainetta laskevaa vaikutus on kokeellisesti todennettu jo yli 70 vuotta sitten (Graham 1939; Graham 1940).

Kun koerotille annettiin suonensisäisesti Orapihlajan vesiuutetta 31 mg/kg, laski systolinen verenpaine 37% (p < 0.005) ja diastolinen verenpaine 49% (p < 0.005), vertailuryhmään nähden (Abdul-Ghan et.al. 1987).

Orapihlajauute inhiboi ACE:a (Uchida et.al. 1987).

Kun kaniineille, joilla oli korkea kolesterolitaso, annettiin Orapihlajan marjan 10%:sta vesiuutetta 10 mg/kg päivittäin, 6:n viikon ajan, laskivat kokonaiskolesteroli 22.9%, LDL-kolesteroli 21.4% ja triglyceridit 20.0%, vertailuryhmään nähden (Khalil et.al. 2008).

Kun koerotille, joilla oli korkea kolesterolitaso, annettiin Orapihlajan marjaa 2% ravinnosta päivittäin, 4:n viikon ajan, laskivat kokonaiskolesteroli 34.0% (p < 0.01), LDL-kolesteroli 36.4% (p < 0.01), mutta HDL-kolesteroli nousi 100.0% (p < 0.01), vertailuryhmään nähden (Kwok et.al. 2010).

Vastaava kolesterolitason lasku on havaittu myös Hamstereilla. Tässä tapauksessa kolesterolin laskun takana havaittiin olevan Ursolihapon (Ursolic acid) ja Oleanolihapon (Oleanolic acid) (Lin et.al. 2009).

Edelleen hiirillä on todettu myös kolesterolitasojen lasku Orapihlajalla (Xu et.al. 2009). Tässä kokeessa Orapihlajaa verrattiin Simvastatiiniin.

Kaksoissokkokokeissa ihmisillä Orapihlaja laskee sekä systolista että diastolista verenpainetta (Walker et.al. 2002; Walker et.al. 2006).

Vastaavia verenpaineen laskuja ihmisillä on todettu muissakin tutkimuksissa (Leuchtgens et.al. 1993; Schussler et.al. 1995; Weikl et.al. 1996).

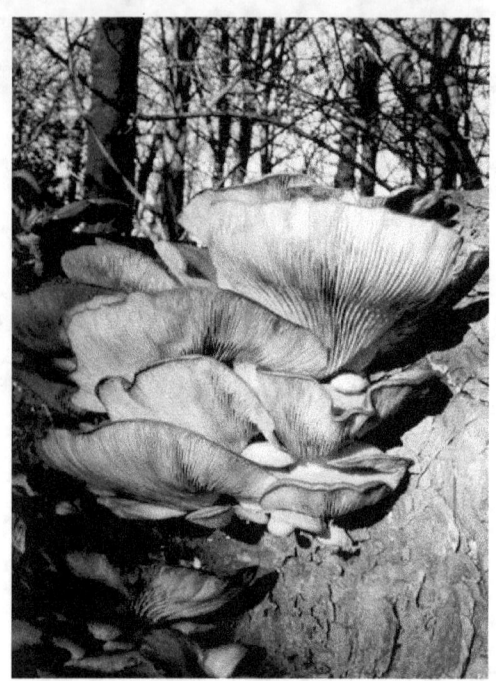

Osterivinokas

(Pleurotus Ostreatus)

Osterivinokas on maailmalla hyvin suosittu ruokasieni, jolla on paljon lääkinnällisiä vaikutuksia. Osterivinokasta saa Suomessakin joko tuoreena tai kuivattuina tablettimuodossa marketeista.

Osterivinokkaalla on
- Verenpainetta laskevaa vaikutusta
- Kokonaiskolesterolia laskevaa vaikutusta
- Trgilyceridejä laskevaa vaikutusta

Kun 89:lle Diabetesta sairastavalle koehenkilölle annettiin osterivinokasta 24:n vuorokauden koejakson aikana, laskivat sekä systolinen verenpaine (p < 0.01), että diastolinen verenpaine (p < 0.01) merkittävästi. Samoin kokonaiskolesteroli ja triglyceridit laskivat merkittävästi (Khatun et.al. 2007).

Toisessa kokeessa annettiin 150:lle Diabetesta sairastavalle koehenkilölle Osterivinokasta 3:n kuukauden ajan. Tässäkin kokeessa laskivat sekä verenpaine että kokonaiskolesteroli merkittävästi (Agrawal et.al. 2010).

Osterivinokkaat inhiboivat ACE:a (Chang 1996).

Rottakokeissa osterivinokkaat laskevat kokonaiskolesterolia, LDL-kolesterolia ja Triglyceridejä sekä nostavat HDL-kolesterolia (Alam et.al. 2007; Alam et.al. 2011; Hossan et.al 2003; Bobek et.al. 1993).

Eläinkokeissa muut osterivinokaslajit laskevat verenpainetta (Tam et.al. 1986; Miyazawa et.al. 2008).

Kun 20:lle koehenkilölle syötettiin 30 grammaa kuivattua osterivinokasta 3.n viikon ajan, laskivat sekä triglyceridit (p < 0.0015) että kokonaiskolesteroli (p < 0.059), verrattuna kontrolliryhmään (Schneidr et.al. 2011).

Kun koerotille syötettiin 5% osterivinokasta normaalin ravinnon lisäksi, 40:n päivän ajan, laskivat kokonaiskolesteroli 37%, triglyceridit 45% ja LDL/HDL-suhde 64% (Alam et.al. 2009).

Painonpudotus

(Weight reduction)

Ylipaino nostaa sekä verenpainetta että kolesteroliarvoja. Näin ollen painonpudotus on erittäin tehokas laskemaan sekä kohonnutta verenpainetta että kohonneita kolesteroliarvoja.

Painonpudotus:
- laskee verenpainetta
- laskee kokonaiskolesterolia
- laskee LDL-kolesterolia
- laskee VLDL-kolesterolia
- nostaa HDL-kolesterolia

Meta-analyysissä, jossaoli mukana 11 tutkimusta, todettiin, että jokaista 1.0 kilon painonpudotusta kohden systolinen verenpaine laskee keskimäärin 1.6 mmHg ja diastolinen verenpaine laskee keskimäärin 1.3 mmHg (Staessen et.al. 1989). Jos ylipainoinen henkilö, jolla on korkea verenpaine, pystyy laihduttamaan esimerkiksi 10 kiloa, saattaa systolinen verenpaine pudota jopa 16 mmHg ja diastolinen verenpaine jopa 13 mmHg.

Meta-analyysissä, jossa oli mukana 70 tutkimusta, todettiin että painonpudotus alentaa selvästi kokonaiskolesterolia, LDL-kolesterolia, VLDL-kolesterolia ja triglyceridejä, mutta nostaa HDL-kolesterolia (Dattilo et.al. 1992). Korrelaatiot painonpudotuksen ja kolesteroliarvojen välillä olivat merkittävät: TC ($r = 0.32$), LDL ($r = 0.29$), VLDL ($r = 0.38$), TG ($r = 0.32$). Tässä meta-analyysissä keskimääräinen painonpudotus oli 16.6 kg, ja vastaavat muutokset kolesteroliarvoissa olivat seuraavat:

kokonaiskolesteroli: 5.93 mmol/L → 5.14 mmol/L ($p < 0.01$)
LDL-kolesteroli: 3.44 mmol/L → 3.05 mmol/L ($p < 0.01$)
VLDL-kolesteroli: 1.09 mmol/L → 0.69 mmol/L ($p < 0.01$)
triglyceridit: 2.05 mmol/L → 1.39 mmol/L ($p < 0.01$)
HDL-kolesteroli: 1.17 mmol/L → 1.20 mmol/L ($p < 0.01$)

Pangamiinihappo

(Pangamic acid)

Pangamiinihappo on luonnossa yleisesti esiintyvä aine, jota kutsutaan myös B15 vitamiiniksi.

Pangamiinihappoa esiintyy runsaasti useissa siemenissä ja pavuissa, kuten omenan siemenet, maissi, kikherne, kidneypapu ja mungpapu.

Pangamiinihappoa myydään Kalsiumpangamaattina (Calciumpangamate), eli pangamiinihapon kalsiumsuolana.

Pangamiinihapolla on
- Kokonaiskolesterolia laskevaa vaikutusta
- HDL-kolesterolia nostavaa vaikutusta

Kun 60:lle urheilijalle annettiin 160 mg Pangamiinihappoa päivässä, 4:n viikon ajan, HDL-kolesteroli nousi (46.9 mg/dl → 54.4 mg/dl, p < 0.001), ja kokonaiskolesteroli laski (p < 0.01), vertailuryhmään nähden (Almeida et.al. 1993). HDL-kolesterolin nousu oli 16.0%.

Kun rotille annettiin pangamiinihappoa 50 – 250 mg/kg, 4 – 7:n päivän ajan, laski kokonaiskolesteroli 15 – 36%. Kun pangamiinihappoa annettiin rotille, joilla oli korkeat kolesteroliarvot, laski kokonaiskolesteroli 40 – 69%, kun pangamiinihappoa annettiin 12.5 – 50 mg/kg (Atal et.al. 1980).

Myös muissa tutkimuksissa on havaittu pangamiinihapon kohottavan koehenkilöiden HDL-kolesterolia (Rastochin 1984).

Pantethine

Pantethine on B5-vitamiinin eli Pantoteenihapon luonnollinen metaboliitti elimistössä, ja Pantethinesta syntyy edelleen Coenzyymi A:ta. Pantethinea on saatavilla lisäravinteena. Pantethinella on tiedetty jo kauan, yli 30 vuotta, olevan erittäin voimakas ja positiivinen vaikutus kolesteroli- ja triglyceridiarvoihin. Pantethinea on tutkittu erittäin paljon, ja on suorastaan hämmästyttävää, että lääkärit eivät käytä sitä Suomessa korkean kolesterolitason hoitoon. Pantoteenihappo on ideaalinen valmiste korkean kolesteroli- ja triglyceriditason laskemiseksi, eikä sillä ole mitään tunnettuja haittavaikutuksia.

Pantethinella on:
- Kokonaiskolesterolia laskevaa vaikutusta.
- LDL-kolesterolia laskevaa vaikutusta.
- Triglyceridejä laskevaa vaikutusta.
- HDL-kolesterolia nostavaa vaikutusta.

Meta-analyysissä, jossa oli mukana 28 tutkimusta, ja 646 korkeasta kolesterolista kärsivää potilasta, ja joissa kokeiden kesto oli keskimäärin 12.7 viikkoa ja annettu Pantethine annos 900 mg päivittäin, laskivat
- Kokonaiskolesteroli keskimäärin 15.1%.
- LDL-kolesteroli keskimäärin 20.1%.
- Triglyceridit keskimäärin 32.9%.
mutta HDL-kolesteroli nousi keskimäärin 8.4% (McRae 2005).

Pantethinella on erittäin voimakas LDL-kolesterolia ja triglyceridejä laskeva vaikutus.

Nämä tulokset on todennettu lukuisissa tutkimuksissa, myös uudemmissa (Rumberger et.al. 2011) sekä aiemmissa tutkimuksissa (Coronel et.al. 1991; Binaghi et.al. 1990; Eto et.al. 1987; Arsenio et.al. 1987; Arsenio et.al. 1986; Donati et.al. 1986; Murai et.al. 1985; Gaddi et.al. 1984; Arsenio et.al. 1984; Hiramatsu et.al. 1981).

Papaya

(Carica Papaya)

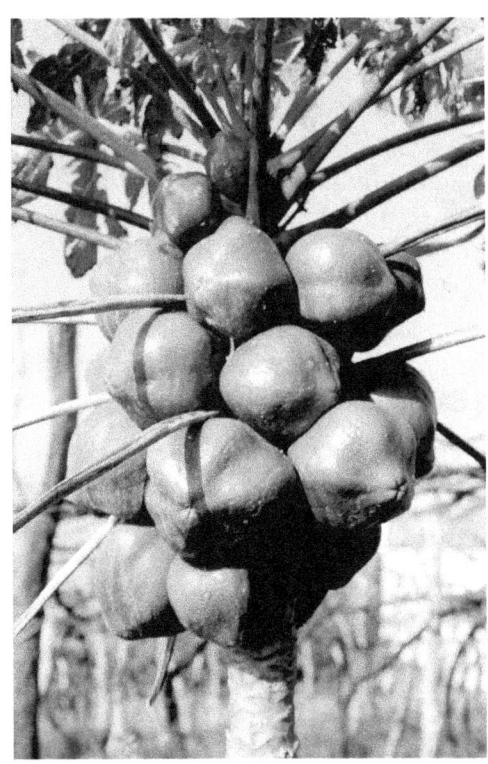

Papaya on herkullinen trooppinen hedelmä, jota saadaan
Suomessakin marketeista.

Papayalla on
- Verenpainetta laskevaa vaikutusta
- Kokonaiskolesterolia laskevaa vaikutusta
- LDL-kolesterolia laskevaa vaikutusta
- Triglyceridejä laskevaa vaikutusta
- HDL-kolesterolia nostavaa vaikutusta

Vihreää papaya hedelmää käytetään eri puolilla maailmaa
kansanlääkinnässä verenpaineen laskemiseen (Lans 2006).

Koerotilla papaya hedelmän uute aiheuttaa voimakkaan
verenpaineen laskun (p < 0.01) (Eno et.al. 2000).

Koerotilla papaya hedelmän uutteet laskivat kokonaiskolesterolia, LDL-kolesterolia, ja
triglyceridejä, sekä nostivat HDL-kolesterolia (Iyer et.al. 2011).

Parsakaalin idut

(Brassica Oleracea var. Italica)

Parsakaalin idut ovat suosittuja funktionaalista ruokaa. Parsakaalin ituja tutkitaan intensiivisesti,
koska ne sisältävät syöpää ehkäiseviä Isothiosyanaatteja (Glucoraphanin, Sulforaphane).
Isothiosyanaattien pitoisuus on suurimmillaan 3 – 4 päivän vanhoissa iduissa.

Parsakaalin iduilla on:
- Verenpainetta laskevaa vaikutusta.
- Kokonaiskolesterolia laskevaa vaikutusta.
- LDL-kolesterolia laskevaa vaikutusta.
- HDL-kolesterolia nostavaa vaikutusta.

Kun korkeasta verenpaineesta kärsiville koerotille annettiin Sulforaania (=Sulforaphane) ravinnossa
päivittäin, 4:n kuukauden ajan, laski verenpaine 11% vertailuryhmään nähden (Gamarallage et.al.
2012).

Vastaavasti toisessa kokeessa annettiin koerotille Parsakaalin ituja 200 mg/päivä, 5:nä päivänä viikossa, 14:n viikon ajan. Tällöin verenpaine laski 20 mmHg (p < 0.05), vertailuryhmään nähden (Wu et.al. 2004).

Kun 40:lle koehenkilölle, joilla oli korkea verenpaine, annettiin Parsakaalin ituja 10 grammaa päivittäin, 4:n viikon ajan, laski systolinen verenpaine 9 mmHg (153 mmHg → 144 mmHg) (Christiansen et.al. 2010).

Kun 81:lle diabetesta kärsivälle henkilölle annettiin 10 grammaa parsakaalin ituja päivittäin, 4:n viikon ajan, laski hapettuneen LDL-kolesterolin taso selvästi (p = 0.03), vertailuryhmään nähden (Bahadoran et.al. 2011). Kyseessä oli kaksoissokkokoe.

Kun 12:lle koehenkilölle annettiin Parsakaalin ituja 100 grammaa päivässä, 7:n päivän ajan, laskivat sekä kokonaiskolesteroli että LDL-kolesteroli, mutta HDL-kolesteroli nousi selvästi (Murashima et.al. 2004).

Kolesterolin lasku on todettu myös Hamstereilla (Rodriguez et.al. 2011).

Passionhedelmä

(Passifora edulis, Passiflora Sp.)

Passionhedelmä on erittäin suosittu hedelmä koko maailmassa. Erilaisia Passionlajeja on erittäin paljon.

Passionhedelmällä on
- Verenpainetta laskevaa vaikutusta

Verenpainetta laskeva vaikutus on dokumentoitu useissa tutkimuksissa. Kaikissa Passionin osissa, hedelmässä, hedelmän kuoressa, siemenissä ja lehdissä on todettu olevan verenpainetta voimakkaasti laskevaa vaikutusta.

Passionhedelmän siemenet ovat voimakkaasti vasorelaksoivia (Sano et.al. 2011).

Kun korkeaa verenpainetta sairastaville rotille annettiin Passionhedelmän kuoren metanoliuutetta 50 mg/kg, oraalisesti, laski verenpaine 28 mmHg, 1:n tunnin kuluttua, vertailuryhmään nähden (Ichimura et.al. 2006).

Kun korkeaa verenpainetta sairastaville rotille annettiin Passionhedelmän kuoriuutetta 50 mg/kg, 8:n viikon ajan, laski systolinen verenpaine 12.3 mmHg (p < 0.01), vertailuryhmään nähden (Zibadi et.al. 2007).

Kun 30:lle koehenkilölle syötettiin 4:n viikon ajan 400 mg päivässä Passionhedelmän kuoriuutetta, laski systolinen verenpaine peräti 30.9 mmHg (p < 0.001) ja diastolinen verenpaine peräti 24.6 mmHg (p < 0.001), vertailuryhmään nähden (Zibadi et.al. 2007). Kyseessä oli kaksoissokkokoe.

Kun korkeaa verenpainetta sairastaville koehenkilöille annettiin kuivattua Passionhedelmän mehutiivistettä 2 grammaa päivässä, laski systolinen verenpaine 6.7 mmHg (p < 0.05) ja diastolinen verenpaine 5.3 mmHg ($p < 0.05$) (Rojas et.al. 2009). Kyseessä oli kaksoissokkokoe.

Myös muissa kokeissa sekä Passionin lehtiuutteet että Passionhedelmän mehu laskivat voimakkaasti sekä systolista että diastolista verenpainetta (Rojas et.al. 2006; Patel et.al. 2011).

Pellavansiemen

(Linum Usitatissimum)

Pellavansiementä viljellään yleisesti Suomessa, ja niitä on saatavilla kaikissa marketeissa, kuten myös pellavarouhetta.

Pellavansiemenessä on erittäin paljon alfa-Linoleenihappoa, jopa 60% ja Lignaaneja, erityisesti Secoisolariciresinol Diglucodisia (SDG).

Pellavansiemenillä on:
- Verenpainetta laskevaa vaikutusta.
- Kokonaiskolesterolia laskevaa vaikutusta.
- LDL-kolesterolia laskevaa vaikutusta.
- Triglyceridejä laskevaa vaikutusta.
- HDL-kolesterolia nostavaa vaikutusta.

Kun 55:lle koehenkilölle annettiin 30 grammaa pellavansiemeniä 3:n kuukauden ajan, laskivat kokonaiskolesteroli 7% ja LDL-kolesteroli 10%, vertailuryhmään nähden (Palade et.al. 2008).

Kun 100 koehenkilöä sai pellavansiemenen Lignaania SDG 543 mg päivittäin, 6:n kuukauden ajan, laskivat sekä diastolinen verenpaine ($p = 0.046$) ja triglyceridit ($p = 0.017$) selvästi, vertailuryhmään nähden (Cornish et.al. 2009). Kyseessä oli kaksoissokkokoe.

Kun 30:lle koehenkilölle annettiin pellavansiemen Lignaania SDG 100 mg päivittäin, 12:n viikon ajan, laski LDL-kolesteroli ($p < 0.05$) selvästi, vertailuryhmään nähden (Fukumitsu et.al. 2010). Kyseessä oli kaksoissokkokoe.

Meta-analyysissä, joka käsitti 28 erillistä tutkimusta, todettiin että pellavansiemen laskee selvästi sekä kokonaiskolesterolia että LDL-kolesterolia (Pan et.al. 2009).

Kun kaniineille, joilla oli korkea kolesterolitaso, annettiin pellavansiemenen Lignaania SDG 15 mg/kg päivittäin, 8:n viikon ajan, laskivat kokonaiskolesteroli 33% ja LDL-kolesteroli 35%, mutta HDL-kolesteroli nousi 140%, vertailuryhmään nähden (Prasad et.al. 1999).

Kun kaniineille, joilla oli korkea kolesterolitaso, annettiin pellavan siementä 7.5 g/kg päivittäin, 8:n viikon ajan, laskivat kokonaiskolesteroli 31% ja LDL-kolesteroli 32% vertailuryhmään nähden (Prasad et.al. 1998).

Kun kaniineille, joilla oli korkea kolesterolitaso, annettiin pellavansiemenen Lignaaneja SDG 40 mg/kg päivittäin, 2:n kuukauden ajan, laskivat kokonaiskolesteroli 20% ja LDL-kolesteroli 14%, mutta HDL-kolesteroli nousi 30%, vertailuryhmään nähden (Prasad et.al. 2005).

Kun hamstereille annettiin ravinnossa 15% pellavansiemeniä, 3:n kuukauden ajan, laski kokonaiskolesteroli 12%, vertailuryhmään nähden (Lucas et.al. 2011).

Kun koerotille annettiin ravinnossa 25% pellavansiemeniä, 6:n kuukauden ajan, nousi HDL-kolesteroli 47% (p < 0.05), mutta LDL-kolesteroli laski 22% (p < 0.05) ja triglyceridit laskivat 23% (Daleprane et.al. 2010).

Kun 55:lle koehenkilölle, joilla oli korkea kolesterolitaso, annettiin pellavansiemenen Lignaaneja SDG 600 mg päivittäin, 8:n viikon ajan, sekä kokonaiskolesteroli että LDL-kolesteroli laskivat keskimäärin 23% (p < 0.005), vertailuryhmään nähden (Zhang et.al. 2008). Kyseessä oli kaksoissokkokoe.

Kun SDG:tä annettiin koerotille suonensisäisesti joko 10 mg/kg, 15 mg/kg tai 20 mg/kg, laski keskimääräinen verenpaine 40%, 41% ja 47% (Prasad 2004). SDG aikaansaa useita tunteja kestävän verenpaineen laskun.

Pellavansiemenöljy

(Linum Usitatissimum)

Pellavansiemenöljy sisältää erittäin paljon alfa-linoleenihappoa, 50 – 65% koko öljystä, tyypillisesti.

Alfa-linoleenihappo kuuluu ns. w-3 rasvahappoihin. Elimistössä alfa-linoleenihaposta syntyy tunnettuja "Kalaöljyjä", EPA:aa (EicosaPentanoic Acid) ja DHA:ta (DocosaHexanoic Acid).

Alfa-linoleenihapolla on
- Verenpainetta laskevaa vaikutusta

Kun 59:lle korkean kolesterolitason omaavalle henkilölle annettiin alfa-linoleenihappoa 8 grammaa päivässä, 12:n viikon ajan, laskivat systolinen verenpaine (120 mmHg → 110 mmHg, p < 0.016) ja diastolinen verenpaine (80 mmHg → 72 mmHg, p < 0.011) merkittävästi vertailuryhmään nähden (Paschos et.al. 2007).

Kun korkean verenpaineen omaaville henkilöille annettiin 2.6 grammaa alfa-linoleenihappoa päivässä, 12:n viikon ajan, laskivat sekä systolinen että diastolinen verenpaine merkittävästi vertailuryhmään nähden (Takeuchi et.al. 2007).

Kun korkean verenpaineen omaaville koerotille syötettiin ravinnossa 10% pellavansiemenöljyä, laski systolinen verenpaine 59 mmHg, vertailuryhmään nähden (Dierberger et.al. 1991). Myös veren viskositeetti laski tässä kokeessa.

Alfa-linoleenihapon on todettu laskevan sekä systolista verenpainetta että inhiboivan ACE:a koerotilla (Ogawa et.al. 2009).

Persilja

(Petroselinum Crispum)

Persilja on ikivanha vihanneskasvi, jota viljellään kaikkialla maailmassa. Persilja on erittäin ravintoainepitoinen. Sekä persiljan lehdet, siemenet että juuret ovat syötäviä. Persilja on maailman paras Apigeeni nimisen Flavonoidin lähde. Apigeeni on erittäin voimakas antioksidantti. Persiljan lehtiä ja siemeniä on jo satoja vuosia käytetty myös lääkinnällisesti, erityisesti diureettina ja korkean verenpaineen hoidossa.

Persiljalla on
- Verenpainetta alentavaa vaikutusta
- Diureettista vaikutusta

Koerotilla persiljan siementen vesiuute lisää virtsaneritystä 110% (p < 0.01), vertailuryhmään nähden (Kreydiyyh et.al. 2002).

Kun koerotille annettiin suonensisäisesti persiljan lehtien etanoliuutetta, 0.33 – 10 mg/kg, niin keskimääräinen verenpaine laski 6.54 – 42.34% (Brankovic et.al. 2008). Vastaavasti persiljan vesiuute laski verenpainetta 3.16 – 25.26%.

Kun koerotille annettiin suonensisäisesti persiljan siementen 20%:sta vesiuutetta, niin verenpaine laski 30.2% (p < 0.05), vertailuryhmään nähden (Campos et.al. 2009). Samalla havaittiin myös voimakas diureettinen vaikutus.

Persiljassa on erittäin suuria Apigeniini pitoisuuksia. Apigenin inhiboi ACE:a (Loizzo et.al. 2007; Sui et.al. 2010).

Kun koerotille annettiin 0.03, 0.05 tai 0.11 g/kg Apigeniinia, 4:n viikon ajan, laski verenpaine selvästi kaikissa Apigeniini ryhmissä, vertailuryhmään nähden (Sui et.al. 200). Myös Endothelin ET-1 ja Angiotensin II laskivat selvästi.

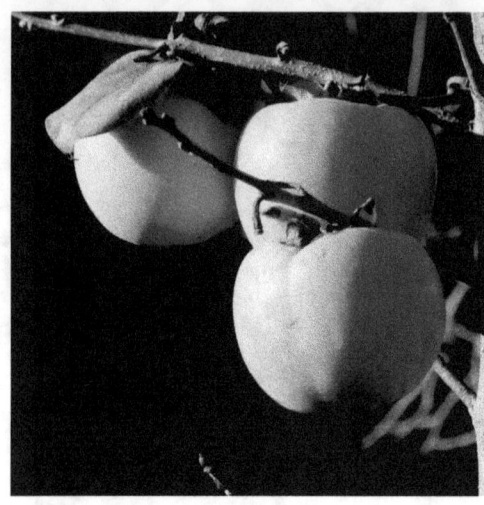

Persimmon, Sharon hedelmä

(Diospyros Kaki)

Persimmoni eli Sharon on herkullinen hedelmä, jota saa nykyään marketeista.

Persimmonilla on
- Kokonaiskolesterolia laskevaa vaikutusta
- LDL-kolesterolia laskevaa vaikutusta
- Triglyceridejä laskevaa vaikutusta

Kun koerotille, joiden ravinto sisälsi 1% kolesterolia, annettiin päivittäin 7% Persimmonia ravinnossa, 4:n viikon ajan, laskivat kokonaiskolesteroli 20% ($p < 0.001$), LDL-kolesteroli 31% ($p < 0.001$) ja triglyceridit 19% ($p < 0.001$) selvästi, vertailuryhmään nähden (Gorinteinm et.al. 1998).

Vastaava vaikutus kokonaiskolesteroliin, LDL-kolesteroliin ja triglycerideihin on havaittu useissa muissakin tutkimuksissa (Gorinstein et.al. 2000; Matsumoto et.al. 2010; Lee et.al. 2008).

Pesusienikurkku

(Luffa Aegyptica)

Pesusienikurkku on yksivuotinen kasvi, jonka hedelmät ovat syötäviä. Niitä käytetään nuorina vihanneksina Aasiassa ja Afrikassa. Samoin niitä käytetään kansanlääkinnässä korkean kolesterolin ja korkean verenpaineen hoidossa. Kasvia on erittäin helppo viljellä ja siemeniä on saatavilla Suomessakin.

Pesusienikurkulla on:
- Kokonaiskolesterolia laskevaa vaikutusta.
- LDL-kolesterolia laskevaa vaikutusta.
- Triglyceridejä laskevaa vaikutusta.
- HDL-kolesterolia nostavaa vaikutusta.

Kun kaniineille, joilla oli korkea kolesterolitaso, syötettiin Pesusienikurkun metanoliuutetta 300 mg/kg päivittäin, 8:n viikon ajan, laskivat kokonaiskolesteroli 29% ($p < 0.01$), LDL-kolesteroli 22% ($p < 0.01$) ja triglyceridit 52% ($p < 0.01$), mutta HDL-kolesteroli nousi 38% ($p < 0.01$), vertailuryhmään nähden (Thayyli et.al. 2011). Vaikutus oli sama, kuin Atorvastatiinin, jota käytetään korkean kolesterolitason hoitoon.

Täsmälleen samanlaisia tuloksia on saatu muillakin syötävillä Pesusienikurkkulajeilla, kuten *Luffa Tuberosa* (Yeligar et.al. 2007) ja *Luffa Cylindrica* (Pal et.al. 2011).

Pillisipuli

(Allium Fistulosum)

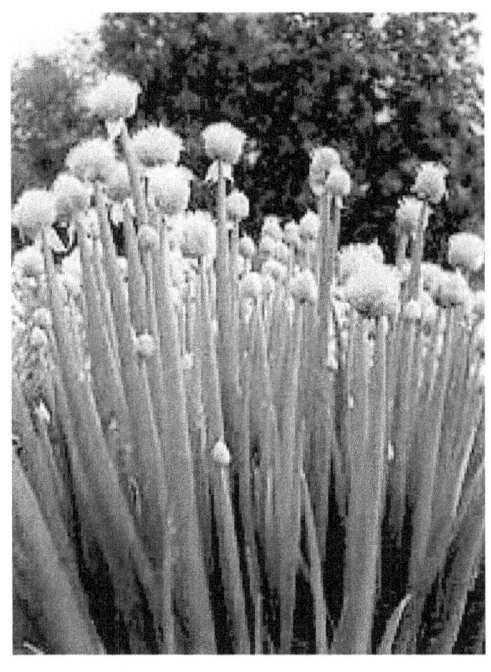

Pillisipuli on ikivanha ravintokasvi, joka on hyvin suosittu Kiinassa, Japanissa ja Koreassa. Sitä viljellään myös Suomessa, ja sen kasvattaminen on helppoa.

Pillisipulilla on
- Verenpainetta laskevaa vaikutusta
- Kokonaiskolesterolia laskevaa vaikutusta
- LDL-kolesterolia laskevaa vaikutusta
- Triglyceridejä laskevaa vaikutusta
- HDL-kolesterolia nostavaa vaikutusta

Kun rottakokeissa eläimille syötettiin 4:n viikon ajan ravintoa, jossa oli 5% Pillisipulia, laski verenpaine noin 9.6%, kokonaiskolesteroli laski 15.1% ja HDL-kolesteroli nousi 16.3%, vertailuryhmään nähden (Aoyama et.al. 2008).

Myös muissa tutkimuksissa on verenpaine koerotilla laskenut huomattavasti, kun niille on syötetty pillisipulia vähintäin 4:n viikon ajan (Chen et.al. 2000; Yamamoto et.al. 2005).

Kun ylipainoisille koehiirille syötettiin Pillisipulia 70%:sta etanoliuutosta annoksella 400 mg/kg/vrk, 6.5:n viikon ajan, laskivat kokonaiskolesteroli, LDL-kolesteroli ja triglyceridit merkittävästi (Sung et.al. 2011).

Koerotilla Pillisipuli laski selvästi kokonaiskolesterolia (Yamamoto et.al. 2010).

Pintopapu

(Phaseolus Vulgaris, Pinto Bean*)*

Pintopapua käytetään yleisesti ruuanlaitossa ympäri koko maailman.

Pintopavulla on:
- Kokonaiskolesterolia alentavaa vaikutusta.
- LDL-kolesterolia alentavaa vaikutusta.

Kun 16:lle koehenkilölle annettiin ½ kupillista Pintopapuja päivittäin muun ruuan ohessa, 8:n viikon ajan, laskivat kokonaiskolesteroli 8.4% (218 mg/dl → 199 mg/dl; p = 0.011) ja LDL-kolesteroli 8.6% (138 mg/dl → 125 mg/dl; p = 0.013) vertailuryhmään nähden (Winham et.al. 2007).

Myös toisessa tutkimuksessa koehenkilöillä todettiin Pintopapujen laskevan selvästi sekä kokonaiskolesterolia (p < 0.05) että LDL-kolesterolia (p < 0.05) (Finley et.al. 2007). Käytetty papumäärä oli 130 grammaa päivässä, ja kesto 12 viikkoa.

Porkkana

(Daucus Carota)

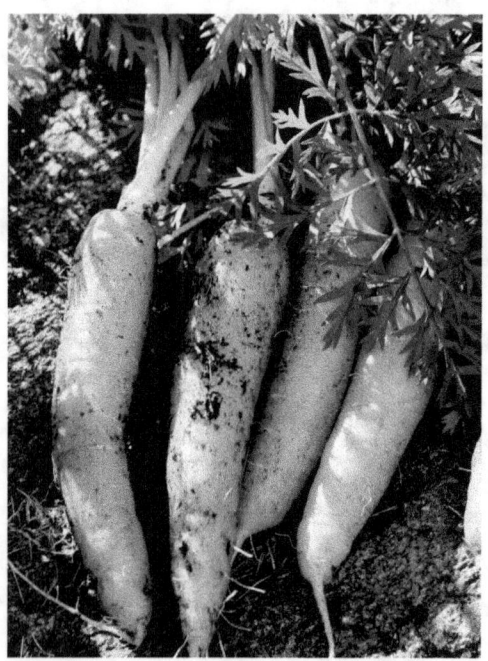

Porkkana on ikivaha ravinto- ja lääkekasvi, josta voidaan käyttää ravinnoksi kaikki osat, juuri, maanpäälliset osat ja siemenet.

Paitsi normaalia oranssia porkkanaa, nykyisin kasvatetaan myös niin sanottua mustaa porkkanaa tai purppura porkkanaa, joissa on jopa 28 kertaa enemmän antosyanideja kuin tavallisessa porkkanassa.

Venäjällä ja Kiinassa porkkanaa käytetään ruokavaliossa alentamaan kohonnutta verenpainetta.

Porkkanalla ja erityisesti mustalla porkkanalla on
- Verenpainetta laskevaa ominaisuutta
- Kokonaiskolesterolia laskevaa vaikutusta
- Triglyceridejä laskevaa vaikutusta

Kun aikuisille koehenkilöille juotettiin porkkanatuoremehua päivittäin 4.5 desilitraa, 3:n kuukauden ajan, laski systolinen verenpaine selvästi (p < 0.06) (Potter et.al. 2011).

Kun koerotille syötettiin runsaasti rasvaa ja hiilihydraatteja, aikaansaatiin metabolinen oireyhtymä, korkea verenpaine ja kohonneet kolesteroliarvot. Kun rotille syötettiin mustaa porkkanaa, palautuivat sekä verenpaine että kolesteroliarvot ennalleen (Poudyal et.al. 2010).

Kun koerotille syötettiin ravintoa, jossa oli 10% porkkanakuitua, laskivat sekä kokonaiskolesteroli että triglyceridit selvästi. Sen sijaan HDL-kolesteroli nousi (Metwalli et.al. 1994).

Kun koehiirille, joiden ravinnossa oli 0.25% kolesterolia, annettiin 20% porkkanajauhetta 4:n viikon ajan, laski kokonaiskolesteroli plasmassa 41% ja triglyceridit laskivat 49%. Vastaavasti maksassa kokonaiskolesteroli laski 41% ja triglyceridit laskivat 30% (Nicolle et.al. 2004).

Porkkanassa on klorogeenihappo (Chlorogenic Acid) nimistä antioksidanttia (Sun et.al. 2009). Klorogeenihapon tiedetään laskevan verenpainetta.

Porkkanan maanpäällisistä lehtiversoista on löydetty voimakkaasti verenpainetta alentavia kumariiniglykosideja (Gilani et.al. 2000).

Piparminttu

(Mentha Piperita)

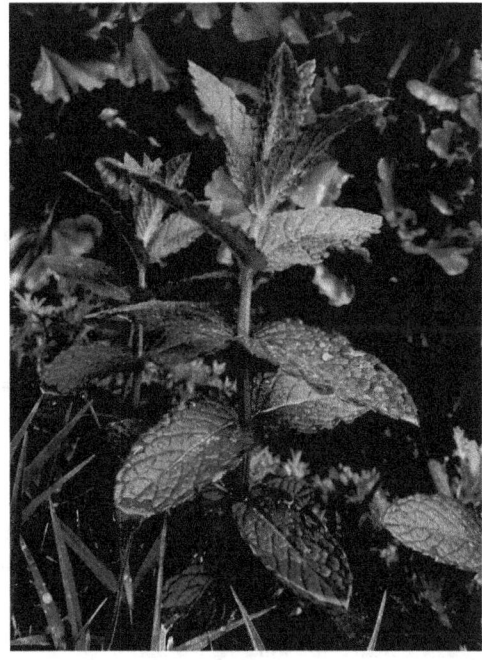

Piparminttu on ikivanha nautintoaine, maustekasvi ja lääkekasvi.

Piparmintulla on
- Verenpainetta laskevaa vaikutusta
- Kokonaiskolesterolia laskevaa vaikutusta
- LDL-kolesterolia laskevaa vaikutusta
- Triglyceridejä laskevaa vaikutusta

Kun 25:lle koehenkilölle juotettiin 30:n päivän ajan Piparminttuteetä 2 kertaa päivässä, annoksella 20 grammaa Piparminttua/200 ml vettä, laski 66.9%:lla koehenkilöistä kokonaiskolesteroli, 52.3%:lla koehenkilöistä LDL-kolesteroli, 58.5%:lla koehenkilöistä Triglyceriditaso ja 52.5%:lla koehenkilöistä verenpaine (Barbalho et.al. 2011).

Kun koerotille annettiin piparmintun vesiuutetta 100 mg/kg, 3:n viikon ajan, laskivat kokonaiskolesteroli ($p < 0.05$), LDL-kolesteroli ($p < 0.05$), ja triglyceridit ($p < 0.05$), ja HDL-kolesteroli nousi ($p < 0.05$) (Badal et.al. 2011).

Useilla muilla minttulajeilla on todettu samanlaisia vaikutuksia.

Propolis

Propolis on vahamainen aine, jota mehiläiset keräävät eri kasveista, ja joilla ne tukkivat pesissään pieniä aukkoja. Propolista on jo satoja vuosia käytetty erilaisiin lääkinnällisiin tarkoituksiin. Propolis sisältää suuren määrän Polyfenoleja, Flavonoideja, kuten Galangin, Kversetiini, Rutiini, CAPE (Caffeic acid phenethyl ester) jne. Propoliksen koostumus vaihtelee, riippuen siitä, mistä päin Maapalloa se on kerätty.

Propoliksella on:
- Verenpainetta alentavaa vaikutusta
- Kokonaiskolesterolia alentavaa vaikutusta
- LDL-kolesterolia alentavaa vaikutusta
- Triglycerideja alentavaa vaikutusta
- HDL-kolesterolia nostavaa vaikutusta

Propoliksesta on löydetty lukuisia verenpainetta alentavia aineita.

Propoliksesta eristetty CAPE laskee selvästi verenpainetta koerotilla (Iraz et.al. 2005).

Samoin Brasilialaisesta Propoliksesta eristetyt Isokunaretin, Dihydrokaempferide ja Betuletol laskevat selvästi koerottien verenpainetta (Maruyama et.al. 2009).

Brasilialaisen Propoliksen Di- ja Tri-Caffeoylquinic acid laskevat myös koerotilla selvästi verenpainetta (Mishima et.al. 2005).

Korkean verenpaineen omaavilla koerotilla 4:n viikon dieetti, joka sisältää Brasilialaista Propolista, laskee selvästi systolista verenpainetta vertailuryhmään nähden (Kubota et.al. 2004).

Sekä rotilla, kaniineilla että hiirillä Propolis laskee selvästi kokonaiskolesterolia, LDL-kolesterolia ja triglycerideja, mutta nostaa selvästi HDL-kolesterolia (Kolankaya et.al. 2002; Koya-Miyata et.al. 2009; Zhu et.al. 2011; Fuliang et.al. 2005; El-Sayed et.al. 2009; Abo-Salem et.al. 2009; Nader et.al. 2010).

Ihmisillä tehdyissä kokeissa Propolis on laskenut kokonaiskolesterolia 15.7% ja LDL-kolesterolia 20.5% (Kasianenko et.al. 2011).

Proteiinidieetti, vähäkalorinen

(Hypocaloric Protein Diet)

Vähäkalorisessa proteiinidieetissä pyritään syömään runsaasti proteiinipitoisia ruoka-aineita, kuten lihaa, kalaa, kanaa jne., ja hyvin vähän hiilihydraatteja ja rasvaa, jotta minimoidaan päivittäinen kilokalorien saanti.

Proteiinidieetillä on
- Verenpainetta alentavaa vaikutusta.
- Kokonaiskolesterolia alentavaa vaikutusta
- LDL-kolesterolia alentavaa vaikutusta
- Triglyceridejä alentavaa vaikutusta
- Painoa alentavaa vaikutusta

Kun 83 diabetesta sairastavaa koehenkilöä oli 16:n viikon ajan joko proteiinidieetillä tai proteiinidieetillä, jossa oli mukana 3 fyysistä harjoituskertaa viikottain, laskivat systolinen verenpaine keskimäärin 15 mmHg (139.5 mmHg → 124.5 mmHg, $p < 0.001$), diastolinen verenpaine 8 mmHg (81 mmHg → 73 mmHg, $p < 0.001$). Triglyeridit laskivat keskimäärin 23.6% ($p < 0.001$), kokonaiskolesteroli laski keskimäärin 9.2% ($p < 0.001$) ja paino putosi keskimäärin 11.4 kg (Wycherley et.al. 2010).

Kun 32 koehenkilöä oli 8:n viikon ajan proteiinidieetillä, jossa syötiin 4 kertaa viikossa erilaisia papuja, 160 – 236 grammaa kerrallaan, laski paino keskimäärin 7.8%, joka oli selvästi enemmän kuin vertailuryhmässä, jonka kalorimäärä oli sama ($p = 0.024$). Samalla myös Kokonaiskolesteroli ($p < 0.05$), LDL-kolesteroli ($p < 0.05$) ja verenpaine ($p < 0.05$) laskivat selvästi, vertailuryhmään nähden (Hemsdorff et.al. 2011).

Kun 100 koehenkilöä oli 12:n viikon ajan proteiinidieetillä, laski paino keskimäärin 7.3 kg. Triglyceridit laskivat keskimäärin 21.9% ($p < 0.001$), kokonaiskolesteroli keskimäärin 8.3% ($p < 0.001$) ja LDL-kolesteroli keskimäärin 6.8% ($p < 0.001$). Vertailuryhmänä oli ryhmä, joka sai runsaasti hiilihydraatteja (Noakes et.al. 2005).

Kun 215 koehenkilöä oli 12 viikkoa proteiinidieetillä, laski paino keskimäärin 6.8 kg. Triglyceridit laskivat keskimäärin 0.47 mmol/l, joka oli selvästi enemmän ($p < 0.001$), kuin vertailuryhmän 0.27 mmol/l (Clifton et.al. 2009).

Kun koehenkilöt olivat 12 viikkoa joko proteiinidieetiä tai proteiinidieetillä, jossa oli mukana 3 fyysistä harjoituskertaa viikottain, laski paino proteiiniryhmässä 4.6 kg ja harjoittelevassa proteiiniryhmässä 7.0 kg. Kontrolliryhmässä paino putosi 2.1 kg. Kokonaiskolesteroli putosi merkittävästi kummassakin proteiiniryhmässä, ja myös LDL-kolesteroli putosi merkittävästi (Proteiiniryhmä), samoin triglyceridit (Proteiini+harjoittelu) (Meckling et.al. 2007).

Edelläolevan perusteella proteiinidieetillä saavutetaan helposti vähintäin 6:n kilon painonpudotus 3:ssa kuukaudessa.

Pu-Erh tee

(Pu-Erh Tea)

Pu-Erh tee valmistetaan fermentoimalla vihreästä teestä. Fermentointiaika saattaa olla jopa 10 vuotta. Pääosa Pu-Erh teestä saadaan Kiinasta, Yunnanin maakunnasta. Fermentoinnin tuloksena Pu-Erh teestä syntyy huomattavia määriä Statiineja ja GABA:aa, joilla on kolesterolia ja verenpainetta alentavia vaikutuksia (Jeng et.al. 2007). Pu-Erh teetä saadaan Kiinalaisista etnisistä kaupoista.

Pu-Erh teellä on:
- Kokonaiskolesterolia laskevaa vaikutusta.
- LDL-kolesterolia laskevaa vaikutusta.
- Triglyceridejä laskevaa vaikutusta.
- HDL-kolesterolia nostavaa vaikutusta.
- Painoa laskevaa vaikutusta.

Kaksoissokkokokeessa, jossa oli mukana 90 koehenkilöä, jotka sairastivat metabolista syndroomaa, annettiin koehenkilöille Pu-Erh teetä päivittäin, 3:n kuukauden ajan. Vertailuryhmään nähden Pu-Erh ryhmässä kokonaiskolesteroli ($p < 0.05$) putosivat, mutta HDL-kolesteroli ($p < 0.05$) nousi (Chu et.al. 2011).

Kun 47:lle koehenkilölle annettiin Pu-Erh teen vesiuutetta 1.0 grammaa päivittäin, 3:n kuukauden ajan, laskivat kokonaiskolesteroli (5.91 mmol/l → 5.62 mmol/l, $p < 0.01$), LDL-kolesteroli (4.11 mmol/l → 3.81 mmol/l, $p < 0.01$), triglyceridit (1.38 mmol/l → 1.33 mmol/l, $p < 0.01$) ja paino (60.1 kg → 59.2 kg, $p < 0.05$) selvästi, vertailuryhmään nähden (Fujita et.al. 2008). Kyseessä oli kaksoissokkokoe.

Kun 20:lle koehenkilölle annettiin Pu-Erh teen uutetta 8:n viikon ajan, laskivat sekä kokonaiskolesteroli ($p < 0.05$), LDL-kolesteroli ($p < 0.05$) ja paino ($p < 0.05$) selvästi, vertailuryhmään nähden (Fujita et.al. 2008).

Kun koerotille annettiin Pu-Erh teetä ravinnossaan joko 1.5% tai 4.0% päivittäin, 30:n viikon ajan, laskivat paino 13% ($p < 0.0005$), triglyceridit ($p < 0.05$ 1.5%-ryhmä, $p < 0.0005$ 4.0%-ryhmä), kokonaiskolesteroli 23% ($p < 0.0001$, 1.5%-ryhmä), LDL-kolesteroli 44% ($p < 0.0001$, 1.5%-ryhmä), mutta HDL-kolesteroli nousi ($p < 0.05$, 4.0%-ryhmä) vertailuryhmään nähden (Kuo et.al. 2005). Kokeessa testattiin myös Mustaa teetä, Vihreää teetä ja Oolong teetä, mutta Pu-Erh teen vaikutus oli suurin.

Pu-Erh teen kokonaiskolesterolia, LDL-kolesterolia ja triglyceridejä laskeva mutta HDL-kolesterolia nostava vaikutus on todettu myös muissa tutkimuksissa (Hou et.al. 2009; Cao et.al. 2011)

Pullokurpitsa

(Lagenaria Siceraria, Bottle Gourd)

Pullokurpitsa on ikivanha, suosittu vihannes ja lääkekasvi, jota käytetään runsaasti etenkin Intiassa ja Pakistanissa. Sitä on helppo viljellä.

Pullokurpitsalla on
- Verenpainetta laskevaa vaikutusta
- Diureettista vaikutusta
- Kokonaiskolesterolia laskevaa vaikutusta
- LDL-kolesterolia laskevaa vaikutusta
- Triglyceridejä laskevaa vaikutusta
- HDL-kolesterolia nostavaa vaikutusta

Kun koerotille annettiin pullokurpitsan hedelmäjauhetta 500 mg/kg annoksella 51:n päivän ajan, laski sekä systolinen verenpaine (109.7 mmHg → 91.1 mmHg, p < 0.05) että diastolinen verenpaine (98.6 mmHg → 79.7 mmHg, p < 0.05) merkittävästi, vertailuryhmään nähden (Mali et.al. 2010). Myös sydämen pulssi laski merkittävästi.

Kun rotille syötettiin pullokurpitsan tuoremehua 5 ml annos päivittäin, 4:n viikon ajan, laski kokonaiskolesteroli 16.3% (p < 0.05), LDL-kolesteroli laski 23.6% (p < 0.05) ja triglyceridit laskivat 18.2% (p < 0.05), vertailuryhmään nähden, joka sai vettä (Nainwsal et.al. 2011).

Myös monessa muussa tutkimuksessa pullokurpitsa laskee kokonaiskolesterolia, laskee LDL-kolesterolia, laskee VLDL-kolesterolia, laskee triglyceridejä ja nostaa HDL-kolesterolia (Ghule et.al. 2009; Ghule et.al. 2006; Kaisail et.al. 2011).

Pullokurpitsalla on diureettista vaikutusta, joka on verrattavissa standardiin Furosemidiin (Ghule et.al. 2007).

Puna-apila

(Trifolium Pratense)

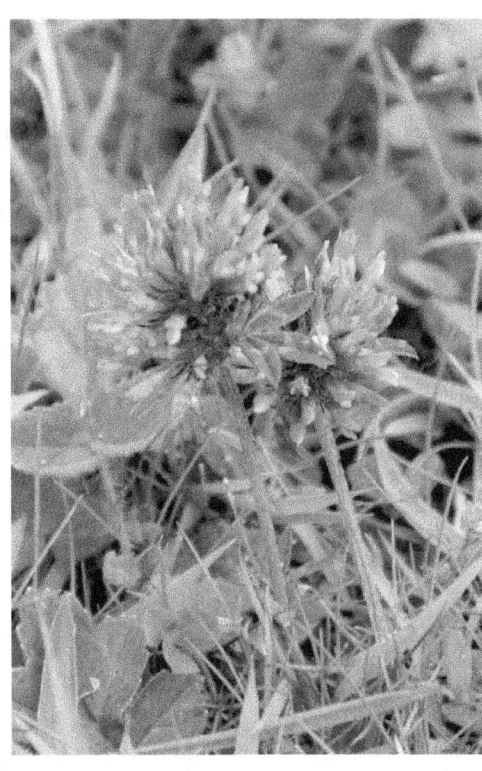

Puna-apila on ikivanha rehu- ja lääkekasvi, jota kasvaa kaikkialla Suomessa. Sen viljely on erittäin helppoa. Puna-apilan kukka sisältää erittäin paljon Isoflavoneja, kuten Genistein, Daidzein, Formonetin ja Biochanin.

Puna-apilalla on
- Verenpainetta laskevaa ominaisuutta
- Kokonaiskolesterolia laskevaa ominaisuutta
- LDL-kolesterolia laskevaa ominaisuutta
- Triglyceridejä laskevaa ominaisuutta
- HDL-kolesterolia nostavaa vaikutusta

Kun 16:lle diabetesta sairastavalle koehenkilölle annettiin 50 mg Puna-apilan Isoflavoneja päivässä, 4:n viikon ajan, laskivat systolinen verenpaine 8.0 mmHg (p < 0.05) ja diastolinen verenpaine 4.3 mmHg (p < 0.05), vertailuryhmään nähden (Howes et.al. 2003). Kyseessä oli kaksoissokkokoe.

Kun 22:lle koehenkilölle annettiin Puna-apilan Isoflavoneja 12 kuukauden ajan, laskivat kokonaiskolesteroli, LDL-kolesteroli ja triglyceridit, ja HDL-kolesteroli nousi selvästi, vertailuryhmään nähden (Terzic et.al. 2009).

Kun 46:lle koehenkilölle annettiin Puna-apilan Isoflavoneja 28.5 – 85.5 mg päiväsä, 6:n kuukauden ajan, nousi HDL-kolesteroli 15.7 – 28.6% (p = 0.02; p = 0.027) selvästi, vertailuryhmään nähden (Clifton-Bligh et.al. 2001). Kyseessä oli kaksoissokkokoe.

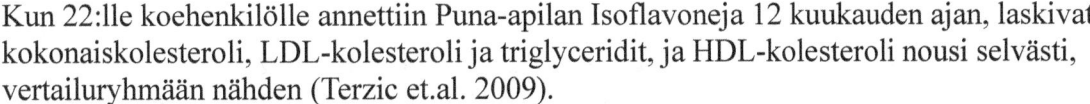

Kun koekaniineille annettiin ravinnossaan Puna-apilaa, normaalin ravinnon lisänä, laskivat kokonaiskolesteroli ($p < 0.05$), LDL-kolesteroli ($p < 0.05$) ja triglyceridit ($p < 0.05$), mutta HDL-kolesteroli nousi ($p < 0.05$) selvästi, vertailuryhmään nähden (Asgary et.al. 2007).

Punainen Viinirypälemehu

(Vitis Vinifera)

ja Punaiset viinirypäleet

Punaisissa viinirypäleissä ja Punaisessa viinirypälemehussa on huomattavasti enemmän terveysvaikutteisia Polyfenoleja, kuin vaaleissa viinirypäleissä. Punaisia viinirypäleitä saa marketeista ympäri vuoden, samoin esimerkiksi BIOTTA valmistaa Punaista Viinirypälemehua.

Punaisella viinirypälemehulla ja punaisilla viinirypäleillä on:
- Verenpainetta alentavaa vaikutusta.
- Kokonaiskolesterolia alentavaa vaikutusta
- LDL-kolesterolia alentavaa vaikutusta
- Triglyceridejä alentavaa vaikutusta
- HDL-kolesterolia nostavaa vaikutusta

Kun 80 koehenkilöä nautti Concord rypälemehua 3,4 desilitraa päivittäin, 12:n viikon ajan, laskivat systolinen verenpaine 5.7 mmHg (142.7 mmHg → 137.0 mmHg; $p < 0.05$) ja diastolinen verenpaine 5.8 mmHg (87.9 mmHg → 82.1 mmHg; $p < 0.05$), vertailuryhmään nähden (Mark et.al. 2003).

Kun 40 koehenkilöä sai 5.5 ml/kg (noin 3.3 dl/60 kg) Concord rypälemehua päivittäin, 8:n viikon ajan, laskivat systolinen verenpaine 7.2 mmHg ($p = 0.005$) ja diastolinen verenpaine 6.2 mmHg ($p = 0.001$), vertailuryhmään nähden (Park et.al. 2004). Kyseessä oli kaksoissokkokoe.

Kun 10:lle koehenkilölle annettiin kuivattua Rypälejauhetta 10 grammaa päivittäin, 3:n viikon ajan, laskivat triglyceridit 23.0% (1.13 mmol/L → 0.87 mmol/L; $p = 0.005$), vertailuryhmään nähden (Twait et.al. 2007).

Kun 32 koehenkilöä nautti Punaista viinirypälemehua 1.0 desilitraa päivittäin, 2:n viikon ajan, laskivat kokonaiskolesteroli (4.34 mmol/L → 4.01 mmol/L; $p < 0.001$) ja LDL-kolesteroli (2.69 mmol/L → 2.39 mmol/L; $p < 0.01$), mutta HDL-kolesteroli nousi (0.70 mmol/L → 0.83 mmol/L; $p < 0.001$), vertailuryhmään nähden (Castilla et.al. 2008).

Kun 26:lle koehenkilölle annettiin Punaista Viinirypälemehua 3.0 desilitraa päivittäin, 4:n viikon ajan, nousi HDL-kolesteroli 7.0% (41.44 mg/dl → 44.37 mg/dl; $p < 0.0001$), mutta Homokysteiini laski 19.48% ($p < 0.001$), vertailuryhmään nähden (Khadem-Ansari et.al. 2010).

Kun 41:lle koehenkilölle annettiin Punaista Viinirypälemehua 1.0 dl päivittäin, 2:n viikon ajan, laskivat kokonaiskolesteroli keskimäärin 0.405 mmol/L ($p < 0.001$), LDL-kolesteroli 0.48 mmol/L ($p < 0.001$), mutta HDL-kolesteroli nousi 0.357 mmol/L ($p < 0.001$), vertailuryhmään nähden (Castilla et.al. 2006).

Kun 44 koehenkilöä sai 36 grammaa rypälejauhetta päivittäin, 4:n viikon ajan, laskivat LDL-kolesteroli keskimäärin 6.9% (p < 0.05) ja triglyceridit keskimäärin 10.0% (p < 0.05), vertailuryhmän nähden (Zeran et.al. 2005).

Punajuuri

(Beta Vulgaris var. Rubra)

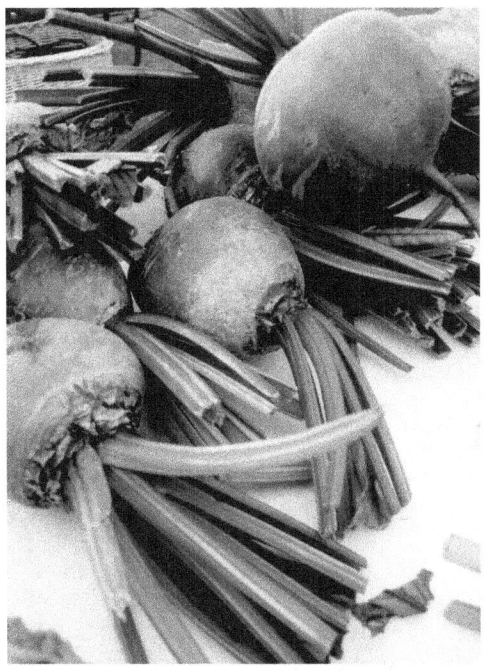

Punajuuri on ikivanha ravintokasvi, jota viljellään kaikkialla maailmassa. Sillä on myös paljon käyttöä kansanlääkinnässä.

Punajuurella on
- Verenpainetta laskevaa vaikutusta
- Kokonaiskolesterolia laskevaa vaikutusta
- Triglyceridejä laskevaa vaikutusta

Kun 8:lle koehenkilölle annettiin punajuurimehua 5 desilitraa 15:n päivän ajan, niin askeltestissä heidän sekä systolinen että diastolinen verenpaineensa laskivat 4% (p < 0.05), vertailutasoon nähden (Vanhatalo et.al. 2010).

Kun 9:lle koehenkilölle annettiin 5 desilitraa punajuurimehua 6:n päivän ajan, laski systolinen verenpaine (129 mmHg → 124 mmHg, p < 0.01) selvästi, vertailuryhmään nähden (Vanhatalo et.al. 2011). Kyseessä oli kaksoissokkokoe.

Kun korkean kolesteroli- ja triglyceriditason omaaville koerotille syötettiin punajuurta 3% ravinnosta, laskivat sekä kokonaiskolesteroli että triglyceridit selvästi (Wroblewska et.al. 2011).

Kun hevosille syötettiin 25% punajuurta ravinnossaan, laskivat triglyceridit selvästi (p < 0.058) (Hallebeek et.al. 2003).

Kun koerotille syötettiin punajuuriuutetta 1000 mg/kg – 4000 mg/kg, laskivat kokonaiskolesteroli (p < 0.001) ja triglyceridit (p < 0.001) selvästi, vertailuryhmään nähden (Agarwal et.al. 2006).

Punakaali

(Brassica Oleracea var. Rubra)

Valkokaali ja punakaali ovat olleet jo kauan tärkeitä ravintokasveja. Punakaalissa on huomattavasti enemmän terveysvaikutteisia Antosyanideja ja C-vitamiinia, kuin valkokaalissa.

Kaalilla on
- Kokonaiskolesterolia laskevaa vaikutusta
- LDL-kolesterolia laskevaa vaikutusta
- Triglyceridejä laskevaa vaikutusta
- HDL-kolesterolia nostavaa vaikutusta

Kun kaalin etanoliuutetta syötettiin koerotille, nousi HDL-kolesteroli selvästi, vertailuryhmään nähden (Jahodar et.al. 1995).

Kun kaalin proteiini konsentraattia annettiin koerotille, laskivat kokonaiskolesteroli ja triglyceridit selvästi, vertailuryhmään nähden, joka sai maitoproteiinia (Igarashi et.al. 1997).

Kun koerotille syötettiin kaaliuutetta, laski kokonaiskolesteroli selvästi, vertailuryhmään nähden. Saman kolesterolitason laskun sai aikaan kaalista eristetty S-Methyl-L-Cysteine Sulfoxide (Komatsu et.al. 1998).

Kun 77:lle koehenkilölle päivittäin 320 grammaa juomaa, joka oli valmistettu kaalista ja parsakaalista, 12:n viikon ajan, laski seerumin LDL-kolesteroli 8.5% ($p < 0.05$) vertailuryhmään nähden (Takai et.al. 2003). Kyseessä oli kaksoissokkokoe.

Kun koerotille syötettiin kaalin etanoliuutetta annoksella 500 mg/kg, 12:n viikon ajan, laski kokonaiskolesteroli 23.2% ($p < 0.05$) (Waqar et.al. 2010).

Punasipuli

(Allium Cepa)

Punasipulia on käytetty ravintona ja lääkekasvina maailmassa jo yli 5000 vuotta. Sitä on käytetty kaikkialla maailmassa kansanlääkinnässä korkean verenpaineen ja korkean kolesterolin hoitoon, ja diureettina.

Punasipulissa on erittäin suuria Kversetiini flavonoidin pitoisuuksia, jopa 300 mg/kg, mikä on 6 kertaa enemmän, kuin keltasipulissa, jossa Kversetiiniä on 50 mg/kg. Kversetiiniä voi olla punasipulin kuoressa jopa 6-8 grammaa/kg. Samoin punasipulin lehdissä Kversetiiniä voi olla 500 mg/kg. Kversetiinillä tiedetään olevan verenpainetta laskevaa vaikutusta.

Punasipulilla tiedetään olevan
- Verenpainetta laskevaa vaikutusta
- Kokonaiskolesterolia laskevaa vaikutusta

- LDL-kolesterolia laskevaa vaikutusta
- VLDL-kolesterolia laskevaa vaikutusta
- Triglyceridejä laskevaa vaikutusta
- HDL-kolesterolia nostavaa vaikutusta

Sipulilla on todettu selvää vasorelaksoivaa vaikutusta useassa tutkimuksessa (Naseri et.al. 2007; Naseri et.al. 2008; Fitzpatrick et.al. 1995).

Kun koehenkilöille annettiin 4 sipuli-oliiviöljyn kapselia päivittäin, viikon ajan, laskivat sekä systolinen että diastolinen verenpaine selvästi (Kalus et.al. 2000). Kyseessä oli kaksoissokkokoe.

Rotilla sipulin etanoliuute aiheuttaa verenpaineen laskun (Brankovic et.al. 2011).

Kun rotille syötetään sipulia 5% ravinnon kokonaismäärästä, 4:n viikon ajan, laskee systolinen verenpaine keskimäärin 20 mmHg, vertailuryhmään nähden (Sakai et.al. 2003). Keskimääräinen pudotus on luokkaa 10%.

Kun diabetesta sairastaville koehenkilöille annetaan sipulin vesiuutetta 2:n kuukauden ajan, laskivat sekä VLDL-kolesteroli (p < 0.05) että triglyceridit (p < 0.05) merkittävästi, vertailuryhmään nähden (Dineshkumar et.al. 2010).

Kun koerotille annetaan sipulin vesiuutetta 0.5 – 1.5 mg/kg, 4:n viikon ajan, laskivat sekä kokonaiskolesteroli, LDL-kolesteroli ja triglyceridit selvästi (p < 0.05), ja HDL-kolesteroli nousi (Emmanuel et.al. 2011).

Vastaavia tuloksia on havaittu muissakin kokeissa (Bang et.al. 2009; Lata et.al. 1991; Ahluwalia et.al. 1989).

Punaviini

Punaviini on oluen ohella eräs maailman yleisimmin käytettyjä alkoholipitoisia juomia. Viiniköynnöstä *(Vitis Vinifera)* on viljelty jo tuhansia vuosia välimeren alueella. Viinirypäleistä tehdään sekä Punaviiniä että Valkoviiniä. Punaviinissä on erittäin suuri määrä terveysvaikutteisia polyfenoleja, peräti 1000 – 4000 mg/Litra, joka on erittäin paljon enemmän, kuin Valkoviinin 200 – 300 mg/Litra (Bravo 1998). Tämä seikka selittää sen, miksi Punaviiniä pidetään selvästi terveellisempänä alkoholijuomana kuin Valkoviiniä.

Punaviinin terveysvaikutuksia tutkitaan tällä hetkellä erittäin tiiviisti.Punaviinillä on erittäin selvä hyvänlaatuista HDL-kolesterolia nostava vaikutus, mutta sen vaikutukset verenpaineeseen ovat kaksijakoiset: Toisilla ihmisryhmillä se saattaa lievästi nostaa verenpainetta, mutta toisilla se taas laskee verenpainetta. Nykytutkimuksen mukaan Punaviinin sisältämä alkoholi nostaa verenpainetta, kun taas Punaviinin sisältämät polyfenolit laskevat verenpainetta. Toisaalta puhtaalla alkoholilla, pieninä määrinä, 15 – 30 grammaa päivässä nautittuna, on selviä positiivisia terveysvaikutuksia, kun taas suurilla päivittäisillä alkoholiannoksilla on selvästi negatiivisia terveysvaikutuksia.

Punaviinillä on
- Verenpainetta alentavaa vaikutusta
- HDL-kolesterolia nostavaa vaikutusta
- LDL-kolesterolia laskevaa vaikutusta
- Veriplasman viskositeettiä laskevaa vaikutusta
- Verisuonten elastisuutta parantavaa vaikutusta

Kun 44:lle terveelle koehenkilölle annettiin Punaviiniä 1.5 dl päivittäin, 90:n päivän ajan, laski LDL-kolesteroli 0.30 mmol/L, vertailuryhmään nähden (Kechagias et.al. 2011).

Kun 69:lle terveelle koehenkilölle annettiin päivittäin, 2.0 – 3.0 dl päivittäin, 4:n viikon ajan, nousi HDL-kolesteroli 11 – 16% (p < 0.05), vertailuryhmään nähden (Hansen et.al. 2005).

Kun 45:lle naiselle, joilla oli korkea kolesterolitaso, annettiin Punaviiniä 4.0 dl päivittäin, 6:n viikon ajan, laskivat LDL-kolesteroli 8% (p < 0.05), LDL/HDL-kolesteroli suhde 20% (p < 0.01) ja kokonaiskolesteroli/HDL-kolesteroli suhde 14% (p < 0.05), mutta HDL-kolesteroli nousi 17% (p < 0.05), vertailuryhmään nähden (Naissides et.al. 2006).

Kun 10:lle terveelle miespuoliselle koehenkilölle annettiin Punaviiniä 4.0 dl päivittäin, 2:n viikon ajan, nousi HDL-kolesteroli 26% (p < 0.01), vertailuryhmään nähden (Lavy et.al. 1994).

Alkoholi yleisesti nostaa verenpainetta, noin 1 mmHg jokaista nautittua 10 gramman alkoholimäärää kohti (Puddy et.al. 2006).

Kun 26:lle terveelle koehenkilölle annettiin Punaviiniä 3.75 dl päivittäin, nousi systolinen verenpaine keskimäärin 2.9 mmHg (p < 0.05), vertailuryhmään nähden (Zilkens et.al. 2005). Tässä viinimäärässä oli 39 grammaa alkoholia.

Mutta kun Punaviiniä annetaan koehenkilöille, joilla on joko korkea verenpaine tai korkea kolesterolitaso, se laskee verenpainetta. Kun 13:lle keski-ikäiselle, korkeasta verenpaineesta kärsivälle annettiin 2.5 dl Punaviiniä lounaan kanssa, laski keskimääräinen verenpaine 5.3 mmHg (p = 0.03) ja vaikutus jatkui koko päivän, ollen suurimmillaan 3:n tunnin kuluttua (8.5 mmHg, p = 0.02) (Foppa et.a. 2002). Alkoholimäärä oli noin 23 grammaa.

Koehenkilöille, joita oli yhteensä 26, annettiin päivittäin 2.5 dl Punaviiniä, 15:n päivän ajan. Koehenkilöistä 10:lla oli korkea kolesterolitaso, 9:llä korkea verenpaine ja 7 täysin tervettä. Koko ryhmässä keskimääräinen verenpaine laski 7 mmHg (p < 0.01), vertailuryhmään nähden. Korkeaa verenpainetta sairastavilla systolinen verenpaine laski 4 mmHg (151 mmHg → 149 mmHg, p < 0.01), ja diastolinen verenpaine laski 4 mmHg (89 mmHg → 85 mmHg, p < 0.01), vertailuryhmään nähden (Andrade et.al. 2009).

Punaviini inhiboi ACE:a (Actis-Goretta et.al. 2006). Vaikutus on suurempi, kuin Valkoviinillä.

Punaviini inhiboi Endothelin-1:stä (ET-1), joka aiheuttaa verisuonten supistumista. Tämä on todennettu 2:ssa eri tutkimuksessa (Corder et.al. 2001; Khan et.al. 2002).

Kun terveille koehenkilöille annettiin 1 lasi Punaviiniä päivittäin, 3:n viikon ajan, laski plasman viskositeetti 7.7% (p = 0.004), vertailuryhmään nähden. Vaikutus näkyi vielä 3 viikkoa käytön lopettamisen jälkeenkin (Jensen et.al. 2006). Pienentynyt viskositeetti on merkki vähentyneestä verisuonten virtausvastuksesta.

Korkean verenpaineen omaavilla rotilla Punaviini laskee selvästi sekä systolista että diastolista verenpainetta (Moura et.al. 2004).

Kun normaalin verenpaineen omaaville rotille annettiin Punaviinin Polyfenoleja 20 mg/kg päivittäin, 7:n päivän ajan, laski systolinen verenpaine (p < 0.01) selvästi, vertailuryhmään nähden. Vaikutus tuli merkittäväksi 4:n päivän käytön jälkeen.

Erittäin monessa kokeessa niin ihmisillä kuin eläimilläkin on todettu, että Punaviini toimii vasodilataattorina, ja lisää typpioksidin NO pitoisuutta sekä stimuloi eNOS aktiivisuutta (Leikert et.al. 2002; Zenebe et.al. 2003; Coimbra et.al. 2005; Porteri et.al. 2010; Sarr et.al. 2006).

Loppuyhteenvetona voitaneen todeta, että: on enemmän kuin suositeltavaa nauttia päivittäin 1 – 2 lasillista hyvää Punaviiniä.

Punainen Riisi

(Oryza Sativa + Monascus Purpureus)

Punainen Riisi on Monascus Purpureus hiivalla fermentoimalla tuotettu riisi, joka on kotoisin Kiinasta. Punainen riisi on ollut Kiinassa, Japanissa ja Koreassa käytössä jo tuhansia vuosia elintarvikkeena ja lääkkeenä.

Punaisella Riisillä on
- Verenpainetta laskevaa vaikutusta
- Kokonaiskolesterolia laskevaa vaikutusta
- LDL-kolesterolia laskevaa vaikutusta
- Triglyceridejä laskevaa vaikutusta

Punaisella Riisillä on todettu voimakas inhiboiva vaikutus ACE:hen (Kuba et.al. 2009).

Rottakokeissa Punainen Riisi laskee koe-eläinten verenpainetta suorassa suhteessa käytettyyn annokseen nähden (Wang et.al. 2010).

Kun 79:lle koehenkilölle annettiin punaista riisiä 600 mg, kaksi kertaa päivässä, 8:n viikon ajan, laski kokonaiskolesteroli 21.5%, LDL-kolesteroli 27.7%, ja Triglyceridit 15.58% (Lin et.al. 2005). Kyseessä oli Placebo kontrolloitu kaksoissokkokoe.

Purppura Maissi

(Purple Corn)

Purppura Maissi on normaalin keltaisen maissin punainen värimuoto, ja kotoisin Etelä-Amerikasta.

Purppuramaissill on
- Verenpainetta laskevaa vaikutusta

Kun korkeaa verenpainetta sairastaville rotille syötettiin Purppura Maissia 5 – 15:n viikon ajan, laski verenpaine voimakkaasti (Toyoshi et.al. 2004; Shindo et.al. 2007; Amnueysit et.al. 2010).

Purppuramaissin vesi-alkoholiuute on vasodilataattori (Moreno-Loiza et.al. 2010).

Maissin on jo aiemmin todettu olevan voimakas vasodilataattori (Fitzpatrick et.al. 1995).

Pycnogenol

(Pinus Pinaster)

Pycnogenoli on rannikkomännyn, Pinus Pinaster, kuoresta vesietanoliuutoksella valmistettu standardoitu valmiste, joka sisältää Flavonoideja, Procyanideja, Ferulihappoa jne.

Pygnogenolilla on
- Verenpainetta alentavaa vaikutusta
- Kokonaiskolesterolia alentavaa vaikutusta
- LDL-kolesterolia alentavaa vaikutusta

Kun 21:lle koehenkilölle annettiin Pycnogenolia 120 mg päivässä, 3:n kuukauden ajan, laskivat sekä kokonaiskolesteroli (5.41 mmol/l → 4.98 mmol/l, p < 0.07) ja LDL-kolesteroli (3.44 mmol/l → 2.78 mmol/l; 19.1%), vertailuryhmään nähden (Durackova et.al. 2003). Kyseessä oli kaksoissokkokoe.

Kun 11:lle koehenkilölle annettiin Pycnogenolia 200 mg päivässä, 8:n viikon ajan, laski systolinen verenpaine (139.9 mmHg → 132.7 mmHg, p < 0.05) huomattavasti, vertailuryhmään nähden (Hosseini et.al. 2001). Diastolinen verenpaine laski 1.8 mmHg. Kyseessä oli kaksoissokkokoe.

Myös muissa tutkimuksissa on havaittu Pycnogenolin verenpainetta alentava vaikutus (Kwak et.al. 2009; Liu et.al. 2004).

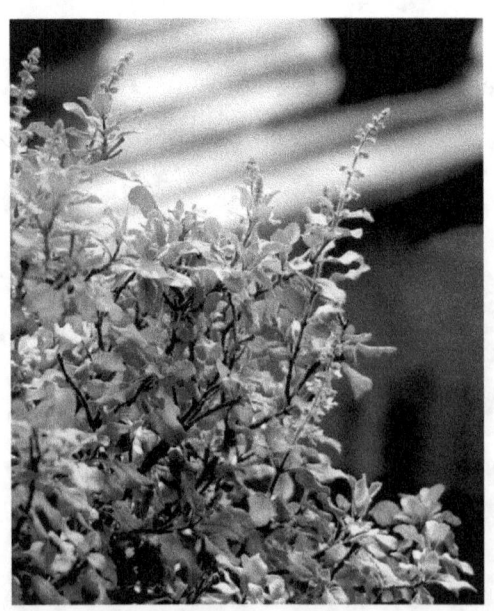

Pyhä Basilika

(Ocinum Sanctum)

Pyhä Basilika tai Tulsi, kuten sitä Intiassa kutsutaan, on tuhansia vuosia vanha lääkekasvi Intiasta, ja samaa sukua, kuin tavallinen Basilika. Pyhä Basilika on ollut tuhansia vuosia käytössä eri sairauksiin Intiassa.

Pyhä Basilikalla on
- Verenpainetta laskevaa vaikutusta
- Kokonaiskolesterolia laskevaa vaikutusta
- Triglyceridejä laskevaa vaikutusta
- HDL-kolesterolia nostavaa vaikutusta

Kun 90:lle diabetesta sairastavalle koehenkilölle annettiin Pyhää Basilikaa 2 grammaa päivässä, 3:n kuukauden ajan, laskivat systolinen verenpaine (160 mmHg → 152 mmHg) ja diastolinen verenpaine (98 mmHg → 92 mmHg) selvästi, vertailuryhmään nähden (Kochhar et.al. 2009).

Vastaavasti koirakokeissa pyhän Basilikan lehdistä saatu öljy laski koirilla verenapinetta selvästi (Singh et.al. 2001).

Pyhän Basilikan öljyn pääkomponentti on Eugenoli (Prakash et.al. 2005).

Kaniineilla suoritetuissa kokeissa Pyhä Basilika laskee selvästi kokonaiskolesterolia ja triglyceridejä sekä nostaa HDL-kolesterolia (Khanna et.al. 2010).

Vastaavasti koehenkilöillä Pyhä Basilika laskee kokonaiskolesterolia (Agarwal et.al. 1996).

Samoin koerotilla Pyhä Basilika laskee kokonaiskolesterolia, triglyceridejä ja LDL-kolesterolia (Suanarunsawat et.al. 2010).

Quinoa

(Chenopodium Quinoa)

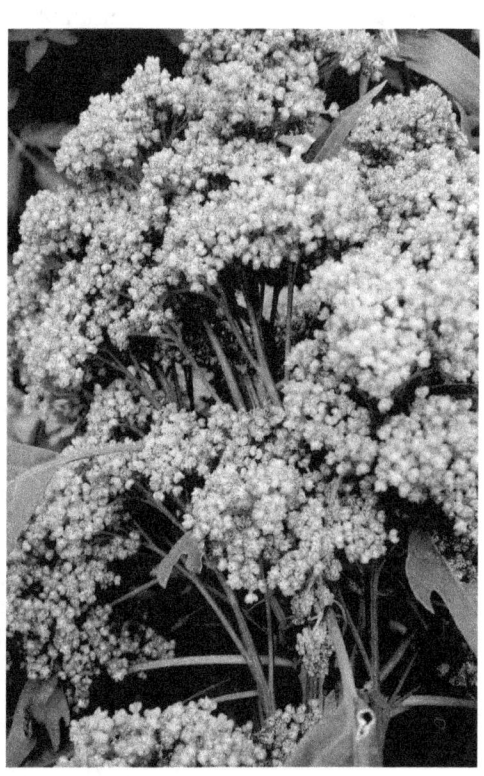

Quinoa on ikivanha viljelyskasvi Etelä-Amerikan Andeilla. Quinoan siemen on hyvin ravintopitoinen. Quinoassa on erittäin paljon Betaiinia, peräti 630 mg/100 g.

Quinoalla on
- Verenpainetta laskevaa vaikutusta
- Kokonaiskolesterolia laskevaa vaikutusta
- LDL-kolesterolia laskevaa vaikutusta
- Triglyceridejä laskevaa vaikutusta

Kun Quinoan proteiinia annettiin 2.5% ravinnosta koehiirille 4:n viikon ajan, laski kokonaiskolesteroli 25.4% (268.2 mg/dl → 199.9 mg/dl, p < 0.05), ja triglyceridit laskivat (84.5 mg/dl → 55.4 mg/dl), vertailuryhmään nähden (Takao et.al. 2005).

Kun koerotille syötettiin Quinoan siemeniä 5:n viikon ajan, vertailuryhmän saadessa maissia, laskivat kokonaiskolesteroli 26% (p < 0.05), LDL-kolesteroli 57% (p < 0.008) ja triglyceridit 11% (p < 0.05), vertailuryhmään nähden (Pasko et.al. 2010).

Kun Quinoa jauhoa syötettiin korkean verenpaineen ja korkean kolesterolitason omaaville koerotille 5:n viikon ajan, laski systolinen verenpaine selvästi (Ogawa et.al. 2001).

Ravinnon kolesteroli

Kolesterolia esiintyy kaikissa eläinkunnan tuotteissa, vaihtelevissa määrin. Sen sijaan kolesterolia ei esiinny missään kasvikunnan tuotteissa, kuten marjoissa, hedelmissä, viljoissa, pavuissa jne. Ravinnossa oleva kolesteroli imeytyy sellaisenaan, ja nostaa veren kolesterolitasoja. Joissakin maissa suositellaan, että henkilöt, joilla on kohonneet kolesteroliarvot, rajoittaisivat ravinnosta saatavan päivittäisen kolesterolin saannin 200 – 400 milligrammaan.

Ravinnon kolesterolilla on
- Kokonaiskolesterolia nostavaa vaikutusta

Meta-analyysissä, joka koski 27 eri tutkimusta, todettiin, että ravinnosta saatava kolesteroli ja seerumin kolesteroli korreloivat erittäin voimakkaasti (p < 0.0005; r = 0.617) (Hopkins et.al. 1992). Tutkimuksen perusteella ravinnosta saatava kolesteroli nostaa seerumin kolesterolia keskimäärin seuraavan taulukon mukaisesti:

Ravinnon kolesteroli (mg/päivä)	Seerumin kolesteroli (mmol/L)
0	0.000
100	0.155
300	0.408
500	0.602
700	0.749
900	0.861
1000	0.907
1200	0.981
1500	1.061
2000	1.139
3000	1.199

Seuraavassa on muutamien yleisempien ruoka-aineiden kolesterolipitoisuudet milligrammoina 100 grammaa tuotetta kohden. (Lähde: USDA Nutrient database for Standard Reference, Release 15).

Ruoka-aine	Kolesteroli (mg/100 g)
hedelmät	0
marjat	0
pähkinät	0
vihannekset	0
juurekset	0
kasvituotteet yleisesti	0
kananmuna, raaka	425
kananmunan keltuainen	1283
kananmunan valkuainen	0
naudan maksa	482
kanan maksa	632
sardiini öljyssä	141
kanan rinta, broileri	85
kalkkuna	75
possunliha	121
lampaanliha	121
naudanliha	106
maito	29
kolja	74
kirjolohi	68
turska	55
pallas	41
tonnikala, vedessä	30
tonnikala, öljyssä	17
silli	13
salami	65
voi, suolattu	218
juusto, Cheddar	105
juusto, Camembert	71
juusto, Feta	88
juusto, Mozzarella	77

Edellä olevan perusteella kannattaa välttää seuraavia ruoka-aineita:
maksat, kananmuna, kananmunan keltuainen, voi.
Edelleen lihaa kannattaa korvata kalalla, kanalla ja kalkkunalla.

Ravintokuitu

(Dietary Fiber)

Ravintokuitu on välttämätöntä ihmiselle, erityisesti suoliston toiminnan kannalta. Liukoinen ravintokuitu fermentoituu suoliston bakteerien johdosta. Liukoista ravintokuitua saadaan kasveista, erityisesti viljoista, pavuista, hedelmistä ja vihanneksista. Ravintokuidun saantisuositukset ovat yleensä 20 – 40 grammaa päivässä, mutta useimmat ihmiset saavat vain alle puolet tästä määrästä päivittäin.

Ravintokuidun saannilla on:
- Verenpainetta laskevaa vaikutusta.
- Kokonaiskolesterolia laskevaa vaikutusta.
- LDL-kolesterolia laskevaa vaikutusta.
- Triglyceridejä laskevaa vaikutusta.
- HDL-kolesterolia nostavaa vaikutusta.

Meta-analyysissä, joka koski 67:ää tutkimusta, todettiin, että jokaista 10:n gramman liukoisen ravintokuidun lisäystä kohti päivittäin, kokonaiskolesteroli laskee keskimäärin 0.45 mmol/L ja LDL-kolesteroli laskee keskimäärin 0.57 mmol/L (Brown et.al. 1999).

Kun 28:lle sydänsairauksista kärsivälle koehenkilölle annettiin päivittäin Psylliumin *(Plantago Ovata)* kuitua 10.5 grammaa, 8:n viikon ajan, laskivat triglyceridit 6.7% (p < 0.02), kokonaiskolesteroli/HDL-kolesteroli suhde 10.6% (p < 0.002), LDL-kolesteroli/HDL-kolesteroli suhde 14.2% (p < 0.003) mutta HDL-kolesteroli nousi 6.7% (p < 0.006) (Sola et.al. 2007). Kyseessä oli kaksoissokkokoe.

Meta-analyysissä, joka koski 24:ää tutkimusta, todettiin ravintokuidun saannin laskeva selvästi verenpainetta. Erityisesti korkeasta verenpaineesta kärsivillä henkilöillä tyypillinen 11.5 gramman ravintokuituannos päivittäin laski systolista verenpainetta keskimäärin 4.5 mmHg ja diastolista verenpainetta keskimäärin 2.4 mmHg (Martinette et.al. 2005).

Samantapaisia tuloksia on saatu muissakin tutkimuksissa, joissa korkeasta verenpaineesta kärsiville koehenkilöille on annettu liukoista kuitua 5 – 12 grammaa päivittäin, 8 – 12:n viikon ajan. Tällöin laskut systolisessa verenpaineessa ovat olleet luokkaa 5 – 8 mmHg ja diastolisessa verenpaineessa luokkaa 4 – 6 mmHg (Whelton et.al. 2005; Burke et.al. 2001; Eliasson et.al. 1992; Keenan et.al. 2002).

Reishi

(Ganoderma Lucidum)

Reishi eli Lakkakääpä on eräs maailman vanhimmista käytetyistä lääkesienistä. Sitä on käytetty Kiinassa, Koreassa ja Japanissa jo yli 2000 vuotta syövän, astman, keuhkoputkentulehduksen, korkean verenpaineen ja alentuneen vastustuskyvyn hoidossa. Reishi kasvaa harvinaisena koko Pohjoisella pallonpuoliskolla, mutta sitä viljellän nykyisin suuressa mittakaavassa, erityisesti Kiinassa. Sientä kutsutaan Kiinassa nimellä Lingzhi.

Reishillä on:
- Verenpainetta alentavaa vaikutusta.
- Kokonaiskolesterola alentavaa vaikutusta.
- LDL-kolesterolia alentavaa vaikutusta.
- Triglycerideja alentavaa vaikutusta.
- HDL-kolesterolia nostavaa vaikutusta.

Kun korkean verenpaineen omaaville koerotille annettiin ravinnossa 5% Reishiä päivittäin, 4:n viikon ajan, laski systolinen verenpaine selvästi 10 mmHg ($p < 0.05$) vertailuryhmää nähden. Seerumin kokonaiskolesteroli laski 20.6% ($p < 0.01$), ja maksan kokonaiskolesteroli laski 55.7% ($p < 0.01$) ja maksan triglyceridit laskivat 45.9% ($p < 0.01$), vertailuryhmään nähden (Kabir et.al. 1988).

Kun 34:lle koehenkilölle, joilla oli korkea verenpaine, annettiin Reishi-uutetta 220 mg päivittäin, 14 :n päivän ajan, laski systolinen verenpaine selvästi 82.5%:lla koehenkilöistä, vertailuryhmään nähden (Jin et.al. 1996). Kyseessä oli kaksoissokkokoe.

Monessa eri kokeessa on osoitettu Reishin ja sen aktiivisen komponenttien, triterpeenien inhiboivan ACE:ta (Morogawa et.al. 1986; Abdullah et.al. 2012; Kim et.al. 2004).

Kun korkean verenpaineen omaaville koerotille annettiin Reishin vesiuutetta 10 mg/kg, laski diastolinen verenpaine 44.3% (Park et.al. 1987).

Vastaava Reishin verenpainetta laskeva vaikutus on todettu myös muissa kokeissa (Lee et.al. 1990; Kanmatsuse et.al. 1985).

Kun 26:lle koehenkilölle annettiin Reishiä 1.44 grammaa päivittäin, 12:n viikon ajan, HDL-kolesteroli nousi mutta triglyceridit laskivat selvästi, vertailuryhmää nähden (Chu et.al. 2011). Kyseessä oli kaksoissokkokoe. Käytetty annos on selvästi pienempi, mitä Kiinalaiset suosittavat; 6 grammaa päivittäin (Teow 1996).

Reishin kokonaiskolesterolia, LDL-kolesterolia ja triglyceridejä laskeva mutta HDL-kolesterolia nostava vaikutus on todettu erittäin monissa kokeissa hiirillä, rotilla, sioilla, hamstereilla ja ihmissoluilla (Khva et.al. 1989; Li et.al. 2011; Yang et.al. 2002; Hajjaj et.al. 2005; Chen et.al. 2005; Fenfangetal et.al. 2003; Feng et.al. 2008; Berger et.al. 2005; Tong et.al. 2008).

Resveratroli

Resveratroli on niin sanottu stilbenoidi, luonnollinen fenoliyhdiste, jota monet kasvilajit syntetisoivat, puolustautuakseen bakteereja ja hiivoja vastaan. Resveratrolia on erityisen runsaasti punaisen viinirypäleen kuoressa ja Polygonum Cuspidatum nimisen lääkekasvin juurissa. Resveratrolia saa myös marketeista ja luontaistuotekaupoista.

Resveratrolilla on
- Verenpainetta laskevaa vaikutusta
- Kokonaiskolesterolia laskevaa vaikutusta
- LDL-kolesterolia laskevaa vaikutusta
- Triglyceridejä laskevaa vaikutusta
- HDL-kolesterolia nostavaa vaikutusta

Resveratrolin verenpainetta laskeva vaikutus on hyvin dokumentoitu koe-eläimillä. Kun rotille annettiin 5 mg/kg päivässä Resveratrolia, 3:n viikon ajan, laski systolinen verenpaine 15% vertailuryhmään nähden (Mizýutani et.al. 2000). Vastaava verenpainetta laskeva vaikutus on dokumentoitu useissa muissakin tutkimuksissa (Bhatt et.al. 2011; Chan et.al. 2011; Rivera et.al. 2009; Inanaga et.al. 2009; Aubin et.al. 2008).

Kun 11:lle terveelle, ylipainoiselle mieshenkilölle annettiin 150 mg Resveratrolia päivässä, 30:n päivän ajan, laskivat sekä systolinen verenpaine että triglyceridit (Timmers et.al. 2011). Kyseessä oli kaksoissokkokoe.

Resveratrolin kokonaiskolesterolia ja LDL-kolesterolia laskeva sekä HDL-kolesterolia nostava vaikutus on todennettu useissa koe-eläinkokeissa (Do et.al. 2008; Robich et.al. 2010; Juhasz et.al. 2011; Seng et.al. 2011).

Retikan siemen

(Raphanus Sativus)

Retikka on koko maailmassa yleisesti tunnettu, ikivanha ravintokasvi, jota on viljelty jo tuhansia vuosia. Aasiassa Retikan siemeniä käytetään yleisesti useisiin lääkinnällisiin tarkoituksiin, kuten korkean verenpaineen hoitoon.

Retikan siemenillä on:
- Verenpainetta alentavaa vaikutusta.
- Diureettista vaikutusta.
- Kokonaiskolesterolia laskevaa vaikutusta.
- LDL-kolesterolia laskevaa vaikutusta.
- Triglyceridejä laskevaa vaikutusta.
- HDL-kolesterolia nostavaa vaikutusta.

Kun koerotille annettiin Retikan siementen vesiuutetta suonensisäisesti 0.1 – 3.0 mg/kg, putosi verenpaine suorassa suhteessa annokseen (Ghayur et.al. 2006).

Koerotilla Retikan vesiuute annoksilla 100 – 400 mg/kg lisää sekä virtsan että Natriumin ja Kloridien eritystä (p < 0.01) (Mute et.al. 2011).

Koerotilla Retikan etanoliuute oraalisesti annettuna laskee voimakkaasti verenpainetta sekä akuutisti annettuna että pitkään, 4 viikkoa kroonisesti annettuna (Chen et.al. 2007). Verenpaineen lasku on luokkaa 15 – 30 mmHg, eli luokkaa 10 – 15%, riippuen annostuksesta.

Kun koerotille annettiin suonensisäisesti Retikan siemenen etanoliuutetta annoksilla 1 g/kg, 10 mg/kg tai 25 mg/kg, laski keskimääräinen verenpaine vastaavasti 14.15% (p < 0.05), 36.03% (p < 0.05) ja 47.96% (p < 0.05) (Aftab 1995). Kyseessä oli kaksoissokkokoe.

Erääksi verenpainetta laskevaksi aineeksi on todettu Sinapine Thiocyanate (Li et.al. 2007).

Kun koehiirille, joilla oli korkea kolesterolitaso, annettiin Retikan siemen vesiuutetta 125 – 500 mg/kg päivittäin, 84:n päivän ajan, laskivat kokonaiskolesteroli (p < 0.01), LDL-kolesteroli (p < 0.01) ja triglyceridit (p < 0.01), mutta HDL-kolesteroli nousi (p < 0.01) selvästi, vertailuryhmään nähden (Lee et.al. 2009).

Vastaavia tutkimuksia verenpaineen ja kolesteroliarvojen laskusta Retikan siemenuutteilla on tehty ihmisillä Kiinassa useasti (Ma et.al. 1998; Zhang et.al. 1996; Zhang et.al. 1995).

Riisinlese

(Rice Bran)

Riisinlesettä syntyy suuria määriä riisin myllytyksessä, kun tehdään valkoista riisiä. Riisinlese on riisin kaikkein arvokkain osa ravitsemuksellisesti. Se sisältää erittäin paljon gamma-Oryzanolia, Ferulihappoa ja Tocotrienoleja, joilla kaikilla on kolesteroliarvoja ja verenpainetta laskevia ominaisuuksia.

Riisinleseellä on
- Verenpainetta laskevaa vaikutusta
- Kokonaiskolesterolia laskevaa vaikutusta
- LDL-kolesterolia laskevaa vaikutusta
- Triglyceridejä laskevaa vaikutusta
- HDL-kolesterolia nostavaa vaikutusta

Kun koerotille annettiin 60 g/kg riisinleseuutetta päivittäin, 8:n viikon ajan, laskivat verenpaine (p < 0.01) ja triglyceridit (p < 0.01) selvästi, vertailuryhmään nähden (Ardiansyah et.al. 2006). Myös ACE aktiivisuus laski selvästi (p < 0.01).

Vastaava verenpaineen lasku havaittiin myös toisessa kokeessa (Ardiansyah et.al. 2007). Tässä tutkimuksessa myös puhdas Ferulihappo annoksella 0.01 g/kg päivittäin, 8:n viikon ajan, laski verenpainetta selvästi,vertailuryhmään nähden.

Kun 60:lle diabetesta sairastavalle koehenkilölle annettiin päivittäin 20 grammaa riisinlesettä, laskivat triglyceridit ($p < 0.01$), mutta HDL-kolesteroli nousi ($p < 0.01$) selvästi, vertailuryhmään nähden (Tazakori et.al. 2006). Myös LDL-kolesteroli ja kokonaiskolesteroli laskivat. Kyseessä oli kaksoissokkokoe.

Kun 14:sta koehenkilölle annettiin 84 grammaa riisinlesettä päivittäin, 6:n viikon ajan, laskivat sekä kokonaiskoleseroli (8.3%, $p < 0.05$) että LDL-kolesteroli (13.7%, $p < 0.05$) selvästi, vertailuryhmään nähden (Gerhardt et.al 1998). Kyseessä oli kaksoissokkokoe.

Kun hiirille annettiin ravinnossa joko riisinlesettä tai Ferulihappoa, 17:n päivän ajan, laskivat sekä kokonaiskolesteroli että LDL-kolesteroli selvästi, kummassakin ryhmässä, vertailuryhmään nähden, joka sai normaalia ravintoa (Jung et.al. 2007).

Kun 90:lle koehenkilölle annettiin 100 mg päivässä riisinleseen Tocotrienolipitoista fraktiota, 35:n päivän ajan, laskivat kokonaiskolesteroli 20% ($p < 0.05$), LDL-kolesteroli 25% ($p < 0.05$) ja triglyceridit 12%, vertailuryhmään nähden (Qureshi et.al. 2002).

Kun 20:lle diabetesta sairastavalle koehenkilölle annettiin 20 grammaa riisinlesettä päivittäin, 3:n kuukauden ajan, laskivat kokonaiskolesteroli 9.2% ja LDL-kolesteroli 13.7%, vertailuryhmään nähden (Cheng et.al. 2010). Plasman vapaiden rasvahappojen määrä oli 20% pienempi riisinleseryhmässä, kuin vertailuryhmässä.

Kun 45:lle diabetesta sairastavalle koehenkilölle annettiin eri riisinlesevalmisteita 20 grammaa päivässä, 8:n viikon ajan, laskivat kokonaiskolesteroli keskimäärin 11% ($p < 0.05$), LDL-kolesteroli keskimäärin 15.5% ($p < 0.05$) ja triglyceridit keskimäärin 7.5% ($p < 0.05$), vertailuryhmään nähden (Qureshi et.al. 2002). Kyseessä oli kaksoissokkokoe.

Riisinleseöljy

(Rice Bran Oil)

Riisinleseöljyä saadaan riisinkäsittelyn sivutuotteena. Riisinleseöljy on hyvin suosittua Kiinassa ja Japanissa ruuanlaitossa. Riisinleseöljy sisältää erittäin paljon gamma-Oryzanolia ja gamma-Tocotrienolia, joilla on kolesterolia ja verenpainetta laskevia ominaisuuksia.

Riisinleseöljyn kolesterolia ja triglyceridejä alentavaa vaikutusta on tutkittu erittäin paljon, sekä koe-eläimillä että ihmisillä.

Riisinleseöljyllä on:
- Kokonaiskolesterolia laskevaa vaikutusta.
- LDL-kolesterolia laskevaa vaikutusta.
- Triglyceridejä laskevaa vaikutusta.

Kun 12 koehenkilöä käytti 30:n päivän ajan riisinleseöljyä, normaalin ruokaöljyn sijasta, laskivat kokonaiskolesteroli 26.1% (247.3 mg/dl → 182.7 mg/dl, $p < 0.001$) ja triglyceridit 39.1% (349.8 mg/dl → 212.9 mg/dl, $p < 0.001$) selvästi, vertailuryhmään nähden (Raguram et.al. 1989).

Kun 73:lle koehenkilölle annettiin 3:n kuukauden ajan normaalin ruokaöljyn sijasta öljyseosta, jossa oli 80% riisinleseöljyä ja 20% safflor öljyä, laski LDL-kolesteroli selvästi vertailuryhmään nähden (Malve et.al. 2010). Kyseessä oli kaksoissokkokoe.

Kun 80:lle koehenkilölle annettiin 4:n viikon ajan 20 grammaa Riisinleseöljy levitettä, laski riisinleseöljy levite kokonaiskolesterolia 2.2% (p = 0.045) ja LDL-kolesterolia 3.5% (p = 0.016), vertailuryhmään nähden (Eady et.al. 2011). Kyseessä oli kaksoissokkokoe.

Kun 14:sta koehenkilölle annettiin 10:n viikon ajan 1/3 ruokaöljystä Riisinleseöljynä, laski LDL-kolesteroli 7% (p < 0.0004), vertailuryhmään nähden (Marlene et.al. 2005). Kyseessä oli kaksoissokkokoe.

Kun 14 koehenkilöä nautti joko riisinleseöljyä tai Auringonkukkaöljyä ruokaöljynään, 3:n kuukauden ajan, laskivat sekä LDL-kolesteroli (p < 0.06) että triglyceridit selvästi riisinleseöljyryhmässä, auringonkukkaöljy ryhmään nähden (Kuriyan et.al. 2005).

Koerotilla Riisinleseöljy nostaa HDL-kolesterolia (Chou et.al. 2009).

Rohtovirmajuuri

(Valeriana Officinalis, Valeriana Wallichii)

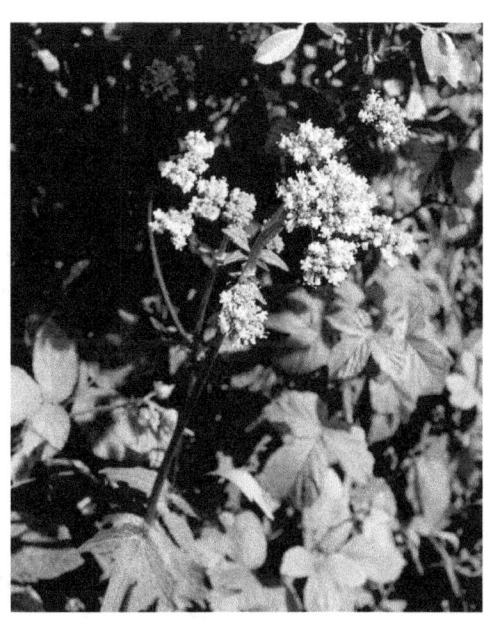

Rohtovirmajuuri on ikivanha lääkekasvi, jota käytettiin jo satoja vuosia sitten keskiajalla rauhoittavana ja unta lisäävänä aineena, sekä lisäksi sydän- ja verisuonitaudeissa, kuten korkeaan verenpaineeseen.

Rohtovirmajuurella on:
- Verenpainetta alentavaa vaikutusta.

Kun kaniineille annettiin suonensisäisesti Rohtovirmajuuri uutetta, laskivat sekä systolinen verenpaine, diastolinen verenpaine ja sydämen pulssi vertailuryhmään nähden (Zhou et.al. 2009).

Aivan samoin, kun rotille annettiin suonensisäisesti Rohtovirmajuuren (Valeriana Wallichii) 70%:sta etanoliuutoksesta tehtyä vesiuutetta annoksilla 10 – 100 mg/kg, laski keskimääräinen verenpaine suorassa suhteessa annoksen vahvuuteen (Gilani et.al. 2005).

Kun Marsuille annettiin oraalisesti Rohtovirmajuuren vesi- ja etanoliuutetta annoksilla 50 – 200 mg/kg, laski verenpaine 5 – 26 mmHg (p < 0.05) vertailuryhmään nähden, riippuen annoksen vahvuudesta. Etanoliuutoksilla oli suurempi vaikutus (Circosta et.al. 2007).

Myös ihmisillä Rohtovirmajuuri laskee selvästi (p < 0.05) systolista verenpainetta, vertailuryhmään nähden (Cropley et.al. 2002).

Rotilla, joilla on korkea kolesterolitaso, Rohtovirmajuuri laskee sekä kokonaiskolesterolia että LDL-kolesterolia (Si et.al. 2003).

Sydäntauti potilailla Rohtovirmajuuri vähentää erittäin voimakkaasti, yli 87%:ssa henkilöistä, sydänkohtausten taajuutta ja kestoa (Yang et.al. 1994).

Rooibos tee

(Aspalanthus Linearis)

Rooibos tee on kotoisin Etelä-Afrikasta. Tee on hyvin suosittu koko maailmassa, ja sitä saa markettien teeosastoilta. Tee sisältää erittäin runsaasti flavonoideja.

Rooibos teellä on
- Verenpainetta alentavaa vaikutusta
- Kokonaiskolesterolia alentavaa vaikutusta
- LDL-kolesterolia laskevaa vaikutusta
- Triglyceridejä laskevaa vaikutusta
- HDL-kolesterolia nostavaa vaikutusta

Rooibos tee inhiboi ACE:ta (Persson et.al. 2010).

Rotilla Rooibos tee laskee verenpainetta suorassa suhteessa annostukseen (Khan et.al. 2006).

Kun 40 koehenkilöä nautti 6 kupillista Rooibos teetä päivässä 6:n viikon ajan, laski LDL-kolesteroli (4.3 mmol/L → 3.9 mmol/L, 9.3%). Triglyceridit laskivat myös (1.7 mmol/L → 1.2 mmol/L, 29.4%). Sen sijaan HDL-kolesteroli nousi (0.9 mmol/L → 1.2 mmol/L 33.3%), vertailuryhmään nähden (Marnewick et.al. 2011).

Rottakokeissa Rooibos tee laskee sekä kokonaiskolesterolia että Triglyceridejä (Iswaldi et.al. 2011; Ulicna et.al. 2003).

Rooman Kamomilla

(Chamaemelum Nobile)

Rooman Kamomilla, tai Jalosauramo, kuten sitä myös kutsutaan, on kotoisin Pohjois-Afrikasta ja Länsi-Euroopasta. Sitä on jo aikoinaan käytetty lääkekasvina. Kasvia käytetään mm. Diabeteksen ja korkean verenpaineen hoitoon Marokossa. Sen viljely on erittäin helppoa.

Rooman Kamomillalla on
- Verenpainetta laskevaa vaikutusta
- Diureettista vaikutusta

Kun korkeaa verenpainetta kärsiville koerotille annettiin 140 mg/kg Rooman Kamomillan vesiuutetta 20:n päivän ajan, laski systolinen verenpaine 13.5 mmHg (p < 0.01). Uute vaikutti verenpainetta alentavasti myös akuutisti, jo yksi annos laski systolista verenpainetta merkittävästi 24 tunnin kuluttua. Rooman Kamomillalla oli myös voimakas diureettinen vaikutus, joka alkoi vasta 8:n päivän kuluttua kokeen alusta (p < 0.01) (Naoufel et.al. 2009).

Vastaava verenpaineen lasku ja virtsanerityksen lisääntyminen on havaittu myös toisessa rottakokeessa (Zeggwagh et.al. 2007).

Roomankumina

(Cyminum Cyminum)

Roomankuminan siemen on erittäin suosittu maustekasvi Aasiassa, Intiassa ja Iranissa sekä Kreikassa ja Italiassa. Roomankuminaa kutsutaan Intiassa nimellä Jeera, ja Suomessa myös nimellä Juustokumina.

Roomankuminan siemenellä on
- Kokonaiskolesterolia laskevaa vaikutusta
- LDL-kolesterolia laskevaa vaikutusta
- Triglyceridejä laskevaa vaikutusta
- HDL-kolesterolia nostavaa vaikutusta

Nämä Roomankuminan siemenen seerumin rasva-arvoihin kohdistuvat vaikutukset on dokumentoitu hyvin monissa 2000-luvun tutkimuksissa (Dhandapani et.al. 2002; Akila et.al. 2010; Shirke et.al. 2009; Al-Kassi 2010).

Rosmariini

(Rosmarinus Officinalis)

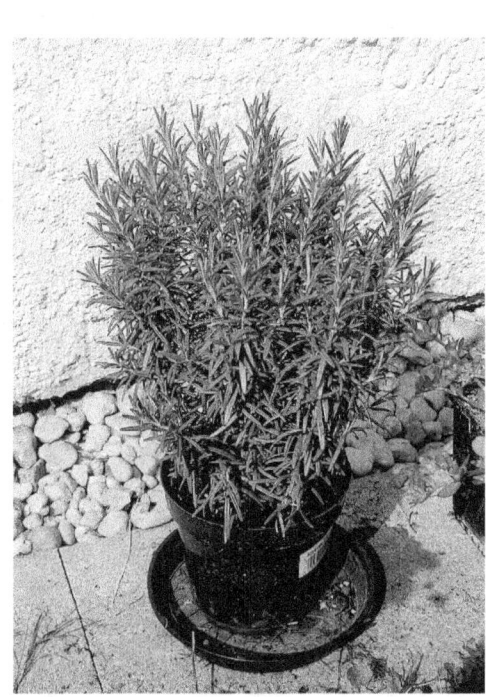

Rosmariini on erittäin suosittu, voimakasarominen maustekasvi. Rosmariini kasvaa villinä Välimeren alueen maissa. Kasvi on voimakkaasti antioksidatiivinen, ja sisältää paitsi Flavonoideja, myös runsaasti Rosmariinihappoa (Rosmarinic acid).

Rosmariinilla on:
- Verenpainetta alentavaa vaikutusta.
- Diureettista vaikutusta.

Rosmariinin diureettinen vaikutus on todennettu rottakokeissa, jossa koerotille annettiin päivittäin Rosmariinin 8%:sta vesiuutetta 10 ml/kg, 7:n päivän ajan. Virtsan eritys lisääntyi yli 100% 5:n päivän jälkeen, verrattuna kontrolliryhmään (Haloui et.al. 2000).

Rosmariinin vesiuute inhiboi erittäin voimakkaasti ACE:a (Kwon et.al. 2006).

Kun koerotille syötettiin hedelmäsokeria 60 grammaa 100 grammassa päivittäistä ravintoa 60:n päivän ajan, aikaansaatiin korkea verenpaine. Kun rotille annettiin Rosmariinihappoa 10 mg/kg päivittäin, laski verenpaine huomattavasti. Rosmariinihappo inhiboi tässä kokeessa sekä ACE:ta että Endothelin-1:stä (ET-1).

Ruohosipuli

(Allium Schoenoprasum)

Ruohosipuli on erinomainen, kokonaan syötävä sipulilaji, jota käytetään ravinnoksi kaikkialla pohjoisella pallonpuoliskolla. Se kasvaa villinä Suomessa, ja sitä on hyvin helppo viljellä. Indonesiassa kasvia käytetään korkean verenpaineen hoitoon (Amalia et.al. 2008).

Ruohosipulilla on
- Verenpainetta laskevaa vaikutusta
- LDL-kolesterolia laskevaa vaikutusta
- Triglyceridejä laskevaa vaikutusta
- HDL-kolesterolia nostavaa vaikutusta

Kun koerotille annettiin suonensisäisesti Ruohosipulin vesiuutetta 25 mg/kg, laskivat systolinen verenpaine 17.2 mmHg (p < 0.05) ja diastolinen verenpaine 15.2 mmHg (p < 0.05), vertailuryhmään nähden (Fidriany et.al. 2003). Myös Butanoli- ja Etyyliasetaatti uutokset laskivat verenpainetta.

Koerotilla Ruohosipulin etanoliuutetta suonensisäisesti 100 mg/kg, nousi seerumin typpioksidin NO pitoisuus 138.7% (p < 0.05), vertailuryhmään nähden (Amalia et.al. 2008), mikä saatta selittää Ruohosipulin verenpainetta laskevan vaikutuksen.

Kun koerotille annettiin Ruohosipulia 6.25% ravinnosta, laskivat sekä LDL-kolesteroli (p < 0.05) ja triglyceridit (p < 0.05), mutta HDL-kolesteroli nousi (p < 0.05) selvästi, vertailuryhmään nähden (Roghani et.al. 2010).

Rusinat

(Vitis Vinifera, Raisins*)*

Rusinat sisältävät erittäin runsaasti ravintokuitua ja terveysvaikutteisia Polyfenoleja.

Rusinoilla on:
- Verenpainetta laskevaa vaikutusta
- Kokonaiskolesterolia laskevaa vaikutusta
- LDL-kolesterolia laskevaa vaikutusta

Kun 34:lle koehenkilölle annettiin 1 kupillinen rusinoita päivittäin, 6:n viikon ajan, laskivat systolinen verenpaine 2.2% (124 mmHg → 121.8 mmHg; p =0.008), kokonaiskolesteroli 9.4% (5.21 mmol/L → 4.82 mmol/L; p < 0.005) ja LDL-kolesteroli 13.7% (3.21 mmol/L → 2.90 mmol/L; p < 0.0001), vertailuryhmään nähden (Puglisi et.al. 2008).

Koska punaisissa viinirypäleissä on huomattavasti enemmän Polyfenoleja, kuin vaaleissa viinirypäleissä, kannattaa käyttää tummia rusinoita.

Rutiini

(Rutin)

Rutiini on kasveissa esiintyvä Flavonoidi, jolla on monia biologisia vaikutuksia. Rutiini on halpa Flavonoidi, ja sitä saa luontaistuotekaupoista 500 mg:n kapseleina. Hyviä Rutiinilähteitä ovat Tattari, Idätetyt Tattarinjyvät ja Punasipuli.

Rutiinilla on:
- Verenpainetta alentavaa vaikutusta.
- Kokonaiskolesterolia alentavaa vaikutusta.
- LDL-kolesterolia alentavaa vaikutusta.
- Triglyceridejä nostavaa vaikutusta.
- HDL-kolesterolia nostavaa vaikutusta.

Kun 40:lle diabeteksesta kärsivälle koehenkilölle annettiin Rutiinia 500 mg päivittäin, 4:n kuukauden ajan, laskivat systolinen verenpaine 3.8 mmHg (130.2 mmHg → 126.4 mHg), diastolinen verenpaine 1.4 mmHg (85 mmHg → 83.7 mmHg), LDL-kolesteroli 19.0% (78.74 mg/dl → 63.74 mg/dl), mutta HDL-kolesteroli nousi 27.8% (37.4 mg/dl → 47.8 mg/dl), vertailuryhmään nähden (Sattanathan et.al. 2011).

Kun 50:lle diabeteksesta kärsivälle koehenkilölle annettiin Rutiinia 500 mg päivässä, 2:n kuukauden ajan, laskivat systolinen verenpaine 4 mmHg (135 mmHg → 131 mmHg), diastolinen verenpaine 1.9 mmHg (87.5 mmHg → 85.6 mmHg), LDL-kolesteroli 11.3% (65.88 mg/dl → 59.6 mg/dl), mutta HDL-kolesteroli nousi 10.2% (39.0 mg/dl → 43.0 mg/dl), vertailuryhmään nähden (Sattanathan et.al. 2010).

Vastaavia tuloksia on saatu myös muissa kokeissa ihmisillä (Sattanathan et.al. 2011) ja rotilla (Fernandes et.al. 2010).

Ruusunmarja

(Rosa Canina, Rosa Sp.)

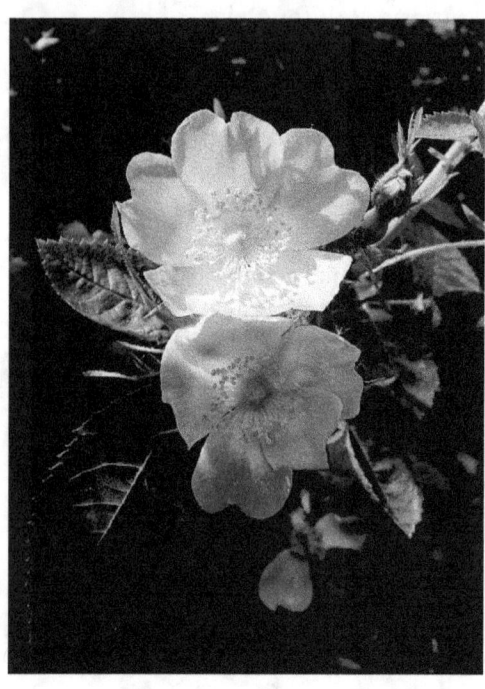

Ruusunmarja on Ruusun syötävä hedelmä, jossa on erittäin runsaasti erilaisia ravintoaineita, erityisesti C-vitamiinia ja Lycopeeniä. Koiranruusu *(Rosa Canina)* kasvaa villinä Suomessa. Ruusunmarjaa saa kaupoista Ruusunmarjajauheena.

Ruusunmarjalla on:
- Verenpainetta alentavaa vaikutusta.
- Kokonaiskolesterolia alentavaa vaikutusta.
- LDL-kolesterolia alentavaa vaikutusta.

Kun 31:lle ylipainoiselle koehenkilölle annettiin Ruusunmarjaa 40 grammaa päivittäin, 6:n viikon ajan, laskivat systolinen verenpaine 3.4% (4 mmHg; $p = 0.021$), kokonaiskolesteroli 4.9% ($p = 0.0018$), LDL-kolesteroli 6.0% ($p = 0.012$) ja LDL/HDL-kolesteroli suhde 6.5% ($p = 0.041$) (Andersson et.al. 2011). Kyseessä oli kaksoissokkokoe.

Vastaava kokonaiskolesterolin ja LDL-kolesterolin lasku on havaittu myös koehiirillä (Andersson et.al. 2011).

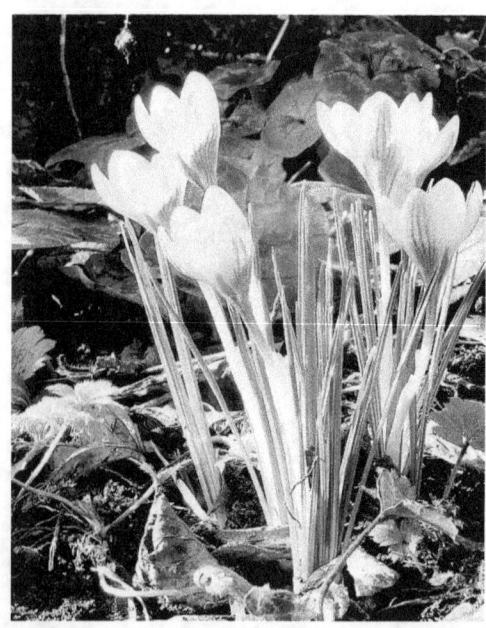

Sahrami

(Crocus Sativus)

Sahrami on maustesahramin, Crocus Sativus, kukan luoteista tehty mauste, joka on maailmalla hyvin suosittu. Sahramia käytetään myös lääkinnällisiin tarkoituksiin.

Sahramilla on
- Verenpainetta laskevaa vaikutusta
- Kokonaiskolesterolia laskevaa vaikutusta
- LDL-kolesterolia laskevaa vaikutusta
- Triglyseridejä laskevaa vaikutusta
- HDL-kolesterolia nostavaa vaikutusta

Sahramin vaikuttavina aineina ovat karotenoidit Crocin, Crocetin ja Safranal. Paitsi Sahramissa, näitä samoja karotenoideja esiintyy Kiinalaisen lääkekasvin Gardenia Jasminoideksen hedelmissä, joita Kiinassa käytetään verenpaineen laskuun.

Kun korkeaa verenpainetta sairastaville koerotille annettiin joko Sahramin vesiuutetta, Crocetinia tai Safranalia eri annoksilla, laski keskimääräinen verenpaine erittäin voimakkaasti. Esimerkiksi 1 mg/kg annoksella injesoitu Sahramin vesiuute laski keskimääräistä verenpainetta 60 mmHg (Imenshadidi et.al. 2010).

Kun 10:lle koehenkilölle annettiin 400 mg Sahramia päivässä, 7:n päivän ajan, laskivat systolinen ja keskimääräinen verenpine selvästi (Modaghegh et.al. 2008). Kyseessä oli kaksoissokkokoe.

Sahramin sekä Crocinin ja Crocetinin kokonaiskolesterolia, LDL-kolesterolia ja triglyceridejä laskeva vaikutus ja HDL-kolesterolia nostava vaikutus on dokumentoitu useassa tutkimuksessa (Xu et.al. 2006; Sheng et.al. 2006; He et.al. 2008; In-Ah et.al. 2005).

Saksanpähkinä

(Juglans Regia)

Saksanpähkinät ovat kaikille tuttuja, erittäin terveellisiä pähkinöitä, jotka sisältävät runsaasti polytyydyttymättömiä rasvahappoja ja runsaasti proteiinia.

Saksanpähkinöillä on
- Kokonaiskolesterolia laskevaa vaikutusta
- LDL-kolesterolia laskevaa vaikutusta
- HDL-kolesterolia nostavaa vaikutusta

Kun 18:lle korkean kolesterolitason omaavalle henkilölle annettiin päivittäin Saksanpähkinää, vastaten noin 32% kokonaisenergiasta, eli 40-65 grammaa Saksanpähkinää, 4:n viikon ajan, laskivat kokonaiskolesteroli 4.4% (p = 0.017) ja LDL-kolesteroli 6.4% (p = 0.010), vertailuryhmään nähden (Ros et.al. 2004).

Kun 55:lle koehenkilölle annettiin päivittäin Saksanpähkinää 41 – 56 grammaa, 6:n viikon ajan, laskivat kokonaiskolesteroli 4.1% (p < 0.001) ja LDL-kolesteroli 5.9% (p < 0.001), vertailuryhmään nähden Zambon et.al. 2000).

Kun 58:lle koehenkilölle annettiin Saksanpähkinää 30 grammaa päivittäin, 6:n kuukauden ajan, laski LDL-kolesteroli 10.1% (p = 0.032) (Tapsell et.al. 2004).

Kun 32:lle ylipainoiselle koehenkilölle annettiin päivittäin 40 grammaa Saksanpähkinää, 4:n viikon ajan, laski kokonaiskolesteroli keskimäärin 5.4% (p < 0.01), vertailuryhmään nähden (Mushtaq et.al. 2009). Osalla ryhmästä triglyceridit (7.8%, p < 0.001) ja LDL-kolesteroli (p < 0.05) laskivat selvästi, ja HDL-kolesteroli (p < 0.001) nousi selvästi.

Salottisipuli

(Allium Ascalonicum)

Salottisipuli on kaikille tuttu syötävä sipuli, jota saa kaikista marketeista. Salottisipulissa on runsaasti flavonoideja, 681 mg/100 g, erityisesti Myricetiiniä, Kversetiiniä, Rutiinia ja Formonetiinia. Kversetiinipitoisuus on erittäin suuri, 398 mg/100 g (Vanitha et.al. 2009).

Salottisipulilla on
- Kokonaiskolesterolia laskevaa vaikutusta
- LDL-kolesterolia laskevaa vaikutusta
- Triglyceridejä laskevaa vaikutusta

Kun koerotille annettiin Salottisipulin etanoliuutetta 100 mg/kg päivittäin, laskivat kokonaiskolesteroli 37.9% (p < 0.05) ja LDL-kolesteroli 35.0% (p < 0.05), vertailuryhmään nähden (Owoyele et.al. 2004).

Kun diabetesta sairastaville koerotille annettiin ravinnossaan päivittäin Salottisipulia, 8:n viikon ajan, laskivat kokonaiskolesterol 47.1% (p < 0.01), LDL-kolesterol 42.8% (p < 0.01) ja triglyceridit 30.9% (p < 0.05), vertailuryhmään nähden (Fallah et.al. 2010).

Salvia

(Salvia Officinalis)

Salvia on ikivanha mauste-, tee- ja ja lääkekasvi, jota on käytetty Euroopassa jo tuhasia vuosia. Salviaa käytetään mm. muistin parantamiseen, antibakteerisena teenä ja laskemaan kohonnutta verenpainetta. Salvian viljely on erittäin helppoa. Salvian vaikuttavia aineina ovat Rosmariinihappo ja Luteolin-7-Glucoside.

Salvialla on
- Verenpainetta alentavaa vaikutusta.
- Kokonaiskolesterolia alentavaa vaikutusta.
- LDL-kolesterolia alentavaa vaikutusta.
- Triglycerideja alentavaa vaikutusta.
- HDL-kolesterolia nostavaa vaikutusta.

Kun 6:lle terveelle naispuoliselle koehenkillölle annettiin Salvia teetä 3 dl, 2 kertaa päivässä, 4:n viikon ajan, laski systolinen verenpaine 5.4 mmHg (116.1 mmHg → 110.7 mmHg), diastolinen verenpaine 4.6 mmHg (68.2 mmHg → 63.6 mmHg), kokonaiskolesteroli 16% (p < 0.05), ja

LDL-kolesteroli 19.6% (p < 0.05), mutta HDL-kolesteroli nousi 50.6% (p < 0.05) (Sa et.al. 2009).

Kun 67:lle koehenkilölle annettiin Salvian lehtiuutetta 1500 mg päivittäin, laskivat kokonaiskolesteroli (p < 0.001), LDL-kolesteroli (p < 0.001) ja triglyceridit (p < 0.001), mutta HDL-kolesteroli nousi (p < 0.001) selvästi, vertailuryhmään nähden (Kianbakht et.al. 2011). Kyseessä oli kaksoissokkokoe.

Kun diabetesta sairastaville koerotille annettiin Salvian etanoliuutetta 0.4 g/kg päivittäin, 2:n viikon ajan, laskivat triglyceridit 40% (p < 0.001) ja kokonaiskolesteroli 33% (p < 0.001), vertailuryhmään nähden (Eidi et.al. 2009).

Salvian vesi-etanoliuute aiheuttaa kissoilla pitkään kestävän verenpaineen laskun (Todorov et.al. 1984).

Samettilehti

(Gynura Procumbens, Gynura Divaricata)

Samettilehdet ovat nopeasti kasvavia kasveja, joita käytetään Itä-Aasian maissa, Indonesiassa, Malesiassa ja Thaimaassa, Singaporessa jne. korkean verenpaineen ja korkean kolesterolin hoitoon. Jaavan ja Singaporen saarilla Samettilehteä (Gynura Procumbens) syödään salaattina. Japanin Oginawan saarella kasvatetaan lajia Gynura Bicolor salaattikasvina. Lajin Englanninkielinen nimi on Oginawa Spinach ja Japaniksi Kinjiso.

Samettilehdellä on:
 – Verenpainetta alentavaa vaikutusta.
 – Kokonaiskolesterolia alentavaa vaikutusta.
 – Triglycerideja alentavaa vaikutusta.

Kun korkean verenpaineen omaaville rotille annettiin Samettilehden (Gynura Procumbens) vesiuutetta 500 mg/kg päivittäin, 4:n viikon ajan, laski systolinen verenpaine 9.9% (191.7 mmHg → 172.7 mmHg; p < 0.05) vertailuryhmään nähde. Samalla typpioksidin NO pitoisuus seerumissa lisääntyi 60.7% (p < 0.05), vertailuryhmään nähden (Kim et.al. 2006).

Kun rotille annettiin Samettilehden (Gynura Procumbens) etanoliuutoksesta puhdistettua vesiliukoista uutetta suonensisäisesti annoksilla 0.625 – 10 mg/kg, laski keskimääräinen verenpaine suorassa suhteessa annoksen vahvuuteen, 20 – 80 mmHg (p < 0.001), vertailuryhmään nähden. Samalla todettiin uutteen inhiboivan voimakkaasti ACE:ta (Hoe et.al. 2007).

Myös toisen Samettilehden, Gynura Divaricatan, on todettu inhiboivan voimakkaasti ACE:ta (Wu et.al. 2011). Tätä Samettilehtilajia kutsutaan Kiinassa nimellä BAI BEI SAN QI, ja sitä on pitkään käytetty Kiinassa korkean verenpaineen hoitoon.

Myös muissa kokeissa Samettilehden on todettu laskevan verenpanetta (Lam et.al. 1997; Lam et.al. 1998; Hoe et.al. 2011).

Kun diabeteksesta kärsiville koerotille annettiin Samettilehden (Gynura Procumbens) etanoliuutetta 150 mg/kg, 2 kertaa päivässä, 7:n päivän ajan, laskivat kokonaiskolesteroli 15.4% ($p < 0.01$) ja triglyceridit 27.8% ($p < 0.01$) vertailuryhmään nähden (Zhang et.al. 2000).

Sammakonputki

(Centella Asiatica)

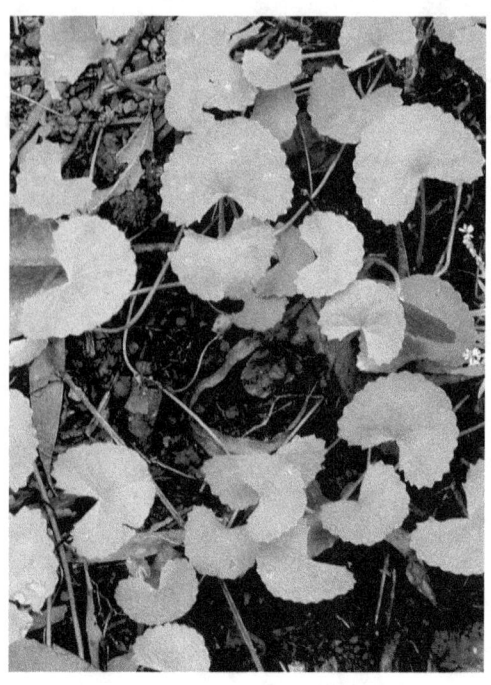

Sammakonputki, tai Brahmi, kuten sitä Intiassa kutsutaan, on ollut jo tuhansia vuosia käytössä lääkeyrttinä ja ravintokasvina Aasiassa. Sammakonputken lehdet ovat syötäviä, ja niitä käytetään mm. Intiassa salaattikasvina. Kasvia käytetään yleisesti laskemaan korkeaa verenpainetta, parantamaan muistia ja iho-ongelmissa. Kasvia on erittäin helppo kasvattaa kotona, vaikkapa kukkapurkissa, läpi vuoden.

Sammakonputkella on
- Verenpainetta laskevaa vaikutusta
- Diureettista vaikutusta
- LDL-kolesterolia laskevaa vaikutusta
- Triglyceridejä laskevaa vaikutusta
- HDL-kolesterolia nostavaa vaikutusta

Sammakonputki inhiboi erittäin voimakkaasti ACE:a (Hansen et.al. 1995). Sekä vesi- että alkoholiuute inhiboivat voimakkaasti ACE:a.

Kun 60:lle koehenkilölle annettiin Sammakonpukea 1000 mg päivittäin, 6:n kuukauden ajan, laski diastolinen verenpaine (85.7 → 78.5; $p < 0.05$) selvästi, vertailuryhmään nähden (Tiwari et.al. 2008).

Koerotilla Sammakonputki nostaa voimakkaasti aivojen GABA tasoa (Chatterjee et.al. 1992). GABA on aminohappo, joka laskee voimakkaasti verenpainetta.

Kun koerotille annettiin joko 0.3% tai 5% Sammakonputkea ravinnossa, 25:n viikon ajan, laskivat LDL-kolesteroli ($p < 0.05$) ja triglyceridit ($p < 0.05$), mutta HDL-kolesteroli nousi ($p < 0.05$) selvästi, vertailuryhmään nähden (Hussin et.al. 2009).

Kun koerotille annettiin Sammakonputken alkoholiuutetta 500 mg/kg, havaittiin voimakas diureettinen vaikutus, verrattaessa standardiin 20 mg/kg Furosemidiin ($p < 0.001$) (Roopesh et.al. 2011).

Sarviapila

(Trigonella Foenum-Graecum)

Sarviapila, tai Fenugreek, kuten sitä kutsutaan Englanniksi, on ikivanha ravintokasvi, jota käytetään varsinkin Aasiassa, Intiassa, Iranissa jne. Sarviapilasta käytetään siemenet tai niiden idut. Sarviapila on myös ikivanha lääkekasvi, jot käytetään mm. Diabeteksen hoidossa.

Sarviapiln siemenillä on
- Verenpainetta alentavaa vaikutusta
- Kokonaiskolesterolia laskevaa vaikutusta
- LDL-kolesterolia laskevaa vaikutusta
- VLDL-kolesterolia laskevaa vaikutusta
- Triglyceridejä laskevaa vaikutusta
- HDL-kolesterolia nostavaa vaikutusta

Kun 80:lle Diabetesta sairastavalle koehenkilölle, joilla oli korkeat seerumin rasva-arvot, annettiin 100 grammaa Sarviapilan siemenjauhetta päivässä veteen sekoitettuna juomana, 2:n kuukauden ajan, laskivat kokonaiskolesteroli 6.18% (232 mg/dl → 219 mg/dl, $p < 0.05$), LDL-kolesteroli 8.15% (160 mg/dl → 147 mg/dl, $p < 0.05$), VLDL-kolesteroli 15.75% (38 mg/dl → 32 mg/dl) ja triglyceridit 13.4% (185 mg/dl → 160 mg/dl), ja HDL-kolesteroli nousi 23.53% (34 mg/dl → 42 mg/dl), vertailuryhmään nähden (Mitra et.al. 2006).

Vastaavia tuloksia on saatu myös muiss diabetesta sairastavilla koehenkilöillä tehdyissä tutkimuksissa. Kun koehenkilölle annettii 100 grammaa sarviapilaa 10:n päivän ajan, laskivat sekä kokonaiskolesteroli, LDL-kolesteroli, VLDL-kolesteroli että trigylyceridit selvästi, vertailuryhmään nähden (Sharma et.al. 1990).

Kun 18:lle diabetesta sairastaville koehenkilöille annettiin 10 grammaa Sarviapilan siemeniä päivässä, 8:n viikon ajan, laskivat triglyceridit 30% ($p < 0.05$) ja VLDL-kolesteroli 30.6% ($p < 0.05$), vertailuryhmään nähden (Kassaian et.al. 2009).

Lukuisissa eläinkokeissa on toistettu nämä Sarviapilan rasva-arvoja laskevat ominaisuudet (Belguth-Hadriche et.al. 2010; Roberts 2011; Muraki et.al. 2011; Singh et.al. 2010; Petit et.al. 1995; Xue et.al. 2007; Vijayakumar et.al. 2010).

Sarviapilan siemenillä on diureettista vaikutusta (Rohini et.al. 2009).

Kun Sarviapilan Saponiinirikasta uutetta annettiin korkeaa verenpainetta sairastaville rotille, 100 mg/kg tai 200 mg/kg annoksina, laski verenpaine voimakkaasti (Theerthahalli et.al. 2011).

Sarviapilan öljy laskee diabetesta ja korkeaa verenpainetta potevilla koerotilla systolista verenpainetta (Talpur et.al. 2005).

Kun korkeaa verenpainetta poteville koerotille annettiin Sarviapilan siemenen metanoliuutetta 30 mg/kg päivittäin, 4:n viikon ajan, laski verenpaine selvästi (Balaraman et.al. 2006).

Seesamiöljy

(Sesamum Indicum)

Seesamiöljyä saadaan seesamin, Sesamum Indicum, siemenistä. Seesamiöljy on yleisesti käytössä ruokaöljynä maailmalla.

Seesamiöljyllä on
- Verenpainetta laskevaa vaikutusta
- Kokonaiskolesterolia laskevaa vaikutusta
- LDL-kolesterolia laskevaa vaikutusta
- Triglyceridejä laskevaa vaikutusta
- HDL-kolesterolia nostavaa vaikutusta

Kun 50:lle korkeaa verenpainetta potevalle potilaalle annettiin 45:n päivän ajan 35 grammaa seesamiöljyä päivässä, laski systolinen verenpaine (144.25 mmHg → 124.86 mmHg, p < 0.001) ja diastolinen verenpaine (97.9 mmHg → 83.8 mmHg, p < 0.001), vertailuryhmään nähden (Sankar et.al. 2006). Triglyceridit laskivat myös (194.8 mg/dl → 159.0 mg/dl, p < 0.001).

Kun 18:lle diabetesta sairastavalle potilaalle annettiin 35 grammaa seesamiöljyä päivässä, 60:n päivän ajan, laskivat plasman kokonaiskolesteroli 20%, LDL-kolesteroli 33.8% ja triglyceridit 14%, vertailuryhmään nähden (Sankar et.al. 2011).

Selleri

(Apium Graveolens)

Selleri on ikivanha ravinto- ja lääkekasvi.

Sellerillä on
- Verenpainetta laskevaa vaikutusta
- Kokonaiskolesterolia laskevaa vaikutusta
- LDL-kolesterolia laskevaa vaikutusta
- Triglyceridejä laskevaa vaikutusta

Kun nukutetuille kaniineille annettiin sellerin vesiuutetta, laski verenpaine 14.3%, ja kun nukutetuille kaniineille annettiin sellerin etanoliuutetta, laski verenpaine 45% (Brankovic et.al. 2010).

Kun rotille syötettiin selleriuutetta 8:n viikon ajan, laski kokonaiskolesteroli (TC) 23.6%, kontrolliryhmään nähden (Tsi et.al. 2000). Vastaavaa kokonaiskolesterolia, LDL-kolesterolia ja Triglyceridejä laskevaa vaikutusta on havaittu myös muissa kokeissa (Tsi et.al. 1995; Tsi et.al. 1996).

Erääksi vaikuttavaksi aineeksi verenpaineen ja kolesterolin laskuun on todettu olevan 3-n-Butylphthalideksi nimetyn aineen. Sellerissä on myös runsaasti Apigeeni nimistä flavonoidia, joka on erittäin voimakas antioksidantti.

Shiitake

(Lentinus Edodes)

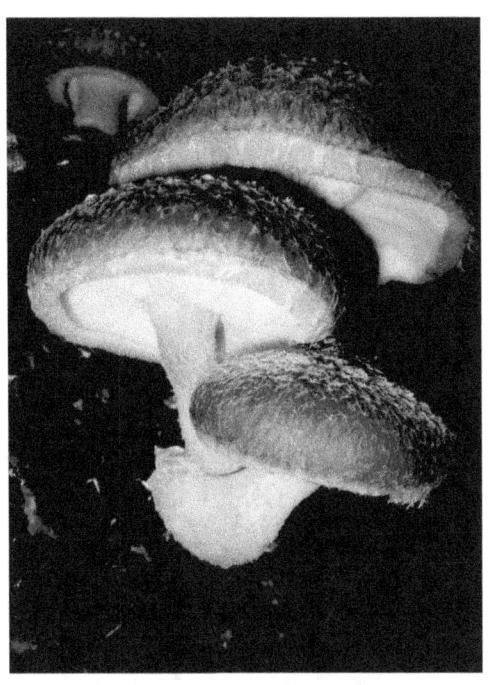

Shiitake sieni on ikivanha ravinto- ja lääkekasvi, alun perin kotoisin Aasiasta. Sitä viljellään nykyään koko maapallolla.

Shiitakkeella on
- Verenpainetta laskevaa vaikutusta
- Kokonaiskolesterolia laskevaa vaikutusta
- LDL-kolesterolia laskevaa vaikutusta
- Triglyceridejä laskevaa vaikutusta

Shiitakkeen kolesterolia laskeva vaikutus on tunnettu jo 1960 luvulla (Kaneda et.al. 1966). Vaikuttava aine on Eritadenine niminen ainesosa.

Koerotilla Shiitake laskee verenpainetta, kun eläimille syötetään normaalin ravinnon lisäksi 5% Shiitaketta (Kabir et.al. 1987).

Kolesterolia ja Triglyceridejä laskeva vaikutus on hyvin dokumentoitu, ja riippuen kokeiden kestosta ja syötetystä määrästä, on kokonaiskolesteroli laskenut jopa 25% ja vastaavasti triglyceridit ovat laskeneet jopa 55% (Yang et.al. 2002; Handayani et.al. 2011; Kaneda et.al. 1966; Kabir et.al. 1989; Kabir et.al. 1987; Yamada et.al. 2002; Bisen et.al. 2010).

Siankärsämö

(Achillea Millefolium)

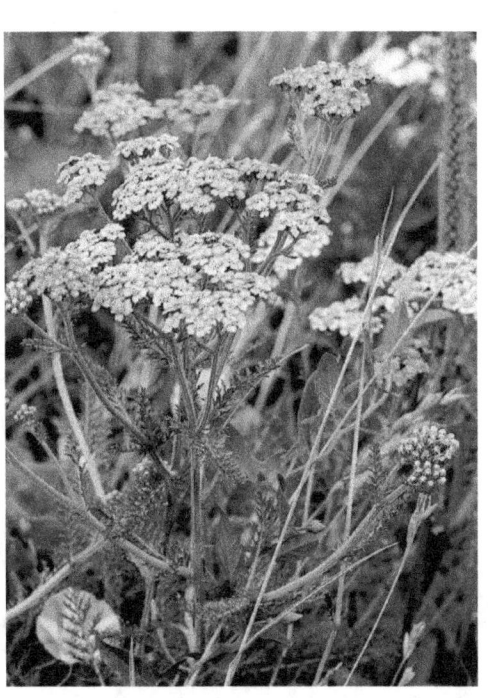

Siankärsämö on ikivaha lääkekasvi, joka on ollut käytössä jo tuhansia vuosia, Antiikin Kreikasta lähtien.

Siankärsämöllä ja sen lähilajilla, Achillea Wilhelmsii:llä on
- Verenpainetta laskevaa vaikutusta
- Kokonaiskolesterolia laskevaa vaikutusta
- LDL-kolesterolia laskevaa vaikutusta
- Triglyceridejä laskevaa vaikutusta
- HDL-kolesterolia nostavaa vaikutusta

Kun 120:lle koehenkilölle annettiin Achillea Wilhemsiä, 15 – 20 tippaa vesialkoholi uutetta päivittäin, kahdesti päivässä, 6:n kuukauden ajan, laski selvästi sekä systolista että diastolista verenpainetta ($p < 0.05$). Myös kokonaiskolesteroli, LDL-kolesteroli ja triglyceridit laskivat, mutta HDL-kolesteroli nousi (Asgary et.al. 2000). Kyseessä oli kaksoissokkokoe.

Rotilla Siankärsämö, Achillea Millefolium, laskee selvästi verenpainetta. Vaikuttava aine on flavonoidi Artemin (Souza et.al. 2011).

Kanoilla Siankärsämö, Achillea Millefolium, laskee triglyceridejä (Toghyani et.al. 2011).

Sitrulliini

(L-Citrulline)

Sitrulliini on aminohappo, jota esiintyy sekä ravinnossa että syntetisoituu luonnostaan soluissa L-Arginiinista tai Ornitiinista. Vesimelonissa on erittäin suuria Sitrulliinipitoisuuksia, sekä hedelmälihassa että kuoressa, tyypillisesti 130 – 190 mg/100 g (Rimando et.al. 2005).

Sitrulliinilla on:
- Verenpainetta laskevaa vaikutusta.
- Verisuonten elastisuutta parantavaa ominaisuutta.

Kun 17:lle nuorelle koehenkilölle annettiin päivittäin 6 grammaa Sitrulliinia, 4:n viikon ajan, laski systolinen verenpaine 6 mmHg ($p < 0.05$) placebo ryhmään nähden (Figueroa et.al. 2010).

Kun 14:lle koehenkilölle, joilla oli korkea verenpaine, annettiin Vesimelonista eristettyä Sitrulliinia 6 grammaa päivittäin, 6:n viikon ajan, laskivat systolinen verenpaine 11.5 mmHg ($p < 0.05$) ja diastolinen verenpaine 7.8 mmHg ($p < 0.05$) placeboryhmään nähden (Figueroa et.al. 2012).

Kun 9:lle koehenkilölle, joilla oli korkea verenpaine, annettiin Vesimelonista eristettyä Sitrulliinia 2.7 grammaa ja L-Arginiinia 1.3 grammaa päivittäin, 6:n viikon ajan, laski systolinen verenpaine 7 mmHg (134 mmHg → 127 mmHg; $p < 0.05$) placeboryhmään nähden (Figueroa et.al. 2011).

Kun 15:lle sydäntauti potilaalle annettiin Sitrulliinimalaattia 3 grammaa päivittäin, 2:n kuukauden ajan, laskivat systolinen verenpaine 10.8% ja diastolinen verenpaine 8.3% placeboryhmään nähden (Orozco-Gutierrez et.al. 2010). Kyseessä oli kaksoissokkokoe.

Kun 15:lle terveelle koehenkilölle annettiin Sitrulliinia 5.6 grammaa päivittäin, 7:n päivän ajan, parani verisuonten elastisuus huomattavasti ($p < 0.01$), vertailuryhmään nähden. Plasma Sitrulliinipitoisuus ($p < 0.05$), Arginiinipitoisuus ($p < 0.01$) ja NO:n pitoisuus ($p < 0.05$) lisääntyivät selvästi, vertailuryhmään nähden (Ochiai et.al. 2012).

Rottakokeissa Sitrulliini laskee selvästi verenpainetta rotilla, joilla on korkea verenpaine (Koeners et.al. 2007; El-Bassossy et.al. 2012).

Arginaasi-entyymi hajottaa L-Arginiinia Ornitiiniksi, jolloin NO tuotto eNOS entzyymin kautta vähenee. Mutta Sitrulliini toimii Arginaasi-entzyymin inhibiittinä, jolloin L-Arginiinista syntyvä NO pitoisuus plasmassa kasvaa (El-Bassossy et.al. 2012). NO on tunnetusti vasodilataattori, laajentaen verisuonia ja siten laskee verenpainetta.

Sitruuna

(Citrus Limon)

Sitruuna on kaikille tuttu hapan sitrushedelmä. Happamuus johtuu Sitruunahaposta, jota Sitruunassa on noin 5-6%. Sitruunamehun PH on välillä 2-3. Sitruunasta käytetään ravinnoksi ja maustamiseen sekä hedelmäliha, kuori ja Sitruunamehu. Sitruuna sisältää erittäin runsaasti Flavonoideja, erityisesti: Eriocitrin (9.5 mg/100 g), Hesperidin (15.8 mg/100 g), Naringin (0.2 mg/100 g), Narirutin (0.8 mg/100 g) (Peterson et.al. 2006). Sitruunan kuoressa on erittäin paljon Pektiiniä, jolla tunnetusti on kolesterolia laskevaa vaikutusta.

Sitruunalla on:
- Verenpainetta alentavaa vaikutusta.
- Kokonaiskolesterolia alentavaa vaikutusta.
- LDL-kolesterolia alentavaa vaikutusta.
- Triglyceridejä alentavaa vaikutusta.
- HDL-kolesterolia nostavaa vaikutusta.

Kun koerotille annettiin 5%:sta Sitruunamehua päivittäin, 16:n viikon ajan, laski verenpaine vertailuryhmään nähden. Myös Sitruunasta eristetty Flavonoidi-jae laski selvästi (p < 0.05) verenpainetta, vertailuryhmään nähden (Miyake et.al. 1998).

Sekä Eriocitrin että Hesperdin inhiboivat ACE:ta (Miyake et.al. 1998).

Turkissa jopa 40% korkeaa verenpainetta kärsivistä henkilöistä käyttää Sitruunamehua korkean verenpaineen alentamiseen (Adibelli et.al. 2009).

Sitruunan Flavonoidi Hesperidin laskee selvästi korkeasta verenpaineesta kärsivien koerottien systolista verenpainetta (Yamamoto et.al. 2008).

Sitruunan Sitruunahappo itsessään laskee verenpainetta. Kun koerotille annettiin Sitruunahappoa 15 mg/kg, laski keskimääräinen verenpaine 71% (Saleem et.al. 2004).

Kun koehenkilöille annettiin Hesperidiiniä 292 mg päivittäin, 4:n viikon ajan, laski diastolinen verenpaine 5.3 mmHg (p = 0.023), vertailuryhmään nähden (Morand et.al. 2011).

Kun koehenkilöille annettiin Sitrushedelmän Pektiiniä 15 grammaa päivittäin, 6:n viikon ajan, laski kokonaiskolesteroli 8.6% koehenkilöillä, joilla oli lievästi kohonneet kolesteroliarvot, ja 16.7% koehenkilöillä, joilla oli korkeat kolesteroliarvot (Ginter et.al. 1979).

Kun korkeasta kolesterolitasosta kärsiville koehenkilöille annettiin Hesperidiiniä 500 mg päivittäin, joko 6:n tai 24:n viikon ajan, laskivat triglyceridit selvästi yli 50%:lla koehenkilöistä (Miwa et.al. 2005; Miwa et.al. 2004).

Kun Hamstereille syötettiin 3% ravinnosta joko Sitruunan kuorta tai Sitruunan Pektiiniä, 8:n viikon ajan, laski kokonaiskolesteroli 16.7% Sitruunan kuori ryhmässä ja 22.6% Sitruunan Pektiini ryhmässä, vertailuryhmään nähden (Tepstra et.al. 2002).

Kun Kaniineille, joilla oli korkea kolesterolitaso, annettiin Sitruunan mehua 1 millilitra/kg päivittäin, 30:n päivän ajan, laski kokonaiskolesteroli 56.3% (p < 0.005) ja LDL-kolesteroli 55.1% (p < 0.005), mutta HDL-kolesteroli nousi 57.7% (p < 0.05), vertailuryhmään nähden (Khan et.al. 2010).

Kun korkean kolesterolitason omaaville rotille syötettiin 0.35% ravinnosta Eriocitriiniä päivittäin, 3:n viikon ajan, laskivat sekä LDL-kolesteroli (p < 0.05), VLDL-kolesteroli (p < 0.05) että triglyceridit (p < 0.05) selvästi, vertailuryhmään nähden (Miyake et.al. 2006).

Sitruunamelissa

(Melissa Officinalis)

Sitruunamelissa on erittäin tunnettu ja kuuluisa teekasvi, jota on käytetty Euroopassa jo satoja vuosia. Lääkinnällisesti sitä on käytetty korkean verenpaineen hoitoon, unettomuuden hoitoon ja Antiviraalisena ja Antibakteerisena aineena. Sitruunamelissassa on erittäin paljon Flavonoideja (Luteolin, Luteolin Glycosideja, Isokversetiini jne.) sekä Rosmariinihappoa ja Ursolihappoa. Sitruunamelissasta saadaan erittäin hyvänmakuista teetä. Lisäksi sitä voidaan sellaisenaan käyttää salaateissa.

Sitruunamelissalla on
- Verenpainetta laskevaa vaikutusta
- Kokonaiskolesterolia laskevaa vaikutusta

Sitruunamelissauutteen on todettu inhiboivan erittäin voimakkaasti ACE:a (Kwon et.al. 2006), joka saattaa selittää sen verenpainetta laskevan vaikutuksen.

Kun korkean kolesterolitason omaaville koerotille annettiin Sitruunamelissaa 2 g/kg päivittäin, 4:n viikon ajan, laskivat kokonaiskolesteroli 48.3% (p < 0.0001) ja seerumin kokonaisrasvat 52.9% (p < 0.0001), vertailuryhmään nähden (Bolken et.al. 2005).

Sitruunaruoho

(Cymbopogon Citratus)

Sitruunaruoho on maailmalla erittäin suosittu maustekasvi ja sitä juodaan Etelä-Amerikassa myös teenä. Kuubassa ja monessa muussa maassa sitruunaruohoa käytetään korkean verenpaineen laskuun.

Sitruunaruoholla on
- Verenpainetta laskevaa vaikutusta
- Kokonaiskolesterolia laskevaa vaikutusta
- LDL-kolesterolia laskevaa vaikutusta
- Triglyceridejä laskevaa vaikutusta
- HDL-kolesterolia nostavaa vaikutusta

Kun koerotille annettiin sitruunaruohon vesiuutetta 135 – 500 mg/kg, 42:n päivän ajan, laskivat kokonaiskolesteroli ($p < 0.05$), LDL-kolesteroli ($p < 0.05$) ja triglyceridit ($p < 0.05$), mutta HDL-kolesteroli nousi ($p < 0.05$), vertailuryhmään nähden (Adeneye et.al. 2007). Kolesterolin lasku hiirillä on havaittu myös sitruunaruohon öljyllä (Costa et.al. 2011).

Rotilla sitruunaruohon öljy laskee verenpainetta (Moreira et.al. 2010).

Kun rottia injesoitiin sitruunaruohon alkoholiuutteella, annos 1 mg, laski keskimääräinen verenpaine 122 mmHg:sta lukemaan 106 mmHg, ja verenpaineen lasku oli yhtä suurta myös valkosipulin alkoholiuutteella (Singi et.al. 2005).

Kun koerotille annettiin sitruunaruohon uutetta, laski keskimääräinen verenpaine selvästi (Carbajal et.al. 1989). Vastaavaa verenpaineen laskua on havaittu myös muissa kokeissa (Bastos et.al. 2010).

Soijamaito

(Glycine Max)

Soijamaitoa saa nykyään kaikista ruokakaupoista. Sitä on erittäin helppoa käyttää eri ruuanlaitossa tai juoda sellaisenaan.

Soijamaidolla on
- Verenpainetta laskevaa vaikutusta
- Kokonaiskolesterolia laskevaa vaikutusta
- LDL-kolesterolia laskevaa vaikutusta

Kun 40:lle koehenkilölle juotettiin 2 kertaa päivässä 0.5 litraa soijamaitoa, 3:n kuukauden ajan, laski systolinen verenpaine 18.4 mmHg ja diastolinen verenpaine 15.9 mmHg, verrattuna kontrolliryhmään (Rivas et.al. 2002). Kyseessä oli kaksoissokkokoe.

Kun 42:lle koehenkilölle juotettiin soijamaitoa 0.5 litraa päivässä, 3:n viikon ajan, laski kokonaiskolesteroli 11% (p < 0.001) ja LDL-kolesteroli 25% (p < 0.001), vertailuryhmään nähden (Onuegbu et.al. 2011).

Suhteellisen pienillä soijamaito annoksilla saadaan merkittäviä muutoksia verenpaine- ja kolesteroliarvoihin.

Soijaproteiini

(Glycine Max)

Soijaproteiinia käytetään kaikkialla maailmassa ravintona ja rehuna. Sitä on saatavissa marketeista jauheena ja rakeena. Soijajauhoa on helppo lisätä kaikkiin ruokiin, myös leipiin.

Soijaproteiinilla on
- Verenpainetta laskevaa vaikutusta
- Kokonaiskolesterolia laskevaa vaikutusta
- LDL-kolesterolia alentavaa vaikutusta
- Triglyceridejä alentavaa vaikutusta
- HDL-kolesterolia nostavaa vaikutusta

Kun koerotat saivat 8:n viikon ajan ravinnossaan joko soijaproteiinia tai maitoproteiinia, oli keskimääräinen verenpaine soijaproteiiniryhmässä (150 mmHg) selvästi alhaisempi kuin maitoproteiiniryhmässä (164 mmHg) (Martin et.al. 2001).

Kun koehenkilöt söivät soijaproteiinia 40 grammaa päivässä, 12:n viikon ajan, laski korkean verenpaineen omaavilla henkilöillä systolinen verenpaine 7.88 mmHg, ja diastolinen verenpaine 5.27 mmHg, verrattuna vertailuryhmään. Kyseessä oli kaksoissokkokoe, ja tutkimukseen osallistui 302 henkilöä (He et.al. 2005).

Meta-analyysissä, jossa tarkasteltiin 42 eri ihmisillä suoritettua koetta, havaittiin LDL-kolesterolin laskevan 5.5% ja HDL-kolesterolin nousevan 3.2% soijaproteiiniryhmällä, verrattuna vertailuryhmään (Anderson et.al. 2011).

Käytetyt annokset olivat 15 – 65 grammaa päivässä, ja koeaika vaihteli 4:stä viikosta 12:een viikkoon.

Toisessa meta-analyysissä, joka käsitti 38 koetta, laski kokonaiskolesteroli 9.3%, LDL-kolesteroli 12.9% ja triglyceridit 10.5%. HDL-kolesteroli nousi 2.4% (Anderson et.al. 1995). Käytetty proteiinimäärä oli keskimäärin 47 grammaa päivässä.

Sokerijuurikkaan kuitu

(Beta Vulgaris var. Altissima)

Sokerijuurikkaasta saadaan välituotteena kuitua, jota myydään lisäravinteena marketeissa.

Sokerijuurikkaan kuidulla on
- Verenpainetta laskevaa vaikutusta
- Kokonaiskolesterolia laskevaa vaikutusta
- Triglyceridejä laskevaa vaikutusta
- HDL-kolesterolia nostavaa vaikutusta

Kun 12 Diabetesta sairastavalle henkilölle annettiin 40 grammaa sokerijuurikkaan kuitua 8:n viikon ajan, laski systolinen verenpaine ($p < 0.05$), ja HDL-kolesteroli nousi ($p < 0.05$) (Hagander et.al. 1989).

Kun rotille syötettiin 28:n päivän ajan ravintoa, jossa oli 10% sokerijuurikkaan kuitua, laskivat sekä kokonaiskolesteroli että triglyceridit huomattavasti (Overton et.al. 1994).

Kun rotille syötettiin valkeaa vehnäleipää, johon oli lisätty sokerijuurikkaan kuitua, laskivat sekä kokonaiskolesteroli, LDL-kolesteroli että Triglyceridit vertailuryhmään nähden huomattavasti (Nakamura et.al. 2009).

Spirulina levä

(Spirulina Maxima, Spirulina Sp.)

Spirulina levä on erittäin suosittu lisäravinne ympäri maailmaa. Se on erittäin ravintoainerikas.

Spirulinalla on:
- Verenpainetta laskevaa vaikutusta.
- Kokonaiskolesterolia laskevaa vaikutusta.
- LDL-kolesterolia laskevaa vaikutusta.
- Triglyceridejä laskevaa vaikutusta.
- HDL-kolesterolia nostavaa vaikutusta.

Kun Spirulinaa annettiin 36:lle koehenkilölle, 4.5 grammaa päivässä, 6:n viikon ajan, laskivat triglyceridit (234 mg/dl → 168 mg/dl, $p < 0.001$), kokonaiskolesteroli (182 mg/dl → 163 mg/dl, $p < 0.001$) ja LDL-kolesteroli (103 mg/dl → 86 mg/dl, $p < 0.013$) voimakkaasti, vertailuryhmään nähden. Sen sijaan HDL-kolesteroli nousi (43 mg/dl → 50 mg/dl, $p < 0.01$) voimakkaasti. Sekä systolinen verenpaine (120 mmHg → 109 mmHg, $p < 0.001$) että diastolinen verenpaine (86 mmHg → 79 mmHg, $p < 0.05$) laskivat voimakkaasti, vertailuryhmään nähden (Torres-Duran et.al. 2007).

Kun 37:lle Diabetesta sairastavalle koehenkilölle annettiin päivittäin 8 grammaa Spirulinaa, 12:n viikon ajan, laskivat triglyceridit selvästi (p < 0.05), vertailuryhmään nähden. Samoin laskivat kokonaiskolesteroli, LDL-kolesteroli ja verenpaine (Lee et.al. 2008).

Kun 23:lle korkean kolesterolitason omaaville koehenkilöille annettiin Spirulinaa 1 gramma päivässä, 2:n kuukauden ajan, laskivat triglyceridit, kokonaiskolesteroli ja LDL-kolesteroli selvästi, vertailuryhmään nähden (Samuels et.al. 2002).

Kun 78:lle koehenkilölle annettiin päivittäin 8 grammaa Spirulinaa, 16:n viikon ajan, laski kokonaiskolesteroli voimakkaasti, vertailuryhmään nähden (Park et.al. 2008). Kyseessä oli kaksoissokkokoe.

Spirulinan todettiin koerotilla laskevan sekä verenpainetta että triglyceridejä ja LDL-kolesterolia voimakkaasti (Juarez-Oropeza et.al. 2009).

Kun kaniineille annettiin päivittäin joko 1% tai 5% Spirulinaa ravinnossaan, 8:n viikon ajan, laski LDL-kolesteroli 26.4% ryhmässä, joka sai 1% Spirulinaa, ja 41.2% ryhmässä, joka sai 5% Spirulinaa, vertailuryhmään nähden. Myös HDL-kolesteroli nousi selvästi (Cheong et.al. 2010).

Stevioside

(Stevia Rebaudiana)

Stevioside on noin 200 kertaa sokeria makeampi glycosidi, jota saadaan *Stevia Rebaudiana* nimisestä kasvista. Kasvi on kotoisin Paraguaysta, jossa Guarani intiaanit ovat käyttäneet sitä jo satoja vuosia makeutusaineena. Japanissa Steviaa on käytetty makeutusaineena jo kymmeniä vuosia. Stevian viljely on erittäin helppoa. Paitsi makeutusaineena, sitä on jo vuosisatoja käytetty Etelä-Amerikassa lääkekasvina, korkean verenpaineen ja Sydänvaivojen hoitoon, sekä diureettina. Steviosidessa ei ole lainkaan kaloreita.

Stevialla ja sen Steviosidella on:
- Verenpainetta alentavaa vaikutusta.
- Diureettista vaikutusta.

Kun 168:lle koehenkilölle, joilla oli korkea verenpaine, annettiin 3 kertaa päivässä 500 mg Steviosidea, 2:n vuoden ajan, laski systolinen verenpaine 10 mmHg (150 mmHg → 140 mmHg, p < 0.05) ja diastolinen verenpaine 6 mmHg (95 mmHg → 89 mmHg, p < 0.05) (Hsieh et.al. 2003). Kyseessä oli kaksoissokkokoe. Mitään haittavaikutuksia ei havaittu tämän 2:den vuoden aikana.

Kun 106:lle koehenkilölle, joilla oli korkea verenpaine, annettiin 3 kertaa päivässä 250 mg Steviosidea, 1:n vuoden ajan, laski systolinen verenpaine 13.4 mmHg (166.0 mmHg → 152.6 mmHg, p < 0.05) jo 3:n kuukauden käytön jälkeen (Chan et.al. 2000). Kyseessä oli kaksoissokkokoe.

Kun koerotille annettiin suonensisäisesti Steviosidea 200 mg/kg, laski systolinen verenpaine 31% (200 mmHg → 137 mmHg) ja diastolinen verenpaine 33% (149 mmHg → 100 mmHg) (Chan et.al. 1998).

Koerotilla Stevian vesiuute aiheutti voimakkaan diureesin ja Natriumin erittymisen (Melis et.al. 1995).

Suola

(Salt)

Ruokasuola, NaCl, koostuu kahdesta ainesosasta, Natriumista (Na) ja Kloorista (Cl). Sekä Natrium että Kloori ovat ihmiselle välttämättömiä aineita. Mutta liian suuri suolamäärä päivittäin aiheuttaa tunnetusti korkeaa verenpainetta.

Suolalla on:
- Verenpainetta nostavaa vaikutusta.

Ihmisen fysiologinen suolantarve on noin 0.6 – 1.2 grammaa (10 – 20 mmol) päivittäin (Brown et.al. 2009). Mutta melkein kaikkialla maailmassa suolaa saadaan selvästi liikaa. Euroopassa, Pohjois-Amerikassa ja Aasiassa suolaa saadaan tyypillisesti 6 – 12 grammaa (100 – 200 mmol) päivässä (Brown et.al. 2009). Euroopassa ja Pohjois-Amerikassa peräti 75% päivittäisestä suolasta saadaan valmistuotteista, erityisesti leivästä, muroista, Chipseistä, Grillituotteista jne. (Brown et.al. 2009).

Meta-analyysissä, joka käsitti yhteensä 28 tutkimusta ja 2954 koehenkilöä, todettiin, että jos päivittäisistä suolansaantia vähennetään 6 grammaa,laskevat systolinen vernpaine keskimäärin 7.11 mmHg (p < 0.001) ja diastolinen verenpaine keskimäärin 3.88 mmHg (p < 0.05) koehenkilöä, joilla on korkea verenpaine (He et.al. 2002).

Brasilian ja Venezuelan rajamailla asuvalla Yanomami intiaaniheimolla päivittäinen suolansaanti on alle 0.2 grammaa. Heillä päivittäinen Natriumin eritys virtsaan on vain 0.9 mmol, kun se tyypillisesti on noin 78 mmol Eurooppalaisilla ja Pohjois-Amerikkalaisilla henkilöillä, vastaten tyypillistä 4.6 gramman ruokasuolan saantia päivittäin. Yanomamien keskimääräinen systolinen verenpaine on 95.4 mmHg ja diastolinen verenpaine 61.4 mmHg. Heillä ei esiinny ylipainoa, ja alkoholinkäyttö on tuntematon. Verenpainetauti on täysin tuntematon Yanomamien keskuudessa (Mancilha-Carvalho et.al. 2002). Tämä tutkimus liittyi kansainväliseen INTERSALT tutkimukseen.

Tamarindi

(Tamarindus Indica)

Tamarindi on Intiasta ja muualta Aasiasta kotoisin oleva hedelmä, jota käytetään Aasiassa erittäin runsaasti erilaisiin ruokiin. Tamarindia saa myös Suomesta etnisistä kaupoista.

Tamarindilla on
- Verenpainetta laskevaa vaikutusta
- Kokonaiskolesterolia laskevaa vaikutusta
- LDL-kolesterolia laskevaa vaikutusta
- Triglyceridejä laskevaa vaikutusta
- HDL-kolesterolia nostavaa vaikutusta

Kun hamstereille syötettiin Tamarindin hedelmää 10:n viikon ajan, 5% määrä normaalin ravinnon lisäksi, laski kokonaiskolesteroli 50%, LDL-kolesteroli 73% ja triglyceridit 60%, vertailuryhmään nähden.HDL-kolesteroli nousi 61% vertailuryhmään nähden (Martinello et.al. 2006).

Vastaavia tuloksia on saatu rottakokeissa (Azman et.al. 2011).

Kun 20:lle koehenkilölle annettiin 30 mg/kg kuivattua Tamarindijauhetta 4:n viikon ajan, laski diastolinen verenpaine 3.4 mmHg (p < 0.013); kokonaiskolesteroli (131.8 mg/dl → 118.4 mg/dl, p < 0.031) ja LDL-kolesteroli (78.2 mg/dl → 57.3 mg/dl, p < 0.004) (Iftekhar et.al. 2006).

Tattari

(Fagopyrum Esculentum)

Tattari on Aasiassa ja Venäjällä erittäin suosittu ravintokasvi. Se sopii erinomaisesti puuroksi ym. Tattarina viljellään 2 läheistä lajia, tavallinen tattari (Fagopyrum Esculentum) ja Tataari-tattari (Fagopyrum Tataricum).

Kiinassa Tataari-tattarilla hoidetaan korkeaa verenpainetta ja korkeaa kolesterolia.

Tattarilla on
- Verenpainetta laskevaa ominaisuutta
- Kokonaiskolesterolia laskevaa vaikutusta

Tattarilla on useissa tutkimuksissa todettu ACE:a inhiboivaa vaikutusta (Higasa et.al. 2011 Li et.al. 2002, Aoyagi et.al. 2006).

Tattarilla on myös Vasorelaxoivaa vaikutusta (Ushida et.al. 2008).

Kun 60:lle koehenkilölle syötettiin 40 grammaa Tataari Tattaria 8:n viikon ajan, laskivat systolinen ja diastolinen verenpaine, kokonaiskolesteroli, LDL-kolesteroli ja triglyceridit. Sen sijaan HDL-kolesteroli nousi (Xiping et.al. 1995).

Kun rotille syötettiin tattariproteiinia 8:n viikon ajan, laski kokonaiskolesteroli 22.0%, maitoproteiini vertailuryhmään verrattuna (Tomotake et.al. 2001).

Tattarin idut

(Fagopyrum Esculentum, Fagopyrum Tataricum)

Tattaria idättämällä saadaan Tattarin ituja. Tattarin iduissa on erityisen paljon kahta Flavonoidia, Rutiini ja Quercitrin (=Quercetin-3-O-Rhamnoside). Yhdestä kilosta tattaria saadaan 8.9 kiloa Tattarin ituja. Tattarin itujen Flavonoidien määrät kasvavat monikymmenkertaisiksi: Rutiinin pitoisuus on 2236 mg/100 g ja Quercitrinin pitoisuus on 2312 mg/100 kg. Rutiinipitoisuus nousee 35 kertaiseksi, ja Quercitrinin pitoisuss 65 kertaiseksi, idättämättömiin Tattarin siemeniin verrattuna. Flavonoidien pitoisuudet iduissa ovat suurimmillaan 7 päivää idätyksen alkamisesta (Kim et.al. 2004).

Tattarin iduilla on
- Verenpainetta laskevaa vaikutusta
- Kokonaiskolesterolia laskevaa vaikutusta

Quercitrin on voimakas ACE inhibiitti (IC50 = 0.67 mM) (Hansen et.al. 1996).

Tunnetusti Quercitrin on Diureettinen Flavonoidi (Fukuda 1932). Samoin tunnetusti Quercitrin laskee verenpainetta koerotilla (Fukunaga et.al. 1989) ja koirilla (Novoa et.al. 1985).

Kun koerotille syötettiin 5:n viikon ajan joko 600 mg/kg Tattarin siemenuutetta tai 600 mg/kg Tattarin itujen uutetta päivittäin, oli systolinen verenpaine selvästi pienempi Tattarin itu ryhmässä (Kim et.al. 2009).

Kun diabetesta sairastaville koehiirille annettiin joko 5% tai 10% Tattarin ituja 3:n viikon ajan, laski kokonaiskolesteroli selvästi vertailuryhmään nähden (Watanabe et.al. 2010).

Tauriini

Tauriini on elimistössä esiintyvä rikkiä sisältävä aminohappo.

Tauriinilla on
- Verenpainetta laskevaa vaikutusta
- Kokonaiskolesterolia laskevaa vaikutusta
- LDL-kolesterolia laskevaa vaikutusta
- Triglyceridejä laskevaa vaikutusta

Koehenkilöillä vain 6 grammaa Tauriinia, annettuna 7:n päivän ajan, laski systolista verenpainetta 9.0 mmHg ja diastolista verenpainetta 4.1 mmHg (Fujita et.al. 1987).

Rottakokeissa Tauriini laskee kokonaiskolesterolia ja LDL-kolesterolia jopa 40% ja Triglyceridejä jopa 53%, kun rotille syötettiin 1.5% Tauriinia ravinnossa 5:n viikon ajan (Park et.al. 1999 Park et.al. 1998; Jackson et.al. 1974).

Tienchi Ginseng

(Panax Notoginseng)

Tienchi Ginseng tai Sanqi, kuten sitä myös nimitetään, on tavallisen Panax Ginsenging eteläinen lähilaji, jota kasvatetaan pääasiassa Kiinan Yunnanin maakunnassa. Sitä on saatavissa Kiinalaisista elintarvikekaupoista ja Etnisistä kaupoista.

Kiinassa Sanqia käytetään korkean verenpaineen ja kolesterolin laskemiseen.

Tienchi Ginsengillä on
- Verenpainetta alentavaa vaikutusta
- Kokonaiskolesterolia laskevaa vaikutusta
- LDL-kolesterolia laskevaa vaikutusta
- Triglyceridejä laskevaa vaikutusta
- HDL-kolesterolia nostavaa vaikutusta

Kun koerotille syötettiin Tiechi Ginsengiä joko 0.25%, 0.5% tai 1.0% ravinnossa, 4:n viikon ajan, laskivat kokonaiskolesteroli, LDL-kolesteroli ja triglyceridit, mutta HDL-kolesteroli nousi vertailuryhmään nähden (Xia et.al. 2011).

Lukuisissa muissakin koe-eläinkokeissa on havaittu Tienchi Ginsengin kokonaiskolesterolia, LDL-kolesterolia ja triglyceridejä laskeva vaikutus ($p < 0.01$; $p < 0.05$) (Xu et.al. 1993; Ji et.al. 2007; Zhang et.al. 2008; Joo et.al. 2010; Xia et.al. 2011; Cicero et.al. 2003).

Kun 29:lle koehenkilölle annettiin päivittäin 1350 mg Tienchi Ginsengiä, 30:n päivän ajan niin polkupyörä ergometrikokeessa heidän keskimääräinen verenpaineensa oli 109 mmHg, kun se ilman Tienchi Ginsengiä oli 113 mmHg (Liang et.al. 2005).

Koe-eläimillä, niin rotilla kuin kaniineillakin, on todettu Tienchi Ginsengin verenpainetta laskeva vaikutus (Baek et.al. 2009; Lei et.al. 1986).

Tilli

(Anethum Graveolens)

Tilli on vanha maustekasvi, jota mm. Iranin kansanlääkinnässä on käytetty korkean kolesterolitason hoitoon.

Tilli on äärimmäisen rikas Isorhamnetin nimisen flavonoidin lähde. Isorhamnetin on erittäin voimakas antioksidantti.

Tillillä on
- Kokonaiskolesterolia laskevaa vaikutusta
- LDL-kolesterolia laskevaa vaikutusta
- Triglyceridejä laskevaa vaikutusta
- HDL-kolesterolia nostavaa vaikutusta

Kun rotille annetaan joko tilliöljyä tai kuivattu tilliä 2 – 4:n viikon ajan eri pitoisuuksilla, laskevat kokonaiskolesteroli, LDL-kolesteroli ja Triglyceridit. Sen sijaan HDL-kolesteroli taso nousee (Yazdanparast et.al. 2008; Hajhashemi et.al. 2008).

Timjami

(Thymus Vulgaris, Thymus Serpyllum)

Timjami on ikivanha mauste- ja lääkekasvi, joka on antibakteerinen ja antiviraalinen ja jota käytetään yleisesti eri vilustumistautien ja korkean verenpaineen hoitoon.

Timjamilla on
- Verenpainetta alentavaa vaikutusta

Kun korkeasta verenpaineesta kärsiville koerotille annettiin Timjamiuutetta 100 mg/kg, laskivat systolinen verenpaine 39.5% (243.6 mmHg → 147.3 mmHg; $p < 0.001$) ja diastolinen verenpaine 50.8% (161.5 mmHg → 79.4 mmHg; $p < 0.001$) (Miloradovic et.al. 2010).

Timjamissa on erittäin paljon Thymolia, joka on monoterpeeni.

Koerotilla Thymoli, annoksilla 1 – 10 mg/kg, laski verenpainetta suorassa suhteessa annoksen suuruuteen (Aftab et.al. 1995).

Tocotrienolit

Tocotrienolit ovat kasveissa yleisesti esiintyviä aineita, jotka kemiallisesti muistuttavat hyvin paljon E-vitamiinia. Hyviä tocotrienolien lähteitä ovat Palmuöljy, Riisinleseöljy, Vehnänalkiot, Riisi jne.

Tocotrienoleilla on:
- Verenpainetta alentavaa vaikutusta.
- Kokonaiskolesterolia alentavaa vaikutusta.
- LDL-kolesterolia alentavaa vaikutusta.
- Triglyceridejä alentavaa vaikutusta.

Kun 19:lle diabetesta sairastavalle koehenkilölle, joilla oli korkeat seerumin rasva-arvot, annettiin Tocotrienoleja 60:n päivän ajan, laskivat kokonaiskolesteroli 23%, triglyceridit 30% ja LDL-kolesteroli 40%, vertailuryhmään nähden (Baliarsingh et.al. 2005). Kyseessä oli kaksoissokkokoe.

Kun 32:lle korkean kolesterolitason omaavalle koehenkilölle annettiin Tocotrienoleja 300 mg päivässä, 6:n kuukauden ajan, laskivat sekä kokonaiskolesteroli (10.8%, p < 0.05) että LDL-kolesteroli (17.3%, p < 0.05) selvästi, vertailuryhmään nähden (Yuen et.al. 2011). Kyseessä oli kaksoissokkokoe.

Kun 120:lle korkean kolesterolitason omaavalle koehenkilölle annettiin 270 mg Citrus hedelmien flavonoideja ja 30 mg Tocotrienoleja päivittäin, 12:n viikon ajan, laskivat kokonaiskolesteroli 30% (293 mg/dl → 215 mg/dl, p < 0.05), LDL-kolesteroli 27% (208 mg/dl → 156 mg/dl, p < 0.05) ja triglyceridit 34% (105 mg/dl → 73 mg/dl, p < 0.05) selvästi, vertailuryhmään nähden (Roza et.al. 2007). Kyseessä oli kaksoissokkokoe.

Kun korkeaa verenpainetta sairastaville koerotille annettiin Tocotrienoleja 15 mg/kg päivässä, 3:n kuukauden ajan, laski systolinen verenpaine selvästi (Newaz et.al. 2003).

Kun 36:lle terveelle miespuoliselle koehenkilölle annettiin Tocotrienoleja 80 mg, 160 mg tai 320 mg päivittäin, 2:n kuukauden ajan, laski systolinen verenpaine selvästi 160 mg ryhmässä (p < 0.024) ja 320 mg ryhmässä (p < 0.049), vertailuryhmään nähden (Rasool et.al. 2006). Kyseessä oli kaksoissokkokoe.

Tomaatti

(Lycopersicum Esculentum)

Tomaatti on eräs maailman yleisimmin käytettyjä vihanneskasveja. Tomaatti sisältää erittäin runsaasti Lykopeeniä ja beeta-Karoteenia.

Tomaatilla on
- Verenpainetta alentavaa vaikutusta
- Kokonaiskolesterolia alentavaa vaikutusta
- LDL-kolesterolia alentavaa vaikutusta
- HDL-kolesterolia nostavaa vaikutusta

Kun 32:lle diabetesta sairastavalle koehenkilölle annettiin 200 grammaa raakaa tomaattia päivittäin, 8:n viikon ajan, laskivat sekä systolinen verenpaine (p = 0.0001) että diastolinen verenpaine (p = 0.0001) voimakkaasti (Shidfar et.al. 2011).

Kun 50:lle koehenkilölle, joilla oli korkea verenpaine, annettiin päivittäin standardoitua tomaatti uutetta 6:n viikon ajan, laskivat systolinen verenpaine keskimäärin 8.83% (143.1 mmHg → 130.5 mmHg, p < 0.001) ja 6.22% (81 mmHg → 76.05 mmHg, p < 0.001), vertailuryhmään nähden (Paran et.al. 2009). Kyseessä ol kaksoissokkokoe.

Kun 98:lle koehenkilölle annettiin 300 grammaa tomaattia päivässä, 4:n viikon ajan, nousi HDL-kolesterol 15.2% (p = 0.03), vertailuryhmään nähden (Blum et.al. 2006).

Kun hamsterille syötettiin tomaattipastaa 9% ravinnosta, 8:n viikon ajan, laskivat kokonaiskolesteroli 14.3% (p < 0.001), LDL-kolesteroli 11.3% (p < 0.01) ja triglyceridit 14.3% (p < 0.001) mutta HDL-kolesteroli nousi 28.8%, vertailuryhmään nähden (Hsu et.al. 2008).

Kun hamsterille syötettiin 52% ravinnosta punaisia tomaatteja 3:n viikon ajan, laskivat LDL-kolesteroli 44%, VLDL-kolesteroli 35% ja triglyceridit 31%, vertailuryhmään nähden (Friedman et.al. 2000).

Tuoksuorvokki

(Viola Odorata)

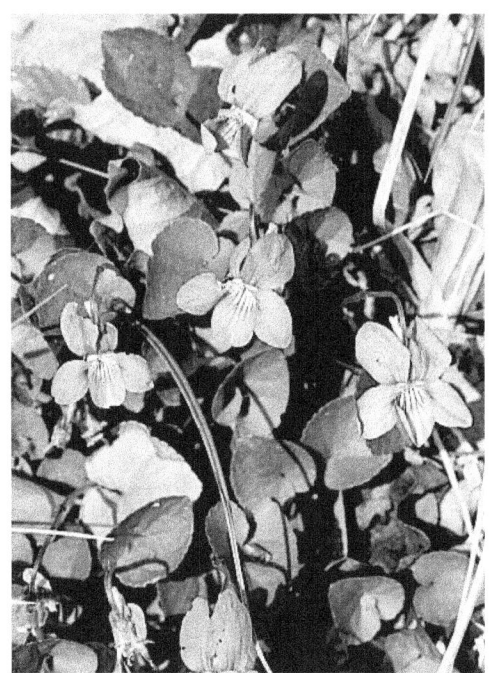

Tuoksuorvokki on ikivanha lääkekasvi joka on ollut käytössä jo ainakin yli 2500 vuotta. Jo Hippocrates mainitsee kasvin maksasairauksien hoidossa, noin 2400 vuotta sitten. Samoin jo muinaisessa Intiassa 2500 vuotta sitten kasvia käytettiin syöpäsairaiden hoidossa. Tuoksuorvokki sisältää runsaasti Saponiineja, Alkaloideja, Tanniineja, Polyfenoleita ja Flavonoideja. Kasvia käytetään esimerkiksi Iranissa korkean verenpaineen alentamiseen, astmaan, keuhkoputken tulehdukseen päänsärkyyn, migreeniin, ihotauteihin ja unettomuuteen (Ahvazi et.al. 2012).

Tuoksuorvokilla on:
- Verenpainetta alentavaa vaikutusta.
- Diureettista vaikutusta.
- Kokonaiskolesterolia alentavaa vaikutusta.
- LDL-kolesterolia alentavaa vaikutusta.
- Painoa alentavaa vaikutusta.

Kun koerotille annettiin Tuoksuorvokin vesiuutetta joko 200 mg/kg tai 400 mg/kg, lisääntyi virtsan määrä 40% ja 89% ($p < 0.05$), vertailuryhmään nähden (Vishal et.al. 2009). Furosemide annoksella 4 mg/kg lisäsi virtsan eritystä 128% ($p < 0.01$), vertailuryhmään nähden.

Kun koerotille annettiin suonensisäisesti Tuoksuorvokin metanoli-vesiuutetta 0.1 mg/kg, 0.3 mg/kg tai 1.0 mg/kg, laski keskimääräinen verenpaine vastaavasti 15.4%, 27.8% ($p < 0.05$) ja 48.6% ($p < 0.01$), vertailuryhmään nähden (Siddiqi et.al. 2012).

Vastaavasti, kun korkean kolesterolitason omaaville koerotille annettiin Tuoksuorvokin vesi-metanoliuutetta joko 300 mg/kg tai 600 mg/kg päivittäin, 6:n viikon ajan, laskivat kokonaiskolesteroli 28.2% ($p < 0.05$) ja 52.4% ($p < 0.001$), ja LDL-kolesteroli 30.4% ($p < 0.05$) ja 61.6% ($p < 0.001$), vertailuryhmään nähden. Vastaavasti paino nousi 9.1% ($p < 0.05$) ja 10.5% ($p < 0.01$) vähemmän, kuin vertailuryhmässä (Siddiqi et.al. 2012).

Tyydytetyt ravintorasvat

(Saturated Fats)

Tyydytetyt ravintorasvat ovat rasvoja, joissa ei esiinny hiilen kaksoissidoksia. Tyypillisiä tyydyttyneitä rasvoja ovat voi, maitorasvat, juuston rasvat ja eläinrasvat.

Tyydyttyneillä rasvoilla on:
- Verenpainetta nostavaa vaikutusta.
- Kokonaiskolesterolia nostavaa vaikutusta.
- LDL-kolesterolia nostavaa vaikutusta.

Meta-analyysissä, jossa oli mukana 395 tutkimusta, keskimääräiseltä kestoltaan 1 kuukausi, todettiin, että kun osa (10% kokonaisenergiasta) tyydytetyistä ravintorasvoista korvattiin vastaavan energiamäärän kompleksisilla hiilihydraateilla, laskivat kokonaiskolesteroli keskimäärin 0.52 mmol/L ja LDL-kolesteroli keskimäärin 0.32 mmol/L (Clarke et.al. 1997). Samassa tutkimuksessa todettiin, että 200:n milligramman vähennys ravinnon kolesterolista laski kokonaiskolesterolia vielä entisestään 0.13 mmol/L, ja LDL-kolesterolia 0.10 mmol/L.

Terveille opiskelijoille annettiin 2½:n viikon ajan ravintoa, jossa 30 – 33% ravinnon energiamäärästä oli korvattu tyydytetyillä ravintorasvoilla. Tämän jälkeen he siirtyivät 2½:n viikon ajaksi ravintoon, jossa 30 – 33% ravinnon energiamäärästä oli korvattu joko monotyydyttymättömillä tai w-6 polytyydyttymättömillä rasvahapoilla. Verrattuna tyydytettyjen ravintorasvojen jaksoon, laskivat kokonaiskolesteroli 19%, LDL-kolesteroli 22% ja HDL-kolesteroli 14% w-6 ryhmässä. Vastaavat laskut monotyydyttymättömien ryhmässä olivat 12%, 15% ja 4% (Hodson et.al. 2001).

Kun tutkittiin 4033:n terveen miehen verenpainetta, ja Kaasu/Nestekromatografilla mitattuja plasman rasvahappopitoisuuksia, todettiin, että verenpaine kasvaa, kun tyydytettyjen rasvahappojen määrä plasmassa kasvaa. Samoin verenpaineen todettiin kasvavan, kun plasman kokonaisrasvahappopitoisuus kasvoi. Edelleen verenpaine laski, kun plasman W-6 rasvahappojen pitoisuus kasvoi (Grimsgaard et.al. 1999).

Tähkähirssi

(Setaria Italica, Foxtail millet)

Tähkähirssi on ikivanha viljelykasvi, jota on kasvatettu Aasiassa, erityisesti Kiinassa ja Koreassa,jo tuhansia vuosia. Se kasvaa erittäin hyvin kuivilla ja väharavinteisilla mailla,ja sen kasvatus on hyvin helppoa. Sato on tyypillisesti 800 – 900 kg hehtaaria kohti. Tähkähirssissä on erittäin runsaasti erilaisia Fenolihappoja, Kuten Ferulihappoa. Fenolihappojen kokonaismäärä on peräti 390 mg/100 g (Dykes et.al. 2007). Tähkähirssillä on erittäin voimakas HDL-kolesterolia nostava vaikutus.

Tähkähirssillä on
- Kokonaiskolesterolia laskevaa vaikutusta
- LDL-kolesterolia laskevaa vaikutusta
- VLDL-kolesterolia laskevaa vaikutusta
- Triglyceridejä laskevaa vaikutusta
- HDL-kolesterolia nostavaa vaikutusta

Kun hiirille syötettiin keskimäärin 40% Tähkähirssiä päivittäisessä ravinnossa, 3:n viikon ajan, nousi HDL-kolesteroli keskimäärin 100% (p < 0.05), verrattuna kontrolliryhmään, joka sai maitoproteiinia (Choi et.al. 2005).

Koerotilla Tähkähirssin vesiuute, annoksella 300 mg/kg päivittäin, 30:n päivän ajan annettuna, laskee voimakkaasti kokonaiskolesterolia, LDL-kolesterolia, VLDL-kolesterolia ja triglyceridejä, mutta nostaa HDL-kolesterolia, vertailuryhmään nähden (Sireesa et.al. 2011).

Kun 30:lle diabetes potilaalle annettiin Tähkähirssiä 100 grammaa päivittäin, 4:n viikon ajan, laski kokonaiskolesteroli 6% (p < 0.05), LDL-kolesteroli laski 20% (p < 0.05) mutta HDL-kolesteroli nousi peräti 23%, vertailuryhmään nähden (Thathola et.al. 2011). Kyseessä oli kaksoissokkokoe. Myös triglyceridit laskivat 9.0% ja VLDL-kolesteroli laski 9.1%.

Vadelma

(Rubus Idaeus)

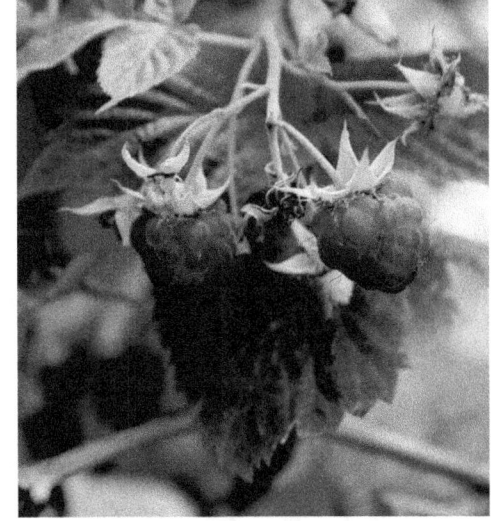

Vadelma on terveellinen marja, joka sisältää runsaasti terveysvaikutteisia Polyfenoleja ja Flavonoideja. Vadelma kasvaa luonnonvaraisena Suomessa.

Vadelmalla on
- Verenpainetta alentavaa vaikutusta

Kun korkeasta verenpaineesta kärsiville koerotille annettiin Vadelman marjan etanoliutetta joko 100 mg/kg tai 200 mg/kg päivittäin, 5:n viikon ajan, laski systolinen verenpaine 13.1% (187.7 → 163.0; p < 0.01) 100 mg/kg annoksella ja 15.6% (187.7 → 158.4; p < 0.01) 200 mg/kg annoksella, vertailuryhmään nähden (Jia et.al. 2011). Samalla nousi myös seerumin typpioksidin NO pitoisuus 87% (100 mg/kg ryhmällä; p < 0.01) ja seerumin Endothetin ET-1 pitoisuus laski 28.5% (200 mg/kg ryhmä; p < 0.05).

Vadelman lehdissä on erittäin suuret Ellagiinihappopitoisuudet, 2.06 – 6.89%, riippuen lajista (Gudej et.al. 2004). Ellagiinihapolla on ACE:ta inhiboivaa ja verenpainetta laskevaa vaikutusta.

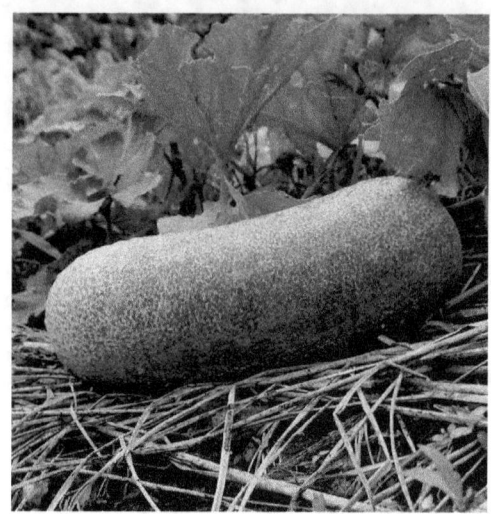

Vahakurpitsa

(Benincasa Hispida)

Vahakurpitsa on hyvin tunnettu ravinto- ja lääkekasvi koko Aasiassa. Kiinassa ja Japanissa Vahakurpitsaa on käytetty korkean verenpaineen hoitoon.

Vahakurpitsalla on
- Verenpainetta laskevaa vaikutusta
- Kokonaiskolesterolia laskevaa vaikutusta
- Triglyceridejä laskevaa vaikutusta
- Diureettista vaikutusta

Vahakurpitsassa on todettu olevan ACE:ta inhiboivaa vaikutusta Huang et.al. 2004).

Rottakokeissa on todennettu Vahakurpitsan verenpainetta alentava vaikutus (Nakashima et.al. 2011).

Rottakokeissa Vahakurpitsa laskee voimakkaasti kokonaiskolesterolia ja Triglyceridejä (Yagnik et.al. 2009). Vain yhden viikon koejakson aikana kokonaiskolesteroli putosi 36.4% ja Triglyceridiarvot putosivat 53.1%, kotrolliryhmään verrattuna.

Useassa kokeessa on todennettu Vahakurpitsan diureettinen vaikutus (Jayasree et.al. 2011 Dong et.al. 1995).

Valkosipuli

(Allium Sativum)

Valkosipulin on ikivanha ravinto-, mauste- ja lääkekasvi, joka on tunnettu jo yli 6000 vuotta. Valkosipuli on kotoisin Keski-Aasiasta. Valkosipuli on käytössä kaikkialla maailmassa, ja sen viljely on erittäin helppoa. Paitsi ravinto- ja maustekasvina, valkosipulilla on valtava määrä lääkinnällisiä ominaisuuksia. Valkosipulilla on antibakteerinen, sieniä ja hiivoja tappava, antiallerginen, tulehduksia lievittävä, ja sitä käytetään ympäri koko maailman korkean verenpaineen ja korkeiden kolesteroliarvojen laskemiseen. Valkosipuli sisältää useita voimakkaita rikkipitoisia orgaanisia yhdisteitä, kuten Alliciini, S-Allyl-L-Cysteiini, Alliin, Ajoene, Diallylsulfide, Dithiin jne., joilla on paljon farmakologisia vaikutuksia. Valkosipulia voidaan nauttia raakana, kuivattuna, valkosipuliöljykapseleina tai niin sanottuna vanhennettuna (AGED Garlic) valkosipulina, jotka ovat hajuttomia, kuten Kwai, Kyolic jne. Vanhennettua valkosipulia on helppo valmistaa itsekin, pilkkomalla kuorittuja tuoreita valkosipulin kynsiä alkoholiin, ja antamalla seoksen olla koskematta 3 kuukautta tai kauemmin.

Valkosipulilla on
- Verenpainetta laskevaa vaikutusta
- Kokonaiskolesterolia laskevaa vaikutusta
- LDL-kolesterolia laskevaa vaikutusta
- VLDL-kolesterolia laskevaa vaikutusta
- Triglyceridejä laskevaa vaikutusta
- HDL-kolesterolia nostavaa vaikutusta

Kun 41:lle koehenkilölle, joiden kolesterolitaso oli välillä 5.7 – 7.5 mmol/L, annettiin valkosipulia 7.2 grammaa päivittäin, 6:n kuukauden ajan, laskivat kokonaiskolesteroli 6.1% (p < 0.0001), LDL-kolesteroli 4.6% (p = 0.0004) ja systolinen verenpaine 5.5% (p < 0.0001), placeboon nähden (Steiner et.al. 1996). Myös diastolinen verenpaine laski (p = 0.026) placeboon verrattuna. Kyseessä oli kaksoissokkokoe.

Meta-analyysissä, joka käsitti 11 tutkimusta, valkosipuli laski normaalin verenpaineen omaavilla henkilöillä systolista verenpainetta keskimäärin 4.6 mmHg (p = 0.001), mutta korkean verenpaineen omaavilla henkilöillä valkosipuli laski systolinen verenpainetta keskimäärin 8.4 mmHg (p < 0.001) ja diastolista verenpainetta keskimäärin 7.3 mmHg (p < 0.001), placeboon verrattuna (Ried et.al. 2008).

Toisessa meta-analyysissä, joka käsitti 8 tutkimusta, ja 415 koehenkilöä, valkosipuli laski systolista verenpainetta keskimäärin 5 – 7%, placeboon nähden. Vastaavia muutoksia oli myös diastolisessa verenpaineessa (Silagy et.al. 1994).

Meta-analyysissä, joka käsitti 13 tutkimusta, valkosipuli laski kokonaiskolesterolia keskimäärin 0.41 mmol/L (p < 0.01), placeboon verrattuna (Stevinson).

Kokeessa, joka kesti 4 vuotta, ja jossa koehenkilöille annettiin standardoitua valkosipulia 900 mg päivittäin, laski LDL-kolesteroli 4%, HDL-kolesteroli nousi 8%, ja verenpaine laski 7%. Nämä muutokset merkitsivät 50% laskua todennäköisyydelle saada sydänkohtaus (Siegel et.al. 1999).

Valkosipuli vaikuttaa verenpaineeseen myös akuutisti. Kun koehenkilölle, joilla diastolinen verenpaine oli yli 115 mmHg, annettiin 2400 mg valkosipulia, jossa oli 1.3% Alliciinia, laski systolinen verenpaine 7 mmHg ja diastolinen verenpaine 16 mmHg, jo 5:n tunnin kuluttua, ja kesto oli pitkä, yli 14 tuntia diastoliselle verenpaineelle (p < 0.05) (McMahon et.al. 1993).

Kun 84:lle koehenkilölle annettiin hitaasti vaikuttavaa (Allicor, timereleased) valkosipulivalmistetta 600 mg päivittäin, 8:n viikon ajan, laski systolinen verenpaine 7 mmHg ja diastolinen verenpaine 3.8 mmHg, vertailuryhmään nähden (Sobenin et.al. 2009). Kyseessä oli kaksoissokkokoe.

Kun 50:lle koehenkilölle annettiin valkosipulia 800 mg, sisältäen 2 mg Alliciinia, päivittäin, 6:n viikon ajan, laskivat kokonaiskolesteroli 12.1% (26.82 mg/dl, p < 0.0001) ja LDL-kolesteroli 17.3% (22.18 mg/dl, p < 0.0001) mutta HDL-kolesteroli nousi 15.7% (10.02 mg/dl; p < 0.0001), vertailuryhmään nähden (Kojuri et.al. 2007). Ts. muutokset voivat olla hyvin suuria, jo lyhyellä aikavälillä.

Kun 50:lle koehenkilölle annettiin 960 mg valkosipuliuutetta, jossa oli 2.4 mg S-Allyl-L-cysteiiniä, päivittäin, 12:n viikon ajan, laski systolinen verenpaine 10.3 mmHg (p = 0.03), vertailuryhmään nähden (Ried et.al. 2010).

Kun 23:lle koehenkilölle, joilla oli korkeat kolesteroliarvot, ja joista 13:lla oli myös korkea verenpaine, annettiin raakaa valkosipulia 10 grammaa päivittäin, 4:n kuukauden ajan, laski systolinen verenpaine 22.1 mmHg (148.3 mmHg → 126.2 mmHg, $p < 0.05$) ja diastolinen verenpaine 13.4 mmHg (98.5 mmHg → 85.1 mmHg; $p < 0.05$) ryhmässä, jolla oli korkea verenpaine. Sen sijaan koko ryhmässä kokonaiskolesteroli laski 25.6% ($p < 0.01$), LDL-kolesteroli laski 32.5% ($p < 0.05$), VLDL-kolesteroli laski 20.2% ($p < 0.05$) ja triglyceridit laskivat 28.4% ($p < 0.005$), mutta HDL-kolesteroli nousi 28.0% ($p\ 0.01$), vertailuryhmään nähden (Durak et.al. 2004).

Toisin sanoen: Kun käytetään raakaa valkosipulia, vähintään 10 grammaa päivittäin, saadaan erittäin suuria muutoksia aikaan sekä verenpaineessa että kolesterolitasossa.

Kun koehenkilöille annettiin päivittäin 800 mg valkosipuliuutetta päivittäin, 4:n viikon ajan, laski diastolinen verenpaine 9.5% (74 mmHg → 67 mmHg), vertailuryhmään nähden (Kiesewetter et.al. 1991).

Kun 60:lle koehenkilölle annettiin valkosipulia 4 grammaa päivittäin, 3:n kuukauden ajan, laskivat kokonaiskolesteroli 12.8% (252.9 mg/dl → 220.5 mg/dl, $p < 0.01$), ja triglyceridit 15.2% (130.0 mg/dl → 110.2 mg/dl, $p < 0.01$), mutta HDL-kolesteroli nousi 22.2% (40.5 mg/dl → 49.5 mg/dl, $p < 0.05$), vertailuryhmään nähden (Bordia et.al. 1998).

Vehnänalkiot

(*Tricum Aestivum*, Wheat Germ)

Vehnänalkiot ovat paljon käytetty ravintolisä. Vehnänalkioissa on erittäin paljon ravintoaineita, mm. E-vitamiinia on runsaasti, samoin Betaiinia ja Fosforia.

Vehnänalkioilla on
- Kokonaiskolesterolia laskevaa vaikutusta
- VLDL-kolesterolia laskevaa vaikutusta

Korkean kolesterolitason (6.58 – 9.50 mM) omaaville koehenkilöille syötettiin 4:n viikon ajan 30 grammaa vehnänalkioita päivässä, normaalin ruokavalion ohessa. Kokonaiskolesterolitaso laski 8.3%, mutta VLDL-kolesterolitaso laski peräti 40.6% (Cara et.al. 1991).

Vehnänalkioiden proteiinihydrolysaatista on eristetty voimakas ACE inhibiitti tripeptidi, Ile-Val-Tyr (Matsui et.al. 2000).

Näin ollen vehnänalkiot ja niiden proteiinihydrolysaatit soveltuvat sekä korkean kolesterolitason että korkean verenpaineen hoitoon.

Vehnänoras

(Tricum Aestivum)

Vehnänoras joko jauheena tai tuoremehuna tai pakastemehuna on jo pitkään ollut suosittu funktionaalinen ravintolisä.

Vehnänoraalla on
- Kokonaiskolesterolia laskevaa vaikutusta
- LDL-kolesterolia laskevaa vaikutusta
- VLDL-kolesterolia laskevaa vaikutusta
- Triglyceridejä laskevaa vaikutusta
- HDL-kolesterolia nostavaa vaikutusta

Kun koerotille annettiin ravinnossaan vehnänoras tuoremehua joko 5 ml/kg tai 10 ml/kg ravinnosta, 3:n viikon ajan, laskivat kokonaiskolesteroli 24% ($p < 0.05$), triglyceridit 12% ($p < 0.05$), LDL-kolesteroli 38% ($p < 0.05$) ja VLDL-kolesteroli 13% ($p < 0.05$), mutta HDL-kolesteroli nousi 4%, kun ravinnossa oli 5 ml/kg vehnänorasmehua, vertailuryhmään nähden. Kokonaiskolesteroli laski 48% ($p < 0.001$), triglyceridit laskivat 32% ($p < 0.001$), LDL-kolesteroli laski 73% ($p < 0.001$) ja VLDL-kolesteroli laski 32% ($p < 0.001$), mutta HDL-kolesteroli nousi 10%, vertailuryhmään nähden, kun ravinnossa oli 10 ml/kg vehnänorasmehua (Kothari et.al. 2008).

Kun koerotille, joilla oli korkeat kolesterolitasot, annettiin ravinnossaan vehnänoras tuoremehua joko 5 ml/kg tai 10 ml/kg, 2:n viikon ajan, laskivat kokonaiskolesteroli 50% ($p < 0.05$), triglyceridit 22% ($p < 0.05$), LDL-kolesteroli 56% ($p < 0.05$) ja VLDL-kolesteroli 22% ($p < 0.05$), kun ravinnossa oli 5 ml/kg vehnänorasmehua, vertailuryhmään nähden. Kokonaiskolesteroli laski 60% ($p < 0.05$), triglyceridit laskivat 38% ($p < 0.05$), LDL-kolesteroli laski 69% ja VLDL-kolesteroli laski 38%, vertailuryhmään nähden, kun ravinnossa oli 10 ml/kg vehnänorasmehua (Kothari et.al. 2011).

Kun korkean kolesterolitason omaaville kaniineille annettiin 10:n viikon ajan vehnänorasta, laski kokonaiskolesteroli mutta HDL-kolesteroli nousi, vertailuryhmään nähden (Sethi et.al. 2010).

Verigreippi

(Citrus Paradisi)

Verigreippi on koko maailmassa hyvin suosittu hedelmä. Vaaleaan greippiin verrattuna punaisessa greipissä on runsaasti Lycopeeniä, joka on erittäin voimakas antioksidantti.

Verigreipillä on
- Verenpainetta laskevaa vaikutusta
- Kokonaiskolesterolia laskevaa vaikutusta
- LDL-kolesterolia laskevaa vaikutusta
- Triglyceridejä laskevaa vaikutusta

Ihmisillä greippimehu laskee sekä systolista että diastolista verenpainetta, sekä normaalin verenpaineen omaavilla että korkean verenpaineen omaavilla henkilöille (Diaz-Juarez et.al. 2009).

Kun 57:lle koehenkilölle annettiin 1 Verigreippi normaalin ruokavalion ohessa 30:n päivän ajan, laskivat kokonaiskolesteroli 15.5%, LDL-kolesteroli 20.3% ja triglyceridit 27.2% (Park et.al. 2009).

Rottakokeissa Greippimehu laski 60 päivän koejakson aikana selvästi kokonaiskolesterolia (Deyhim et.al. 2006).

Vesimeloni

(Citrullus Vulgaris)

Vesimelonia kasvatetaan ravinnoksi koko maapallolla, ja sitä on saatavilla Suomessa marketeista ympäri vuoden. Kiinassa on jo aikoinaan käytetty vesimelonin kuorta korkean verenpaineen hoitoon. Paitsi hedelmäliha, ovat myös vesimelonin siemenet ja kuori täysin syömäkelpoisia.

Vesimelonilla on
- Verenpainetta laskevaa vaikutusta
- LDL-kolesterolia laskevaa vaikutusta
- Triglyceridejä laskevaa vaikutusta
- HDL-kolesterolia laskevaa vaikutusta

Vesimelonin kaikki osat, hedelmäliha, kuori ja erityisesti siemenet, sisältävät verenpainetta ja kolesterolia laskevia aineita.

Jo 1920-luvulla vesimelonin siemenistä eristettiin voimakkaasti verenpainetta laskevaa saponiinia, josta käytettiin nimitystä Cucurbocitrin (Althausen et.al. 1926).
Vesimelonissa on erittäin suuria pitoisuuksia L-sitrulliini nimistä aminohappoa. Sitruliinia on sekä hedelmälihassa että Vesimelonin kuoressa, tyypillisesti 1.3 – 1.9 mg/gramma tuorepainosta (Rimando et.al. 2005).

Sitrulliini aikaansaa rottakokeissa pitkään kestävän verenpaineen laskun (Koeners et.al. 2007).

Vesimelonin kuoren on todettu rottakokeissa laskevan sekä LDL-kolesterolia että triglyceridejä (Parmar et.al. 2009).

Edelleen rottakokeissa on vesimelonin hedelmälihan todettu laskevan LDL-kolesterolia ja nostavan HDL-kolesterolia (Georgiana et.al. 2011).

Vesipaasto

Vesi on kaikelle elämälle välttämätön aine. Veden saantisuositus on yleensä 2-4 litraa päivässä, normaali olosuhteissa. Paastolla ja erityisesti vesipaastolla on monia hyviä vaikutuksia, kuten ripulin hoito, suoliston rauhoittaminen, painon nopea pudotus jne.

Vesipaastolla on
- Verenpainetta alentavaa vaikutusta

Seuraava koe osoittaa, kuinka valtavia muutoksia verenpaineessa aikaansaadaan vesi- ja tuoremehupaaston avulla.

Kokeeseen valittiin 174 koehenkilöä, joilla kaikilla systolinen verenpaine oli yli 140 mmHg ja diastolinen verenpaine oli yli 90 mmHg.
Koesarja muodostui seuraavista osista: Ensin 2-3 päivän ajan syötiin vain hedelmiä ja vihanneksia. Seuraavien 10 päivän aikana noudatettiin vesipaastoa, jonka aikana juotiin vain puhdasta vettä, ja liikunta minimoitiin. Tämän jälkeen nautittiin 1:n päivän ajan , joka 3:s tunti, noin 3.5 desilitraa tuoremehua, jonka jälkeen siirryttiin kasvisruokavalioon 6-7:n päivän ajaksi, jolloin nautittiin vihanneksia, viljatuotteita, hedelmiä ja papuja. Kokeen kesto oli näin ollen noin 16 päivää. Koe oli tiukasti valvottu.

Tulokset: Koko ryhmällä systolinen verenpaine laski keskimäärin 37.1 mmHg (159.1 mmHg->121.9 mmHg) ja diastolinen verenpaine keskimäärin 13.3 mmHg (89.2 mmHg ->75.9 mmHg) 25:llä koehenkilöllä, joilla alkuperäinen systolinen verenpaine oli yli 180 mmHg, laskivat systolinen verenpaine huikeat 59.6 mmHg (193.8 mmHg->134.2 mmHg) ja diastolinen verenpaine 16.9 mmHg (96.4 mmHg ->79.4 mHg) (Goldhamer et.al. 2001).

Kaikki verenpainelääkkeitä käyttäneet (6.3% henkilöistä) LOPETTIVAT verenpainelääkkeiden käytön kokeen jälkeen !

Vihannesportulakka

(Portulaca Oleracea)

Vihannesportulakka on kaikkialla maailmassa tunnettu vihannes- ja salaattikasvi.
Vihannesportulakassa on erittäin runsaasti Omega-3 rasvahappoja, Flavonoideja, Polyfenoleja, Antosyanideja, beeta-Karoteenia, sekä C ja E vitamiinia, sekä hyvin paljon Melatoniinia.
Vihannesportulakkaa on erittäin helppo viljellä ja se menestyy hyvin Suomessa.

Vihannesportulakalla on
- Kokonaiskolesterolia laskevaa vaikutusta
- LDL-kolesterolia laskevaa vaikutusta
- HDL-kolesterolia nostavaa vaikutusta

Kun 11 koehenkilöä sai 6 grammaa kuivattua Vihannesportulakkaa päivässä, 4:n viikon ajan, laskivat kokonaiskolesteroli 15.5% (266.4 mg/dl → 225.26 mg/dl, p < 0.05) ja LDL-kolesteroli 27.6% (182.45 mg/dl → 132.09 mg/dl, p < 0.05), mutta HDL-kolesteroli nousi 9.3% (49.46 mg/dl → 54.06 mg/dl, p < 0.05), vertailuryhmään nähden (Besong et.al. 2011). Hematokriitti nousi myös 15.7% (41.55 → 48.09).

Kun koerotille, joilla oli korkeat kolesteroliarvot, annettiin 150 mg/kg päivässä Vihannesportulakan etanoliuutetta, 8:n viikon ajan, laskivat triglyceridit 12.5%, kokonaiskolesteroli 26.2% (p < 0.05), ja LDL-kolesteroli 42.3% (p < 0.05), mutta HDL-kolesteroli nousi 54.2% (p < 0.05), vertailuryhmään nähden (Hussein 2010).

Kun kaniineille annettiin Vihannesportulakan etanoliuutetta pitoisuuksilla 200 mg/kg – 800 mg/kg, 12:sta viikon ajan, laskivat kokonaiskolesteroli (p < 0.05), LDL-kolesteroli (p < 0.05) ja VLDL-kolesteroli (p < 0.05), mutta HDL-kolesteroli nousi (p < 0.05) selvästi, vertailuryhmään nähden (Movahedian et.al. 2007).

Vihantakrassi, siemen

(Lepidium Sativum)

Vihantakrassi on ikivanha vihannes- ja lääkekasvi, joka tunnetaan ympäri koko maailman. Kasvia on erittäin helppo kasvattaa vaikkapa kukkaruukussa, ja se kasvaa hyvin nopeasti. Vihantakrassia käytetään salaateissa ja ruuanvalmistuksessa, ja sen siemeniä käytetään erityisesti Aasiassa Astman, keuhkoputken tulehduksen, Diabeteksen sekä korkean verenpaineen hoitoon.

Vihantakrassin siemenellä on
- Verenpainetta alentavaa vaikutusta
- Diureettista vaikutusta
- Kokonaiskolesterolia alentavaa vaikutusta
- LDL-kolesterolia alentavaa vaikutusta
- VLDL-kolesterolia alentavaa vaikutusta
- HDL-kolesterolia nostavaa vaikutusta

Kun korkeasta verenpaineesta kärsiville koerotille annettiin vihantakrassin vesiuutetta 20 mg/kg päivittäin, 3:n viikon ajan, laski systolinen verenpaine noin 25 mmHg (200 mmHg → 175 mmHg, p < 0.01), vertailuryhmään nähden (Maghrani et.al. 2005). Samalla havaittiin voimakas diureettinen vaikutus, virtsaneritys kasvoi voimakkaasti (p < 0.01), vertailuryhmään nähden.

Vastaava voimakas diureettinen vaikutus on havaittu muissakin kokeissa (Patel et.al. 2009). Kun koerotille, joilla oli korkea kolesterolitaso, annettiin Vihantakrassin siemenen vesiuutetta 5% ravinnon määräst, 8:n viikon ajan, laskivat kokonaiskolesteroli 43.3% (p < 0.05), triglyceridit 38.0% (p < 0.05), LDL-kolesteroli 39.5% (p < 0.01) ja VLDL-kolesteroli 38% (p < 0.05), mutta HDL-kolesteroli nousi 54.8% (p < 0.05), vertailuryhmään nähden (Hamedan 2010).

Viherminttu

(Mentha Spicata var. Spicata,
Synonyymi: *Mentha Cordifolia*)

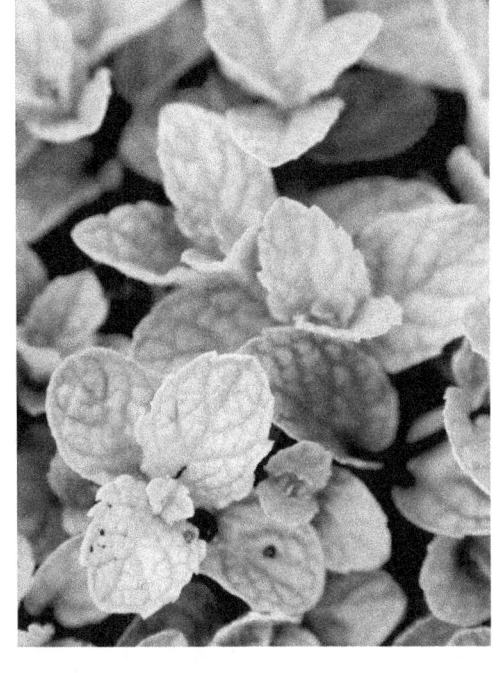

Viherminttu on kaikkialla suosittu vihannes-, mauste- ja lääkekasvi. Vihermintun viljely on erittäin helppoa. Viherminttua käytetän mm. suolistovaivojen, tulehdusten ja Astman hoidossa.

Vihermintulla on:
- Verenpainetta alentavaa vaikutusta.

Kun korkeaa verenpainetta sairastaville rotille annettiin päivittäin Vihermintun vesiuutetta 200 mg/kg päivittäin, 3:n viikon ajan, laski systolinen verenpaine 11.4% (199.1 mmHg → 176.4 mmHg; p < 0.01) ja diastolinen verenpaine 23.4% (129.1 mmHg → 98.8 mmHg; p < 0.01), vertailuryhmään nähden (Pakdeechote et.al. 2011).

Viinietikka

Viinietikkaa voidaan valmistaa esimerkiksi omenoista tai riisistä. Viinietikka on yleisesti käytössä maailmassa ruuanlaitossa ja terveysjuomana.

Viinietikalla on
- Verenpainetta laskevaa vaikutusta

Kun rotille syötettiin ravinnon mukana joko viinietikkaa tai sen pääkomponenttia, etikkahappoa, 13:n viikon ajan, oli verenpaine 30 mmHg alempi, kuin vertailuryhmällä (p < 0.05). Samoin plasman Aldosteroni ja Angiotensin II olivat huomattavasti alemmat, kuin vertailuryhmällä. Edelleen plasman Renin ja Angiotensin I aktiivisuudet olivat huomattavasti alhaisempia, kuin vertailuryhmällä (Kondo et.al. 2001).

Etikkahappo laskee selvästi ACE aktiivisuutta (Ogawa et.al. 2000).

Viinietikat inhiboivat selvästi ACE:ta useissa tutkimuksissa (Ye et.al. 2004; Nishikawa et.al. 2001; Tsuzuki et.al. 1992).

Viinirypäleen siemenuute

(Vitis Vinifera)

Viinin valmistuksessa saadaan runsaasti viinirypäleen siemeniä. Viinirypäleen siemenuutteilla (Grape Seed Extract, GSE), on paljon funktionaalisia käyttökohteita terveydenhoidossa, ja sen vaikutuksia tutkitaan tiiviisti.

Viinirypäleen siemenuutteella GSE:llä on:
- Verenpainetta alentavaa vaikutusta.
- Sydämen pulssia hidastavaa vaikutusta.
- Kokonaiskolesterolia laskevaa vaikutusta.
- LDL-kolesterolia laskevaa vaikutusta.

Kun 27:lle koehenkilölle, jotka sairastivat metabolista syndroomaa, annettiin GSE:tä joko 150 mg tai 300 mg päivittäin, 4:n viikon ajan, laskivat vastaavasti systolinen verenpaine 11 mmHg (134 mmHg → 123 mmHg, $p = 0.003$) ja 11 mmHg (127 mmHg → 116 mmHg, $p = 0.007$), ja diastolinen verenpaine 6 mmHg (88 mmHg → 77 mmHg, $p = 0.01$) ja 7 mmHg (78 mmHg → 71 mmHg, $p = 0.007$), vertailuryhmään nähden (Sivaprakasapillai et.al. 2009).

Kun 30 koehenkilöä, joilla oli lievästi kohonnut verenpaine, sai 300 mg GSE:tä päivittäin, 8:n viikon ajan, laski systolinen verenpaine 12 mmHg (134 mmHg → 126 mmHg, $p = 0.003$) ja diastolinen verenpaine 5 mmHg (79 mmHg → 74 mmHg, $p < 0.05$) (Robinson et.al. 2007). Kyseessä oli kaksoissokkokoe.

Meta-analyysissä, joka kosi 9:ää tutkimusta ja 360:ta koehenkilöä, todettiin GSE:n laskevan selvästi systolista verenpainetta (1.54 mmHg, $p = 0.02$) ja sydämen pulssia (2.85 lyöntiä/minuutti, $p = 0.02$) (Feringa et.al. 2011).

Kun 30:lle diabetesta sairastavalle koehenkilölle annettiin GSE:tä 600 mg päivittäin, 2:n kuukauden ajan, laski kokonaiskolesteroli 4.4% (4.5 mmol/L → 4.3 mmol/L, $p = 0.05$), vertailuryhmään nähden (Kar et.al. 2009). Kyseessä oli kaksoissokkokoe.

Kun 40:lle koehenkilölle, joilla oli korke kolesterolitaso (210 – 300 mg/dl), annettiin joko GSE:tä 100 mg tai 200 mikrogrammaa Kromipicolinaattia, tai GSE:tä 100 mg + Kromipicolinaattia, laski kokonaiskolesteroli 3.5%, 10.0% ja 16.5% ($p < 0.01$), sekä LDL-kolesteroli 3.0%, 14.0% ja 20.0% ($p < 0.01$), vertailuryhmään nähden (Preuss et.al. 2000). Kyseessä oli kaksoissokkokoe. Toisinsanoen: GSE:llä ja Kromilla on synergistinen vaikutus kolesteroliarvoihin.

Kun koerotille annettiin GSE:tä 4 mg/kg päivittäin, 6:n kuukauden ajan, laski keksimääränen verenpaine 15.9% (197.2 mmHg → 165.8 mmHg, $p = 0.002$) (Allers et.al 2008).

Koerotilla GSE laskee voimakkaasti sekä kokonaiskolesterolia että triglyceridejä (Adisakwattana et.al. 2010).

Viljahirssi

(Panicum Miliaceum)

Viljahirssi on ikivanha viljelykasvi, jota on kasvatettu Kiinassa ja Itä-Euroopassa jo yli 7000 vuotta. Nykyään sitä kasvatetaan myös Afrikassa ja Pohjois-Amerikassa. Kasvi tulee toimeen erittäin kuivilla mailla, ja tarvitsee viljakasveista kaikista vähiten vettä. Kasvukausi on erittäin lyhyt. Viljahirssi ei sisällä Gluteenia, joten se soveltuu hyvin niille henkilöille, jotka eivät voi syödä Gluteeni-pitoista viljaa.

Viljahirssillä on:
- HDL-kolesterolia nostavaa vaikutusta.

Viljahirssin proteiinilla on voimakas HDL-kolesterolia nostava vaikutus.

Kun diabeteksesta kärsiville hiirille annettiin ravinnossaan 20% Viljahirssin proteiinia päivittäin, 3:n viikon ajan, nousi HDL-kolesteroli 51.8% (p < 0.05) vertailuryhmään nähden, joka sai vastaavan määrän maitoproteiinia (Park et.al. 2008).

Kun koerotille annettiin päivittäin Viljahirssiä, 5:n viikon ajan, nousi HDL-kolesteroli 21.5% (p < 0.05) vertailuryhmään nähden, joka sai normaalia ravintoa (Lee et.al. 2010).

Kun hiirille annettiin Viljahirssin proteiinia päivittäin, 3:n viikon ajan, nousi HDL-kolesteroli 23.1% (p < 0.05) vertailuryhmään nähden, joka sai vastaavan määrän maitoproteiinia (Nishizawa et.al. 1995).

Vastaava Viljahirssin HDL-kolesterolia nostava vaikutus on todennettu muissakin eläinkokeissa (Nishizawa et.al. 1996; Shimanuki et.al. 2006).

Voi

(Butter)

Voita on käytetty Suomessa ja muualla maailmassa jo satojen vuosien ajan ravintoaineena ja leivän levitteenä. Voi koostuu pääasiassa tyydyttömättömistä rasvahapoista. Lisäksi voissa on erittäin runsaasti kolesterolia, tyypillisesti noin 95 mg/100 g, sekä voin energiapitoisuus on hyvin suuri, tyypillisesti 740 kaloria/100 g.

Voilla on:
- Kokonaiskolesterolia nostavaa vaikutusta
- LDL-kolesterolia nostavaa vaikutusta
- Triglycerideja nostavaa vaikutusta
- HDL-kolesterolia nostavaa vaikutusta
- Painoa nostavaa vaikutusta

Pohjois-Karjalassa oli erittäin suuri sydäntautikuolleisuus 1970-luvulla ja sitä aiemmin. Suurimmaksi yksittäiseksi syyksi todettiin tyydyttyneiden rasvojen suuri kulutus, lähinnä voin muodossa, ja tästä johtuva voimakas kolesterolitason nousu, joka johtaa verisuonitukoksiin pitkällä aikavälillä. Yli 90% väestöstä käytti Pohjois-Karjalassa voita vuonna 1972, kun nykyisin ainoastaan 5% väestöstä käyttää voita. Samaan aikaan sydäntautikuolleisuus on pudonnut 80% (Puska 2009).

Kun 19:lle koehenkilölle annettiin 40 grammaa voita päivittäin, 4:n viikon ajan, nousivat kokonaiskolesteroli 8.9% (5.6 mmol/L → 6.1 mmol/L; $p < 0.05$) ja LDL-kolesteroli 14.7% (3.4 mmol/L → 3.9 mmol/L; $p < 0.05$), vertailuryhmään nähden (Nestel et.al. 2005).

Kun 15:lle koehenkilölle annettiin voita 20 grammaa päiväsä, 20:n päivän ajan, nousivat triglyceridit 49.3% (112.8 mg/dl → 168.5 mg/dl; $p = 0.026$) ja HDL-kolesteroli 16.8% (40.4 mg/dl → 47.2 mg/dl; $p = 0.050$), vertailuryhmään nähden (Gorguc et.al. 2005). LDL-kolesteroli nousi 15.56% ja kokonaiskolesteroli nousi 6.7%.

Näin ollen, jo hyvin pienetkin voimäärät, käytettynä erittäin lyhyen aikaa, nostavat voimakkaasti kokonaiskolesteroli-, LDL-kolesteroli, HDL-kolesteroli- ja triglyceriditasoja.

Wakame merilevä

(Undaria Pinnatifida)

Wakame merilevä on erittäin suosittu ruoka-aine Aasiassa, erityisesti Japanissa, Kiinassa ja Koreassa, mutta nykyään jo eri puolilla koko maailmaa. Wakame ja monet muut merilevät ovat jo kauan olleet tunnettuja Funktionaalisina ruokina Aasiassa, ja esimerkiksi Kiinalaisessa ja Japanilaisessa lääketieteessä niitä käytetään laskemaan sekä korkeaa verenpainetta että korkeita kolesteroliarvoja. Wakamessa on paljon niin sanottuja Fucoxanthiineja, Algiinihappoa ja Algiinihapon Oligosakkarideja.

Wakamella on
- Verenpainetta laskevaa vaikutusta
- Kokonaiskolesterolia laskevaa vaikutusta
- Triglyceridejä laskevaa vaikutusta

Wakamen kuumavesiuutoksesta on löydetty 4 aminohapoista koostuvaa dipeptidiä, Tyrosiini-Histidiini, Lysiini-Tyrosiini, Fenylalaniini-Tyrosiini ja Isoleusiini-Tyrosiini, jotka rottakokeissa inhiboivat voimakkaasti ACE:a ja laskevat erittäin voimakkaasti verenpainetta. Kun rotille annettiin näitä Dipeptidejä oraalisesti, 50 mg/kg, laski systolinen verenpaine 33 – 50 mmHg, 3 – 6 tunnin kuluttua annosta. Vaikutuksen kesto oli yli 24 tuntia (Suetsuma et.al. 2004).

Kun 27:lle koehenkilölle annettiin Wakamea 6 grammaa päivässä, 4:n viikon ajan, laski systolinen verenpaine 10.5 mmHg (128.1 mmHg → 117.6 mmHg, $p < 0.01$), vertailuryhmään nähden (Teas et.al. 2009). Kyseessä oli kaksoissokkokoe.

Kun 73:lle koehenkilölle annettiin 2.5 grammaa Natrium Algiini Oligosakkarideja (Natrium Alginate Oligosaccharide) päivittäin, 4:n viikon ajan, laski diastolinen verenpaine 8.3 mmHg ($p < 0.01$), vertailuryhmään nähden (Takamitsu et.al. 2008). Kyseessä oli kaksoissokkokoe.

Kun 36:lle koehenkilölle annettiin 3.3 grammaa Wakamea päivittäin, 8:n viikon ajan, laski systolinen verenpaine 4:ssä viikossa 13 mmHg (p < 0.01) ja diastolinen verenpaine laski samassa ajassa 9 mmHg (p < 0.01), vertailuryhmään nähden (Hata et.al. 2001).

Kun Japanissa tutkittiin pienten lasten merilevän käytön ja verenpaineen välistä riippuvuutta 459 lapsella, havaittiin, että tytöillä joilla oli suurin merilevän päivittäinen käyttömäärä, oli systolinen verenpaine keskimäärin 5.5 mmHg (p = 0.008) alempi, kuin tytöillä, joilla oli pienin merilevän käyttö päivässä. Vastaavasti pojilla diastolinen verenpaine oli noin 3.2 mmHg (p = 0.038) alempi niillä pojilla, jotka käyttivät eniten merilevää ravintonaan, verrattuna ryhmään, joka käytti sitä vähiten (Wada et.al. 2011).

Kun koehenkilöille, joilla oli korkea verenpaine, annettiin 3.6 grammaa Wakamea päivittäin, 4:n viikon ajan, laski systolinen verenpaine 14 mmHg, vertailuryhmään nähden (Nakano et.al. 1998).

Wakamen kuumauutteen verenpainetta voimakkaasti laskeva vaikutus on todennettu jo vuonna 1960, Dr. Kamedan tutkimuksissa (Kameda et.al. 1960).

Ubiquinoni

(Coentzyme Q10)

Ubiquinoni on soluissa esiintyvä luonnollinen yhdiste, jolla on tärkeä rooli solujen energian tuotannossa.

Ubiquinonilla on
- Verenpainetta laskevaa vaikutusta
- LDL-kolesterolia laskevaa vaikutusta
- HDL-kolesterolia nostavaa vaikutusta

Kun koehenkilöille syötettiin Ubiqiuinonia 2 kertaa päivässä, 50 mg kerrallaan, 10:n viikon ajan, laski systolinen verenpaine 11.9% (161.5 mmHg → 142.2 mmHg), diastolinen verenpaine 15.6% (98.5 mmHg → 83.1 mmHg) ja LDL-kolesteroli 14.7% (185 mg/dl → 157.8 mg/dl). HDL-kolesteroli nousi 9.2% (42 mg/dl → 45.9 mg/dl) (Digiesi et.al. 1992).

Myös muut tutkijat ovat havainneet Ubiquinonin verenpainetta laskevan vaikutuksen (Yamagani et.al. 1975; Yamagani et.al. 1978; Folkers et.al. 1981; Digiesi et.al. 1990; Singh et.al. 1999; Langsjoen et.al. 1994).

References

Abdalla, Said E. The Biological Benefits of Blackmulberry *(Morus nigra)* Intake on Diabetic and non Diabetic Subjects. Research Journal of Agriculture and Biological Sciences 2006;2(6):349-357.

Abdalla S, Zarga MA, Sabri S. Effects of the flavone luteolin, isolated from *Colchicum richii,* on guinea-pig isolated smooth muscle and heart and on blood pressure and blood flow. Phytotherapy Research 1994 Aug;8(5):265-270.

Abdel-Moemin AR. Switching to black rice diets modulates low-density lipoprotein oxidation and lipid measurements in rabbits. Am J Med Sci 2011 Apr;341(4):318-24.

Abdul-Ghani A-S, Amin R, Suleiman MS. Hypotensive Effect of *Crataegus oxyacantha.*
Int J. Crude Drug Res. 1987;25(4):216-220.

Abdul-Ghani A-S, Amin R. The vascular action of aqueous extracts of *Foeniculum vulgare* leaves.
Journal of Ethnopharmacology 1988;24:213-218.

Abdullah N, Ismail SM, Aminudin N, Shuib AS, Lau BF. Evaluation of Selected Culinary-Medicinal Mushrooms for Antioxidant and ACE Inhibitory Activities. Evidence-Based Complementary and Alternative Medicine 2012:1-11.

Abo-Salem O, El-Edel RH, Harisa GEI, El-Halawany N, Ghonaim MM. Experimental diabetic nephropathy can be prevented by propolis: effect on metabolic disturbances and renal oxidative parameters. Pak. J. Pharm. Sci. 2009 Apr;22(2):205-210.

Achuthan CR, Padikkala J. Hypolipidemic effect of *Alpinia galanga* (Rasna) and *Kaempferia galanga* (Kachoori). Indian Journal of Clinical Biochemistry 1997;12(1):55-58.

Actis-Goretta L, Ottaviani JI, Fraga CG. Inhibition of angiotensin converting enzyme activity by flavanol-rich foods. J Agric Food Chem 2006 Jan 11;54(1):229-34.

Adachi K, Nanba H, Otsuka M, Kuroda H. Blood pressure-lowering activity present in the fruit body of Grifola frondosa (maitake). l. Chem Pharm Bull (Tokyo) 1988 Mar;36(3):1000-6.

Adegunloye BJ, Omoniyi JO, Owolabi OA, Ajagbona OP, Sofola OA, Coker HA. Mechanisms of blood pressure lowering effects of the calyx extract of *Hibiscus sabdariffa* in rats. African Journal of Medicine and Medical Sciences 1996;25:235-238.

Adeneye AA, Agbaje EO. Hypoglycemic and hypolipidemic effects of fresh leaf aqueous extract of *Cymbopogon citratus Stapf.* In rats. Journal of Ethnopharmacology 2007;112:440-444.

Adibelli Z, Dilek M, Akpolat T. Lemon juice as an alternative therapy in hypertension in Turkey. International Journal of Cardiology 2009;135:58-59.

Adisakwattana S, Moonrat J, Srichairat S, Chanasit C, Tirapongporn H, Chanathong B, Ngamukote S, Mäkynen K, Sapwarobol S. Lipid-Lowering mechanisms of grape seed extract *(Vitis vinifera* L) and its antihyperlidemic activity. Journal of Medicinal Plants Research 2010 Oct 18;4(20):2113-2120.

Adler AJ, Holub BJ. Effect of garlic and fish-oil supplementation on serum lipid and lipoprotein concentrations in hypercholesterolemic men. Am J Clin Nutr 1997 Feb;65(2):445-50.

Adnan F, Sadiq M, Jehangir A. Anti-hyperlipidemic effect of Acacia honey (Desi Kikar) in cholesterol – diet induced hyperlipidemia in rats. Biomedica 2011 Jan – Jun;27(13):62-67.

Aftab K, Atta-Ur-Rahman, Usmanghani K. Blood pressure lowering action of active principle from *Trachyspermum ammi* (L.) sprague. Phytomedicine 1995;2(1):35-40.

Aftab K. Doctorial Thesis: Pharmacological screening of natural products for their antihypertensive action. University of Karachi/Department of Pharmacology. Session: 1995. Subject: Pharmacy. No. of pages: 229.

Agarwal M, Srivastava VK, Saxena KK Kumar A. Hepatoprotective activity of *Beta vulgaris* against CCl_4-induced hepatic injury in rats. Fitoterapia 2006;77:91-93.

Aggarwal S, Singh K, Nagpal M, Kaur A, Ahluwalia P. Studies on the effect of lycored supplementation (Lycopene) on lipid peroxidation and reduced glutathione in pregnancy induced hypertensive patients. Biomedical Research 2009;20(1):51-54.

Agil A, Navarro-Alarcón M, Ruiz R, Abuhamadah S, El-Mir MY, Vázquez GF. Beneficial effects of melatonin on obesity and lipid profile in young Zucker diabetic fatty rats. J Pineal Res. 2011 Mar;50(2):207-12.

Agrawal P, Rai V, Singh RB. Randomized placebo-controlled, single blind trial of holy basil leaves in patients with noninsulin-dependent diabetes mellitus. Int J Clin Pharmacol Ther. 1996 Sep;34(9):406-9.

Agrawal RP, Chopra A, Lavekar GS, Padhi MM, Srikanth N, Ota S, Jain S. Effect of oyster mushroom on glycemia, lipid profile and quality of life in type 2 diabetic patients. Australian Journal of Medical Herbalism 2010;22(2):50-54.

Agrewala JN, Pant MC. Effect of feeding *Carum copticum* seeds on serum lipids, high density lipoproteins & serum cholesterol binding reserve in the albino rabbits. Indian J Med Res 1986 Jan;83:93-95.

Agte VV, Jahagirdar MU, Tarwadi KV. The effects of Sudarshan Kriya Yoga on some physiological and biochemical parameters in mild hypertensive patients. Indian J Physiol Pharmacol 2011 Apr-Jun;55(2):183-7.

Ahirwar A, Singhai AK, Dixit VK. Effect of *Terminalia chebula* fruits on lipid profiles of rats. Journal of Natural Remedies 2003;3(1):31.

Ahluwalia P, Mohindroo A. Effect of oral ingestion of different fractions of Allium cepa on the blood and erythrocyte membrane-bound enzymes in rats. J Nutr Sci Vitaminol (Tokyo) 1989 Apr;35(2):155-61.

Ahmed T, Sadia H, Batool S, Janjua A, Shuja F. Use of Prunes as a control of hypertension. J Ayub Med Coll Abbottabad 2010;22(1):28-31.

Ahvazi M, Khalighi-Sigaroodi F, Charkhchiyan MM, Mojab F, Mozaffarian VA, Zakeri H. Introduction of Medicinal Plants Species with the Most Traditional Usage in Alamut Region. Iranian Journal of Pharmaceutical Research 2012;11(1):185-194.

Aihara K, Kajimoto O, Hirata H, Takahashi R, Nakamura Y. Effect of powdered fermented milk with *Lactobacillus helveticus* on subjects with high-normal blood pressure or milk hypertension. J. Am. Col. Nutr. 2005;4:257-265.

Aissaoui A, Zizi S, Israili ZH, Lyoussi B. Hypoglycemic and hypolipidemic effects of Coriandrum sativum L. in Meriones shawi rats. J Ethnopharmacol 2011 Sep 1;137(1):652-61.

Ait-Yahia D, Madani S, Savelli JL, Prost J, Bouchenak M, Belleville J. Dietary Fish Protein Lowers Blood Pressure and Alters Tissue Polyunsaturated Fatty Acid Composition in Spontaneously Hypertensive Rats. Nutrition 2003;19:342-346.

Aiyeloja AA, Bello OA. Ethnobotanical potentials of common herbs in Nigeria: A case study of Enugu state. Educational Research and Review 2006 April;Vol. 1 (1):16-22.

Ajay M, Chai J, Mustafa AM, Gilani AH, Mustafa MR. Mechanisms of the anti-hypertensive effect of *Hibiscus sabdariffa* L. calyces. Journal of Ethnopharmacology 2007;109:388-393.

Akasaka Y, Takahashi E, Miyate Y, Kudo K, Ikeda M, Shimizu C, Tachikawa E, Kashimoto T. Effect of red ginseng on bood pressure, heart rate and sympathetic activity in 5-hydroxydopamine treated rats. Eur J Pharmacol 1990;183:1004.

Akhtar MS, Ramzan A, Ali A, Ahmad M. Effect of Amla fruit (Emblica officinalis Gaertn.) on blood glucose and lipid profile of normal subjets and type 2 diabetic patients. Int J Food Sci Nutr. 2011 Sep;62(6):609-16.

Akila K, Ananthi T. Hypolipidaemic effect of *Brassica oleracea (L.)* and *Carum copticum seeds (L.)* on fructose and butter induced hyperlipidaemia in swiss albino rats. Adv. Pharmacol. Toxicol. 2010;11(3):145-149.

Akilen R, Tsiami A, Devendra D, Robinson N. Glycated haemoglobin and blood pressure-lowering effect of cinnamon in multi-ethnic Type 2 diabetic patients in the UK: a randomized, placebo-controlled, double-blind clinical trial. Diabet Med. 2010 Oct;27(10):1159-67.

Al-Ali M, Wahbi S, Twaij H, Al-Badr A. *Tribulus terrestris:* preliminary study of its diuretic and contractile effects and comparison with *Zea mays.* Journal of Ethnopharmacology 2003;85:257-260.

Al-Jaff FK. Effect of Coriander Seeds as Diet Ingredient on Blood Parameters of Broiler Chicks Raised under High Ambient Temperature. International Journal of Poultry Science 2011;10(2):82-86.

Al-Kassi GAM. Effect of Feeding Cumin *(Cuminum cyminum)* on the Performane and Some Blood Traits of Broiler Chicks. Pakistan Journal of Nutrition 2010;9(1):72-75.

Al-Rewashdeh AYA. Blood Lipid Profile, Oxidation and Pressure of Men and Women Consumed Olive Oil. Pakistan Journal of Nutrition 2010;9(1):15-26.

Al-Waili NS. Natural honey lowers plasma glucose, C-reactive protein, homocysteine, and blood lipids in healthy, diabetic, and hyperlipidemic subjets: comparison with dextrose and sucrose. J Med Food 2004;7(1):100-7.

Al-Zuhair H, El-Fattah AAA, el Latif HAA. Efficacy of simvastatin and pumpkin-seed oil in the management of dietary-induced hypercholesterolemia. Pharmacological Research 1997;35(5):403-408.

Al-Zuhair H, El-Fattah AAA, El-sayed MI. Pumpkin-seed oil modulates the effect of felodipine and captopril in spontaneously hypertensive rats. Pharmacological Research 2000;41(5):555-563.

Alam N, Hossain S, Khair A, Amin R, Asaduzzaman K. Comparative effects of oyster mushrooms on plasma lipid profile of hypercholesterolaemic rats. Bangladesh J. Mushroom. 2007;1:15-22.

Alam N, Amin R, Khan A, Ara I, Shim MJ, Lee MW, Lee UY, Lee TS. Comparative Effects of Oyster Mushrooms on Lipid Profile, Liver and Kidney Function in Hypercholesterolemic Rats. Mycobiology 2009;37(1):37-42.

Alam N, Yoon KN, Lee TS. Antihyperlipidemic activities of Pleurotus ferulae on biochemical and histological function in hypercholesterolemic rats. J Res Med Sci. 2011 Jun;16(6):776-86.

Albarracin C, Fuqua B, Geohas J, Juturu V, Finch MR, Komorowski JR. Comination of chromium and biotin improves coronary risk factors in hypercholesterolemic type 2 diabetes mellitus: a placebo-controlled, double-blind randomized clinical trial. J Cardiometab Syndr. 2007;2(2):91-7.

Algerholm-Larsen L, Raben A, Haulrik N, Hansen AS, Manders M, Astrup A, Effect of 8 week intake of probiotic milk products on risk factors for cardiovascular diseases. Eur. J. Clin. Nutr. 2000;54:288-297.

Allers NJ, Hay L, Schutte PJ, Steinmann CML, du Plooy SH, Böhmer LH. Long-term effects of a low dosage of grape seed proanthocyanidin extract on blood pressure in spontaneously hypertensive rats. South African Journal of Science 2008;104,

Almeida JP, Levy L, Graça R, Ferreira AS, Diogo N, Silva JR, Silva e Costa JM. Comparative double-blind study of the antiasthenic agent DMGG and placebo for assessing physical and biochemical performance in 60 athletes. Current Therapeutic Research 1993 Sep;54(3):339-357.

Alper CM, Mattes RD. Peanut Consumtion Improves Indices of Cardiovascular Disease Risk i Healthy Adults. Journal of the American College of Nutrition 2003;22(2):133-141.

Alonso A, Nettleton JA, Ix JH, de Boer IH, Folsom AR, Bidulescu A, Kestenbaum BR, Chambless LE, Jacobs DR Jr. Dietary phosphorus, blood pressure, and incidence of hypertension in the atjerosclerosis risk in communities study and the multi-ethnic study of atherosclerosis. Hypertension 2010 Mar;55(3):776-84.

Althausen TL, Kerr J. Watermelon-seed extract in the treatment of hypertension. American Journal of the Medical Sciences 1929 Oct;178(4):470-489.

Amalia L, Sukandar EY, Roesli RMA, Sigit JI. The Effect of Ethanol Extract of *Kucai (Allium schoenoprasum* L.) Bulbs on Serum Nitric Oxide Level in Male Wistar Rats. International Journal of Pharmacology 2008;4(6):487-491.

Amnueysit P, Tatakul T, Chalermsan N, Amnueysit K. Effects of purple field corn anthocyanins on broiler heart weight. Asian Journal of Food and Agro-Industry 2010;3(3):319-327.

Amrani S, Harnafi H, Bouanani Nel H, Aziz M, Caid HS, Manfredini S, Besco E. Hypolipidaemic activity of aqueous Ocimum basilicum extract in acute hyperlipidaemia induced by triton WR-1339 in rats and its antioxidant property. Phytother Res. 2006 Dec;20(12):1040-5.

Amrani S, Harnafi H, Gadi D, Mekhfi H, Legssyer A, Aziz M, Martin-Nizard F, Bosca L. Vasorelaxant and anti-platelet aggregation effects of aqueous Ocimum basilicum extract. J Ethnopharmacol 2009 Aug 17;125(1):157-62.

Anand SKR, Sattar MA, Abdullah NA, Abdullah MH, Salman IM, Rathore HA, Johns EJ. Effect of dragon fruit extract on oxidative stress and aortic stiffness in streptozotocin-induced diabetes in rats. Pharmacognosy Res. 2010 Jan;2(1):31-5.

Anderson JW, Gilliland SE. Effect of fermented milk (yogurt) containing Lactobacillus acidophilus L1 on serum cholesterol in hypercholesterolemic humans. Am Coll Nutr 1999 Feb;18(1):43-50.

Anderson JW, Bush HM. Soy protein effects on serum lipoproteins: a quality assessment and meta-analysis of randomized, controlled studies. J Am Coll Nutr. 2011 Apr;30(2):79-91.

Andersson U, Berger K, Högberg A, Landin-Olsson M, Holm C. Effects of rose hip intake on risk markers of type 2 diabetes and cardiovascular disease: a randomized, double-blind, cross-over investigation in obese persons. European Journal of Clinical

Nutrition 2011:1-6.

Andersson U, Henriksson E, Ström K, Alenfall J, Göransson O, Holm C. Rose hip exerts antidiabetic effects via a mechanism involving downregulation of the hepatic lipogenic program. Am J Physiol Endocrinol Metab 2011;300:111-121.

Andrade ACM, Cesena FHY, Consolim-Colombo FMC, Coimbra SR, Benjó AM, Krieger EM, da Luz PL. Short-term red wine consumption promotes differential effects on plasma levels of high-density lipoprotein cholesterol, sympathetic activity, and endothelial function in hypercholesterolemic, hypertensive, and healthy subjects. Clinics 2009;64(5):435-42.

Anila L, Vijayalakshmi NR. Flavonoids from *Emblica officinalis* and *Mangifera indica* – effectiveness for dyslipidemia. Journal of Ethnopharmacology 2002;79:81-87.

Anshelevich IuV, Merson MA, Afanas'eva GA. Serum aldosterone level in patients with hypertension during treatment by acupuncture. Ter Arkh 1985;57(10):42-5.

Aoyama S, Hiraike T, Yamamoto Y. Antioxidant, Lipid-Lowering and Antihypertensive Effects of Red Welsh Onion *(Allium fistulosum)* in Spontaneously Hypertensive Rats. Food Sci. Technol. Res. 2008;14(1):99-103.

Aptekmann NP, Cesar TB. Orange juice improved lipid profile and blood lactate of overweight middle-aged women subjected to aerobic training. Maturitas 2010 Dec;67(4):343-7.

Arai Y, Watanabe S, Kimira M, Shimoi K, Mochizuki R, Kinae N. Dietary intakes of flavonols, flavones and isoflavones by Japanese women and the inverse correlation between quercetin intake and plasma LDL cholesterol concentration. J Nutr. 2000 Sep;130(9):2243-50.

Arcari DP, Bartchewsky W, dos Santos TW, Oliveira KA, Funck A, Pedrazzoli , de Souza MF, Saad MJ, Bastos DH, Gambero A, Carvalho Pde O, Ribeiro ML. Antiobesity effects of yerba maté (Iles paraguariensis) in high-fat diet-induced obese mice. Obesity (Silver Spring) 2009 Dec;17(12):2127-33.

Ardiansyah, Shirakawa H, Koseki T, Ohinata K, Hashizume K, Komai M. Rice Bran Fractions Improve Blood Pressure, Lipid Profile, and Glucose Metabolism in Stroke-Prone Spontaneously Hypertensive Rats. J. Agric. Food Chem. 2006;54(5):1914-1920.

Ardiansyah, Shirakawa H, Koseki T, Hashizume K, Komai M. The Driselase-treated fraction of rice bran is more effective dietary factor to improve hypertenson, glucose and lipid metabolism in stroke-prone spontaneously hypertensive rats compared to ferulic acid. Br J Nutr. 2007 Jan;97(1):67-76.

Ardiansyah, Ohsaki Y, Shirakawa H, Koseki T, Komai M. Novel effects of a single administration of ferulic acid on the regulation of blood pressure and the hepatic lipid metabolic profile in stroke-prone spontaneously hypertensive rats. J Agric Food Chem. 2008 Apr 23;56(8):2825-30.

Ardiansyah, Shirakawa H, Inagawa Y, Koseki T, Komai M. Regulation of blood pressure and glucose metabolism induced by L-tryptophan in stroke-prone spontaneously hypertensive rats. Nutr Metab (Lond) 2011 Jun 28;8(1):45.

Argani H, Rahbaninoubar M, Ghorbanihagjo A, Golmohammadi Z, Rashtchizadeh N. Effect of L-carnitine on the serum lipoproteins and HDL-C subclasses in hemodialysis patients. Nephron Clin Pract. 2005;101(4):174-9.

Arokiyaraj S, Balamurugan R, Augustian P. Antihyperglycemic effect of *Hypericum perforatum* ethyl acetate extract on streptozotocin – induced diabetic rats. Asian Pasific Journal of Tropical Biomedicine 2011:386-390.

Arsenio L, Caronna S, Lateana M, Magnati G, Strata A, Zammarchi G. Hyperlipidemia, diabetes and atherosclerosis: efficacy of treatment with pantethine. Acta Biomed Ateneo Parmense 1984;55(1).25-42.

Arsenio L, Bodria P, Magnati G, Strata A, Trovato R. Effectiveness of long-term treatment with pantethine in patients with dyslipidemia. Clin Ther 1986;8(5):537-45.

Arsenio L, Bodria P, Bossi S, Lateana M, Strata A. Clinical use of pantethine by parenteral route in the treatment of hyperlipidemia. Acta Biomed Ateneo Parmense 1987;58(5-6):143-52.

Asaolu, Fiasyo M, Asaolu, Sunday S, Olugbenga OA, Aluko, Tola B. Hypolipemic effects of methanolic extract of *persea americana seeds* in hypercholestrolemic rats. Journal of Medicine and Medical Sciences 2010 May;1(4):126-128.

Asgary S, Naderi GH, Sarrafzadegan N, Mohammadifard N, Mostafavi S, Vakili R. Antihypertensive and antihyperlipidemic effects of Achillea wilhelmsii. Drugs Exp Clin Res 2000;26 (3):89-93.

Asgary S, Moshtaghian J, Naderi G, Fatahi Z, Hosseini M, Dashti G, Adibi S. Effects of dietary red clover on blood factors and cardiovascular fatty streak formation in hypercholesterolemic rabbits. Phytother Res. 2007 Aug;21(8):768-70.

Asha S, Taju G. Cardioprotective effect of *Terminalia arjuna* on caffeine induced coronary heart disease. IJPSR 2012;3(1):150-153.

Atal CK, Singh B, Gupta OP. Vitamin B_{15} - for physical vigour, treatment of cardiovascular disorders and other disease conditions. Indian Drugs 1980 March;:187-188.

Aubin MC, Lajoie C, Clément R, Gosselin H, Calderone A, Perrault LP. Female rats fed a high-fat diet were associated with vascular dysfunction and cardiac fibrosis in the absence of overt obesity and hyperlipidemia: therapeutic potential of resveratrol. J Pharmacol Exp Ther 2008 Jun;325(3):961-8.

Avci G, Kupeli E, Eryavuz A, Yesilada E, Kucukkurt I. Antihypercholesterolaemic and antioxidant activity assessment of some plants used as remedy in Turkish folk medicine. J Ethnopharmacol 2006 Oct 11;107(3):418-23.

Aviram M, Rosenblat M, Gaitini D, Nitecki S, Hoffman A, Dornfeld L, Volkova N, Presser D, Attias J, Liker H, Hayek T. Pomegranate juice consumption for 3 years by patients with carotid artery stenosis reduces common arotid intima-media thickness, blood pressure and LDL oxidation. Clin Nutr 2004 Jun;23(3):423-33.

Azman KF, Amom Z, Azian A, Esa NM, Ali RM, Shah M, Kadir KK. Antiobesity effect of Tamarindus indica L. pulp aqueous extract in high-fat diet-induced obese rats. J Nat. Med. 2011 Oct 12.

Azmat A, Ahmed M, Zafar N, Ahmad SI. Hypotensive activity of methanolic extract of *Berberis Vulgaris* (root pulp and bark). Pakistan Journal of Pharmacology 2009 Jul.;26(2):41-47.

Badal RM, Badal D, Badal P, Khare A, Shrivastava J, Kumar V. Pharmacological Action of *Mentha piperita* on Lipid Profile in Fructose-Fed Rats. Iranian Journal of Pharmaceutical Research 2011;10(4):843-848.

Baek EB, Yoo HY, Park SJ, Chung YS, Hong EK, Kim SJ. Inhibition of Arterial Myogenic Responses by a Mixed Aqueous Extract of Salvia Miltiorrhiza and Panax Notoginseng (PASEL) Showing Antihypertensive Effects. Korean J Physiol Pharmacol 2009 Aug;13(4):287-93.

Bahrami M, Ataie-Jafari A, Hosseini S, Foruzanfar MH, Rahmani M, Pajouhi M. Effects of natural honey consumption in diabetic patients: and 8-week randomized clinical trial. International Journal of Food Sciences and Nutrition 2009;60(7):618-626.

Balaraman R, Dangwal S, Mohan M. Antihypertensive Effect of *Trigonella foenum-greacum.* Seeds in Experimentally Induced Hypertension in Rats. Pharmaceutical Biology 2006;44(8):568-575.

Balasuriya BWN, Rupasinghe HPV. Plant flavonoids as angiotensin converting enzyme inhibitors in regulation of hypertension. Functional Foods in Health and Disease 2011;5:172-188.

Baliarsingh S, Beg ZH, Ahmad J. The therapeutic impacts of tocotrienols in type 2 diabetic patients with hyperlipidemi. Atherosclerosis 2005 Oct;182(2):367-74.

Banappa SU, Basangouda MP. Apocynin improves endothelial function and prevents the development of hypertension in fructose fed rat. Indian J Pharmacol 2009 Oct;41(5):208-212.

Bang MA, Kim HA, Cho YJ. Alterations in the blood glucose, serum lipids and renal oxidative stress in diabetic rats by supplementation of onion (Allium cepa. Linn). Nutr Res Pract. 2009;3(3):242-6.

Bannan LT, Potter JF, Beevers DG, Saunders JB, Walters JRF, Ingram MC. Effect of alcohol withdrawal on blood pressure, plasma renin activity, aldosterone, cortisol and dopamine B-hydroxylase. Clinical Science 1984;66:659-663.

Bao DQ, Mori TA, Burke V, Puddey IB, Beilin LJ. Effects of dietary fish and weight reduction on ambulatory blood pressure in overweight hypertensives. Hypertension 1998 Oct;32(4):710-7.

Barbalho SM, Machado FMVF, Oshiiwa M, Abreu M, Guiger EL, Tomazela P, Goulart RA. Investigation of the effects of peppermint *(Mentha piperita)* on the biochemical and anthropometrc profile of university students. Cienc. Tecnol. Aliment. Campinas 2011;31(3):584-588.

Barnard RJ, Chaudhari JAHA, Miller JE, Kirschenbaum A. Effects of low-fat, low-cholesterol diet on serum lipids, platelet aggregation and thromboxane formation. Prostaglandis Leukotrienes and Medicine 1987;26:241-252.

Bastos JF, Moreira IJ, Ribeiro TP, Medeiros IA, Antoniolli AR, De Sousa DP, Santos MR. Hypotensive and vasorelaxant effects of citronellol, a monoterpene alcohol, in rats. Basic Clin Pharmacol Toxicol 2010 Apr;106(4):331-7.

Basu A, Du M, Leyva MJ, Sanchez K, Betts NM, Wu M, Aston CE, Lyons TJ. Blueberries Decrease Cardiovascular Risk Factors in Obese Men and Women with Metabolic Syndrome. The Journal of Nutrition 2010;140(9):1582-1587.

Behall KM, Scholfield DJ, Hallfrisch J. Diets containing barley significantly reduce lipids in mildly hypercholesterolemic men and women. Am J Clin Nutr 2004;80:1185-93.

Behall KM, Scholfield DJ, Hallfrisch J. Lipids Significantly Reduced by Diets Containing Barley in Moderately Hypercholesterolemic Men. Journal of the American College of Nutrition 2004;23(1):55-62.

Belguith-Hadriche O, Bouaziz M, Jamoussi K, El Feki A, Sayadi S, Makni-Ayedi F. Lipid-lowering and antioxidant effects of an ethyl acetate extract of fenugreek seeds in high-cholesterol-fed rats. J Agric Food Chem. 2010 Feb 24;58(4):2116-22.

Ben EE, Eno AE, Ofem OE, Aidem U, Itam EH. Increased plasma total cholesterol and high density lipoprotein levels produced by the crude extract from the leaves of *Viscum album* (Mistletoe). Nigerian Journal Of Physiological Sciences 2006;21(1-2):55-60.

Bennani-Kabchi N, Fdhil H, Cherrah Y, Kehel L, el Bouayadi F, Amarti A, Saidi M, Marquié G. Effects of Olea europea var, oleaster leaves in hypercholesterolemic insulin-resistant sand rats. Therapie. 1999 Nov – Dec;54(6):717-23.

Berger A, Rein D, Kratky E, Monnard I, Hajjaj H, Meirim I, Piguet-Welsch C, Hauser J, Mace K, Niederberger P. Cholesterol-lowering properties of Ganoderma lucidum in vitro, ex vivo, and in hamsters and minipigs. Lipids Health Dis. 2004 Feb 18;3(2): 1-12.

Berrougui H, Isabelle M, Cherki M, Khalil A. *Marrubium vulgare* extract inhibits human-LDL oxidation and enhances HDL-mediated cholesterol efflux in THP-1 macrophage. Life Sciences 2006;80:105-112.

Bertolami MC, Faludi AA, Batlouni M. Evaluation of the effects of a new fermented milk product (Gaio) on primary hypercholesterolemia. Eur J Clin Nutr 1999 Feb;53(2):97-101.

Besong SA, Ezekwe MO, Ezekwe EI. Evaluating the effects of freeze-dried supplements of purslane *(Portulaca oleracea)* on blood lipids in hypercholesterolemic adults. International Journal of Nutrition and Metabolism 2011 May;3(4):43-49.

Bhargava UC, Westfall BA, Siehr DJ. Preliminary pharmacology of ellagic acid from *Juglans nigra* (black walnut). Journal of Pharmaceutical Sciences 1968 Oct;57(10):1728-1732.

Bhargava UC, Westfall BA. The Mechanism of Blood Pressure Depression by Ellagic Acid. Exp Biol Med 1969 Nov;132(2): 754-756.

Bhatia J, Tabassum F, Sharma AK, Bharti S, Golechha M, Joshi S, Sayeed Akhatar M, Srivastava AK, Arya DS. Emblica officinalis exerts antihypertensive effect in a rat model of DOCA-salt-induced hypertension: role of (p) eNOS, NO and oxidative stress. Cardiovasc Toxicol 2011 Sep;11(3):272-9.

Bhatt SR, Lokhandwala MF, Banday AA. Resveratrol prevents endothelial nitric oxide synthase uncoupling and attenuates development of hypertension in spontaneously hypertensive rats. Eur J Pharmacol 2011 Sep 30;667(1-3):258-64.

Bhatti IU, Rehman FU, Khan MA, Marwat SK. Effect of Prophetic Medicine *Kalonji (Nigella sativa* L.) On Lipid Profile of Human Beings: An *In Vivo* Approach. World Applied Sciences Journal 2009;6(8):1053-1057.

Bhutkar PM, Bhutkar MV, Taware GB, Doijad V, Doddamani BR. Effect of Suryanamaskar Practice on Cardio-respiratory Fitness Parameters: A Pilot Study. Al Ameen J Med Sci 2008;1(2):126-129.

Binaghi P, Cellina G, Lo Cicero G, Bruschi F, Porcaro E, Penotti M. Evaluation of the cholesterol-lowering effectiveness of pantethine in women in perimenopausal age. Minerva medica 1990;81(6).475-9.

Bindels RJ, van den Broek LA, Hillebrand SJ, Wokke JM. A high phosphate diet lowers blood pressure in spontaneously hypertensive rats. Hypertension 1987 Jan;9(1):96-102.

Birari R, Javia V, Bhutani KK. Antiobesity and lipid lowering effects of Murraya koenigii (L) Spreng leaves extracts and mahanimbine on high fat diet induced obese rats. Fitoterapia 2010 Dec;81(8):1129-33.

Bisen PS, Baghel RK, Sanodiya BS, Thakur GS, Prasad GB. Lentinus edodes: a macrofungus with pharmacological activities. Curr Med Chem 2010;17(22):2419-30.

Biswas A, Dhar P, Ghosh S. Antihyperlipidemic effect of sesame (Sesamum indicum L.) protein isolate in rats fed a normal and high cholesterol diet. J Food Sci. 2010 Nov-Dec;75 (9);274-9.

Blum A, Merei M, Karem A, Blum N, Ben-Arzi S, Wirsansky I, Khazim K. Effects of tomatoes on the lipid profile. Clin Invest Med. 2006 Oct;29(5):298-300.

Bobek P, Galbavý S. Hypocholesterolemic and antiatherogenic effect of oyster mushroom (Pleurotus ostreatus) in rabbits. Nahrung 1999 Oct;43(5):339-42.

Bolkent S, Yanardag R, Karabulut-Bulan O, Yesilyaprak B. Protective role of *Melissa officinalis* L. extract on liver of hyperlipidemic rats A morphological and biochemical study. Journal of Ethnopharmacology 2005;99:391-398.

Bordia A, Verma SK, Srivastava KC. Effect of garlic *(Allium sativum)* on blood lipids, blood sugar, fibrinogen and fibrinolytic activity in patients with coronary artery disease. Prostaglandis, Leukotrienes and Essential Fatty Acids 1998;58(4):257-263.

Boyd SG, Boone BE, Smith AR, Conners J, Dohm GL. Combined dietary chromium picolinate supplementation and an exercise program leads to a reduction of serum cholesterol and insulin in college-aged subjects. J. Nutr. Biochem. 1998;9:471-475.

Branković S, Djosev S, Kitić D, Radenković M, Veljković S, Nesic M, Pavlović D. Hypotensive and negative chronotropic and inotropic effects of the aqueous and ethanol extract from parsley leaves (Petroselinum crispum). Journal of Clinical Lipidology 2008 Oct;2(55):191.

Branković S, Kitić D, Radenković M, Veljković S, Kostić M, Miladinović B, Pavlović D. Hypertensive and Cardioinhibotory effects of the Aqueous and Ethanol extracts of Celery *(Apium Graveolens,Apiaceae).* Acta Medica Medianae 2010; Vol. 49 (1):13-16.

Brankovic S, Radenkovic M, Kitic D, Veljkovic S, Ivetic V, Pavlovic D, Miladinovic B. Comparison of the hypotensive and bradycardic activity of ginkgo, garlic, and onion extracts. Clin Exp Hypertens 2011;33(2):95-9.

Bravo E, Amrani S, Aziz M, Harnafi H, Napolitano M. *Ocimum basilicum* ethanolic extract decreases cholesterol synthesis and lipid accumulation in human macrophages. Fitoterapia 2008;79:515-523.

Bravo L. Polyphenols: Chemistry, Dietary Sources, Metabolism, and Nutritional Significance. Nutrition Reviews 19998 Nov;56(11):317-333.

Brevik A, Gaivão I, Medin T, Jørgenesen A, Piasek A, Elilasson J, Karlsen A, Blomhoff R, Veggan T, Duttaroy AK, Collins AR. Supplementation of a western diet with golden kiwifruits *(Actinidia chinensis var.* 'Hort 16A':) effects on biomarkers of oxidation damage and antioxidant protection. Nutrition Journal 2011;10(54).1-9.

Brien SE, Ronksley PE, Turner BJ, Mukamal KJ, Ghali WA. Effect of alcohol consumption on biological markers associated with risk of coronary heart disease: systematic review and meta-analysis of interventional studies. BMJ 2011 Feb 22;342:1-15.

Broncel M, Kozirog M, Duchnowicz P, Koter-Michalak M, Sikora J, Chojnowska-Jezierska J. Aronia melanocarpa extract reduces blood pressure, serum endothelin, lipid, and oxidative stress marker levels in patients with metabolic syndrome. Med Sci Monit 2010 Jan;16(1):28-34.

Brook JG, Linn S, Aviram M. Dietary soya lecithin decreases plasma triglyceride levels and inhibits collagen- and ADP-induced platelet aggregation. Biochem Med Metab Biol 1986 Feb;35(1):31-9.

Brown IJ, Tzoulaki I, Candeias V, Elliott P. Salt intakes around the world: implications for public health. International Journal of Epidemiology 2009;38:791-813.

Brown L, Rosner B, Willett WW, Sacks FM. Cholesterol-lowering effects of dietary fiber: a meta-analysis. Am J Clin Nutr 1999;69:30-42.

Bruckert E, Giral P, Heshmati HM, Turpin G. Men treated with hypolipidaemic drugs complain more frequently of erectile dysfunction. J Clin Pharm Ther. 1996 Apr;21(2):89-94.

Burgaz A, Orsini N, Larsson SC, Wolk A. Blood 25-hydroxyvitamin D concentration and hypertenson: a meta-analysis. J Hypertens. 2011 Apr;29(4):636-45.

Burke V, Hodgson JM, Beilin LJ, Giangiulioi N, Rogers P, Puddey IB. Dietary Protein and Soluble Fiber Reduce Ambulatory Blood Pressure in Treated Hypertensives. Hypertenson 2001;38:821-826.

Burrowes JD, Ramer NJ. Changes in Potassium Content of Different Potato Varieties After Cooking. Journal of Renal Nutrition 2008;18(6):530-534.

Busserolles J, Gueux E, Rock E, Mazur A, Rayssiguier Y. Substituting Honey for Refined Carbohydrates Protects Rats from Hypertriglyceridemic and Prooxidative Effects of Fructose. J. Nutr. 2002;132:3379-3382.

Byun JS, Han YS, Lee SS. The effects of yellow soybean, black soybean, and sword bean on lipid levels and oxidative stress in ovariectomized rats. Int J Vitamin Nutr Res 2010 Apr;80(2):97-106.

Bättig K. Cardiovascular effects of everyday coffee consumption. Schweiz Med Wochenschr. 1992 Oct 10;122(41):1536-43.

Bäumer AT, Krüger CA, Falkenberg J, Freyhaus HT, Rösen R, Fink K, Rosenkranz S. The NAD(P)H oxidase inhibitor apocynin improves endothelial NO/superoxide balance and lowers effectively blood pressure in spontaneously hypertensive rats: comparison to calcium channel blockade. Clin Exp Hypertens 2007 Jul;29(5):287-99.

Cabassi A, Dumont EC, Girouard H, Bouchard JF, Le Jossec M, Lamontagne D, Besner JG, de Champlain J. Effects of chronic N-acetylcysteine treatment on the actions of peroxynitrite on aortic vascular reactivity in hypertensive rats. J Hypertens 2001 Jul;19(7):1233-44.

Cao X-G, Yu G, Ye X-L, Wang L-J, Li X-G. Research on Inhibition of Traditional Chinese Medicine Extrcts and Active Fraction on Angiotensin Converting Enzyme. Food and Drug 2009.

Cao Z-H, Gu D-H, Lin Q-Y, Xu Z-Q, Huang Q-C, Rao H, Liu E-W, Jia J-J, Ge C-R. Effect of pu-erth tea on body fat and lipid profiles in rats with diet-induced obesity. Phytotherapy Research 2011 Feb;25(2):234-238.

Campos KE, Balbi APC, Alves MJQF. Diuretic and hipotensive activity of aqueous extract of parsley seeds *(Petroselinum sativum* Hoffm.) in rats. Revista Brasileira de Farmacognosia Brazilian Journal of Pharmacognosy 2009 Mar;19(1A):41-45.

Cara L, Borl P, Armand M, Senft M, Lafont H, Portugal H, Pauli AM, Boulze D, Lacombe C, Lairon D. Plasma lipid lowering effects of wheat germ in hypercholesterolemic subjects. Plant Foods for Human Nutrition 1991:41;135-150.

Carbajal D, Casaco A, Arruzazabala L, Gonzalez R, Tolon Z. Pharmacological study of *Cymbopogon citratus* leaves. Journal of Ethnopharmacology 1989;25:103-107.

Caron MF, Hotsko AL, Robertson S, Mandybur L, Kluger J, White CM. Electrocardiographic hemodynamic effects of Panax ginseng. Ann Pharmacother 2002 May 1;36(5):758-763

Carranza J, Alvizouri M, Alvarado MR, Chávez F, Gómez M, Herrera JE. Effects of avocado on the level of blood lipids in patients with phenotype II and IV dyslipidemias. Arch Inst Cardiol Mex. 1995 Jul – Aug;65(4):342-8.

Carranza-Madrigal J, Herrera-Abarca JE, Alvizouri-Muñoz M, Alvarado-Jimenez MR, Chavez-Carbajal F. Effects of a Vegetarian Diet vs. A Vegetarian Diet Enriched with Avocado in Hypercholesterolemic Patients. Archives of Medical Research 1997;28(4):537-541.

Castilla P, Echarri R, Dávalos A, Cerrato F, Ortega H, Teruel JL, Lucas MF, Gómez-Coronado D, Ortuño J, Lasunción MA. Concentrated red grape juice exerts antioxidant, hypolipidemic, and antiinflammatory effects in both hemodialysis patients and healthy subjects. Am J Clin Nutr 2006;84:252-62.

Castilla P, Dávalos A, Teruel JL, Cerrato F, Fernández-Lucas M, Merino JL, Sánchez-Martin CC, Ortuño J, Lasunción MA. Comparative effects of dietary supplementation with red grape juice and vitamin E on production of superoxide by circulating neutrophil NADPH oxidase in hemodialysis patients. Am J Clin Nutr. 2008 Apr;87(4):1053-61.

Cesar TB, Aptekmann NP, Araujo MP, Vinagre CC, Maranhão RC. Orange juice decreases low-density lipoprotein cholesterol in hypercholesterolemic subjects and improves lipid transfer to high-density lipoprotein in normal and hypercholesterolemic subjects. Nutr Res. 2010 Oct;30(10):689-94.

Chacko NJ, Cesare P, Gaia C, Nadia C. Slow Breathing Improves Arterial Baroreflex Sensitivity and Decreases Blood Pressure in Essential Hypertension. Hypertension 2005;46:714-718.

Chan P, Xu D-Y, Liu J-C, Chen Y-J, Tomlinson B, Huang W-P, Cheng J-T. The effect of stevioside on blood pressure and plasma catecholamines in spontaneously hypertensive rats. Life Sciences 1998;63(19):1679-1684.

Chan P, Tomlinson B, Chen YJ, Liu JC, Hsieh MH, Cheng JT. A double-blind placebo-controlled study of the effectiveness and tolerability of oral stevioside in human hypertension. Br J Clin Pharmacol 2000 Sep;50(3):215-20.

Chan V, Fenning A, Iyer A, Hoey A, Brown L. Resveratrol improves cardiovascular function in DOCA-salt hypertensive rats. Curr Pharm Biotechnol 2011 Mar 1;12(3):429-36.

Chander R, Singh K, Khanna AK, Kaul SM, Puri A, Saxena R, Bhatia G, Rizvi F, Rastogi AK. Antidyslipidemic and antioxidant activities of different fractions of *Terminalia arjuna* stem bark. Indian Journal of Clinical Biochemistry 2004;19(2):141-148.

Chang R. Functional properties of mushrooms. Nutr. Rev. 1996;54:91-93.

Chang WH, Liu JF. Effects of kiwifruit consumption on serum lipid profiles and antioxidative status in hyperlipidemic subjects. Int J Food Sci Nutr. 2009 Dec;60(8):709-16.

Chatterjee TK, Chakraborty A, Pathak M, Sengupta GC. Effects of plant extract Centella asiatica (Linn.) on cold restraint stress ulcer in rats. Indian J Exp Biol 1992 Oct;30(10):889-91.

Chaturvedi A, Sarojini G, Devi NL. Hypocholeateromic effect of amaranth seeds (*Amaranthus esculantus*). Plant Foods for Human Nutrition 1993 Jul;44(1):63-70.

Chen CC, Hsu JD, Wang SF, Chiang HC, Yang MY, Kao ES. *Hibiscus sabdarriffa* extract inhibits the development of atherosclerosis in cholesterol-fed rabbits. J Agric Food Chem 2003;51:5472-7.

Chen CC, Chou FP, Ho YC, Lin WL, Wang CP, Hao ES. Inhibitory effects of *Hibiscus sabdarriffa* L. extract on low-density lipoprotein oxidation and anti-hyperlipidemia in fructose-fed and cholesterol-fed rats. J Sci Food Agric 2004;84:1989-96.

Chen CC, Liu LK, Hsu JD, Huang HP, Yang MY, Wang CJ. *Mulberry* extract inhibits the development of atherosclerosis in cholesterol-fed rabbits. Food Chemisty 2005;91:601-607.

Chen G, Luo YC, Li BP, Li B, Guo Y, Li Y, Su W, Xiao ZL. Effect of polysaccharide from Auricularia auricula on blood lipid metabolism and lipoprotein lipase activity of ICR mice fed a cholesterol-enriched diet. J Food Sci. 2008 Aug;73(6):103-8.

Chen G, Luo YC, Ji BP, Li B, Su W, Xiao ZL, Zhang GZ. Hypocholesterolemic effects of *Auricularia auricula* ethanol extract in ICR mice fed a cholesterol-enriched diet. J Food Sci. Technol 2011;48(6):692-698.

Chen HW, Wang SL, Chen XY. Preliminary study on effects of sodium ferulate in treating diabetic nephropathy. Zhongguo Zhong Xi Yi Jie He Za Zhi. 2006 Sep;26(9):803-6.

Chen JH, Chen HI, Tsai SJ, Jen CJ. Chronic consumption of raw but not boiled Welsh onion juice inhibits rat platelet function. J Nutr. 2000 Jan;130(1):34-7.

Chen PR, Chien KL, Su TC, Chang CJ, Liu T-L, Cheng H, Tsai C. Dietary sesame reduces serum cholesterol and enhances antioxidant capacity in hypercholesterolemia. Nutrition Research 2005;25:559-567.

Chen S, Ly G, Zhang X, Liu X, Zhang H, Zhu Y, Wu Y, Liu S, Ni Z. Anti-hypertensive effects of laiju extract in two different rat models. Asia Pac J Clin Nutr 2007;16(1):309-312.

Chen SY, Ho KJ, Hsieh YJ, Wang LT, Mau JL. Contents of lovastatin, y-aminobutyric acid and ergothioneine in mushroom fruiting bodies and mycelia. LWT – Food Science and Technology 2012;47:274-278.

Chen WQ, Luo SH, Li HZ, Yang H. Effects of ganoderma lucidum polysaccharides on serum lipids andlipoperoxidation in ertperimental hyper lipidemic rats. China Journal of Chinese Material Medica 2005.

Chen Y-S, Liu B-L, Chang Y-N. Bioactivities and sensory evaluation of Pu-erh teas made from three tea leaves in an improved pile fermentation process. Journal of Bioscience and Bioengineering 2010;109(6):557-563.

Cheng JT, Lee YY, Hsu FL, Chang W, Niu C-S- Antihypertensive activity of phenolics from the flower of Lonicera japonica. Chin. Pharm. J (Taipei) 1994;46(6):575-82.

Cheng JY, Shih MF. Preventing dyslipidemia by Chlorella pyrenoidosa in rats and hamsters after chronic high fat diet treatment. Life Sci 2005 May 13;76(26):3001-13.

Cheng HH, Huang HY, Chen YY, Huang CL, Chang CJ, Chen HL, Lai MH. Ameliorative effects of stabilized rice bran on type 2 diabetes patients. Ann Nutr Metab 2010;56(1):45-51.

Cheong SH, Kim MY, Sok DE, Hwang SY, Kim JH, Kim HR, Lee JH, Kim YB, Kim MR. Spirulina prevents atherosclerosis by reducing hypercholesterolemia in rabbits fed a high-cholesterol diet. J Nutr Sci Vitaminol (Tokyo) 2010;56(1):34-40.

Cherif S, Rahal N, Haouala M, Hizaoui B, Dargouth F, Gueddiche M, Kallel Z, Balansard G, Boukef K. A clinical trial of a titrated Olea extract in the treatment of essential arterial hypertension. J Pharm. Belg. 1996 Mar – Apr;51(2):69-71.

Cheung PCK. The hypocholesterolemic effect of two edible of mushrooms: *Auricularia auricula* (Tree-ear) and *Tremella fuciformis* (White jelly-leaf) in hypercholesterolemic rats. Nutrition Research 1996;16(10):1721-1725.

Chiang AN, Wu HL, Yeh HI, Chu CS, Lin HC, Lee WC. Antioxidant effects of black rice extract through the induction of superoxide dismutase and catalase activities. Lipids 2006 Aug;41(8):797-803.

Ching LC, Abdullah N, Shuib AS. Characterization of antihypertensive peptides from *Pleurotus cystidiosus* O.K. Miller (Abalone mushroom). Proceedigs of the 7th International Conference on Mushroom Biology and Mushroom Products (ICMBMP7) 2011: 319-328.

Chithra V, Leelamma S. Hypolipidemic effect of coriander seeds (Coriandrum sativum): mechanism of action. Plant Foods Hum Nutr 1997;51(2):167-72.

Chiu YJ, Chi A, Reid IA. Cardiovascular and endocrine effects of acupuncture in hypertensive patients. Clin Exp Hypertens 1997 Oct;19(7):1047-63.

Cho TM, Peng N, Clark JT, Novak L, Roysommuti S, Prasain J, Wyss JM. Genistein Attenutes the Hypertensive Effects of Dietary NaCl in Hypertensive Male Rats. Endocrinology 2007;148(11):5396-5402.

Choi JH, Kim IS, Kim JI, Yoon TH. Studies on anti-aging action of brown algae (Undaria pinnatifida) 2. Dose effedt of alginic acid as a modulator of anti-aging action in liver membranes. Han'guk Susan Hakhoechi 1992;25(3):181-8.

Choi JH, Kim DW, Kim JH, Kim DI, Kim CM. Effect of Brown Algae *(Undaria pinnatifida)*-Noodle on Lipid Metabolism in Serum of SD-Rats. J. Korean Fish. Soc. 1999;32(1):42-45.

Choi YY, Osada K, Ito Y, Nagasawa T, Choi MR, Nishizawa N. Effects of Dietary Protein of Korean Foxtail Millet on Plasma Adiponectin, HDL-Cholesterol, and Insulin Levels in Genetically Type 2 Diabetic Mice. Biosci. Biotechnol. Biochem. 2005;69(1):31-37.

Chong CW, Rokiah MY, Mohd AKR, Norhayati AH. The effect of red pitaya *(Hylocereus sp.)* consumption on the total antioxidant status and malondialdehyde level among diabetes, hypertensive and hypercholesterolemic subjects in Universiti Putra Malaysia. Mal J Nutr 2006;12(2):103.

Chong HZ, Rokiah MY, Norhayati AH, Mohd AKR. Effect of red pitaya *(Hylocereus sp.)* consumpton on blood pressure, blood glucose and lipid profile of hypertensive staff of UPM, Serdang. Mal J Nutr. 2006;12(2):10.

Chou TW, Ma CY, Cheng HH, Chen YY, Lai MH. A rice bran oil diet improves lipid abnormalities and suppress hyperinsulinemic responses in rats with streptozotocin/nicotinamide-induced type 2 diabetes. J Clin Biochem Nutr 2009 Jul;45(1):29-36.

Choudhary R. Benificial effect of allium sativum and allium tuberosum on experimental hyperlipidemia and atherosclerosis. Pak J Physiol 2008;4(2):7-9.

Christiansen B, Muguerza NB, Petersen AM, Kveiborg B, Madsen CR, Thomas H, Ihlemann N, Sørensen JC, Køber L, Sørensen H, Torp-Pedersen C, Dominguez H. Ingestion of Broccoli Sprouts Does Not Improve Endothelial Function in Humans with Hypertension. PloS ONE 2010 Aug;5(8):1-8.

Chu S-L, Fu H, Yang J-X, Liu G-X, Dou P, Zhang L, Tu P-F, Wang X-M. Chinese Journal of Integrative Medicine 2011 Jul;17(7):492-498.

Chu TT, Benzie IF, Lam CW, Fok BS, Lee KK, Tomlinson B. Study of potential cardioprotective effects of Ganoderma lucidum (Lingzhi): results of a controlled human intervention trial. Br J Nutr. 2011 Aug 1:1-11.

Chung IM, Lim JW, Pyun WB, Kim H. Korean Red Ginseng Improves Vascular Stiffness in Patients with Coronary Artery Disease. J. Ginseng Res. 2010;34(3):212-218.

Cicero AF, Vitale G, Savino G, Arletti R. Panax notoginseng (Burk.) effects on fibrinogen and lipid plasma level in rate fed on a high-fat diet. Phytother Res. 2003 Feb;17(2):174-8.

Cignarella A, Nastasi M, Cavalli E, Puglisi L. Novel lipid-lowering properties of *Vaccinium myrtillus* L. Leaves, a traditional antidiabetic treatment, in several models of rat dyslipidaemia: a comparison with ciprofibrate. Thrombosis Research 1996;84(5):311-322.

Circosta C, Pasquale RD, Samperi S, Pino A, Occhiuto F. Biological and analytical characterization of two extracts from *Valeriana officinalis.* Journal of Ethnopharmacology 2007;112:361-367.

Clarke R, Frost C, Collins R, Appleby P, Peto R. Dietary lipids and blood cholesterol: quantitative meta-analysis of metabolic ward studies. BMJ 1997 Jan 11;314(7074):112-7.

Clifton-Bligh PB, Baber RJ, Fulcher GR, Nery ML, Moreton T. Menopause 2001 Jul-Aug;8(4):259-65.

Clifton PM, Bastiaans K, Keogh JB. High protein diets decrease total and abdominal fat and improve CVD risk profile in overweight and obese men and women with elevated triacylglycerol. Nutrition, Metabolism & Cardiovascular Disease 2009;19:548-554.

Coelho CC. Effects of HMB supplementation on LDL-cholesterol, strength and body composition of patiens with hypercholesterolemia. Medicine & science in sports & exercise 2001;33(5):340.

Cohen DL, Bloedon LT, Rothman RL, Farrar JT, Galantino ML, Volger S, Mayor C, Szapary PO, Townsend RR. Iyengar Yoga versus Enhanced Usual Care on Blood Pressure in Patients with Prehypertension to Stage I Hypertension: a Randomized Controlled Trial. Evidence-Based Complementary and Alternative Medicine 2011.

Coimbra S, Santos-Silva A, Rocha-Pereira P, Rocha S, Castro E. Green tea consumption improves plasma lipd profiles in adults. Nutrition Research 2006;26:604-607.

Coimbra SR, Lage SH, Brandizzi L, Yoshida V, da Luz PL. The action of red wine and purple grape juice on vascular reactivity is independent of plasma lipids in hypercholesterolemic patients. Brazilian Journal of Medical and Biological Research 2005;38:1339-1347.

Colquhoun DM, Moores D, Somerset SM, Humphries JA. Comparison of the effects on lipopoteins and apolipoproteins of a diet high in monounsaturated fatty acids, enriched with avocade, and a high-carbohydrate diet. Am J Clin Nutr. 1992 Oct;56(4):671-7.

Corder R, Douthwaite JA, Lees DM, Khan NQ, Viseu Dos Santos AC, Wood EG, Carrier MJ. Endotelin-1 synthesis reduced by red wine. Nature 2001 Dec 20-27;414(6866):863-4.

Cornish SM, Chilibeck PD, Paus-Jennsen L, Biem HJ, Khozani T, Senanayake V, Vatanparast H, Little JP, Whiting SJ, Pahwa P. A randomized controlled trial of the effects of flaxseed lignan complex on metabolic syndrome composite score and bone mineral in older adults. Appl Physiol Nutr Metab, 2009 Apr;34(2):89-98.

Corona G, Boddi V, Balercia G, Rastelli G, De Vita G, Sforza A, Forti G, Mannucci E, Maggi E. The effect of statin therapy on testosterone levels in subjects consulting for erectile dysfunction. J Sex Med. 2010 Apr;7(4 Pt 1):1547-56.

Coronel F, Tornero F, Torrente J, Naranjo P, De Oleo P, Macia M, Barrientos A. Treatment of hyperlipemia in diabetic patients on dialysis with a physiological substace. Am J Nephrol 1991;11(1):32-6.

Coruzzi P, Brambilla L, Brambilla V, Gualerzi M, Rossi M, Parati G, Di Rienzo M, Tadonio J, Novarini A. Potassium depletion and salt sensitivity in essential hypertension. J Clin Endocrinol Meta 2001 Jun;86(6):2857-62.

Costa CA, Bidinotto LT, Takahira RK, Salvadori DM, Barbisan LF, Costa M. Cholesterol reduction and lack of genotoxic or toxic effects i mice after repeated 21-day oral intake of lemongrass (Cymbopogon citratus) essential oil. Food Chem Toxicol 2011 Sep;49(9):2268-72.

Cropley M, Cave Z, Ellis J, Middleton RW. Effect of kava and valerian on human physiological and psychological responses to mental stress assessed under laboratory conditions. Phytother Res. 2002 Feb;16(1):23-7.

Czerwinski J, Bartnikowska E, Leontowicz H, Lange E, Leontowicz M, Katrich E, Trakhtenberg S, Gorinstein S. Oat *(Avena staiva L.)* and amaranth *(Amaranthus hypochondriacus)* meals positively affect plasma lipid profile in rats fed cholesterol-containing diets. Journal of Nutritional Biochemstry 2004;15:622-629.

Daher CF, Baroody KG, Baroody GM. Effect of Urtica dioica extrct intake upon blood lipid profile in the rats. Fitoterapia 2006 Apr;77(3):183-8.

Dai M, Liu Q, Li D, Liu L. Research of material bases on antifebrile and hypotensive effects of flos chrysanthemi. Zhong Yao Cai 2001 Jul;24(7):505-6.

Dai W, Yin J, Hu YM. Clinical Efficacy of Apocynum Tea on Patients with Hypertension. Practical Preventive Medicine 2010.

Daleprane JB, Batisa A, Pacheco JT, da Silva AFE, Costa CA, Resende AC, Boaventura GT. Dietary flaxseed supplementation improves endothelial function in the mesenteric arterial bed. Food Research International 2010;43:2052-2056.

Das M, Sarma BP, Rokeya B, Parial R, Nahar N, Mosihuzzaman M, Khan A, Ali L. Antihyperglycemic and antihyperlipidemic activity of Urtica dioica on type 2 diabetic model rats. Journal of Diabetology 2011 Jun;2:2.

Dattilo AM, Kris-Etherton PM. Effects of weight reduction on blood lipids and lipoproteins: a meta-analysis. Am J Clin Nutr. 1992 Aug;56(2):320-8.

Dehkordi FR, Kamkhah AF. Antihypertensive effect of Nigella sativa seed extract in patients with mild hypertension. Fundam Clin Pharmacol. 2008 Aug;22(4):447-52.

De Morais EC, Stefanuto A, Klein GA, Boaventura BC, de Andrade F, Wazlawik E, Di Pietro PF, Maraschin M, da Silva EL. Comsumption of yerba mate (Ilex paraguariensis) improves serum lipid parameters in healthy dyslipidemic subjects and provides an addtional LDL-cholesterol reduction in individuals on statin therapy. J Agric Food Chem. 2009 Sep 23;57(18):8316-24.

De Moura RS, Miranda DZ, Pinto AC, Sicca RF, Souza MA, Rubenich LM, Carvalho LC, Rangel BM, Tano T, Madeira SV, Resende AC. Mechanism of the endothelium-dependent vasodilation and the antihypertensive effect of Brazilian red wine. J Cardiovasc Pharmacol 2004 Sep;44(3):302-9.

De Tommasi N. Studies on the constituents of *Cyclanthera pedata* (caigua) seeds: isolation and characterizatio of six new Cucurbitacin glycosides. J. Agr. Food Chem. 1996;44(8):2020-2025.

Derosa G, Maffioli P, Ferrari I, D'Angelo A, Fogari E, Palumbo I, Randazzo S, Cicero AF. Comparison between orlistat plus l-carnitine and orlistat alone on inflammation parameters in obese diabetic patients. Fundam Clin Pharmacol. 2011 Oct;25(5):642-51.

Desai F, Vyas O. A Study to determine the effectivenes of yoga, biofeedback & music therapy in management of hypertension. The Indian Journal of Occupational Therapy 2001;33(2):3-7.

Devasankaraiah G, Hanin I, Haranath PS, Ramanamurthy PS. Cholinomimetic effects of aqueous extracts from Carum copticum seeds. Br J Pharmacol 1974 Dec;52(4):613-4.

Devasena I, Narhare P. Effect of yoga on heart rate and blood pressure and its clinical significance. Int J Biol Med Res. 2011;2(3):750-753.

Deyhim F, Lopez E, Gonzalez J, Garcia M, Patil BS. Citrus juice modulates antioxidant enzymes and lipid profiles in orchidectomized rats. J Med Food. 2006;9(3):422-6.

Dhandapani R. Hypolipidemic activity of *Eclipta prostrata* (L.) L. leaft extract in atherogenic diet induced hyperlipidemic rats. Indian Journal of Experimental Biology 2007;45:617-619.

Dhandapani S, Suramanian VR, Rajagopal S, Namasivayam N. Hypolipidemic effect of Cuminum cymimum L. on alloxan-induced diabetic rats. Pharmacol Res. 2002 Sep;46(3):251-5.

Dhanapakiam P, Joseph JM, Ramaswamy VK, Moorthi M, Kumar AS. The cholesterol lowering property of coriander seeds (Coriandrum sativum): mechanism of action. J Environ Biol 2008;29(1):53-6.

Dhar P, Chattopadhya K, Bhattacharyya D, Biswas A, Roy B, Ghosh S. Ameliorative influence of sesame lignans on lipid profile and lipid peroxidation in induced diabetic rats. J Agric Food Chem 2007 Jul 11;55 (14):5875-80.

Dhungel UK, Malhotra V, Sarkar D, Prajapati R. Effect of alternate nostril breathing exercise on cardiorespiratory functions. Nepal Med Coll J. 2008 Mar;10(1):25-7.

Di Donna L, De Luca G, Mazzotti F, Napoli A, Salerno R, Taverna D, Sindona G. Statin-like principles of bergamot fruits (Citrus bergamia): isolation of 3-hydroxymethylglutaryl flavonoid glycosides. J Nat Prod. 2009 Jul;72(7):1352-4.

Diao LH, Yang ZB, Zhou GX, Chen Y, Fan LY, Zhang YY, Liu H, Liu ST. Observation on therapeutic effects of electroacupuncture at Neiguan (PC6) on silent myocardial ischemia. Zhongguo Zhen Jiu 2011 Jul;31(7):591-4.

Diaz-Juárez JA, Tenorio-López FA, Zarco-Olvera G, Valle-Mondragón LD, Torres-Narváez JC. Effect of Citrus paradisi extract and juice on arterial pressure both in vitro and in vivo. Phytother Res. 2009 Jul;23(7):948-54.

Dierberger B, Schach M, Anadere I, Brandle M, Jacob R. Effect of a diet rich in linseed oil on complex viscosity and blood pressure in spontaneously hypertensive rats (SHR). Basic Res Cardiol 1991;86(6):561-6.

Digiesi V, Cantini F, Bisi G, Guarino GC, Oradei A, Littarru GP. Mechanism of action of coenzyme Q_{10} in essential hypertension. Current Therapeutic Research 1992;51(5):668-672.

Digiesi V, Cantini F, Oradei A, Bisi G, Guarino GC, Brocchi A, Bellandi F, Mancini M, Littarru GP. Coenzyme Q10 in essential hypertension. Mol Aspects Med 1994;15:257-63.

Digiesi V, Cantini F, Bisi G, Guarino G, Brodbeck B. L-carnitine adjuvant therapy in essential hypertension. Clin Ter. 1994

May;144(5):391-5.

Dineshkumar B, Analava M, Manjunatha M. Antidiabetic and hypolipidaemic effects of few common plants extract in Type 2 diabetic patients at Bengal. Int J Diabetes & Metab 2010;18:59-65.

Diniz YS, Rocha KK, Souza GA, Galhardi CM, Ebaid GM, Rodrigues HG, Novelli Filho JL, Cicogna AC, Novelli EL. Effects of N-acetylcysteine on sucrose-rich diet-induced hyperglycaemia, dyslipidemia and oxidative stress in rats. Eur J Pharmacol 2006 Aug 14;543(1-3):151-7.

Dixit VP, Joshi SC. Antiatherosclerotic effects of alfalfa meal ingestion in chicks; a biochemical evaluation. Indian J Physiol Pharmacol 1985 Jan;29(1):47-50.

Dixit VP, Joshi SC, Prabha Jain. Prevention of aortic lesions and hyperlipidaemia by alfalfa seed extract in cholesterol fed rabbit. J. Biosci. 1986 Jun;10(2):251-256.

Dixit Y, Kar A. Protective role of three vegetable peels in alloxan induced diabetes mellitus in male mice. Plant Foods Hum Nutr. 2010 Sep;65(3):284-9.

Do GM, Kwon EY, Kim HJ, Jeon SM, Ha TY, Park T, Choi MS. Long-term effects of resveratrol supplementation on suppression of atherogenic lesion formation and cholesterol synthesis in apo E-deficient mice. Biochem Biophys Res Commun 2008 Sep 12;374(1):55-9.

Dokusova OK, Krivoruchenko IV. The effect of biotin on the level of cholesterol in the blood of patients with atherosclerosis and essential hyperlipidemia. Kardiologiaa 1972;12(12):113.

Donati C, Barbi G, Cairo G, Prati GF, Degli Esposti E. Pantethine improves the lipid abnormalities of chronic hemodialysis patients: results of a multicenter clinical trial. Clin Nephrol 1986 Feb;25(2):70-4.

Dong JY, Qin LQ, Zhang Z, Zhao Y, Wang J, Arigoni F, Zhang W. Effect of oral l-arginine supplementation on blood pressure: A meta-analysis of randomized, double-blind, placebo-controlled trials. Am Heart J. 2011 Dec;162(6):959-65.

Dong MY, Lumz, Yin QH, Feng WM, Xu JX, Xu WM. Jiangsu J Agricultural Sciences 1995;Vol.1(3):46-55.

Duarte J, Pérez-Palencia R, Vargas F, Ocete MA, Pérez-Vizcaino F, Zarzuelo A, Tamargo J. Antihypertensive effects of the flavonoid quercetin in spontaneously hypertensive rats. British Journal of Pharmacology 2001;133:117-124.

Dubey AK, Devi A, Kutty G, Shankar RP. Hypolipidemic Activity of Ginkgo biloba Extract, Egb 761 in Hypercholesterolemic Wistar Rats. Iranian Journal of Pharmacology & Therapeutics 2005 Jan;4(1):9-12.

Duncan AC, Jäger AK, Staden van J. Screening of Zulu medicinal plants for angiotensin converting enzyme (ACE) inhibitors. Journal of Ethnopharmacology 1999;68:63-70.

Ďuračková Z, Trebatický B, Novotný V, Žiťanová I, Breza J. Lipid metabolism and erectile function improvement by Pycnogenol, extract from the bark of *Pinus pinaster* in patients suffering from erectile dysfuncton-a pilot study. Nutrition Research 2003;23:1189-1198.

Durak I, Kavutcu M, Aytac B, Avci A, Devrim E, Özbek H, Öztürk HS. Effects of garlic extract consumption on blood lipid and oxidant/antioxidan parameters in humans wih high blood cholesterol. Journal of Nutritional Biochemistry 2004;15:373-377.

Duttaroy AK, Jørgensen A. Effects of kiwi fruit consumption on platelet aggregation and plasma lipids in healthy human volunteers. Platelets 2004 Aug;15(5):287-92.

Dwivedi S, Agarwal MP. Antianginal and cardioprotective effects of Terminalia arjuna, an indigenous drug, in coronary artery disease. J Assoc Physicians India 1994 Apr;42(4):287-9.

Dwivedi S, Pachori SB, Amrita. Medicinal plants with hypotensive activity. Indian Pract. 1994;6:117-134.

Dykes L, Rooney LW. Phenolic compounds in cereal grains and their health benefits. Cereal Foods World, May-June 2007;52(3):105-111.

Eady S, Wallace A, Willis J, Scott R, Frampton C. Consumption of plant sterol-based spread derived from rice bran oil is effective at reducing plasma lipid levels in mildly hypercholesterolaemic individuals. Br J Nutr 2011 Feb 15;1-12.

Eddouks M, Lemhadri A, Michel J-B. Hypolipidemic activity of aqueous extract of *Capparis spinosa* L. in normal and diabetic rats. Journal of Ethnopharmacology 2005;98:345-350.

Edwards RL, Lyon T, Litwin SE, Rabovsky A, Symons JD, Jalili T. Quercetin reduces blood pressure in hypertensive subjects. J Nutr. 2007 Nov;137(11):2405-11.

Egert S, Bosy-Westphal A, Seiberl J, Kürbitz C, Settler U, Plachta-Danielzik S, Wagner AE, Frank J, Schrezenmeir J, Rimbach G, Wolffram S, Müller MJ. Quercetin reduces systolic blood pressure and plasma oxidised low-density lipoprotein concentrations in overweight subjects with a high-cardiovascular disease risk phenotype: a double-blinded, placebo-controlled cross-over study. Br J Nutr. 2009 Oct;102(7):1065-74.

Eidi A, Eidi M. Antidiabetic effects of sage *(Salvia officinalis* L.) leaves in normal and streptozotocin-induced diabetic rats. Diabetes & Metabolic Syndrome: Clinical Research & Reviews 2009;3:40-44.

Ejtahed H, Nia JM, Rad AH, Niafar M, Jafarabadi MA, Mofid V. The effects of probiotic yoghurt consumption on blood pressure and serum lipids in type 2 diabetic patiets. Iranian Journal of Nutrition Sciences & Food Technology 2012;6(4).

El Bardai S, Lyoussi B, Wibo M, Morel N. Pharmacological evidence of hypotensive activity of *Marrubium vulgare* and *Foeniculum vulgare* in spontaneously hypertensive rat. Clin. and Exper. Hypertension 2001;23(4):329-343.

El Bardai S, Morel N, Wilbo M, Fabre N, Llabres G, Lyoussl B, Quetin-Leclercq J. The Vasorelaxant Activity of Marrubenol and Marrubiin from *Marrubium vulgare*. Planta Med 2003;69:75-77.

El Bardai S, Lyoussi B, Wibo M, Morel N. Comparative study of the antihypertensive activity of Marrubium vulgare and of the dihydropyridine calcium antagonist amlodipine in spontaneously hypertensive rat. Clin Exp Hypertens. 2004 Aug;26(6):465-74.

El-Bassossy HM, Fahmy A, El-Fawal R. Arginase inhibition alleviates hypertension associated with diabetes. Effect on endothelial dependent relaxation and NO production. Vascular Pharmacology 2012.

El-Dakhakhny M, Mady NI, Halim MA. Nigella sativa L. oil protects against induced hepatotoxicity and improves serum lipid profile in rats. Arzneimittelforschung. 2000 Sep;50(9):832-6.

El-Khayat Z, Ezzat AR, Arbid MS, Rasheed WI, Elias TR. Potential Effects of Bee Honey and Propolis Against the Toxicity of Ochratoxin A in Rats. Macedonian Journal of Medical Sciences 2009 Dec 15;2(4):311-318.

El-Khayat Z, Hussein J, Ramzy T, Ashour M. Antidiabetic antioxidant effect of *Panax ginseng.* Journal of Medicinal Plants Research 2011 Sep;5(18):4616-4620.

El-Mosallamy AEMK, Sleem AA, Abdel-Salam OME, Shaffie N, Kenawy SA. Antihypertensive and Cardioprotective Effects of Pumpkin Seed Oil. Journal of Medicinal Food 2011.

El-Sayed ESM, Abo-Salem OM, Aly HA, Mansour AM. Potential antidiabetic and hypolipidemic effects of propolis extract in streptozotocin-induced diabetic rats. Pak. J. Pharm. Sci. 2009 Apr;22(2):168-174.

El-Tahir KE, Ashour MM, al-Harbi MM. The cardiovascular actions of the volatile oil of the black seed (Nigella sativa) in rats: elucidation of the mechanism of action. Gen Pharmacol. 1993 Sep;24(5):1123-31.

El-Tahir AM, Kamel EH, Abdurahaman A. Effects of volatile oil of *Carum carvi* L. on arterial blood pressure and heart rate. Saudi Pharmacol 1994;2:163-168.

Elberry AA, Harraz FM, Ghareib SA, Gabr SA, Nagy AA, Abdel-Sattar E. Methanolic extract of *Marrubium* vulgare ameliorates hyperglycemia and dyslipidemia in streptozotocin-induced diabetic rts. International Journal of Diabetes Mellitus 2011.

Elgazzar UB, Ghanema IIA, kalaba ZM. Effect of Dietary L-carnitine Supplementation on the Concentration of Circulating Serum Metabolites in Growing New Zealand Rabbits. Australian Journal of Basic and Applied Sciences 2012;6(2):80-84.

Eliasson K, Ryttig KR, Hylander B, Rossner S. A Dietary Fibre Supplement in the Treatment of Mild Hypertension: A Randomized, Double Blind, Placebo-Controlled Trail. J. Hypertens 1992;10:195-199.

Elliot P, Kesteloot H, Appel LJ, Dyer AR, Ueshima H, Chan Q, Brown IJ, Zhao L, Stamler J. Dietary phosphorus and blood pressure: international study of macro- and micro-nutrients and blood pressure. Hypertension 2008 Mar:51 (3);669-75.

Emmanuel UC, James O. Comparative Effects of Aqueous Garlic (*Allium sativum*) and Onion *(Allium cepa)* Extracts on Some Haematological and Lipid Indices of Rats. Annual Review & Research in Biology 2011;1(3):37-44.

Engler MM, Engler MB, Erickson SK, Paul SM. Dietary gamma-linolenic acid lowers blood pressure and alters aortic reactivity and cholesterol metabolism in hypertension. J Hypertens. 1992 Oct;10(10):1197-204.

Engler MM, Schambelan M, Engler MB, Ball DL, Goodfriend TL. Effects of dietary gamma-linolenic acid on blood pressure and adrenal angiotensin receptors in hypertensive rats. Proc Soc Exp Biol Med. 1998 Jul;218(3):234-7.

Eno AE, Owo Ol, Itam EH, Konya RS. Blood pressure depression by the fruit juice of Carica papaya (L) in renal and DOCA-induced hypertenson in the rat. Phytother Res. 2000 Jun;14 (4):235-9.

Eno AE, Ibokette UE, Ofem OE, Unoh FB, Nkanu E, Azah N, Ibu JO. The effects of a nigerian specie of *Viscum album* (Mistletoe) leaf extract on the blood pressure of normotensive and doca-induced hypertensive rats. Nigerian Journal of Physiological Sciences 2004;19(1-2):33-38.

Erejuwa OO, Sulaiman SA, Wahab MS, Sirajudeen KN, Salleh MS, Gurtu S. Differential responses to blood pressure and oxidative stress in streptozotocin-induced diabetic wistar-kyoto rats and spontaneously hypertensive rats: effects of antioxidant (honey) treatment. Int J Mol Sci 2011;12(3):1888-907.

Esmaillzadeh A, Tahbaz F, Gaieni I, Alavi-Majd H, Azadbakht L. Cholesterol-lowering effect of concentrated pomegranate juice consumption in type II diabetic patients with hyperlipidemia. Int J Vitam Nutr Res 2006 May;76(3):147-51.

Ester AVH, Soralys C, Rosa L, Inciarte G, Coromoto L. Efecto del consumo de aguacate *(Persea Americana Mill)* sobre el perfil lipidico en adultos con dislipidemia. Anales Venezolanos de Nutricion 2009;22(2):84-89.

Eto M, Watanabe K, Chonan N, Ishii K. Lowering effect of pantethine on plasma beta-thromboglobulin and lipids in diabetes mellitus. Artery 1987;15(1):1-12.

Fallahi F, Roghani M, Bagheri A. Time-Dependent Hypoglycemic and Hypolipidemic Effect of Allium Ascalonicum L. Feeding in Diabetic Rats. J Babol Univ Med Sci 2010 Apr-May;12(1)

Fatehi M, Saleh TM, Fatehi-Hassanabad Z, Farrokhfal K, Jafarzadeh M, Davodi S. A pharmacological study on Berberis vulgaris fruit extract. J Ethnopharmacol 2005 Oct 31;102(1):46-52.

Fatehi-Hassanabad Z, Jafarzadeh M, Tarhini A, Fatehi M. The antihypertensive and vasodilator effects of aqueous extract from Berberis vulgaris fruit on hypertensive rats. Phytother Res. 2005 Mar;19(3):222-5.

Fazila H, Rokiah MY, Norhayati AH, Mohd AKR. Effect of red pitaya *(Hylocereus sp.)* on blood lipid profiles in mild hypercholesterolaemia and hypercholesterolaemia subjects. Mal J Nutr 2006;12(2):104.

Feltkamp H, Meurer KA, Godehardt E. Tryptophan-induced lowering of blood pressure and changes of serotin uptake by platelets in patients with essential hypertension. Klin Wochenschr 1984 Dec 3;62(23):1115-9.

Fenfangetal T. Study on the Reducing the Blood Lipids of the Ganoderma Luidum. Food Science 2003.

Feng JH, Nirmala DM, Rosemary C, Jeffrey B, Graham AM. Effect of Short-Term Supplementation of Potassium Chloride and Potassium Citrate on Blood Pressure in Hypertensives. Hypertension 2005;45:571.

Feringa HH, Laskey DA, Dickson JE, Coleman CI. The effect of grape seed extract on cardiovascular risk markers: a meta-analysis of randomized controlled trials J Am Diet Assoc. 2011 Aug;111(8):1173-81.

Fernandez AAH, Novelli ELB, Okoshi K, Okoshi MP, Di Muzio BP, Guimarães JFC, Jr. Fernandes A. Influence of rutin treatment on biochemical alteratons in experimental diabetes. Biomedicine & Pharmacotherapy 2010;64:214-219.

Fernandez C, Proto C. L-carnitine in the treatment of chronic myocardial ischemia. An analysis of 3 multicenter studies and a bibliographic review. Clin Ter. 1992 Apr;140(4):353-77.

Fidrianny I, Padmawinata K, Soetarno S, Yulinah dan E. Efek Antihipertensi dan Hipotensi beberapa Fraksi dari Ekstrak Etanol Umbi Lapis. Jurnal Matematika dan Sains 2003 Dec;8(4):147-150.

Fields L, Graham D, McBride M, Dominiczak A. N-Acetylcysteine attenuates the development of hypertension in the SHRSP. Proceedings of the British Pharmacological Society.

Figueroa A, Trivino JA, Sanchez-Gonzalez MA, Vicil F. Oral L-citrulline supplementation attenuates blood pressure response to cold pressor test in young men. Am J Hypertens 2010 Jan;23(1):12-6.

Figueroa A, Sanchez-Gonzales MA, Perkins.Veazie PM, Arjmandi BH. Effects of watermelon supplementation on aortic blood pressure and wave reflection in individuals with prehypertension: a pilot study. Am J Hypertens 2011 Jan;24(1):40-4.

Figueroa A, Sanchez-Gonzales MA, Wong A, Arjmandi BH. Watermelon Extract Supplementation Reduces Ankle Blood Pressure and Carotid Augmentation Index in Obese Adults With Prehypertension or Hypertension. Am J Hypertens 2012 Mar 8.

Finley JW, Burrell JB, Reeves PG. Pinto bean consumption changes SCFA profiles in fecal fermentations, bacterial populations of the lower bowel, and lipid profiles in blood of humans. J Nutr. 2007 Nov;137(11):2391-8.

Fintelmann V. Therapeutic profile and mechanisms of action of artichoke leaf extract: hypolipemic, antioxidant, hepatoprotective and choleretic properties. Phytomedicine 1996:1.

Fiorina P, Lanfredini M, Montanari A. Plasma homocysteine and folate are related to arterial blood pressure in type 2 diabetes mellitus. *Am J Hypertens* 1998;11:1100-7.

Fitzpatrick DF, Hirschfield SL, Ricci T, Jantzen P, Coffey RG. Endothelium-Dependent Vasorelaxation Caused by Various Plant Extracts. Journal of Cardiovascular Pharmacology 1995;26:90-95.

Fki I, Bouaziz M, Sahnoun Z, Sayadi S. Hypocholesterolemic effects of phenolic-rich extract of *Chemlali* olive cultivar in rats fed a cholesterol-rich diet. Bioorganic & Medicinal Chemistry 2005;13:5362-5370.

Flachskampf FA, Gallasch J, Gefeller O, Gan J, Mao J, Pfahlberg AB, Wortmann A, Klinghammer L, Pflederer W, Daniel WG. Randomized trial of acupuncture to lower blood pressure. Circulation 2007 Jun 19;115(24):3121-9.

Folkers K, Drzewoski J, Richardson PC, Ellis J, Shizukuishi S, Baker L Bioenergetics in clinical medicine. XVI. Reduction of hypertension in patients by therapy with coenzyme Q10. Res Commun Chem Pathol Pharmacol 1981 Jan;31(1):129-40.

Foppa M, Fuchs FD, Preissler L, Andrighetto A, Rosito GA, Duncan BB. Red wine with the noon meal lowers post-meal blood pressure: a randomized trial in centrally obese, hypertensive patients. J Stud Alcohol 2002 Mar;63(2):247-51.

Fortes RC, Novaes MRCG. The effects of *Agricus sylvaticus* fungi dietary supplementation on the metabolism and blood pressure of patients with colorectal cancer during post surgical phase. Nutr Hosp. 2011;26(1):176-186.

Franceschini G, Werba JP, Safa O, Gikalov I, Sirtori CR. Dose-related increase of HDL-cholesterol levels after N-acetylcysteine in man. Pharmacol Res. 1993 Oct – Nov;28(3):213-8.

Frasetto LA, Schloetter M, Mietus-Syder M, Morris Jr RC, Sebastian A. Metabolic and physiologic improvements from consuming a paleolithic, hunter-gatherer type diet. European Journal of Clinical Nutrition 2009;1-9.

Friedman M, Fitch TE, Levin CE, Yokoyama WH. Feeding Tomatoes to Hamsters Reduces their Plasma Low-density Lipoprotein Cholesterol and Triglycerides. Journal of Food Science 2000;65(5):897-899.

Fritz M, Vecchi B, Rinaldi G, Añón MC. Amaranth seed protein hydrolysates have in vivo and vitro antihypertensive activity. Food Chemistry 2011;126:878-884.

Frühbeck G, Monreal I, Santidrián S. Hormonal implications of the hypocholesterolemic effect of intake of field beans (Vicia faba L.) by young men with hypercholesterolemia. Am J Clin Nutr 1997 Dec;66(6):1452-60.

Fuhrman B, Elis A, Aviram M. Hypocholesterolemic Effect of Lycopene and B-Carotene Is Related to Suppression of Cholesterol Synthesis and Augmentation of LDL Receptor Activity in Macrophages. Biochemical and Biophysical Research Communications 1997;233:658-662.

Fujita H, Yamagami T. Efficacy and Safety of Chinese Black Tea (Pu-Ehr) Extract in Healthy and Hypercholesterolemic Subjets. Ann Nutr Metab. 2008;53:33-42.

Fujita T, Sato Y. Natriuretic and antihypertensive effects of potassium in DOCA-salt hypertensive rats. Kidney Int 1983 Dec;24(6):731-9.

Fujita T, Ando K, Noda H, Ito Y, Sato Y. Effects of increased adrenomedullary activity and taurine in young patients with borderline hypertension. Circulation 1987 Mar;75(3):525-32.

Fukumitsu S, Aida K, Shimizu H, Toyoda K. Flaxseed lignan lowers blood cholesterol and decreases liver disease risk factors in moderately hypercholesterolemic men. Nutr Res 2010 Jul;30(7):441-6.

Fukunaga T, Nishiya K, Kajikawa I, Takeya K, Itokawa H. Studies on the Constituents of Japanese Mistletoes from Different Host Trees and Their Antimicrobial and Hypotensive Properties. Chem. Pharm. Bull. 1989;37(6):1543-1546.

Fukushima M, Nakano M, Morii Y, Ohashi T, Fujiwara Y, Sonoyama K. Hepatic LDL receptor mRNA in rats is increased by dietary mushroom (Agaricus bisporus) fiber and sugar beet fiber. J Nutr. 2000 Sep;130(9):2151-6.

Fukushima M, Ohashi T, Fujiwara Y, Sonoyama K, Nakano M. Cholesterol-lowering effects of maitake (Grifola frondosa) fiber, shiitake (Lentinus edodes) fiber, and enokitake (Flammulina velutipes) fiber in rats. Exp Biol Med (Maywood) 2001 Sep;226(8):758-65.

Fuliang HU, Hepburn HR, Xuan H, Chen M, Daya S, Radloff SE. Effects of propolis on blood glucose, blood lipid and free radicals in rat with diabetes mellitus. Pharmacological Research 2005;51:147-152.

Fumio E, Watanabe Y, Zhang J, Miyamoto K, Yoshimoto H, Fukuhara T, Higaki M. Inhibitory effects of hot water extract from Agaricus blazei fruiting bodies (CJ-01) on hypertension development in Spontaneously Hypertensive Rats. Journal of Traditional Medicines 1999;16(5):201-207.

Gaddi A, Descovich GC, Noseda G, Fragiacomo C, Colombo L, Craveri A, Montanari G, Sirtori CR. Controlled evaluation of pantethine, a natural hypolipidemic compound, in patients with different forms of hyperlipoprotenemia. Atherosclerosis 1984 Jan;50(1):73-83.

Galduróz JCF, Antunes HK, Santos RF. Gender- and age-related variations in blood viscosity in normal volunteers: A study of the effects of *Allium sativum* and *Ginkgo biloba*. Phytomedicine 2007;14:447-451.

Gallaher CM, Gallaher DD. Dried plums (prunes) reduce atherosclerosis lesion area in apolipoprotein E-deficient mice. Br J Nutr 2009 Jan;101(2):233-9.

Gamarallage VKS, Banigesh A, Wu L, Lee P, Juurlink BHJ. The Dietary Phase 2 Protein Inducer Sulforaphane Can Normalize the Kidney Epigenome and Improve Blood Pressure in Hypertensive Rats. *American Journal of Hypertension* 2012 Feb;25:229-235.

Gao F, Zhang K, Song XT, Wu XG, Zhang JY, Cui ZY, Yu F. Study on Assistant Anti-hypertension Effect of Apocynum among Hypertensions Patients. Occupation and Health 2010.

Garg K, Gupta A, Rao HK, Sharma K. Efficacy of hypericum perforatum (St. John's wort) in patients of hypertension with associated anxiety. Journal of Herbal Medicine and Toxicology 2010;4(1):103-108.

Gasparotto Junior A, Aurelio BM, Botelho LEL, Alves SME, Leite KCA, Andrade MMC. Natriuretic and diuretic effects of *Tropaeolum majus* (Tropaeolaceae) in rats. Journal of Ethnopharmacology 2009;122:517-522.

Gasparotto Junior A, Gasparotto FM, Lourenco EL, Crestani S, Stefanello ME, Salvador MJ, da Silva-Santos JE, Marques MC,

Kassuya CA. Antihypertensive effects of isoquercitrin and extracts from Tropaeolum majus L.: evidence for the inhibition of angiotensin converting enzyme. J Ethnopharmacol. 2011 Mar 24;134(2):363-72.

Gasparotto Junior A, Gasparotto FM, Lourenco EL, Crestani S, Stefanello ME, Salvador MJ, da Silva-Santos JE, Marques MC, Kassuya CA. Diuretic and potassium-sparing effect of isoquercitrin – an active flavonoid of Tropaeolum majus L. J Ethnopharmacol 2011 Mar 24;134(2):210-5.

Gavez M, Efectos terapéuticos de *Cyclanthera pedata* ("caigua") deshidratada a dosis bajas y unitomas en pacientes hiperlipidémicos. Segundo Simposium Internacional de Plantas Medicinales y Fitoterapia 2004 Aug:23.

Gebhardt R. Hepatocellular actions of artischoke extracts: stimulation of biliary secretion, inhibition of cholesterol biosynthesis and antioxidant properties. Phytomedicine 1996:1.

Geng F, He Y, Yang L, Wang Z. A rapid assay for angiotensin-converting enzyme activity using ultra-performance liquid chromatography-mass spectrometry. Biomed. Chromatogr. 2010;24:312-317.

Geohas J, Daly A, Juturu V, Finch M, Komorowski JR. Chromium picolinate and biotin combination reduces atherogenic inde of plasma in patients with type 2 diabetes mellitus: a placebo-controlled, double-blinded, randomized clinical trial. Am J Med Sci. 2007 Mar;333(3):145-53.

Georgina EO, Kingsley O, Esosa US, Helen NK, Frank AO, Anthony OC. International Journal of Nutrition and Metabolism 2011 Sep 13;3(8):97-102.

Gerhardt AL, Gallo NB. Full-fat rice bran and oat bran similarly reduce hypercholesterolemia in humans. J Nutr. 1998 May;128(5):865-9.

Ghayur MN, Gilani AH. Radish seed extract mediates its cardiovascular inhibitory effects via muscarinic receptor activation. Fundam Clin Pharmacol 2006 Feb;20(1):57-63.

Ghule BV, Ghante MH, Saoji AN, Yeole PG. Hypolipidemic and antihyperlipidemic effects of Lagenaria siceraria (Mol.) fruit extracts. Indian J Exp Biol. 2006 Nov;44(11):905-9.

Ghule BV, Ghante MH, Yeole PG, Saoji AN. Diuretic activity of *Lagenaria siceraria* fruit extracts in rats. Indian Journal of Pharmaceutical Sciences 2007;69(6):817-819.

Ghule BV, Ghante MH, Saoji AN, Yeole PG. Antihyperlipidemic effect of the methanolic extract from Lagenaria siceraria Stand. Fruit in hyperlipidemic rats. J Ethnopharmacol. 2009 Jul 15;124(2):333-7.

Gilani AH, Shaheen E, Saeed SA, Bibi S, Irfanullah, Sadiq M, Faizi S. Hypotensive action of coumarin glycosides from Daucus carota. Phytomedicine 2000 Oct;7(5):423-6.

Gilani AH, Khan AU, Jabeen Q, Subhan F, Ghafar R. Antispasmodic and blood pressure lowering effects of *Valeriana wallichii* are mediated through K⁺ channel activation. Journal of Ethnopharmacology 2005;100:347-352.

Gilani AH, Khan AU, Shah AJ, Connor J, Jabeen Q. Blood pressure lowering effect of olive is mediated through calcium channel blockade. International Journal of Food Sciences and Nutrition 2005 Dec;56(8):613-620.

Gilani AH, Jabeen Q, Ghayur MN, Janbaz KH, Akhtar MS. Studies on the antihypertensive, antispasmodic, bronchodilator and hepatoprotective activities of th Carum copticum seed extract. J Ethnopharmacol 2005 Apr 8;98(1-2):127-35.

Gilani AH, Jabeen Q, Khan A-U, Shah AJ. Gut modularity, blood pressure lowering, diuretic and sedatve activities of cardamom. Journal of Ethnopharmacology 2008;115:463-472.

Ginter E, Kubec FJ, Vozár J, Bobek P. Natural hypocholesterolemic agent: pectin plus ascorbic acid.Int J Vitam Nutr Res. 1979;49(4):406-12.

Girija K, Lakshman K, Udaya Chandrika, Sabhya Sachi Ghosh, Divya T. Anti-diabetic and anti-cholesterolemic activity of methanol extracts of three species of *Amaranthus*. Asian Pasific Journal of Tropical Biomedicine 2011;:133-138.

Goldhamer A, Lisle D, Parpia B, Anderson SV, Campbell TC. Medically Supervised Water-only Fasting in the Treatment of Hypertension. Journal of Manipulative and Physiological Therapeutics 2001 Jun;24(5):335-339.

Gonez C. Efectos de la Caigua *(Cyclantera pedata)* sobre el perfil lipidico en adultos. Instituto de Investigación de Altura. UPCH. Rev. Per. Endocr. Meta. 1997;3:30-35.

Gonzales F, Chlimper D, Goñez C, Takara M. Estudio de los efectos la caigua deshidratada (Cycladin) sobre el perfil lipidico de adultos de mediana edad de Lima. Instituto de Investigaciones de la Altura. Universidad Peruana Cayetano Heredia. Laboratorios Farmindutria; Lima Peru, 1994.

Gonzales GF, Góñez C, Villena A. Serum lipid and lipoprotein levels in postmenopausal women: short-course effect of caigua. Menopause 1995;2(4):225-234.

Gonzales GF. Ethnobiology and Ethnopharmacology of *Lepidium meyenii* (Maca), a Plant from the Peruvian Highlands. Evidence-Based Complementary and Alternative Medicine 2012:1-10.

Gordon EA, Guppy LJ, Nelson M. The antihypertensive effects of the Jamaican Cho-Cho (Sechium edule). West Indian Med J. 2000 Mar;49(1):27-31.

Gorguc M, Celik I. Effects of Fresh Butter Consumption on the Lipid Profile in Healthy Human Male. J. Clin. Biochem. Nutr. 2005;36:79-82.

Gorinstein S, Yamamoto K, Katrich E, Leontowicz H, Lojek A, Leontowicz M, Čiž M, Goshev I, Shalev U, Trakhtenberg S. Antioxidative Properties of Jaffa Sweeties and Grapefruit and Their Influence on Lipid Metabolism and Plasma Antioxidative Potential in Rats. Biosci. Biotechnol. Biochem. 2003;67(4):907-910.

Gorinstein S, Bartnikowska E, Kulasek G, Zemser M, Trakhtenberg S. Dietary Persimmon Improves Lipid Metabolism in Rats Fed Diets Containing Cholesterol. J. Nutr. 1998 Nov 1;128(11):2023-2027.

Gorinstein S, Kulasek GW, Bartnikowska E, Leontowicz M, Zemser M, Morawiec M, Trakhtenberg S. The effects of diets, supplemented with either whole persimmon or phenol-free persimmon, on rats fed cholesterol. Food Chemistry 2000;70:303-308.

Gorinstein S, Caspi A, Libman I, Katrich E, Lerner HT, Trakhtenberg S. Fresh Israeli Jaffa Sweetie Juice Consumption Improves Lipid Metabolism and Increases Antioxidant Capacity in Hypercholesterolemic Patients Suffering from Coronary Artery Disease: Studies in Vitro and in Humans and Positive Changes in Albumin and Fibrinogen Fractions. J. Agric. Food Chem 2004;52: 5215-5222.

Gossell-Williams M, Lyttle K, Clarke T, Gardner M, Simon O. Supplementation with pumpkin seed oil improves plasma lipid

211

profile and cardiovascular outcomes of female non-ovariectomized and ovariectomized Sprague-Dawley rats. Phytotherapy Research 2008 Jul;22(7):873-877.

Gossell-Williams M, Hyde C, Hunter T, Simms-Stewart D, Fletcher H, McGrowder D, Walters CA. Improvement in HDL cholesterol in postmenopausal women supplemented with pumpkin seed oil: pilot study. Climacteric 2011 Oct;14(5):558-564.

Graham JDP. Brit. Med. Jour. 1939;4114:951-953.

Graham JDP. Quart. Jour. Pharm. and Pharmacol. 1940;13(1):49-56.

Green CO, Wheatley AO, McGrowder DA, Dilworth LL. Asemota HN. Hypolipidemic effects of ortanique peel polymethoxylated flavones in rats with diet-induced hypercholesterolemia. Journal of Food Biochemistry 2011 Oct;35(5):1555-1560.

Greenway F, Liu Z, Yu Y, Gupta A. A clinical trial testing the safety and efficacy of a standardized Eucommia ulmoides Oliver bark extract to treat hypertension. Altern Med Rev. 2011 Dec;16(4):338-47.

Grigorova S, Kashamov B, Sredkova V, Surdjiiska S, Zlatev H. Effect of tribulus terrestris extract on semen quality and serum total cholesterol content in white plymouth rock-mini cocks. Biotechnology in Animal husbandry 2008;24(3-4):139-146.

Grimsgaard S, Bønaa KH, Jacobsen BK, Bjerve KS. Plasma Saturated and Linoleic Fatty Acids Are Independently Associated with Blood Pressure. Hypertension 1999;34:478-483.

Gropalan R, Gracias D, Madhavan M. Serum lipid and lipoprotein fractions in bengal gram and biochanin A induced alterations in atherosclerosis. Indian Heart J 1991 May – Jun;43(4):185-9.

Grossman E, Grossman A, Schein MH, Zimlichman R, Gavish B. Breathing-control lowers blood pressure. Journal of Human Hypertension 2001 Apr;15(4):263-269.

Grossman E, Laudon M, Zisapel N. Effect of melatonin on noctural blood pressure; meta-analysis of randomized controlled trials. Vasc Health Risk Manag. 2011;7:577-84.

Gu D, He J, Wu X, Duan X, Whelton PK. Effect of potassium supplementation on blood pressure in Chinese: a randomized, placebo-controlled trial. J Hypertens 2001 Jul;19(7):1325-31.

Guo W, Ni G. The effects of acupuncture on blood pressure in different patients. J Tradit Chin Med. 2003 Mar;23(1):49-50.

Gudej J, Tomczyk M. Determination of Flavonoids, Tannins and Ellagic acid in leaves from *Rubus* L. species. Archives of Pharmacal Research 2004;27(11):1114-1119.

Guivernau M, Meza N, Barja P, Roman O. Clinical and Experimental Study on the Long-term Effect of Dietary Gamma-linolenic Acid on Plasma Lipids, Platelet Aggregation, Thromboxane Formation, and Prostacyclin Production. Prostaglandis Leukotrienes and Essential Fatty Acids 1994;51:311-316.

Gulmarães PR, Galvão AMP, Batista CM, Azevedo GS, Oliveira RD, Lamounier RP, Freire N, Barros AMD, Sakurai E, Oliveira JP, Vieira EC, Alvarez-Leite JI. Eggplant *(Solanum melongena)* infusion has a modest and transitory effect on hypercholesterolemic subjects. Brazilian Journal of Medical and Biological Research 2000;33;1027-1036.

Guo H, Saiga A, Sato M, Miyazawa I, Shibata M, Takahata Y, Morimatsu F. Royal Jelly Supplementation Improves Lipoprotein Metabolism in Humans. J Nutr Sci Vitaminol 2007;53:345-348.

Guo W, Ni G. The effects of acupuncture on blood pressure in different patients. J Tradit Chin Med 2003 Mar;23(1):49-50.

Gupta R, Singhal S, Goyle A, Sharma VN. Antioxidant and hypocholesterolaemic effects of Terminalia arjuna tree-bark powder: a randomized placebo-controlled trial. J Assoc Physicians India 2001 Feb;49:231-5.

Gursu MF, Onderci M, Gulcu F, Sahin K. Effects of vitamin C and folic acid supplementation on serum paraoxonase activity and metabolites induced by heat stress in vivo. Nutrition Research 2004;24:157-164.

Gutierrez OG Jr, Ikeda K, Nara Y, Deguan GU, Yamori Y. Fish protein-rich diet attenuates hypertension induced by dietary NG-nitro-L-arginine in normotensive Wistar-Kyoto rats. Clin Exp Pharmacol Physiol. 1994 Nov;21(11):875-9.

Hagander B, Asp NG, Ekman R, Nilsson-Ehle P, Scherstén B. Dietary fibre enrichment, blood pressure, lipoprotein profile and gut hormones in NIDDM patients. Eur J Clin Nutr. 1989 Jan;43(1):35-44.

Haidari F, Seyed-Sadjadi N, Taha-Jalali M, Mohammed-Shahi M. The effect of oral administration of Carum carvi on weight, serum glucose, and lipid profile in streptozotocin-induced diabetic rats. Saudi Med J 2011;32(7):695-700.

Hajhashemi V, Abbasi N. Hypolipidemic activity of Anethum graveolens in rats. Phytother Res. 2008 Mar;22(3):372-5.

Hajjaj H, Macé C, Roberts M, Niederberger P, Fay LB. Effect of 26-Oxygenosterols from *Ganoderma lucidum* and Their Activity as Cholesterol Synthesis Inhibitors. Applied and Environmental Microbiology 2005 Jul;71(7):3653-3658.

Haji-Faraji M, Haji-Tarkhani A. The effect of sourtea *(Hibiscus sabdarriffa)* on essential hypertension. Journal of Ethnopharmacology 1999;65:231-236.

Halbert JA, Silagy CA, Finucane P, Withers RT, Hamdorf PA, Andrews GR. The effectiveness of exercise training in lowering blood pressure: a meta-analysis of randomized controlled trials of 4 weeks or longer. J Hum Hypertens 1997 Oct;11(10):641-9.

Hallebeek JM, Beynen AC. Influence of dietary beetpulp on the plasma level of triacylglycerols in horses. J Anim Physiol Anim Nutr (Berl). 2003 Jun;87(5-6):181-7.

Hallfrisch J, Scholfield DJ. Behall KM. Blood pressure reduced by whole grain diet containing barley or whole wheat and brown rice in moderately hypercholesterolemic men. Nutrition Research 2003;23:1631-1642.

Haloui M, Louedec L, Michel JB, Lyoussi B. Experimental diuretic effects of *Rosmarinus officinalis* and *Centaurium erythraea*. Journal of Ethnopharmacology 2000;71:465-472.

Hamedan WAA. Protective Effect of *Lepidium sativum L.* Seeds Powder and Extract on Hypercholesterolemic Rats. Journal of American Science 2010;6(11):873-879.

Han KH, Choe SC, Kim HS, Sohn DW, Nam KY, Oh BH, Lee MM, Park YB, Choi YS, Seo JD, Lee YW. Effect of red ginseng on blood pressure in patients with essentia hypertension and white coat hypertension. Am J Chin Med. 1998;26(2):199-209.

Han KH, Iijuka M, Shimada K, Sekikawa M, Kuramochi K, Ohba K, Ruvini L, Chiji H, Fukushima M. Adzuki resistant starch lowered serum cholesterol and hepatic 3-hydroxy-3-methylglutaryl-CoA mRNA levels and increased hepatic LDL-receptor and cholesterol 7alpha-hydroxylase mRNA levels in rats fed a cholesterol diet. Br J. Nutr. 2005 Dec;94(6):902-8.

Han LK, Xu BJ, Kimura Y, Zheng Y, Okuda H. Platycodi radix affects lipid metabolism in mice with high fat diet-induced obesity. J Nutr. 2000 Nov;130(11):2760-4.

Han LK, Zheng YN, Xu BJ, Okuda H, Kimura Y. Saponins from platycodi radix ameliorate high fat diet-induced obesity in mice. J

Nutr. 2002 Aug;132(8):2241-5.

Handayani D, Chen J, Meyer BJ, Huang XF. Dietary Shiitake Mushroom *(Lentinus edodes)* Prevents Fat Deposition and Lowers Triglyceride in Rats Fed a High-Fat Diet. Journal of Obesity 2011.

Hansen AS, Marckmann P, Dragsted LO, Finné Nielsen IL, Nielsen SE, Grønbaek M. Effect of red wine and red grape extract on blood lipids, haemostatic factors, and other risk factors for cardiovascular disease. Eur J Clin Nutr. 2005 Mar;59(3):449-55.

Hansen K, Adsersen A, Smitt UW, Nyman U, Christensen SB, Schwartner C, Wagner H. Angiotensin Converting Enzyme (ACE) inhibitory flavonoids from *Erythroxylum laurifolium.* Phytomedicine 1996;2(4):313-317.

Hartley TR, Sung BH, Pincomb GA, Whitsett TL, Wilson MF, Lovallo WR. Hypertension risk status and effect of caffeine on blood pressure. Hypertension 2000 Jul;36(1);137-41.

Hartley TR, Locallo WR, Whitsett TL. Cardiovascular effects of caffeine in men and women. Am J Cardiol 2004 Apr 15;93(8):1022-6.

Hassall CH, Kirtland SJ. Dihomo-y-linolenic acid is more potent than an equivalent amount of linoleic acid in reversing hypertension induced with saturated fat. Prog. Lipid Res. 1986;25:515-517.

Hata Y, Yamamoto M, Ohni M, Nakajima K, Nakamura Y, Takano T. A placebo-controlled study of the effect of sour milk on blood pressure in hypertensive subjects. Am J Clin Nutr 1996 Nov;64(5):767-771.

Hata Y, Nakajima K, Uchida JI, Hidaka H, Nakano T. Clinical Effects of Brown Seaweed, *Undaria pinnatifida* (wakame), on Blood Pressure in Hypertensive Subjects. Journal of Clinical Biochemistry and Nutrition 2001;30:43-53.

Hayakawa K, Kimura M, Kamata K. Mechanism underlying y-aminobutyric acid-induced antihypertensive effect in spontaneously hypertensive rats. European Journal of Pharmacology 2002;438:107-113.

He D, Huang Y, Ayupbek A, Gu D, Yang Y, Aisa HA, Ito Y. Separation and Purification of Flavonoids from Black Currant Leaves by High-Speed Countercurrent Chromatography and Preparative HPLC. J Liq Chromatogr Relat Technol. 2010 March 1;33(5): 615-628.

He FJ, MacGregor GA. Effect of modest salt reduction on blood pressure: a meta-analysis of randomized trials. Implications for public health. Journal of Human Hypertension 2002 Nov;16(11):761-770.

He J, Gu D, Wu X, Chen J, Duan X, Chen J, Whelton PK. Effect of soybean protein on blood pressure: A randomized, controlled trial. Ann Intern Med. 2005 Jul 5;143(1):1-9.

He SY, Qian ZY, Tang FT, Wen N, Xu GL, Sheng L. Effect of crocin on experimental atherosclerosis in quails and its mechanisms. Life Sci. 2005 Jul 8;77(8):907-21.

Hermsdorff HH, Zulet MA, Abete I, Martinez JA. A legume-based hypocaloric diet reduces proinflammatory status and improves metabolic features in overweight/obese subjects. Eur J Nutr. 2011 Feb;50(1):61-9.

Hidaka S, Okamoto Y, Arita M. A hot water extract of Chlorella pyrenoidosa reduces body weight and serum lipids in ovariectomized rats. Phytother Res. 2004 Feb;18(2):164-8.

Higasa S, Fujihara S, Hayashi A, Kimoto K, Aoyagi Y. Distributon of a novel angiotensin I-converting enzyme inhibitory substance (2"-hydroxynicotianamine) in the flour, plant parts, and processed products of buckwheat. Food Chemistry 2011;125:607-613.

Hiramatsu K, Nozaki H, Arimori S. Influence of pantethine on platelet volume, microviscosity, lipid composition and functions in diabetes mellitus with hyperlipidemia. Tokai J Exp Clin Med 1981 Jan;6(1):49-57.

Hodson L, Skeaff CM, Chisholm WA. The effect of replacing dietary saturated fat with polyunsaturated or monounsaturated fat on plasma lipids in free-living young adults. Eur J Clin Nutr. 2001 Oct;55(10):908-15.

Hoe SZ, Kamaruddin MY, Lam SK. Inhibition of Angiotensin-Convertin Enzyme Activity by a Partially Purified Fraction of *Gynura procumbens* in Spontaneously Hypertensive Rats. Med Princ Pract 2007;16:203-208.

Hoe SZ, Lee CN, Mok SL, Kamaruddin MY, Lam SK. *Gynura procumbens* Merr. decreases blood pressure in rats by vasodilatation via inhibition of calcium channels. Clinics 2011;66(1):143-150.

Hopkins PN. Effects of dietary cholesterol on serum cholesterol: a meta-analysis and review. Am J Clin Nutr 1992;55:1060-70.

Hosomi R, Fukunaga K, Arai H, Kanda S, Nishiyama T, Yoshida M. Fish Protein Decreases Serum Cholesterol in Rats by Inhibition of Cholesterol and Bile Acid Absorption. Journal of Food Science 2011 May;76(4):116-121.

Hossain S, Hashimoto M, Choudhury EK, Alam N, Hussain S, Hasan M, Choudhury SK, Mahmud I. Dietary mushroom (Pleurotus ostreatus) ameliorates atherogenic lipid in hypercholesterolaemic rats. Clin Exp Pharmacol Physiol 2003 Jul;30(7):470-5.

Hosseini S, Lee J, Sepulveda RT, Rohdewald P, Watson RR. A randomized, double-blind, placebo-controlled, prospective, 16 week crossover study to determine the role of Pycnogenol in modifying blood pressure in mildly hypertensive patients. Nutrition Research 2001;21:1251-1260.

Hou Y, Shao W, Xiao R, Xu K, Ma Z, Johnstone BH, Du Y. Pu-erh tea aqueous extracts lower atherosclerotic risk factors in a rat hyperlipidemia model. Experimental Gerontology 2009;44:434-439.

Houston M. The role of magnesium in hypertension and cardiovascular disease. J Clin Hypertens (Greenwich) 2011 Nov;13 (11):843-7.

Howes JB, Tran D, Brillante D, Howes LG. Effects of dietary supplementation with isoflavones from red clover on ambulatory blood pressure and endothelial function in postmenopausal type 2 diabetes. Diabetes Obes Metab. 2003 Sep;5(5):325-32.

Hsieh MH, Chan P, Sue YM, Liu JC, Liang TH, Huang TY, Tomlinson B, Chow MS, Kao PF, Chan YJ. Efficacy and tolerability of oral stevioside in patients with mild essential hypertension: a two-year, randomized, placebo-controlled study. Clin Ther. 2003 Nov;25(11):2797-808.

Hsu CH, Tsai TH, Kao YH, Hwang KC, Tseng TY, Chou P. Effect of green tea extract on obese women: A randomized, double-blind, placebo-controlled clinical trial. Clinical Nutrition 2008;27:363-370.

Hsu F-L, Lin Y-H, Lee M-H, Lin C-L, Hou W-C. Both Dioscorin, the Tuber Storage Protein of Yam *(Dioscorea alata* cv. Tainong No. 1), and Its Peptic Hydrolysates Exhibited Angiotensin Converting Enzyme Inhibitory Activities. J Agric. Food Chem. 2002;50:6109-6113.

Hsu G-SW, Lu Y-F, Chang S-H, Hsu S-Y. Antihypertensive effect of mung bean sprout extracts in spontaneously hypertensive rats. Journal of Food Biochemistry 2011;35:278-288.

Hsu Y-M, Lai C-H, Chang C-Y, Fan C-T, Chen C-T, Wu C-H. Characterizing the Lipid-Lowering Effects and Antioxidant Mechanisms of Tomato Paste. Biosci. Biotechnol. Biochem. 2008;72(3):677-685.

Hu C, Wei H, Kong H, Bouwman J, Gonzalez-Covarrubias V, van der Heijden R, Reijmers TH, Bao X, Verheij ER, Hankemeier T, Xu G, van der Greef J, Wang M. Linking biological activity with herbal constituents by systems biology-based approaches: effects of Panax ginseng in type 2 diabetic Goto-Kakizaki rats. Mol Biosyst. 2011 Nov;7(11):3094-103.

Hu L, Zhang Y, Lim PS, Miao Y, Tan C, McKenzie KU, Schyvens CG, Whitworth JA. Apocynin but not L-arginine prevents and reverses dexamethasone-induced hypertension in the rat. Am J Hypertens 2006 Apr;19(4):413-8.

Hu Y, Davies GE. Berberine inhibits adipogenesis in high-fat diet-induced obesity mice. Fitoterapia 2010;81:358-366.

Huang HY, Tso TK, Tsai YC, Chang CK. Antioxidant and angiotensin-converting enzyme inhibition capacities of various parts of *Benincasa hispida* (wax gourd). Nahrung 2004;48:230-233.

Huang L, Wen K, Gao X, Liu Y. Hypolipidemic effect of fucoidan from *Laminaria japonica* in hyperlipidemic rats. Pharmaceutical Biology 2010 Apr;48(4):422-426.

Huang R, Wang Y. Preventive effect of laminaria japonica polysaccharides on experimental atherosclerosis in rat. Journal of Nantong University (Medical Sciences) 2008.

Husain GM, Chatterjee SS, Singh PN, Kumar V. Hypolipidemic and Antiobesity-Like Activity of Standardised Extract of *Hypericum perforatum* L. in Rats. International Scholarly Research Network 2011

Huseini HF, Larijani B, Heshmat R, Fakhrzadeh H, Radjabipour B, Toliat T, Raza M. The Efficacy of *Silybum marianum* (L.) Gaertn. (silymarin) in the treatment of type II diabetes: a randomized, double-blind, placebo-controlled, clinical trial. Phytother Res. 2006 Dec;20(12):1036-9.

Huseini HF, Kianbakht S, Hajiaghaee R, Dabaghian FH. Anti-hyperglycemic and Anti-hypercholesterolemic Effects of Aloe vera Leaf Gel in Hyperlipidemic Type 2 Diabetic Patients: A Randomized Double-Blind Placebo-Controlled Clinical Trial. Planta Med 2011 Dec 23

Hussein A. Purslane Extract Effects on Obesity-Induced Diabetic Rats Fed a High-Fat Diet. Mal J Nutr 2010;16(3):419-429.

Hussein GME, Matsuda H, Nakamura S, Hamao M, Akiyama T, Tamura K, Yoshikawa M. Mate Tea *(Ilex paraguariensis)* Promotes Satiety and Body Weight Lowering in Mice: Involvement of Glucagon-Like Peptide-1. Biol. Pharm. Bull. 2011;34(12):1849-1855.

Hussein GME, Matsuda H, Nakamura S, Akiyama T, Tamura K, Yoshikawa M. Protective and ameliorative effects of maté *(Ilex paraguariensis)* on metabolic syndrome in TSOD mice. Phytomedicine 2011;19:88-97.

Hussein G, Nakamura M, Zhao Q, Iguchi T, Goto H, Sankawa U, Watanabe H. Antihypertensive and neuroprotective effects of astaxanthin in experimental animals. Biol Pharm Bull. 2005 Jan;28(1):47-52.

Hussin M, Hamid AA, Mohamad S, Saari N, Bakar F, Dek SP. Modulation of Lipid Metabolism by *Centella Asiatica* in Oxidative Stress Rats. Journal of Food Science 2009 Mar;74(2):72-78.

Ichimura T, Yamanaka A, Ichiba T, Toyokawa T, Kamada Y, Tamamura T, Maruyama S. Antihypertensive Effect of an Extract of *Passiflora edulis* Rind in Spontaneously Hypertensive Rats. Biosci. Biotechnol. Biochem. 2006;70(3):718-721.

Ifansyah N. Comparative effects of total flavonoids extracted from Ribes nigrum leaves, rutin and isoquercitrin on biosynthesis and release of prosiaglandins in the ex vivo rabbit heart. Thèse de Doct. 3Ème cycle ès Sci. Pharm. Tolouse 1982.

Iftekhar ASMM, Rayhan I, Quadir MA, Akhteruzzaman S, Hasnat A. Effect of *Tamarindus Indica* fruits on blood pressure and lipid-profile in human model: an *in vivo* approach. Pak. J. Pharm. Sci. 2006;19(2):125-129.

Igarashi K, Satoh A, Numazawa S, Takahashi E. Effects of cabbage leaf protein concentrate on the serum and liver lipid concentrations in rats. J Nutr Sci Vitaminol (Tokyo) 1997 Apr;43(2):261-70.

Imafidon EK, Okunrobo OL. Biochemical Evaluation of the Tradomedicinal Uses of the Seeds of *Persea americana* Mill., (Family: Lauraceae). World Journal of Medical Sciences 2009;4(2):143-146.

Imafidon KE. Liver Function Status of Hypertensive and Normotensive Rats Administered *Persea americana* Mill. (Avocado) Seeds. Academic Journal of Plant Sciences 2010;3(3):130-133.

Imenshahidi M, Hosseinzadeh H, Javadpour Y. Hypotensive effect of aqueous saffron extract (Crocus sativus L.) and its constituents, safranal and crocin, in normotensive and hypertensive rats. Phytother Res. 2010 Jul;24(7):990-4.

Inanaga K, Ichiki T, Matsuura H, Miyazaki R, Hashimoto T, Takeda K, Sunagawa K. Resveratrol attenuates angiotensin II-induced interleukin-6 expression and perivascular fibrosis. Hypertens Res. 2009 Jun;32(6):466-71.

Inoue M, Wu CZ, Dou DQ, Chen YJ, Ogihara Y. Lipoprotein lipase activation by red Ginseng saponins in hyperlipidemia model animals. Phytomedicine 1999;6(4):257-265.

Interaminense LF, Leal-Cardoso JH, Magalhães PJ, Duarte GP, Lahlou S. Enhanced hypotensive effects of the essential oil of Ocimum gratissimum leaves and its main constituent, eugenol, in DOCA-salt hypertensive conscious rats. Planta Med. 2005 Apr;71(4):376-8.

Iraz M, Fadillioğlu E, Taşdemir S, Ateş B, Erdoğan S. Dose dependent effects of caffeic acid phenethyl ester on heart rate and blood pressure in rats. Eur J Gen Med 2005;2(2):69-75.

Iritani N, Nogi J. Effect of Spinach and Wakame on Cholesterol Turnover in the Rat. Atherosclerosis 1972;15:87-92.

Ishaq GM, Zia-ul-Arifeen S, Ahmad BD, Moinuddin G, Ahmad A, Devi K. Hypotensive Potential of Aqueous Extract of *Emblica Officinalis* On Anaesthetized Dogs. JK-Practitioner 2005;12(4):213-215.

Israni DA, Patel KV, Gandhi TR. Anti-hyperlipidemic activity of aqueous extract of *Terminalia chebula* & gaumutra in high cholesterol diet fed rats. Pharma science monitor 2010;1(1):48-59.

Iswald I, Arráez-Román D, Rodriguez-Medina I, Beltrán-Debón R, Joven J, Segura-Carretero A, Fernández-Gutiérrez A. Identification of phenolic compounds in aqueous and ethanolic rooibos extracts (Aspalathus linearis) by HPLC-ESI-MS (TOF/IT). Anal Bioanal Chem. 2011 Jul;400(10):3643-54.

Itoh T, Furuichi Y. Lowering serum cholesterol level by feeding a 40% ethanol-eluted fraction from HP-20 resin treated with hot water extract of aduki beans *(Vigna angularis)* to rats fed a high-fat cholesterol diet. Nutrition 2009;25:318-321.

Iyer D, Sharma BK, Patil UK. Effect of ether- and water-soluble fractions of Carica papaya ethanol extract in experimentally induced hyperlipidemia in rats. Pharm Biol. 2011 Dec;49 (12):1306-10.

Jabeen Q, Bashir S, Lyoussi B, Gilani AH. Coriander fruit exhibits gut modulatory, blood pressure lowering and diuretic activities. J

Ethnopharmacol 2009 Feb 25;122(1):123-130.

Jacob A, Pandey M, Kapoor S, Saroja R. Effect of the Indian gooseberry (amla) on serum cholesterol levels in men aged 35-55 years. Eur J Clin Nutr. 1988 Nov;42(11):939-44.

Jadhav GB, Upasani CD. Antihypertensive effect of Silymarin on DOCA salt induced hypertension in unilateral nephrectomized rats. Orient Pharm Exp Med 2011;11:101-106.

Jahodar I, Opletal L, Lukes J, Zdansky P, Solichova D. A study on the anithyper-cholesterolemic and antihyperlipidaemic effects of cabbage extracts and their phytochemical evaluation. Pharmazie 1995;50(12):833-834.

Jain N, Srivastava RD, Singhal A. The effects of right and left nostril breathing on cardiorespiratory and autonomic parameters. Indian J Physiol Pharmacol 2005 Oct-Dec;49(4):469-74.

Jalali-Khanabadi BA, Mozaffari-Khosrav H, Parsaeyan N. Effects of almond dietary supplementation on coronary heart disease lipid risk factors and serum lipid oxidation parameters in men with mild hyperlipidemia. J Altern Complement Med. 2010 Dec;16(12):1279-83.

Jamaatul FH, Rokiah MY, Norhayati AH. Effect of red pitaya *(Hylocereus sp.)* supplementation on blood glucose level and lipid profile of induced hyperglycaemic rats. Malaysian Journal of Nutrition 2005;11(1):585.

Jayanthi S, Varalakshmi P. Tissue lipids in experimental calcium oxalate lithiasis and the effect of DL alpha-lipoic acid. Biocem Int 1992 Apr;26(5):913-21.

Jayasree T, Kishore KK, Vinay M, Vasavi P, Dixit R, Rajanikanth M, Manohar VS. Diuretic effect of chloroform extract of *Benincasa hispidarind* (Pericarp) in Sprague-Dawley rats. International Journal of Applied Biology and Pharmaceutical Technology 2011;Volume 2.Issue 2.:94-99.

Jeon BH, Kim CS, Kim HS, Park JB, Nam KY, Chang SJ. Effect of Korean red ginseng on blood pressure and nitric oxide production. Acta Pharmacol Sin 2000;21:1095-1100.

Jeon BH, Kim CS, Park KS, Lee JW, Park JB, Kim KJ, Kim SH, Chang SJ, Nam KY. Effect of Korean red ginseng on the blood pressure in conscious hypertensive rats. Gen Pharmacol 2000;35:135-141.

Jeong SC, Jeong YT, Yang BK, Islam R, Koyyalamudi SR, Pang G, Cho KY, Song CH. White button mushroom (*Agaricus bisporus)* lowers blood glucose and cholesterol levels in diabetic and hypercholesterolemic rats. Nutrition Research 2010;30:49-56.

Jeng K-C, Chen C-S, Fang Y-P, Hou RC-W, Chen Y-S. Effect of Microbial Fermentation on Content of Statin, GABA, and Polyphenols in Pu-Erh Tea. J. Agric. Food Chem. 2007;55:8787-8792.

Jenkins DJ, Kendall CW, Marchie A, Parker TL, Connelly PW, Qian W, Haight JS, Faulkner D, Vidgen E, Lapsley KG, Spiller GA. Dose response of almonds on coronary heart disease risk factors: blood lipids, oxidized low-density lipoproteins, lipoprotein(a), homocysteine and pulmonary nitric oxide: a randomized, controlled, crossover trial. Circulation 2002 Sep 10;106(11):1327-32.

Jenkins DJA, Popovich DG, Kendall CWC, Vidgen E, Tariq N, Ransom TPP, Wolever TMS, Vuksan V, Mehling CC, Boctor DL, Bolognesi C, Huang J, Patten R. Effect of a Diet High in Vegetables, Fruit and Nuts on Serum Lipids. Metabolism 1997 May;46(5):530-537.

Jensen EN, Buch-Andersen T, Ravn-Haren G, Dragsted LO. The effects of apples on plasma cholesterol levls and cardiovascular risk – a review of the evidence. Journal of Horticultural Science & Biotechnology 2009:34-41.

Jensen T, Retterstøl LJ, Sandset PM, Godal HC, Skjønsberg OH. A daily glass of red wine induces a prolonged reduction in plasma viscosity: a randomized controlled trial. Blood Coagul Fibrinolysis. 2006 Sep;17(6):471-6.

Jemai H, Bouaziz M, Fki I, El Feki A, Sayadi S. Hypolipidimic and antioxidant activities of oleuropein and its hydrolysis derivative-rich extracts from Chemlali olive leaves. Chem Biol Interact. 2008 Nov 25;176(2-3):88-98.

Jemai H, El Feki A, Sayadi S. Antidiabetic and antioxidant effects of hydroxytyrosol and oleuropein from olive leaves in alloxan-diabetic rats. J Agric Food Chem. 2009 Oct 14;57(19):8798-804.

Jezova D, Duncko R, Lassanova M, Kriska M, Moncek F. Reduction of rise in blood pressure and cortisol release during stress by ginkgo biloba extract (EGB 761) in healthy volunteers. Journal of Physiology and Pharmacology 2002;53(3):337-348.

Ji W, Gong BQ. Hypolipidemic effects and mechanisms of Panax notoginseng on lipid profile in hyperlipidemic rats. J Ethnopharmacol 2007 Sep 5;113(2):318-24.

Jiang HD, Cai J, Xu JH, Zhou XM, Xia Q. Endothelium-dependent and direct relaxation induced by ethyl acetate extract from Flos Chrysanthemi in rat thoracic aorta. Journal of Ethnopharmacology 2005;101221-226.

Jiménez R, López-Sepúlveda R, Kadmiri M, Romero M, Vera R, Sánchez M, Vargas F, O'Valle F, Zarzuelo A, Dueñas M, Santos-Buelga C, Duarte J. Polyphenols restore endothelial function in DOCA-salt hypertension: Role of endothelin-1 and NADPH oxidase. Free Radical Biology & Medicine 2007;43:462-473.

Jiménez-Ferrer E, Badillo FH, González-Cortazar M, Tortoriello J, Herrera-Ruiz M. Antihypertensive activity of *Salvia elegans* Vahl. (Lamiaceae): ACE inhibition and angiotensin II antagonism. Journal of Ethnopharmacology 2010;130:340-346.

Jin H, Zhang G, Cao X, Zhang M, Long J, Luo B. Treatment of hypertension by Linzhi combined with hypotensor and its effects on arterial, arteriolar and capillary pressure and microcirculation. Microcirculatory approach to Asian traditional medicine: Strategy for the scientific evaluation: selected proceedings from the 2nd Asian Congress for Microcirculation (ACM'95). Amsterdam; New York: Elsevier 1996:131-8.

Johnkennedy N, Adamma E, Austin A, Chukwunyere NE. Influence of Xylopia Aethiopica Fruits on Some Hematological and Biochemical Profile. Al Ameen J Med Sci 2011;4(2):191-196.

Joo IW, Ryu JH, Oh HJ. The influence of Sam-Chil-Geun (Panax notoginseng) on the serum lipid levels and inflammations of rats with hyperlipidemia induced by poloxamer-407. Yonsei Med J. 2010 Jul;51(4):504-10.

Jovanovski E, Jenkins A, Dias AG, Peeva V, Sievenpiper J, Arnason JT, Rahelic D, Josse RG, Vuksan V. Effects of Korean Red Ginseng (Panax ginsneg C.A. Mayer) and Its Isolated Ginsenosides and Polysaccharides on Arterial Stiffness in Healthy Individuals. American Journal of Hypertension 2010 May;23:469-472.

Juárez-Oropeza MA, Mascher D, Torres-Durán PV, Farias JM, Paredes-Carbajal MC. Effects of dietary Spirulina on vascular reactivity. J Med Food 2009 Feb;12(1):15-20.

Juhasz B, Das DK, Kertesz A, Juhasz A, Gesztelyi R, Varga B. Reduction of blood cholesterol and ischemic injury in the hypercholesteromic rabbits with modified resveratrol, longevinex. Mol Cell Biochem 2011 Feb;348(1-2):199-203.

Jung EH, Kim SR, Hwang IK, Ha TY. Hypoglycemic effects of phenolic acid fraction of rice bran and ferulic acid in C57BL/KsJ-db/db mice. J Agric Food Chem 2007 Nov 28;55(24):9800-4.

Jung F, Mrowietz C, Kiesewetter H, Wenzel E. Effect of Ginkgo biloba on fluidity of blood and peripheral microcirculation in volunteers. Arzneimittelforschung 1990 May;40(5):589-93.

Jung KA, Song TC, Han D, Kim IH, Kim YE, Lee CH. Cardiovascular Protective Properties of Kiwifruit Extract *in Vitro.* Biol. Pharm. Bull. 2005;28(9):1782-1785.

Jurgoński A, Juśkiewicz J, Zduńczyk Z. Ingestion of black chokeberry fruit extract leads to intestinal and systemic changes in a rat model of prediabetes and hyperlipidemia. Plant Foods Hum Nutr 2008 Dec;63(4):176-82.

Jönssön T, Ahrén B, Pacini G, Sundler F, Wierup N, Steen S, Sjöberg T, Ugander M, Frostegård J, Göransson L, Lindeberg S. A Paleolithic diet confers higher insulin sensitivity, lower C-reactive protein and lower blood pressure than a cereal-based diet in domestic pigs. Nutr Metab (Lond) 2006 Nov 2;3:39.

Jönssön T, Granfeldt Y, Ahrén B, Branell UC, Pålsson G, Hansson A, Söderström M. Beneficial effects of a Paleolithic diet on cardiovascular risk factors in type diabetes: a randomized cross-over pilot study. Cardiovasc Diabetol. 2009 Jul 16;8:35.

Kabir Y, Yamaguchi M, Kimura S. Effect of Shiitake (*Lentinus edodes*) and Maitake (*Grifola frondosa*) Mushrooms on Blood Pressure and Plasma Lipids of Spontaneously Hypertensive Rats. J Nutr Sci Vitaminol (Tokyo) 1987 Oct;33(5):341-6.

Kabir Y, Kimura S, Tamura T. Dietary Effects of *Ganoderma lucidum* Mushroom on Blood Pressure and Lipid Levels in Spontaneously Hypertensive Rats (SHR). Journal of Nutritional Science and Vitaminology 1988;34(4):433-438.

Kabir Y, Kimura S. Dietary mushrooms reduce blood pressure in spontaneously hypertensive rats (SHR). J Nutr Sci Vitaminol (Tokyo) 1989 Feb;35(1):91-4.

Kabiri N, Asgary S, Madani H, Mahzouni P. Effects of *Amaranthus caudatus* l. extrat and lovastatin on atherosclerosis in hypercholesterolemic rabbits. Journal of Medicinal Plants Research 2010 Mar;4(5):355-361.

Kabiri N, Asgary S, Setorki M. Lipid lowering by hydroalcoholic extracts of *Amaranthus Caudatus* L. induces regression of rabbits atherosclerotic lesions. Lipids in Health and Disease 2011;10(89)

Kalsait RP, Khedekar PB, Saoji AN, Bhusari KP. Isolation of phytosterols and antihyperlipidemic activity of Lagenaria siceraria. Arch Pharm Res. 2011 Oct;34(10):1599-604.

Kalus U, Pindur G, Jung F, Mayer B, Radtke H, Bachmann K, Mrowietz C, Koscielny J. Influence of the onion as an essential ingredient of the Mediterranean diet on arterial blood pressure and blood fluidity. Arzneimittelforschung 2000 Sep;50(9):795-801.

Kaneda T, Tokuda S. Effect of Various Mushroom Preparations on Cholesterol Levels in Rats. The Journal of Nutrition 1966;90:371-376.

Kanmatsuse K, Kajiwara N, Hayashi K, Shimogaichi S, Fukinbara I, Ishikawa H, Tamura T. Studies on Ganoderma lucidum. I. Efficacy against hypertension and side effects. Yakugaku Zasshi 1985 Oct;105(10):942-7.

Kar P, Laight D, Rooprai HK, Shaw KM, Cummings M. Effects of grape seed extract in Type 2 diabetic subjects at high cardiovascular risk: a double blnd randomized placebo controlled trial examining metabolic markers, vascular tone, inflammation, oxidative stress and insulin sensitivity. Diabet Med. 2009 May;26(5):526-31.

Kareem MA, Krushna GS, Hussain SA, Devi KL. Effect of Aqueous Extract of Nutmeg on Hyperglycaemia, Hyperlipidaemia and Cardiac Histology Associated with Isoproterenol-induced Myocardial Infarction in Rats. Tropical Journal of Pharmaceutical Research 2009 Aug;8(4):337-344.

Karlsen A, Svendsen M, Seljeflot I, Laake P, Duttaroy AK, Drevon CA, Arnesen H, Tonstad S, Blomhoff R. Kiwifruit decreases blood pressure and whole-blood platelet aggregation in male smokers. J Hum Hypertens 2012 Jan 19.

Kas'ianenko VI, Komisarenko IA, Dubtsova EA. Correction of atherogenic dyslipidemia with honey, pollen and bee bread in patients with different body mass. Ter Arkh 2011;83(8):58-62.

Kaškoniene V, Maruška A, Kornyšova O. Quantitative and qualitative determination of phenolic compounds in honey. Chemine Technologija 2009;3:52-74.

Kassaian N, Azadbakht L, Forghani B, Amini M. Effect of fenugreek seeds on blood glucose and lipid profiles in type 2 diabetic patients. Int J Vitam Nutr Res. 2009 Jan;79(1):34-9.

Kawasaki T, Uezono K, Nakazawa Y. Antihypertensive mechanism of food for specified health use: "Eucommia leaf glycoside" and its clinical application. Journal of Health Science 2000;22:29-36.

Kawase M, Hashimoto H, Hosoda M, Morita H, Hosono A. Effect of administration of fermented milk containing whey protein concentrate to rats and healthy men on serum lipids and blood pressure. J Dairy Sci. 2000 Feb;83(2):255-63.

Kechagias S, Zanjani S, Gjellan S, Leinhard OD, Kihlberg J, Smedby O, Johansson L. Effects of moderate red wine consumption on liver fat and blood lipids: a prospective randomized study. Ann Med. 2011 Nov;43(7):545-54.

Keenan JM, Pins JJ, Frazel C, Moran A, Turnquist L. Oat Ingestion Reduces Systolic and Diastolic Blood Pressure in Patients with Mild or Borderline Hypertension: A Pilot Trial. J Fam. Pract. 2002;51:369.

Keiichi H, Toshio N, Mitsuhiro T, Hiroyasu E, Hiroshi O, Hiromichi S, Takao S, Ryuichi K. Effect of systemic L-arginine administration on hemodynamics and nitric oxide release in man. Jpn. Heart J. 1992;33(1):41-8.

Kelley GA, Kelley KS. Aerobic exercice and lipids and lipoproteins in men: a meta-analysis of randomized controlled trials. J Mens Health Gend. 2006;3(1):61-70.

Kermanshahi H, Riasi A. Effect of Dietary Dried Berberis Vulgaris Fruit and Enzyme on Some Blood Parameters of Laying Hens Fed Wheat-Soybean Based Diets. International Journal of Poultry Science 2006;5(1):89-92.

Kesari AN, Kesari S, Singh SK, Gupta RK, Watal G. Studies on the glycemic and lipidemic effect on Murraya koenigii in experimental animals. J Ethnopharmacol 2007 Jun 13;112 (2):305-11.

Kesteloot H, Joossens JV. Relationship of serum sodium, potassium, calcium, and phosphorus with blood pressure. Hypertension 1988;12:589-593.

Khadem-Ansari MH, Rasmi Y, Ramezani F. Effects of Red Grape Juice Consumption on High Density Lipoprotein-Cholesterol, Apolipoprotein AI, Apolipoprotein B and Homocysteine in Healthy Human Volunteers. The Open Biochemistry Journal 2010;4: 96-99.

Khalil R. The Effect of *Crataegus Aronica* Aqueous Extract in Rabbits Fed with High Cholesterol Diet. European Journal of

Scientific Research 2008;22(3):352-360.

Khan A, Safdar M, Khan MMA, Khattak KN, Anderson RA. Cinnamon Improves Glucose and Lipids of People With Type 2 Diabetes. Diabetes Care 2003 Dec;26(12):3215-3218.

Khan AU, Gilani AH. Selective bronchodilatory effect of Rooibos tea (Aspalathus linearis) and its flavonoid, chrysoeriol. Eur J Nutr. 2006 Dec;45(8):463-9.

Khan AU, Gilani AH. Pharmacodynamic Evaluation of *Terminalia bellerica* for Its Antihypertensive Effect. Journal of Food and Drug Analysis 2008;16(3):6-14.

Khan AU, Khan M, Subhan F, Gilani AH. Antispasmodic, bronchodilator and blood pressure lowering properties of *Hypericum oblongifolium* – possible mechanism of action. Phytotherapy Researh 2010 Jul;24(7):1027-1032.

Khan N, Monagas M, Andres-Lacueva C, Casas R, Urpi-Sardà M, Lamuela-Raventós RM, Estruch R. Regular consumption of cocoa powder with milk increases HDL cholesterol and reduces oxidized LDL levels in subjects at high-risk of cardiovascular disease. Nutr Metab Cardiovasc Dis 2011 May 5.

Khan NQ, Lees DM, Douthwaite JA, Carrier MJ, Corder R. Comparison of red wine extract and polyphenol constituents on endothelin-1 synthesis by cultured endothelial cells. Clin Sci (Lond) 2002 Aug;103(48):72-75.

Khan Y, Khan RA, Afroz S, Siddiq A. Evaluation of Hypolipidemic effect of citrus lemon. Journal of Basic and Applied Sciences 2010;6(1):39-43.

Khanam AA, Sachdeva U, Guleria R, Deepak KK. Study of pulmonary and autonomic functions of asthma patients after yoga training. Indian J Physiol Pharmacol 1996 Oct;40(4):318-24.

Khanna N, Arora D, Halder S, Mehta AK, Garg GR, Sharma SB, Mahajan P. Comparative effect of *Ocimum sanctum, Commiphora mukul,* folic acid and ramipril on lipid peroxidation in experimentally-induced hyperlipidemia. Indian J Exp Biol. 2010 Mar;48(3):299-305.

Khattab MM, Nagi MN. Thymoquinone supplementation attenuates hypertension and renal damage in nitric oxide deficient hypertensive rats. Phytother Res. 2007 May;21(5):410-4.

Khatun K, Mahtab H, Khanam PA, Sayeed MA, Khan KA. Oyster mushroom reduced blood glucose and cholesterol in diabetic subjects. Mymensingh Med J 2007 Jan;16(1):94-9.

Khayyal MT, el-Ghazaly MA, Abdallah DM, Nassar NN, Okpanyi SN, Kreuter MH. Blood pressure lowering effect of an olive leaft extract (Olea europaea) in L-NAME induced hypertension in rats. Arzneimittelforschung 2002;52(11):797-802.

Kianbakht S, Abasi B, Perham M, Hashem Dabaghian F. Antihyperlipidemic effects of Salvia officinalis L. leaf extract in patients with hyperlipidemia: a randomized double-blind placeb-controlled clinical trial. Phytother Res. 2011 Dec;25(12):1849-53.

Kieling G, Schneider J, Jahreis G. Long-term consumption of fermented dairy products over 6 months increases HDL cholesterol. Eur. J. Clin. Nutr. 2002;56:843-849.

Kiesewetter H, Jung F, Pindur G, Jung EM, Mrowietz C, Wenzel E. Effect of garlic on thrombocyte aggregation, microcirculation, and other risk factors. Int J Clin Pharmacol Ther Toxicol 1991 Apr;29(4):151-5.

Kiesewetter H, Jung F, Mrowietz C, Wenzel E. Hemorrheological and circulatory effects of Gincosan. Int J Clin Pharmacol Ther Toxicol. 1992 Mar;30(3):97-102.

Kim DI, Lee SH, Choi JH, Lillehoj HS, Yu MH, Lee GS. The butanol fraction of *Eclipta prostrata* (Linn) effectively reduces serum lipid levels and improves antioxidant activities in CD rats. Nutrition Research 2008;28:550-554.

Kim DW, Yokozawa TY, Hattori M, Kadota S, Namba T. Effects of Aqueous Extracts of *Apocynum venetum* Leaves on Hypercholesterolaemic Rats. Phytotherapy Research 1998;12:46-48.

Kim DW, Yokozawa t, Hattori M, Kadota S, Namba T. Effects of aqueous extracts of *Apocynum venetum* leaves on spontaneously hypertensive, renal hypertensive and NaCl-fed-hypertensive rats. Journal of Ethnopharmacology 2000;72:53-59.

Kim DW, Hwang IK, Lim SS, Yoo K-Y, Li H, Kim YS, Kwon DY, Moon WK, Kim D-W, Won M-H. Germinated Buckwheat extract decreases blood pressure and nitrotyrosine immunoreactivity in aortic endothelial cells in spontaneously hypertensive rats. Phytotherapy Research 2009 Jul;23(7):993-998.

Kim EY, Baek IH, Rhyu MR. Cardioprotective effects of aqueous Schizandra chinensis fruit exttract on ovariectomized and balloon-induced carotid artery injury rat models: effects on serum lipid profiles and blood pressure. J Ethnopharmacol 2011 Apr 12;134(3):668-75.

Kim HB, Kim SY, Ryu KS, Lee WC, Moon JY. Effect of Methanol Extract from Mulberry Fruit on the Lipid Metabolism and Liver Function in Cholesterol-Induced Hyperlipidemia Rats. Korean J. Seric. Sci. 2001;43(2):104-108.

Kim HJ, Yokozawa T, Kim HY, Tohda C, Rao TP, Juneja LR. Influence of amla (Emblia officinalis Gaertn.) on hypercholesterolemia and lipid peroxidation in cholesterol-fed rats. J Nutr Sci Vitaminol (Tokyo) 2005 Dec;51(6):413-8.

Kim HK, Kim MJ, Shin DH. Improvement of lipid profile by amaranth (Amaranthus esculantus) supplementation in streptozotocin-induced diabetic rats. Ann Nutr Metab. 2006;50(3):277-81.

Kim HS. Effects of the *Korean Mistletoe* Hot-Water Extract on the Lipid Components and Blood Pressure Level in Spontaneously Hypertensive Rats. Kor. J. Pharmacogn. 2006;37(3):169-176.

Kim HY, Okubo T, Juneja LR, Yokozawa T. The protective role of amla (Emblica officinalis Gaertn.) against fructose-induced metabolic syndrome in a rat model. Br J Nutr. 2010 Feb;103(4):502-12.

Kim JH, Lee DH, Lee SH, Choi SY, Lee JS. Effect of *Ganoderma lucidum* on the Quality and Functionality of Korean Traditional Rice Wine, Yakju. Journal of Bioscience and Bioengineering 2004;97(1):24-28.

Kim JY, Do MH, Lee SS. The effects of a mixture of brown and black rice on lipid profiles and antioxidant status in rats. Ann Nutr Metab 2006;50(4):347-53.

Kim JY, Moon KD, Seo KI, Park KW, Choi MS, Do GM, Jeong YK, Cho YS, Lee MK. Supplementation of SK1 from Platycodi radix ameliorates obesity and glucose intolerance in mice fed a high-fat diet. J Med Food 2009 Jun;12(3):629-36.

Kim KS, Ezaki O, Ikemoto S, Itakura H. Effects of Platycodon grandiflorum feeding on serum and liver lipid concentrations in rats with diet-induced hyperlipidemia. J Nutr Sci Vitaminol (Tokyo) 1995 Aug;41(4):485-91.

Kim KS, Seo EK, Lee YC, Lee TK, Cho YW, Ezaki O, Kim CH. Effect of dietary Platycodon grandiflorum on the improvement of insulin resistance in obese Zucker rats. J Nutr Biochem. 2000 Sep;11(9):420-4.

Kim MJ, Lee HJ, Wiryowidagdo S, Kim HK. Antihypertensive Effects of *Gynura procumbens* Extract in Spontaneously Hypertensive Rats. Journal of Medicinal Food 2006;9(4):587-590.

Kim ND, Kang SY, Schini VB. Ginsenosides evoke endothelium-dependent vascular relaxation in rat aorta. Gen Pharmacol 1994;25:1071-1077.

Kim SH, Park KS. Effects of Panax ginseng extract on lipid metabolism in humans. Pharmacological Research 2003;48:511-513.

Kim SL, Kim S-K, Park C-H. Introduction and nutritional evaluation of buckwheat sprouts as a new vegetable. Food Research International 2004;37:319-327.

Kim SY, Yoon S, Kwon SM, Park KS, Lee-Kim YC. Kale juice improves coronary artery disease risk factors in hypercholesterolemic men. Biomed Environ Sci. 2008 Apr;21(2):91-7.

Klag MJ, Wang NY, Meoni LA, Brancati FL, Cooper LA, Liang KY, Young JH, Ford DE. Coffee intake and risk of hypertension: the Johns Hopkins precursors study. Arch Intern Med. 2002 Mar 25;162(6):657-62.

Klein GA, Stefanuto A, Boaventura BC, de Morais EC, Cavalcante Lda S, de Andrade F, Wazlawik E, Di Pietro PF, Maraschin M, da Silva EL. Mate tea (Ilex paraguariensis) improves glycemic and lipid profiles of type 2 diabetes ad pre-diabetes individuals: a pilot study. J Am Coll Nutr. 2011 Oct;30(5):320-32.

Kobayashi Y, Hiroi T, Araki M, Hirokawa T, Miyazawa M, Aoki N, Kojima T, Ohsawa T. Facilitative effects of *Eucommia ulmoides* on fatty acid oxidation in hypertriglyceridaemic rats. Journal of the Science of Food and Agriculture 2012 Jan;92(2):358-365.

Kochhar A, Sharma N, Sachdeva R. Effect of Supplementation of Tulsi *(Ocimum sanctum)* and Neem *(Azadirachta indica)* Leaf Powder on Diabetic Symptoms, Anthropometric Parameters and Blood Pressure of Non Insulin Dependent Male Diabetics. Ethno-Med 2009;3(1):5-9.

Kocyigit Y, Atamer Y, Uysal E. The effect of dietary supplementation of Nigella sativa L. on serum lipid profile in rats. Saudi Med. J. 2009 Jul;30(7):893-6.

Kodama S, Tanaka S, Saito K, Shu M, Sone Y, Onitake F, Suzuki E, Shimano H, Yamamoto S, Kondo K, Ohashi Y, Yamada N, Sone H. Effect of aerobic exercise training on serum levels of high-density lipoprotein cholesterol: a meta-analysis. Arch Intern Med. 2007 May 28;167(10):999-1008.

Koeners MP, van Faassen EE, Wesseling S, de Sain-van der Velden M, Koomans HA, Braam B, Joles JA. Maternal supplementation with citrulline increases renal nitric oxide in young spontaneously hypertensive rats and has long-term antihypertensive effects. Hypertension 2007 Dec;50(6):1077-84.

Kojima M, Nishi S, Yamashita S, Saito Y, Maeda R. Smaller Increase in Serum Cholesterol Level in Rats Fed an Ethanol Extract of Adzuki Bean Seeds. Nippon Shokuhin Kagaku Kogaku Kaishi 2006;53(7):380-385.

Kojuri J, Vosoughi AR, Akrami M. Effects of anethum graveolens and garlic on lipid profile in hyperlipidemic patients. Lipids in Health and Disease 2007;6:1-5.

Kolankaya D, Selmanoğlu G, Sorkun K, Salih B. Protective effects of Turkish propolis on alcohol-induced serum lipid changes and liver injury in male rats. Food Chemistry 2002;78:213-217.

Koltringer P, Langsteger W, Klima G, Reisecker F, Eber O. Hemorheologic effects of ginkgo biloba extract EGb 761. Dose-dependent effect of Egb 761 on microcirculation and viscoelasticity of blood. Fortschr Med 1993 Apr 10;111(10):170-2.

Komatsu W, Miura Y, Yagasaki K. Suppression of hypercholesterolemia in hepatoma-bearing rats by cabbage extract and its components, S-methyl-L-cysteine sulfoxide. Lipids 1998 May;33(5):499-503.

Kondo S, Tayama K, Tsukamoto Y, Ikeda K, Yamori Y. Antihypertensive Effects of Acetic Acid and Vinegar on Spontaneously Hypertensive Rats. Biosci. Biotechnol. Biochem. 2001;65(12):2690-2694.

Korou LM, Agrogiannis G, Pantopoulou A, Vlachos IS, Illiopoulos D, Karatzas T, Perrea DN. Comparative antilipidemic effect of N-acetylcysteine and sesame oil administration in diet-induced hypercholesterolemic mice. Lipids Health Dis. 2010 Mar 6;9:23.

Kothari S, Jain AK, Mehta SC, Tonpay SD. Effect of fresh *Triticum aestivum* grass juice on lipid profile of normal rats. Indian J Pharmacol. 2008 Oct;40(5):235-236.

Kothari S, Jain AK, Mehta SC, Tonpay SD. Hypolipidemic effect of fresh *Triticum aestivum* (Wheat) grass juice in hypercholesterolemic rats. Acta Poloniae Pharmaceutica Mar - Apr;68(2):291-294.

Kouno K, Hirano SI, Kuboki H, Kasai M, Hatae K. Effects of Dried Bonito *(Katsuobushi)* and Captopril, an Angiotensin I-Converting Enzyme Inhibitor, on Rat Isolated Aorta: A Possible Mechanism of Antihypertensive Action. Biosci. Biotechnol. Biochem. 2005;69(5):911-915.

Kow MC, Rokiah MY, Mohd AKR. Effect of red pitaya fruit *(Hylocereussp)* supplementation on lipid profiles of induced hypercholesterolemic rats. Malaysian Journal of Nutrition 2005;11(1):56.

Koya-Miyata S, Arai N, Mizote A, Taniguchi Y, Ushio S, Iwaki K, Fukuda S. Propolis Prevets Diet-Induced Hyperlipidemia and Mitigates Weight Gain in Diet-Induced Obesity in Mice. Biol. Pharm. Bull. 2009;32(12):2022-2028.

Kozakai T, Yamanaka A, Ichiba T, Toyokawa T, Kamada Y, Tamamura T, Ichimura T, Maruyama S. Luteolin Inhibits Endothelin-1 Secretion in Cultured Endothelial Cells. Biosci. Biotechnol. Biochem. 2005;69(8):1613-1615.

Koziróg M, Poliwczak AR, Duchnowicz P, Koter-Michalak M, Sikora J, Broncel M. Melatonin treatment improves blood pressure, lipid profile, and parameters of oxidative stress in patients with metabolic syndrome. J Pineal Res. 2011 Apr;50(3):261-6.

Kozuma K, Tsuchiya S, Kohori J, Hase T, Tokimitsu I. Antihypertensive effect of green coffee bean extract on mildly hypertensive subjects. Hypertens Res. 2005 Sep;28(9):711-8.

Kreydiyyeh SI, Usta J. Diuretic effect and mechanism of action of parsley. Journal of Ethnopharmacology 2002;79:353-357.

Krotkiewski M, Aurell M, Holm G, Grimby G, Szczepanik J. Effects of a sodium-potassium ion-exchanging seaweed preparation in mild hypertension. Am J Hypertens. 1991 Jun;4(6):483-8.

Kuba M, Tanaka K,Sesoko M, Inoue F, Yasuda M. Angiotensin I-converting enzyme inhibitory peptides in red-mold rice made by *Monascus purpureus*. Process Biochemistry 2009;44:1139-1143.

Kubo K, Nanba H. The effect of maitake mushrooms on liver and serum lipids. *Altern Ther Health Med* 1996 Sep;2(5):62-6.

Kubo K, Nanba H. Anti-hyperliposis effect of maitake fruit body (Grifola frondosa). *Biol Pharm Bull* 1997 Jul;20(7):781-5.

Kubota Y, Umegaki K, Kobayashi K, Tanaka N, Kagota S, Nakamura K, Kunitomo M, Shinozuka K. Anti-hypertensive effects of Brazilian Propolis in spontaneously hypertensive rats. Clinical and Experimental Pharmacology and Physiology 2004

Dec;31(2):29-30.

Kubota Y, Tanaka N, Kagota S, Nakamura K, Kunitomo M, Umegaki K, Shinozuka K. Effects of Ginkgo biloba extract feeding on salt-induced hypertensive Dahl rats. Biol. Pharm. Bull. 2006 Feb;29(2):266-9.

Kubota Y, Tanaka N, Kagota S, Kunitomo M, Shinozuka K, Umegaki K. Effects of *Ginkgo biloba* extract on blood pressure and vascular endothelial response by acetylcholine in spontaneously hypertensive rats. Journal of Pharmacy and Pharmacology 2006 Feb;58(2):243-249.

Kudolo GB. The effect of 3-month ingestion of Ginkgo biloba extract on pancreatic beta-cell function in response to glucose loading in normal glucose tolerant individuals. J Clin Pharmacol 2000 Jun;40(6):647-54.

Kumari CS, Govindasamy S, Sukumar E. Lipid lowering activity of *Eclipta prostrata* in experimental hyperlipidemia. Journal of Ethnopharmacology 2006;105:332-335.

Kuo KL, Weng MS, Chiang CT, Tsai YJ, Lin-Shiau SY, Lin JK. Comparative studies on the hypolipidemic and growth suppressive effects if oolong, black, pu-erh, and green tea leaves in rats. J Agric Food Chem. 2005 Jan 26;53(2):480-9.

Kuriyan R, Gopinath N, Vaz M, Kurpad AV. Use of rice bran oil in patients with hyperlipidaemia. Natl Med J India 2005;18(6): 292-6.

Kurowska EM, Spence JD, Jordan J, Wetmore S, Freeman DJ, Piché LA, Serratore P. HDL-cholesterol-raising effect of orange juice in subjects with hypercholesterolemia. Am J Clin Nutr. 2000 Nov;72(5):1095-100.

Kurowska EM, Manthey JA. Hypolipidemic effects and absorption of citrus polymethoxylated flavones in hamsters with diet-induced hypercholesterolemia. J Agric Food Chem 2004 May 19;52(10):2879-86.

Kwak CJ, Kubo E, Fujii K, Nishimura Y, Kobuchi S, Ohkita M, Yoshimura M, Kiso Y, Matsumura Y. Antihypertensive effect of French maritime pine bark extract (Flavangenol): possible involvement of endothelial nitric oxide-dependent vasorelaxation. J Hypertens 2009 Jan;27(1):92-101.

Kwok CY, Wong CNY, Yau MYC, Yu PHF, Au ALS, Poon CCW, Seto SW, Lam TY, Kwan YW, Chan SW. Consumption of dried fruit of *Crataegus pinnatifida* (hawthorn) suppresses high-cholesterol diet-induced hypercholesterolemia in rats. Journal of functional foods 2010;2:179-186.

Kwon SH, Ahn IS, Kim SO, Kong CS, Chung HY, Do MS, Park KY. Anti-obesity and hypolipidemic effects of black soyben anthocyanins. J Med Food 2007 Sep;10(3):552-6.

Kwon Y-I, Vattem DA, Shetty K. Evaluation of clonal herbs of Lamiaceae species for management of diabetes and hypertension. Asia Pac J Clin Nutr 2006;15(1):107-118.

Kwon Y-I, Apostolidis E, Shetty K. In vitro studies of eggplant *(Solanum melongena)* phenolics as inhibitors of key enzymes relevant for type 2 diabetes and hypertension. Bioresource Technology 2008:99;2981-2988.

Lachman J, Hamouz K. Red and purple coloured potatoes as a significant antioxidant source in human nutrition – a review. Plant soil environ. 2005;51(11):477-482.

Lahera V, Khraibi AA, Romero JC. Sulfhydryl group donors potentiate the hypotensive effect of acetylcholine in rats. Hypertension 1993 Aug;22(2):156-60.

Lahlou S, Interaminense Lde F, Leal-Cardoso JH, Morais SM, Duarte GP. Cardiovascular effects of the essential oil of Ocimum gratissimum leaves in rats: role of the autonomic nervous system. Clin Exp Pharmacol Physiol 2004 Apr;31(4):219-25.

Lahlou S, Tahraoui A, Israili Z, Lyoussi B. Diuretic activity of the aqueous extracts of *Carum carvi* and *Tanacetum vulgare* in normal rats. Journal of Ethnopharmacology 2007;110:458-463.

Lal AA, Kumar T, Murthy PB, Pillai KS. Hypolipidemic effect of Coriandrum sativum L. in triton-induced hyperlipidemic rats. Indian J Exp Biol 2004 Sep;42(9):909-12.

Lam SK, Abu Bakar ZA, Chua KS, Ismail R. Acute hypotensive effect of *Gynura procumbens* in the rat: A comparison with synthetic hypotensive agents. *Asia Pacific J Pharmacol*:14(1):19.

Lam SK, Idris A, Abu Bakar ZA, Ismail R. *Gynura procumbens* and blood pressure in the rat: Preliminary study. *Asia Pacific J Pharmacol*:13(1):14.

Lang C, Liu Z, Taylor HW, Baker DG. Effect of Eucommia ulmoides on systolic blood pressure in the spontaneous hypertensive rat. Am J Chin Med. 2005;33(2):215-30.

Langsjoen P, Langsjoen P, Willis R, Folkers K. Treatment of essential hypertension with coenzyme Q10. Mol Aspects Med 1994;15:265-72.

Lans CA. Ethnomedicines used in Trinidad and Tobago for urinary problems and diabetes mellitus. Journal of Ethnobiology and Ethnomedicine 2006;2(45):1-11.

Lansley KE, Winyard PG, Fulford J, Vanhatalo A, Bailey SJ, Blackwell JR, DiMenna FJ, Gilchrist M, Benjain N, Jones AM. Dietary nitrate supplementation reduces the O2 cost of walking and running: placebo-controlled study. J Appl Physiol 2011 Mar;110(3):591-600.

Lara JJ, Economou M, Wallace AM, Rumley A, Lowe G, Slater C, Caslake M, Sattar N, Lean MEJ. Benefits of salmon eating on traditional and novel vascular risk factors in young, non-obese healthy subjects. Atherosclerosis 2007;193:213-221.

Lata S, Saxena KK, Bhasin V, Saxena RS, Kumar A, Srivastava VK. Beneficial effects of Allium sativum, Allium cepa and Commiphora mukul on experimental hyperlipidemia and atherosclerosis – a comparative evaluation. J Postgrad Med. 1991 Jul;37(3):132-5.

Latha RCR, Daisy P. Influence of *Terminalia bellerica* Roxb. Fruit Extracts on Biochemical Parameters in Streptozotocin Diabetic Rats. International Journal of Pharmacology 2010;6(2):89-96.

Lavy A, Fuhrman B, Markel A, Danker G, Ben-Amotz A, Presser D, Aviram M. Effect of dietary supplementation of red or white wine on human blood chemistry, hematology and coagulation: favorable effect of red wine on plasma high-density lipoprotein. Ann Nutr. Metab. 1994;38(5):287-94.s

Lee EH, Park JE, Choi YJ, Huh KB, Kim WY. A randomized study to establish the effects of spirulina in type 2 diabetes mellitus patients. Nutr Res Pract. 2008;2(4):295-300.

Lee IA, Lee JH, Baek NI, Kim DH. Antihyperlipidemic Effect of Crocin Isolated from the Fructus of *Gardenia jasminoides* and Its Metabolite Crocetin. Biol. Pharm. Bull. 2005;28(11):2106-2110.

Lee JR, Shin JH, Byun SH, Park SJ, Jo MJ, Park SM, Ku SK, Kim SC. Anti-obese and Hypolipemic Effects of the Aqueous Extracts of Raphani Semen in Mice Fed High Fat Diet. J. Korean Soc. Appl. Biol. Chem 2009;52(1):50-57.

Lee HS, Park HJ, Kim MK. Effect of Chlorella vulgaris on lipid metabolism in Wistar rats fed high fat diet. Nutr Res Pract. 2008;2(4):204-10.

Lee KH, Park E, Lee HJ, Kim MO, Cha YJ, Kim JM, Lee H, Shin MJ. Effects of daily quercetin-rich supplementation on cardiometabolic risks in male smokers. Nutr Res Pract. 2011 Fe;5(1):28-33.

Lee NA, Reasner CA. Beneficial effect of chromium supplementation on serum triglyceride levels in NIDDM. Diabetes Care 1994 Dec;17(12):1449-52.

Lee SH, Chung IM, Cha YS, Park Y. Millet consumption decreased serum concentration of triglyceride and C-reactive protein but not oxidative status in hyperlipidemic rats. Nutrition Research 2010;30:290-296.

Lee SJ, Kim CW, Jang HJ, Cho SY, Choi JW. Anti-hyperlipidemia and Anti-arteriosclerosis Effects of *Laminaria japonica* in Sprague-Dawley Rats. Fish Aquat Sci 2011;14(4):235-241.

Lee SY, Rhee HM. Cardiovascular effects of mycelium extract of Ganoderma lucidum: inhibition of sympathetic outflow as a mechanism of its hypotensive action. Chem Pharm Bull (Tokyo) 1990 May;38(5):1359-64.

Lee YA, Cho EJ, Yokozawa T. Effects of proanthocyanidin preparations on hyperlipidemia and other biomarkers in mouse model of type 2 diabetes. J Agric Food Chem. 2008 Sep 10;56(17):7781-9.

Lei XL, Chiou GC. Cardiovascular pharmacology of Panax notoginseng (Burk) F.H. Chen and Salvia miltiorrhiza. Am J Chin Med. 1986;14(3-4):145-52.

Leikert JF, Räthel TR, Wohlfart P, Cheynier V, Vollmar AM, Dirsch VM. Red wine polyphenols enhance endothelial nitric oxide synthase expression and subsequent nitric oxide release from endothelial cells. Circulation 2002 Sep 24;106(13):1614-7.

Lemhadri A, Hajji L, Michel J-B, Eddouks M. Cholesterol and triglycerides lowering activities of caraway fruits in normal and streptozotocin diabetic rats. Journal of Ethnopharmacology 2006 Jul 19;106:321-326.

Leng GC, Lee AJ, Frowkes FGR, Jepson RG, Lowe GDO, Skinner ER, Mowat BF. Randomized controlled trial of gamma-linolenic acid and eicosapentaenoic acid in peripheral arterial disease. Clinical Nutrition 1998;17(6):265-271.

Lerman-Garber I, Ichazo-Cerro S, Zamora-González J, Cardoso-Saldaña G, Posadas-Romero C. Effect of a high-monounsaturated fat diet enriched with avocado in NIDDM patients. Diabetes Care. 1994 Apr;17(4):311-5.

Leuchtengs H. Crataegus Special Extract WS 1442 in NYHA II heart failure. A placebo controlled randomized double-blind study. Fortschr. Med 1993;111:352-354.

Li C, Gao Y, Li M, Shi W, Liu Z. Effect of Laminaria japonica polysaccharides on lowing serum lipid and anti-atherosclerosis in hyperlipemia quails. Zhong Yao Cai 2005 Aug;28(8):676-9.

Li CH, Matsui T, Matsumoto K, Yamasaki R, Kawasaki T. Latent production of angiotensin I-converting enzyme inhibitors from buckwheat protein. Journal of Peptide Science 2002 Jun;Volume 8, Issue 6:267-274.

Li F, Zhang Y, Zhong Z. Antihyperglycemic effect of ganoderma lucidum polysaccharides on streptozotocin-induced diabetic mice. Int J Mol Sci 2011;12(9):6135-45.

Li H, Xia N, Brausch I, Yao Y Förstermann U. Flavonoids from Artichoke *(Cynara scolymus L.)* Up-Regulate Endothelal-Type Nitric-Oxide Synthase Gene Expression in Human Endothelial Cells. The Journal of Pharmacology and Experimental Therapeutics 2004;310(3):926-932.

Li P, Anyannusi O, Reid C, Longhurst JC. Inhibitory effect of electroacupuncture (EA) on the pressor response induced by exercise stress. Clin Auton Res. 2004 Jun;14(3):182-8.

Li P, Longhurst JC. Neural mechanism of electroacupuncture's hypotensive effects. Autonomic Neuroscience: Basic and Clinical 2010;157:24-30.

Li RW, Theriault AG, Au K, Douglas TD, Casaschi A, Kurowska EM, Mukherjee R. Citrus polymethoxylated flavones improve lipid and glucose homeostasis and modulate adipocytokines in fructose-induced insulin resistant hamsters. Life Sci. 2006 Jun 20;79(4):365-73.

Li SC, Liu YH, Liu JF, Chang WH, Chen CM, Chen CY. Almond consumption improved glycemic control and lipid profiles in patients with type 2 diabetes mellitus. Metabolism 2011 Apr;60(4):474-9.

Li TY, Li TG, Zhang GX, Guo HY, Liu J, Li BG, Piao ZY, Gai GG. Experimental Study of Hypotensive Effect of Soluble Semen Raphani Alkaloids in Spontaneous Hypertensive Rats. World J. Integrated Traditional and Western Med. 2007;2(1):25.

Li Y, Bai Q, Jin X, Wen H, Gu Z. Effects of cultivar and culture conditions on – aminobutyric acid accumulation in germinated fava beans *(Vicia faba* L.). Journal of the Science of Food and Agriculture 2010 Jan 15;90(1):52-57.

Lin LZ, Harnly JM. Identification of the phenolic components of chrysanthemum flower *(Chrysanthemum morifolium* Ramat). Food Chemistry 2010;120:319-326.

Lin Y, Vermeer MA, A Trautwein E. Triterpenic Acids Present in Hawthorn Lower Plasma Cholesterol by Inhibiting Intestinal ACAT Activity in Hamsters. Evid Based Complement Alternat Med. 2009 Feb 19.

Liang MT, Podolka TD, Chuang WJ. Panax notoginseng supplementation enhances physical performance during endurance exercise. J Strength Cond Res. 2005 Feb;19(1):108-14.

Liang YR, Xu JY, Luo XY, Zheng XQ, Sun QL, Ma SC, Lu JL. Effect of green tea on angiotensin II level and myocardial microstructure in spontaneous hypertensive rats. Journal of Medicinal Plants Research 2010 Sep;4(18):1843-1846.

Liang YR, Ma SC, Luo XY, Xu JY, Wu MY, Luo YW, Zheng XQ, Lu JL. Effects of Green Tea on Blood Pressure and Hypertensive-induced Cardiovascular Damage in Spontaneously Hypertensive Rat. Food Sci. Biotechnol. 2011;20(1):93-98.

Lin C-C, Li T-C, Lai M-M. Efficacy and safety of *Monascus purpureus* Went rice in subjects with hyperlipidemia. European Journal of Endocrinology 2005;153:679-686.

Lin C-L, Lin S-Y, Lin Y-H, Hou W-C. Effects of tuber storage protein of yam *(Dioscorea alata* cv. Tainong No. 1) and its peptic hydrolyzates on spontaneously hypertensive rats. Journal of the Science of Food and Agriculture 2006 Aug 15;86(10):1489-1494.

Lin T-L, Lin H-H, Chen C-C, Lin M-C, Chou M-C, Wang C-J. *Hibiscus sabdariffa* extract reduces serum cholesterol in men and women. Nutrition Research 2007;27:140-145.

Ling WH, Cheng QX, Ma J, Wang T. Red and black rice decrease atherosclerotic plaque formation and increase antioxidant status in rabbits. J Nutr. 2001 May;131(5):1421-6.

Liu D-Z, Liang H-J, Han C-H, Lin S-Y, Chen C-T, Fan M, Hou W-C. Feeding trial of instant food containing lyophilised yam powder in hypertensive subjects. J Sci Food Agric 2009;89:138-143.

Liu JC, Hsu FL, Tsai JC, Chan P, Liu JYH, Thomas GN, Tomlinson B, Lo MY, Lin JY. Antihypertensive effects of tannins isolated from traditional Chinese herbs as non-specific inhibitors of angiontensin converting enzyme. Life Sciences 2003;73:1543-1555.

Liu HG, Liu K, Zhou YN, Xu YJ. Effect of NADPH oxidase activity inhibitor apocynin on blood pressure in rats exposed to chronic intermittent hypoxia and the possible mechanisms. Zhonghua Jie He He Xi Za Zhi 2008 Dec;31(12):921-5.

Liu X, Wei J, Tan F, Zhou S, Würthwein G, Rohdewald P. Pycnogenol, French maritime pine bark extract, improves endothelial function of hypertensive patients. Life Sciences 2004;74:855-862.

Liu Y, Fukuwatari Y, Okumura K,Takeda K, Ishibashi KI, Furukawa M, Ohno N, Mori K, Gao M, Motoi M. Immunomodulating Activity of *Agaricus brasiliensis* KA21 in Mice and in Human Volunteers. ECAM 2008,5(2):205-219.

Liu Y, Xu X, Bi D, Wang X, Zhang X, Dai H, Chen S, Zhang W. Influence of squalene feeding on plasma leptin, testosterone & blood pressure in rats. Indian J Med Res 2009 Feb;129:150-153.

Liu Z-F, Li C-M, Gao Y-L, Li M, Han B. Effect of polysaccharides from Laminaria japonica on hemorheology and microcirculation. Chinese Journal of New Drugs 2006.

Liya W. Pharmacological Study of Semi-Sythetic Luteolin in Reducing Blood Pressure. Chinese Pharmacological Bulletin 1986.

Loizzo MR, Said A, Tundis R, Rashed K, Statti GA, Hufner A, Menichini F. Inhibition of Angiotensin Converting Enzyme (ACE) by Flavonoids isolated from *Ailanthus excelsa* (Roxb) (Simaroubaceae). Phytother. Res. 2007;21:32-36.

Longhurst JC, Li P. Neural mechanism of electroacupuncture's hypotensive effects. Autonomic Neuroscience: Basic and Clinical 010;157:24-30.

López Ledesma R, Frati Munari AC, Hernández Dominguez BC, Cervantes Montalvo S, Hernández Luna MH, Juárez C, Morán Lira S. Monounsaturated fatty acid (avocado) rich diet for mild hypercholesterolemia. Arch Med Res. 1996;27(4):519-23.

Lucas EA, Mahajan SS, Soung DY, Lightfoot SA, Smith BJ, Arjmandi BH. Flaxseed bu Not Flaxseed Oil Prevented the Rise in Serum Cholesterol Due to Ovariectomy in the Golden Syrian Hamsters. Journal of Medicinal Food 2011;14(3)

Luo LF, Wu WH, Zhou YJ, Yan J, Yang GP, Ouyang DS. Antihypertensive effect of *Eucommia ulmoides* Oliv. extracts in spontaneously hypertensive rats. Journal of Ethnopharmacology 2010;129:238-243.

Lupattelli G, Marchesi S, Lombardini R, Roscini AR, Trinca F, Gemelli F, Vaudo G, Mannarino E. Artichoke juice improves endothelial function in hyperlipemia. Life Sciences 2004;76:775-782.

Lupton JR, Robinson MC, Morin JL. Cholesterol-lowering effect of barley bran flour and oil. J Am Diet Assoc. 1994 Jan;94(1): 65-70.

Ma Q, Ma J. Effect of Semen Raphani on anti-hypertension. Tradit Chin Med 1998;39:454.

Ma YX, Chen SY. Observations on the anti-aging, antihypertensive and antihyperlipemic effect of Apocynum venetum leaf extract. Zhong Xi Yi Jie He Za Zhi 1989 Jun;9(6):335-7.

Maas JL, Wang SY, Galletta GJ. Evaluation of Strawberry Cultivars for Ellagic Acid Content. HortScience 1991;26(1):6668.

Macarulla MT, Medina C, De Diego MA, Chávarri M, Zulet MA, Martine JA, Nöel-Suberville C, Higueret P, Portillo MP. Effets of the whole seed and a protein isolate of faba bean (Vicia faba) on the cholesterol metabolism of hypercholesterolaemic rats. Br J Nutr. 2001 May;85(5):607-14.

Mackraj I, Ramesar S, Singh M, Govender T, Baijnath H, Singh R, Gathiram P. The *in vivo* effects of *Tulbhagia violacea* on blood pressure in a salt-sensitive rat model. Journal of Ethnopharmacology 2008;117:263-269.

Madanmohan, Udupa K, Bhavanani AB, Vijayalakshmi P, Surendiran A. Effect of slow and fast pranayams on reaction time and cardiorespiratory variables. Indian J Physiol Pharmacol 2005;49(3):313-318.

Magda RA, Awad AM, Selim KA. Evaluation of Mandarin and Navel Orange Peels as Natural Sources of Antioxidant in Biscuits. Alex. J. Fd. Sci. & Technol. Special Volume Conference 2008 Mar:75-82.

Maghrani M, Zeggwagh N-A, Michel J-B, Eddouks M. Antihypertensive effect of *Lepidium sativum* L. in spontaneously hypertensive rats. Journal of Ethnopharmacology 2005;100:193-197.

Maisont S, Narkrugsa W. The Effect of Germination on GABA Content, Chemical Composition, Total Phenolics Content and Antioxidant Capacity of Thai Waxy Paddy Rice. Kasetsart J. (Nat. Sci.) 2010;44:912-923.

Makihara H, Shimada T, Machida E, Oota M, Nagamine R, Tsubata M, Kinoshita K. Preventive effect of Terminalia bellirica on obesity and metabolic disorders in spontaneously obese type diabetic model mice. J Nat Med. 2011 Nov 22.

Malaguarnera M, Vacante M, Avitabile T, Malaguarnera M, Cammalleri L, Motta M. L-Carnitine supplementation reduces oxidized LDL cholesterol in patients with diabetes[1-3]. Am J Clin Nutr 2009;89:1-6.

Malaguarnera M, Gargante MP, Russo C, Antic T, Vacante M, Malaguarnera M, Avitabile T, Li Volti G, Galvano F. L-carnitine supplementation to diet: a new tool in treatment of nonalcoholic steatohepatitis – a randomized and controlled clinical trial. Am J Gastroenterol 2010 Jun;105(6):1338-45.

Malhotra V, Dhungel KU, Ganga J. Does The Effect of Pranayama Differ in Yoga Practitioner And Naive? Journal of Clinical and Diagnostic Research 2010 Dec;4:3503-3506.

Mali VR, Bodhankar SL. Effect of *Lagenaria siceraria* (LS) powder on dexamethasone induced hypertension in rats. International Journal of Advances in Pharmaceutical Sciences 2010;1:50-53.

Malinow MR, McLaughlin P, Stafford C, Livingston AL, Kohler GO. Alfalfa saponins and alfalfa seeds. Dietary effects in cholesterol-fed rabbits. Atherosclerosis 1980 Nov;37(3):433-8.

Malve H, Kerkar P, Mishra N, Loke S, Rege NN, Marwaha-Jaspal A, Jainani KJ. LDL-cholesterol lowering activity of a blend of rice bran oil and safflower oil (8:2) in patients with hyperlipidaemia: a proof of concept, double blind, controlled, randomised parallel group study. J Indian Med Assoc 2010 Nov;108(11):785-8.

Mamaghani-E, Arefhosseini, Golzarand, Aliasgarzadeh, Jabbary-V. Long-term Effects of Processed Berberis Vulgaris on Some Metabolic Syndrome Components. Iranian Journal of Endocrinology and Metabolism 2009; 11(1);41-47.

Mancilha-Carvalho JJ, Silva NAS. The Yanomami Indians in the INTERSALT Study. Arq Bras Cardiol 2003;80(3):295-300.

Mangoni AA, Sherwood RA, Swift CG, Jackson SHD. Folic acid enhances endothelial function and reduces blood pressure in smokers: a randomized controlled trial. Journal of Internal Medicine 2002;252;497-503.

Mansour SM, Bahgat AK, El-Khatib AS, Khayyal MT. *Ginkgo biloba* extract (Egb 761) normalizes hypertension in 2K, 1C hypertensive rats: Role of antioxidant mechanisms, ACE inhibiting activity and improvement of endothelial dysfunction. Phytomedicine 2011;18:641-647.

Mark DA, Maki K. Concord grape juice reduces blood pressure in men with high systolic blood pressure. Abstract No. 693. Presented at Experimental Biology 2003, April 11-15, San Diego, CA, USA.

Margetts BM, Beilin LJ, Vandongen R, Armstrong BK. Vegetarian diet in mild hypertension: a randomized controlled trial. Br Med J (Clin Res Ed). 1986 Dec 6;293(6560):1468-71.

Marhazlina M, Rokiah MY, Norhayati AH, Mohd AKR. Effects of red pitaya *(Hylocereus sp.)* consumption on blood pressure, blood glucose level in type 2 diabetes subjects. Mal J Nutr 2006;12(2):105.

Marlene MM, Tulley R, Morales S, Lefevre M. Rice bran oil, not fiber, lowers cholesterol in humans. Am J Clin Nutr 2005;81:64-8.

Marnewick JL, Rautenbach F, Venter I, Neethling H, Blackhurst DM, Wolmarans P, Macharia M. Effects of rooibos *(Aspalathus linearis)* on oxidative stress and biochemical parameters in adults at risk for cardiovascular disease. Journal of Ethnopharmacology 2011;133:46-52.

Maron DJ, Lu GP, Cai NS, Wu ZG, Li YH, Chen H, Zhu JQ, Jin XJ, Wouters BC, Zhao J. Cholesterol-lowering effect of a theaflavin-enriched green tea extract: a randomized controlled trial. Arch Intern Med. 2003 Jun 23;163(12):1448-53.

Marshall MW, Kliman PG, Washington VA. Effects of biotin on lipids and other constituents of plasma of healthy men and women. Artery 1980;7:330-351.

Marthur R, Sharma A, Dixit VP, Varma M. Hypolipidaemic effect of fruit juice on Emblica officinalis in cholesterol-fed rabbits. J Ethnopharmacol 1996 Feb;50(2):61-8.

Martin DS, Breitkopf NP, Eyster KM, Williams JL. Dietary soy exerts an antihypertensive effect in spontaneously hypertensive female rats. Am J Physiol Regul Integr Comp Physiol. 2001 Aug;281(2):553-60.

Martin N, Pantoja C, Chiang L, Bardisa L, Araya C, Roman R. Hemodynamic effects of a boiling water dialysate of maize silk in normotensive anaesthetized dogs. Journal of Ethnopharmacology 1991;31:259-262.

Martina V, Masha A, Gigliardi VR, Brocato L, Manzato E, Berchio A, Massarenti P, Settanni F, Casa LD, Bergamini S, Iannone A. Long-Term N-Acetylcysteine and L-Arginine Administration Reduces Endothelial Activation and Systolic Blood Pressure in Hypertensive Patients With Type 2 Diabetes. Diabetes Care 2008 May;31(5):940-944.

Martinello F, Soares SM, Franco JJ, Santos AC, Sugohara A, Garcia SB, Curti C, Uyemura SA. Hypolipemic and antioxidant activities from Tamarindus indica L. pulp fruit extract in hypercholesterolemic hamsters. Food Chem Toxicol. 2006 Jun;44(6): 810-8.

Martirosyan DM, Miroshnichenko LA, Kulakova SN, Pogojeva AV, Zoloedov VI. Amaranth oil application for coronary heart disease and hypertension. Lipids in Health and Disease 2007;6(1):1-12.

Maruthappan V, Shree KS. Hypolipidemic activity of haritaki *(Terminalia chebula)* in atherogenic diet induced hyperlipidemic rats. J Adv Pharm Technol Res. 2010 Apr-Jun;1(2):229-235.

Maruyama C, Araki R, Kawamura M, Kondo N, Kigawa M, Kawai Y, Takanami Y, Miyashita K, Shimomitsu T. Azuki bean juice lowers serum triglycerde concentrations in healthy young women. J Clin Biochem Nutr. 2008 Jul;43(1):19-25.

Maruyama H, Sumitou Y, Sakamoto T, Araki Y, Hara H. Antihypertensive Effects of Flavonoids Isolated from Brazilian Green Propolis in Spontaneously Hypertensive Rats. Biol. Pharm. Bull. 2009;32(7):1244-1250.

Mate A, Miguel-Carrasco JL, Monserrant MT, Vázquez CM. Systemic antioxidant properties of L-carnitine in two differen models of arterial hypertension. J Physiol. Biochem 2010 Jun;66(2):127-36.

Matsubara F, Ueno H, Muneyuki S, Suzuki T, Magata K, Kikuchi N, Nakamichi N, Kumagai H, Saruta T. Effects of GABA Supplementation on Blood Pressure and Safety in Adults with Mild Hypertension. Japanese Pharmacology & Therapeutics 2002;30(11):963-972.

Matsui T, Li CH, Tanaka T, Maki T, Osajima Y, Matsumoto K. Depressor effect of wheat germ hydrolysate and its novel angiotensin I-converting enzyme inhibitory peptide, Ile-Val-Tyr, and the metabolism in rat and human plasma. Biol Pharm Bull 2000 Apr;23(4):427-31.

Matsumoto K, Yokoyama S, Gato N. Bile acid-binding activity of young persimmon (Diospyros kaki) fruit and its hypolipidemic effect in mice. Phytother Res. 2010 Feb;24(2):205-10.

Matsumura Y, Kita S, Ono H, Kiso Y, Tanaka T. Preventive Effect of a Chicken Extract on the Development of Hypertension in Stroke-prone Spontaneously Hypertensive Rats. Biosci. Biotechnol. Biochem. 2002;66(5):1108-1110.

Matsuura M, Kimura Y, Nakata K, Baba K, Okuda H. Artery relaxation by chalcones isolated from the roots of Angelica keiskei. Planta Med. 2001 Apr;67(3):230-5.

Mcackin CJ, Widlansky ME, Hamburg NM, Huang AL, Weller S, Holbrook M, Gokce N, Hagen TM, Keaney Jr. JF, Vita JA. Effect of Combined Treatment with Alpha Lipoic Acid and Acetyl-L-Carnitine on Vascular Function and Blood Pressure in Coronary Artery Disease Patients. J Clin Hypertens (Greenwich) 2007 Apr;9(4):249-255.

McKiernan F, Lokko P, Kuevi A, Sales RL, Costa NM, Bressa J, Alfenas RC, Mattes RD. Effects of peanut processing on body weight and fasting plasma lipids. Br J Nutr. 2010 Aug;104(3):418-26.

McMahon FG, Vargas R. Can garlic lower blood pressure? A pilot study. Pharmacotherapy 1993 Jul – Aug;13(4):406-7.

McPherson L. Effects of the consumption of fully cooked red kidney beans *(Phaseolus vulgaris)* on the growth rate of rats and the morphology of the gut wall. Journal of the Science of Food and Agriculture 1991;57(4):611-621.

McRae MP. Treatment of hyperlipoproteinemia with pantethine: A review and analysis of efficacy and tolerability. Nutrition Research 2005;25:319-333.

Meckling KA, Sherfey R. A randomized trial of a hypocaloric high-protein diet, with and without exercise, on weight loss, fitness, and without exercise, on weight loss, fitness, and markers of the Metabolic Syndrome in overweight and obese women. Appl Physiol Nutr Metab 2007 Aug;32(4):743-52.

Medhin DG, Hadházy, Bakos P, Verzár-Petri G. Hypertensive effects of Lupinus termis and Coriandrum sativum in Anaesthetized Rats. A preliminary study. Acta Pharm Hung 1986 Mar;56(2):59-63.

Meissner HO, Reich-Bilinska H, Mscisz A, Kedzia B. Therapeutic Effects of *Lepidium peruvianum* Chacon (Pre-Gelatinized Maca) used as a non-hormonal alternative to HRT in perimenopausal women – Clinical Pilot Study. IJBS 2006 May;2(2).

Meliani N, Dib MA, Allali H, Tabti B. Hypoglycaemic effect of *Berbers vulgaris* L. in normal and streptozotocin-induced diabetic rats. Asian Pacific Journal of Tropical Biomedicine 2011;468-471.

Melis MS. Chronic administration of aqueous extract of *Stevia rebaudiana* in rats: renal effects. Journal of Ethnopharmacology 1995;47:129-134.

Melita Rodriguez S, Acosta H, Barroso C. Diuretic effect of chayote juice (Sechium edule) in rats. Rev Med Panama 1984 Jan;9(1):68-74.

Mendonca S, Saldiva PH, Cruz RJ, Arêas JAG. Amaranth protein presents cholesterol-lowering effet. Food Chemistry 2009;116:738-742.

Mengheri E, Scarino ML, Vignolini F, Spadoni MA. Modifications in plasma cholesterol and apolipoproteins of hypercholesterolaemic rats induced by ethanol-soluble factors of Vicia faba. Br J Nutr. 1985 Mar;53(2):223-32.

Merchant RE, Andre CA. A revie of recent clinical trials of the nutritional supplement Chlorella pyrenoidosa in the treatment of fibromyalgia, hypertension, and ulcerative colitis. Altern Ther Health Med 2001;7(3):79-91.

Merchant RE, Andre CA, Sica DA. Nutritional supplementation with Chlorella pyrenoidosa for mild to moderate hypertension. J Med Food 2002;5(3):141-52.

Messripour M, Mesripour A. Effects of vitamin B6 on age associated changes of rat brain glutamate decarboxylase activity. African Journal of Pharmacy and Pharmacology 2011 Mar;5(3):454-456.

Metwalli OM, Al-Okbi SY, Abbas AE. Effect of some sources of dietary fibers on rat plasma lipids. Egypt. J. Pharm. Sci. 1994; 35(1-6):31-8.

Metwally MAA, El-Gellal AM, El-Sawaisi SM. Effects of Silymarin on Lipid Metabolism in Rats. World Applied Sciences Journal 2009;6(12):1634-1637.

Miceli N, Mondello MR, Monforte MT, Sdrafkakis V, Dugo P, Crupi ML, Taviano MF, De Pasquale R Trovato A. Hypolipidemic effects of Citrus bergamia Risso et Poiteau juice in rats fed a hypercholesterolemic diet. J Agric Food Chem. 2007 Dec 26;55(26):10671-7.

Miguel-Carrasco JL, Monserrat MT, Mate A, Vázquez CM. Comparative effects of captopril and L-carnitine on blood pressure and antioxidant enzyme gene expression in the heart of spontaneously hypertensive rats. European Journal of Pharmacology 2010;63:65-72.

Milkowska-Leyck K, Filipek B, Strzelecka H. Pharmacological effects of lavandulifolioside from *Leonurus cardiaca*. Journal of Ethnopharmacology 2002;80:85-90.

Miloradovic Z, Bugarski B, Komes D, Grujic Milanovic J, Ivanov M, Jovovic DJ, Mihailovic-Stanojevic N. Thyme extract improves blood pressure and oxidative stress in spontaneously hypertensive rats. Journal of Hypertension 2010 Jun;28.

Mirmiran P, Fazeli MR, Asghari G, Shafiee A, Azizi F. Effect of pomegranate seed oil on hyperlipidaemic subjects: a double-blind placebo-controlled clinical trial. Br J Nutr. 2010 Aug;104(3):402-6.

Mishima S, Yoshida C, Akino S, Sakamoto T. Antihypertensive Effects of Brazilian Propolis: Identification of Caffeoylquinic Acids as Constituents Involved in Hypotension in Spontaneously Hypertensive Rats. Biol. Pharm. Bull. 2005;28(10):1909-1914.

Mishra RC, Tripathy S, Quest D, Desai KM, Akhtar J, Dattani ID, Gopalakrishnan V. L-Serine lowers while glycine increases blood pressure in chronic L-NAME-treated and spontaneously hypertensive rats. J Hypertens 2008 Dec;26(12):2339-48.

Mishra RC, Tripathy S, Desai KM, Quest D, Lu Y, Akhtar J, Gopalakrishnan V. Nitric oxide synthase inhibition promotes endothelium-dependent vasodilatation and the antihypertensive effect of L-serine. Hypertension 2008 Mar;51(3):791-6.

Mishra RC, Tripathy S, Gandhi JD, Balsevich J, Akhtar J, Desai KM, Gopalakrishnan V. Decreases in splanchnic vascular resistance contribute to hypotensive effects of L-serine in hypertensive rats. Am J Physiol Heart Circ Physiol 2010;298:1789-1796.

Mitra A, Bhattacharya D. Dose-dependent effects of Fenugreek composite in Diabetes with dislipidaemia. Internet Journal of Food Safety 2006;8:49-55.

Miwa Y, Yamada M, Sunayama T, Mitsuzumi H, Tsuzaki Y, Chaen H, Mishima Y, Kibata M. Effects of glucosyl hesperidin on serum lipids in hyperlipidemic subjects: preferential reduction in elevated serum triglyceride level. J Nutr Sci Vitaminol (Tokyo) 2004 Jun;50(3):211-8.

Miwa Y, Mitsuzumi H, Sunayama T, Yamada M, Okada K, Kubota M, Chaen H, Mishima Y, Kibata M. Glucosyl hesperidin lowers serum triglyceride level in hypertriglyceridemic subjects through the improvement of very low-density lipoprotein metabolic abnormality. J Nutr Sci Vitaminol (Tokyo) 2005 Dec;51(6):460-70.

Mitwalli AH, Al-Wakeel JS, Alam A, Tarif N, Abu-Aisha H, Rashed M, Nahed NA. L-Carnitine Supplementation in Hemodialysis Patients. Saudi J Kidney Dis Transplant 2005;16(1):17-22.

Miyake Y, Kuzuya K, Ueno C, Katayama N, Hayakawa T, Tsuge H, Osawa T. Suppressive Effect of Components in Lemon Juice on Blood Pressure in Spontaneously Hypertensive Rats. Food Sci. Technol. Int. Tokyo 1998;4(1):29-32.

Miyake Y, Kono S, Nishiwaki M, Hamada H, Nishikawa H, Koga H, Ogawa S. Relationship of coffee consumption with serum lipids and lipoproteins in Japanese men. Ann Epidemiol. 1999 Feb;9(2):121-6.

Miyake Y, Suzuki E, Ohya S, Fukumoto S, Hiramitsu M, Sakaida K, Osawa T, Furuichi Y. Lipid-Lowering Effect of Eriocitrin, the Main Flavonoid in Lemon Fruit, in Rats on a High-Fat and High-Cholesterol Diet. Journal of Food Science 2006 Dec;71(9): 633-637.

Miyawaki T, Aono H, Toyoda-Ono Y, Maeda H, Kiso Y, Moriyama K. Antihypertensive effects of sesamin in humans. J Nutr Sci Vitaminol (Tokyo) 2009 Feb;55 (1):87-91.

Miyazawa N, Okazaki M, Ohga S. Antihypertensive effect of Pleurotus nebrodensis in spontaneously hypertensive rats. J Oleo Sci. 2008;57(12):675-81.

Mizoguchi T, Takehara I, Masuzawa T, Saito T, Naoki Y. Nutrigenomic studies of effects of Chlorella on subjects with high-risk factors for lifestyle-related disease. J Med Food 2008 Sep;11(3):395-404.

Mizushima S, Ohshige K, Watanabe J, Kimura M, Kadowaki T, Nakamura Y, Tochikubo O, Ueshima H. Randomized controlled trial of sour milk on blood pressure in borderline hypertensive men. Am. J Hypertens 2004;17:701-706.

Mizutani K, Ikeda K, Kawai Y, Yamori Y. Resveratrol attenuates ovariectomy-induced hypertension and bone loss in stroke-prone spontaneously hypertensive rats. J Nutr Sci Vitaminol (Tokyo) 2000 Apr;46(2):78-83.

Modaghegh MH, Shahabian M, Esmaeili HA, Rajbai O, Hosseinzadeh H. Safety evaluation of saffron (Crocus sativus) tablets in healthy volunteers. Phytomedicine 2008 Dec;15(12):1032-7.

Mohamed MS, Afifi AA. Influence of Mackerel Fish and Potato Starch in Lipid Profile and Glucose Level in Normal Rats. Journal of Applied Sciences Research 2011;7(3):369-375.

Mohan M, Waghulde H, Kasture S. Effect of pomegranate juice on Angiotensin II-induced hypertension in diabetic Wistar rats. Phytother Res 2010 Jun;24(2):196-203.

Mollac V, Sacco I, Janda E, Malara C, Ventrice D, Colica C, Visalli V, Muscoli S, Ragusa S, Muscoli C, Rotiroti D, Romeo F. Hypolipemic and hypoglycaemic activity of bergamot polyphenols: From animal models to human studies. Fitoterapia 2011;82:309-316.

Monroy-Ruiz J, Sevilla MA, Carrón R, Montero MJ. Astaxanthin-enriched-diet reduces blood pressure and improves cardiovascular parameters in spontaneously hypertensive rats. Pharmacol Res. 2011 Jan;63(1):44-50.

Montenegro MF, Pessa LR, Tanus-Santos JE. Isoflavone genistein inhibits the angiotensin-converting enzyme and alters the vascular responses to angotensin I and bradykinin. European Journal of Pharmacology 2009;607:173-177.

Moore CS, Bryant SP, Mishra GD, Krebs JD, Browning LM, Miller GJ, Jebb SA. Oily fish reduces plasma triacylglycerols: a primary prevention study in overweight men and women. Nutrition 2006;22:1012-1024.

Morand C, Dubray C, Milenkovic D, Lioger D, Martin JF, Scalbert A, Mazur A. Hesperidin contributes to the vascular protective effects of orange juice: a randomized crossover study in healthy volunteers. Am J Clin Nutr. 2011 Jan;93(1):73-80.

Moreira FV, Bastos JFA, Blan AF, Alves PB, Santos MRV. Chemical composition and cardiovascular effects induces by the essential oil of *Cymbopogon citratus* DC. Stapf. Poacea, in rats. Revista Brasileira de Farmacognosia 2010 Marc.

Morello S, Vellecco V, Alfieri A, Mascolo N, Cicala C. Vasorelaxant effect of the flavonoid galangin on isolated rat thoracic aorta. Life Sciences 2006;78:825-830.

Moreno-Loaiza O, Paz-Aliaga A. Vasodilator effect mediated by nitric oxide of the Zea mays L *(Andean Purple Corn)* hydroalcoholic extract in aortic rings of rat. Rev Peru Med Exp Salud Publica 2010 Oct-Dec;27(4):527-31.

Morigiwa A, Kitabatake K, Fujimoto Y, Ikekawa N. Angiotensin converting enzyme-inhibitory triterpenes from *Ganoderma lucidum.* Chemical and Pharmaceutical Bulletin (Tokyo) 1986;34:3025-3028.

Morris MC, Sacks F, Rosner B. Does fish oil lower blood pressure? A meta-analysis of controlled trials. Circulation 1993 Aug;88(2):523-33.

Motoyama T, Sano H, Fukuzaki H. Oral magnesium supplementation in patients with essential hypertension. Hypertension 1989;13:227-232.

Mourad AM, de Carvalho Pincinato E, Mazzola PG, Sabha M, Moriel P. Influence of soy lecithin administration on hypercholesterolemia. Cholesterol 2010;2010:824813.

Movahedian A, Ghannadi A, Vashirnia M. Hypocholesterolemic Effects of Purslane Extract on Serum Lipids in Rabbits Fed with High Cholesterol Levels. International Journal of Pharmacology 2007;3(3):285-289.

Mozaffari-Khosravi H, Jalali-Khanabadi B-A, Afkhami-Ardekani M, Fatehi F, Noori-Shadkam M. The effects of sour tea (Hibiscus sabdariffa) on hypertenson in patients with type II dibetes Sour tea for hypertension in diabetic patients. Journal of Human Hypertension 2009 Jan;23:48-54.

Münstedt K, Hoffmann S, Hauenschild A, Bülte M, von Georg R, Hackethal A. Effect of honey on serum cholesterol and lipid values. J Med Food 2009 Jun;12(3):624-8.

Mukai Y, Sato S. Polyphenol-containing azuki bean (Vigna angularis) extract attenuates blood pressure elevation and modulates nitric oxide synthase and caveolin-1 expressions in rats with hypertension. Nutr Metab Cardiovasc Dis 2009 Sep;19(7):491-7.

Murai A, Miyahara T, Tanaka T, Sako Y, Nishimura N, Kameyama M. The effects of pantethine on lipid and lipoprotein abnormalities in survivors of cerebral infarction. Artery 1985;12(4):234-43.

Muraki E, Chiba H, Tsunoda N, Kasono K. Fenugreek Improves Diet-induced Metabolic Disorders in Rats. Horm Metab Res. 2011 Dec;43(13):950-5.

Murali YK, Anand P, Tandon V, Singh R, Chandra R, Murthy PS. Long-term effects of Terminalia chebula Retz, on hyperglycemia and associated hyperlipidemia, tissue glycogen content and in vitro release of insulin in streptozotocin induced diabetic rats. Exp Clin Endocrinol Diabetes 2007 Nov;115(10):641-6.

Murata M, Ishihara K, Saito H. Hepatic fatty acid oxidation enzyme activities are stimulated in rats fed the brown seaweed, Undaria pinnatifida (wakame). J Nutr 1999 Jan;129(1):146-151.

Mushtaq R, Mushtaq R, Khan ZT. Effect of Walnut on Lipid Profile in Obese Female in Different Ethnic Groups of Quetta, Pakistan. Pakistan Journal of Nutrition 2009;8(10):1617-1622.

Mute V, Awari D, Vawhal P. Kulkarni A, Bartakke U, Shetty R. Evaluation of Diuretic Activity of Aqueous Extract of *Raphanus sativus*. European Journal of Biological Sciences 2011;3(1):13-15.

Mölgaard J, von Schenck H, Olsson AG. Alfalfa seeds lower low density lipoprotein cholesterol and apolipoprotein B concentrations in patients with type II hyperlipoproteinemia. Atherosclerosis 1987 May;65(1-2):173-9.

Nader MA, el-Agamy DS, Suddek GM. Protective effects of propolis and thymoquinone on develpment of atherosclerosis in cholesterol-fed rabbits. Arch Pharm Res. 2010 Apr;33(4):637-43.

Nagai T, Nagashima T. Functional properties of dioscorin, a soluble viscous protein from Japanese yam (Dioscorea opposita thunb.) tuber mucilage Tororo. Z Naturforsch C 2006 Nov-Dec;61(11-12):792-8.

Nagai T, Tanoue Y, Kai N, Suzuki N, Nagashima T. The liquor made from silver vine *[Actinidia* polygama (Sieb. Et Zucc.) Planch. Ex Maxim.] berries possess strongly antioxidative activity and antihypertensive activity. African Journal of Food Science 2011 Mar;5(3):125-130.

Nagao T, Hase T, Tokimitsu I. A green tea extract high in catechins reduces body fat and cardiovascular risks in humans. Obesity (Silver Spring) 2007 Jun;15(6):1473-83.

Nagaoka S, Kanamaru Y, Kuzuya Y, Kojima T, Kuwata T. Comparative Studies on the Serum Cholesterol Lowering Action on Whey

Protein and Soybean Protein in Rats. Biosci. Biotech. Biochem. 1992;56(9):1484-1485.

Nainwal P, Dhamija K, Tripathi S. Study of antihyperlipidemic effect on the juice of the fresh fruits of *Lagenaria siceraria.* International Journal of Pharmacy and Pharmceutical Sciences 2011;3:88-90.

Naissides M, Mamo JCL, James AP, Pal S. The effect of chronic consumption of red wine on cardiovascular disease risk factors in postmenopausal women. Atherosclerosis 2006;185:438-445.

Nakagawa K, Ueno A, Nishikawa Y. Intractions between Carnosine and Captopril on Free Radical Scavenging Activity and Angiotensin-converting Enzyme Activity *in vtro*. Yakugaku Zasshi 2006;126(1):37-42.

Nakajima K, Hata Y, Osono Y, Hamura M, Kobayashi S, Watanuki M. Antihypertensive Effect of Extracts of *Lactobacillus casei* in Patients with Hypertension. Journal of Clinical Biochemistry and Nutrition 1995;18(3):181-187.

Nakamura Y, Kanazawa M, Liyanage R, Iijima S, Han KH, Shimada K, Sekikawa M, Yamauchi A, Hashimoto N, Ohba K, Fukushima M. Effect of white wheat bread containing sugar beet fiber on serum lipids and hepatic mRNA in rats fed on a cholesterol-free diet. Biosci Biotechnol Biochem 2009 Jun;73(6):1280-5.

Nakashima M, Shigekuni Y, Obi T, Shiraishi M, Miyamoto A, Yamasaki H, Etoh T, Iwai S. Nitric oxide-dependent hypotensive effects of wax gourd juice. Journal of Ethnopharmacology 2011;138:404-407.

Namazi N, Esfanjani AT, Asghari M, Bahrami A. Effect of Hydroalcholic Nettle *(Urtica dioica)* Extract on Some Cardiovascular Risk Factors in Patients With Type 2 Diabetes. J. Med. Sci. 2011 Apr 1;11(3):138-144.

Nammi S, Gudavalli R, Babu BS, Lodagala DS, Boini KM. Possible mechanisms of hypotension produced 70% alcoholic extract of Terminalia arjuna (L.) in anaesthetized dogs. BMC Complement Altern Med. 2003 Oct 16;3(5):1-4.

Nantz MP, Rowe CA, Bukowski JF, Percival SS. Standardized capsule of *Camellia sinensis* lowers cardiovascular risk factors in a randomized, double-blind, placebo-controlled study. Nutrition 2009;25:147-154.

Naoufel AZ, Abderahman M, Jean BM, Mohamed E. Hypotensive Effect of *Chamaemelum Nobile* Aqueous Extract in Spontaneously Hypertensive Rats. Clinical and Experimental Hypertension 2009;31:440-450.

Naseri MKG, Yahyavi H, Arabian M. Antispasmodic Activity of Onion *(Allium cepa* L.*)* Peel Extract on Rat Ileum. Iranian Journal of Pharmaceutical Research 2008;7(2):155-159.

Naseri MKG, Arabian M, Badavi M, Ahangarpour A. Vasorelaxant and Hypotensive Effects of *Allium cepa* Peel Hydroalcoholic Extract in Rats. Pakistan Journal of Biological Sciences 2008;11(12):1569-1575.

Nassiri-Asl M, Zamansoltani F, Abbasi E, Daneshi MM, Zangivand AA. Effects of Urtica dioica extract on lipid profile in hypercholesterolemic rats. Zhong Xi Yi Jie He Xue Bao 2009 May;7(5):428-33.

Nazni P, Vijayakumar TP, Alagianambi P, Amirthaveni M. Hypoglycemic and Hypolipidemic Effect of Cynara Scolymus among Selected Type 2 Diabetic Individuals. Pakistan Journal of Nutrition 2006;5(2):147-151.

Nemoseck TM, Carmody EG, Furchner-Evanson A, Gleason M, Li A, Potter H, Rezende LM, Lane KJ, Kern M. Honey promotes lower weight gain, adiposity, and triglycerides than sucrose in rats. Nutrition Research 2011;31:55-60.

Nestel PJ, Chronopulos A, Cehu M. Dairy fat in cheese raises LDL cholesterol less than that in butter in mildly hypercholesterolaemic subjects. Eur J Clin Nutr. 2005 Sep;59(9):1059-63.

Newaz MA, Yousefipour Z, Nawal N, Adeeb N. Nitric oxide synthase activity in blood vessels of spontaneously hypertensive rats: antioxidant protection by gamma-tocotrienol. J Physiol Pharmacol. 2003 Sep;54(3):319-27.

Ngondi JL, Oben JE, Minka SR. The effect of *Irvingia gabonensis* seeds on body weight and blood lipids of obese subjects in Cameroon. Lipids in Health and Disease 2005;4(12):1-4.

Ngondi JL, Etoundi BC, Nyangono CB, Mbofung CMF, Oben JE. IGOB131, a novel seed extract of the West African plant *Irvingia gabonensis,* significantly reduces body weight and improves metabolic parameters in overweight humans in a randomized double-blind placebo controlled investigation. Lipids in Health and Disease 2009;8(7):1-7.

Nicolle C, Gueux E, Lab C, Jaffrelo L, Rock E, Mazur A, Amouroux P, Rémésy C. Lyophilized carrot ingestion lowers lipemia and beneficially affects cholesterol metabolism in cholesterol-fed C57BL/6J mice. Eur J Nutr. 2004 Aug;43(4):237-45.

Niijima A, Okui T, Matsumura Y, Yamano T, Tsuruoka N, Kiso Y, Nagai K. Effects of L-carnosine on renal sympathetic nerve activity and DOCA-salt hypertension in rats. Autonomic Neuroscience: Basic and Clinical 2002;97:99-102.

Nishikawa Y, Takata Y, Nagai Y, Mori T, Kawada T, Ishihara N. Antihypertensive Effect of Kurosu Extract, a Traditional Vinegar Produced from Unpolished Rice, in the SHR rats. Nippon Shokuhin Kagaku Kogaku Kaishi 2001;48(1):73-75.

Nishizawa N, Fudamoto Y. The elevation of plasma concentration of high-density lipoprotein cholesterol in mice fed with protein from proso millet. Biosci Biotechnol Biochem 1995 Feb;59(2):333-5.

Nishizawa N, Shimanuki S, Fujihashi H, Watanabe H, Fudamoto Y, Nagasawa T. Proso millet protein elevates plasma level of high-density lipoprotein: a new food function of proso millet. Biomed Environ Sci. 1996 Sep;9(2-3):209-12.

Nissen S, Sharp RI, Panton L, Vukovich M, Trappe S, Fuller JC Jr. Beta-hydroxy-beta-methylbutyrate (HMB) supplementation in humans is safe and may decrease cardiovascular risk factors. J Nutr 2000 Aug;130(8):1937-45.

Niwano Y, Beppu F, Shimada T, Kyan R, Yasura K, Tamaki M, Nishino M, Midorikawa Y, Hamada H. Extensive Screening for Plant Foodstuffs in Okinawa, Japan with Anti-Obese Activity on Adipocytes *In Vitro*. Plant Foods Hum Nutr 2009;64:6-10.

Nkanu EE, Eno AE, Ofem OE, Imoru JO, Unoh FB. Effect of crude extract of *Viscum album* (mistletoe) on plasma lipids: an insight into its possible antihyperglycaemic and antihypertensive properties. Port Harcourt Medical Journal 2007;1:171-177.

Noakes M, Keogh JB, Foster PR, Clifton PM. Effect of an energy-restricted, high-protein, low-fat diet relative to a conventional high-carbohydrate, low-fat diet on weight loss, body composition, nutritional status, and markers of cardiovascular health in obese women. Am J Clin Nutr. 2005;81:1298-306.

Norazmir MN, Ayub MY. Beneficial Lipid-Lowering Effects of Pink Guava Puree in High Fat Diet Induced-Obese Rats. Mal J Nutr 2010;16(1):171-185.

Nouran G, Kimiagar M, Abadi A, Mirzazadeh M, Harrison G. Peanut consumption and cardiovascular risk. Public Health Nutr. 2010 Oct;13(10):1581-6.

Novoa BE, Céspedes AC, de Gracia LA, Olarte C, Jorge E. Quercitrina: Un flavoide con actividad hipotensora, Obtenido del *Croton glabellus*. Rev. Colomb. Cienc. Quim. - Farm. 1985;4(2):7-13.

Nurminen ML, Niittynen L, Korpela R, Vapaatalo H. Coffee, caffeine and blood pressure: a critical review. Eur J Clin Nutr. 1999 Nov;53(11):831-9.

Nwaoguikpe RN, Braide W. The effect of aqueous seed extract of *persea americana* (avocado pear) on serum lipid and cholesterol levels in rabbits. African Journal of Pharmacy ad Pharmacology Research 2011 Apr;1(2):23-29.

Nwozo SO, Orojobi BF, Adaramoye OA. Hypolipidemic and antioxidant potentials of Xylopia aethiopica seed extract in hypercholesterolemic rats. J Med. Food. 2011 Jan – Feb;14(1-2):114-9.

Obaidy S. Degree of doctor of medicine: The effect of twice-a-day intake of chayote extract among hypertensive individuals in barangay sto. Niňo, liloy Zamboanga del norte. The Faculty Ateneo de Zamboanga University School of Medicine 2007.

Oben J, Kuate D, Agbor G, Momo C, Talla X. The use of a *Cissus quadrangularis* formulation in the management of weight loss and metabolic syndrome. Lipids in Health and Disease 2006;5(24):1-7.

Oben J, Enonchong E, Kothari S, Chambliss W, Garrison R, Dolnick D. *Phellodendron* and *Citrus* extracts benefit cardiovascular health in osteoarthritis patients: a double-blind, placebo-controlled pilot study. Nutrition Journal 2008;7(16):1-8.

Oben JE, Ngondi JL, Momo CN, Agbor GA, Sobgui CSM. The use of *Cissus quadrangularis/Irvingia gabonensis* combination in the management of weight loss: a double-blind placebo-controlled study. Lipids in Health and Disease 2008;7(12):1-7.

Ochani PC, D´Mello P. Antioxidant and antihyperlipidemic activity of *Hibiscus sabdariffa* Linn. Leaves and calyces extracts in rats. Indian Journal of Experimental Biology 2009 Apr;47:276-282.

Ochiai M, Hayashi T, Morita M, Ina K, Maeda M, Watanabe F, Morishita K. Short-term effects of L-citrulline supplementation on arterial stiffness in middle-aged men. International Journal of Cardiology 2012;155:257-261.

O'Dea K. Marked improvement in carbohydrate and lipid metabolism in diabetic Australian aborigines after temporary reversion to traditional lifestyle. Diabetes 1984 Jun;33(6):596-603.

Odetola AA, Iranloye YO, Akinloye O. Hypolipidaemic Potentials of *Solanum melongena* and *Solanum gilo* on Hypercholesterolemic Rabbits. Pakistan Journal of Nutrition 2004; 3(3):180-187.

Ofem OE, Eno AE, Imoru J, Nkanu E, Unoh F, Ibu JO. Effect of crude aqueous leaf extract of *Viscum album* (mistletoe) in hypertensive rats. Indian J Pharmacol 2007 Feb;39(1):15-19.

Ogawa A, Suzuki Y, AoyamaT, Takeuchi H. Dietary alpha-linolenic acid inhibits angiotensin-converting enzyme activity and mRNA expression levels in the aorta of spontaneously hypertensive rats. J Oleo Sci. 2009;58(7):355-60.

Ogawa A, Suzuki Y, Aoyama T, Takeuchi H. Effect of dietary alpha-linolenic acid on vascular reactivity in aorta of spontenously hypertensive rats. J Oleo Sci. 2009;58(5):221-5.

Ogawa H, Watanabe K, Mitsunaga T, Meguro T. Effect of Quinoa on Blood Pressure and Lipid Metabolism in Diet-induced Hyperlipidemic Spontaneously Hypertensive Rats (SHR). Nippon Eiyo Shokuryo Gakkaishi 2001;54(4):221-227.

Ogawa H, Nakashima S, Baba K. Effects of dietary *Angelica keiskei* on lipid metabolism in stroke-prone spontaneously hypertensive rats. Clinical and Experimental Pharmacology and Physiology 2003 Apr;30(4):284-288.

Ogawa H, Nakamura R, Baba K. Beneficial effect of laserpitin, a coumarin compound from *Angelica keiskei,* on lipid metabolism in stroke-prone spontaneously hypertensive rats. Clinical and Experimental Pharmacology and Physiology 2005 Dec;32(12): 1104-1109.

Ogawa H, Ohno M, Baba K. Hypotensive and lipid regulatory actions of 4-hydroxyderricin, a chalcone from *Angelica keiskei,* in stroke-prone spontaneously hypertensive rats. Clinical and Experimental Pharmacology and Physiology 2005 Jan;32(1-2):19-23.

Ogawa H, Okada Y, Kamisako T, Baba K. Beneficial effect of xanthoangelol, a chalcone compound from Angelica keiskei, on lipid metabolism in stroke-prone spontaneously hypertensive rats. Clin Exp Pharmacol Physiol. 2007 Mar;34(3):238-43.

Ogawa M, Takahara A, Ishijima M, Tazaki S. Decrease of plasma sulfur amino acids in essential hypertension. Japanese Circulation Journal 1985 Dec;49:1217-1224.

Ogawa N, Satsu H, Watanabe H, Fukaya M, Tsukamoto Y, Miyamoto Y, Shimizu M. Acetic Acid Suppresses the Increase in Disaccharidase Activity That Occurs during Culture of Caco-2 Cells. J Nutr 2000 Mar;130(3):507-513.

Ohtsuki K, Abe A, Mitsuzuwi H, Kondo M, Uemura K, Iwasaki Y, Kondo Y. Effects of long-term administration of hesperidin and glucosyl hesperidin to spontaneously hypertensive rats. J Nutr Sci Vitaminol (Tokyo) 2002 Oct;48(5):420-2.

Okamoto K, Iizuka Y, Murakami T, Miyake H, Suzuki T. Effects of chlorella alkali extract on blood pressure in SHR. Jpn Heart J 1978 Jul;19(4):622-3.

Olivieri O, Negri M, De Gironcoli M, Bassi A, Guarini P, Stanzial AM, Grigolini L, Ferrari S, Corrocher R. Effects of dietary fish oil on malondialdehyde production and glutathione peroxidase activity in hyperlipidaemic patients. Scand J Cli Lab Invest 1998;48:659-665.

Olszewski AJ, Szostak WB, Bialkowska M, Rudnicki S, McCully KS. Reduction of plasma lipid and homocysteine levels of pyridoxine, folate, cobalamin, choline, riboflavin, and troxerutin in atherosclerosis. Atherosclerosis 1989;75:1-6.

Omujal F, Nnambwayo J, Agwaya MS, Tumusiime RH, Ogwang PE, Katuura E, Nalika N, Nambatya GK. Bioactive components in indigenous African vegetables. Presented in the International Symposium on Biodiversity and Sustainable Diets: United Against Hunger: FAO Headquarters, Rome Italy 2010 November.

Onuegbu AJ, Olisekodiaka JM, Onibon MO, Adesiyan AA, Igbeneghu CA. Consumption of soymilk lowers atherogenic lipid fraction in healthy individuals. J Med Food 2011 Mar;14(3):257-60.

Orozco-Gutiérrez JJ, Castillo-Martinez L, Orea-Tejeda A, Vázquez-Diaz O, Valdespino-Trejo A, Narváez-David R, Keirns-Davis C, Carrasco-Ortiz O, Navarro-Navarro A, Sánchez-Santillan R. Effect of L-arginine or L-citrulline oral supplementation on blood pressure and right ventricular function in heart failure patients with preserved ejection fraction. Cardiology Journal 2010;17(6): 612-618.

Overton PD, Furlonger N, Beety JM, Chakraborty J, Tredger JA, Morgan LM. The effects of dietary sugar-beet fibre and guar gum on lipid metabolism in Wistar rats. Br J Nutr. 1994 Sep;72(3):385-95.

Owoyele BV, Alabi OT, Adebayo JO, Soladoye AO, Abioye AIR, Jimoh SA. Haematological evaluation of ethanolic extract of *Alliu ascalonicum* in male albino rats. Fitoterapia 2004;75:322-326.

Owoyele BV, Yakubu MT, Alonge F, Olatunji LA, Soladoye AO. Effects of Folic Acid Intake on Serum Lipid Profiles of Apparently Healthy Young Adult Male Nigerians. African Journal of Biomedical Research 2005;8:139-142.

Pakdeechote P, Kukongviriyapan U, Berkban W, Prachaney P, Kukongviriyapan V, Nakmareong S. Mentha cordifolia extract inhibits the development of hypertension in L-NAME-induced hypertensive rats. Journal of Medicinal Plant Research 2011 Apr;5(7):1175-1183.

Pal RK, Manoj J. Hepatoprotective activity of alcoholic and aqueous extracts of fruits of *Luffa cylindrica* Linn in rats. Annals of Biological Research 2011;2(1):132-141.

Pal S, Ellis V, Dhaliwal S. Effects of whey protein isolate on body composition, lipids, insulin and glucose in overweight and obese individuals. Br J Nutr. 2010 Sep;104(5);716-23.

Pal S, Ellis V. The chronic effects of whey proteins on blood pressure, vascular function, and inflammatory markers in overweight individuals. Obesity (Silver Spring) 2010 Jul;18(7):1354-9.

Pan A, Yu D, Demark-Wahnefried W, Franco OH, Lin X. Meta-analysis of the effecs of flaxseed interventions on blood lipids. Am J Clin Nutr. 2009 Aug;90(2):288-97.

Pan Z, Zhao L, Guo D, Yang R, Xu C Wu X. Effects of oral calcium supplementation on blood pressure in population. Zhonghua Yu Fang Yi Xue Za Zhi 2000 Mar;34(2):109-12.

Panossian A, Wikman G. Pharmacology of *Schisandra chinensis* Bail: An overview of Russian research and uses in medicine. Journal of Ethnopharmacology 2008;118:183-212.

Paoli A, Cenci L, Grimaldi KA. Effect of ketogenic Mediterranean diet with phytoextracts and low carbohydrates/high-protein meals on weight, cardiovascular risk factors, body composition and diet compliance in Italian council employees. Nutr J. 2011 Oct 12;10:112.

Papandreou D, Malindretos P, Arvanitidou M, Makedou A, Rousso I. Homocysteine lowering with folic acid supplements in children: Effects on blood pressure. International Journal of Food Sciences and Nutrition 2010 Feb;61(1):11-17.

Paradisi G, Cucinelli F, Mele MC, Barini A, Lanzone A, Caruso A. Endothelial function in post-menopausal women: effect of folic acid supplementation. Human Reproduction 2004;19(4):1031-1035.

Paran E, Novack V, Engelhard YN, Hazan-Halevy I. The effects of natural antioxidants from tomato extract in treated but uncontrolled hypertensive patients. Cardiovasc Drugs Ther. 2009 Apr;23(2):145-51.

Park HJ, Lee YJ, Ryu HK, Kim MH, Chung HW, Kim WY. A randomized double-blind, placebo-controlled study to establish the effects of spirulina in elderly Koreans. Ann Nutr Meta 2008;52(4):322-8.

Park JH, Kim HW, Kim YC, Choi EC, Kim BK. Studies on antihypertensive components of *G. lucidum* in Korea. Korean J. Food Hyg. 1987;2:57-65.

Park KO, Ito Y, Nagasawa T, Choi MR, Nishizawa N. Effects of Dietary Korean Proso-Millet Protein on Plasma Adiponectin, HDL Cholesterol, Insulin Levels, and Gene Expression in Obese Type 2 Diabetic Mice. Biosci. Biotechnol. Biochem. 2008;72(11): 2918-2925.

Park SA, Choi MS, Kim MJ, Jung UJ, Kim HJ, Park KK, Noh HJ, Park HM, Park YB, Lee JS, Lee MK. Hypoglycemic ad hypolipidemic action of Du-zhong *(Eucommia ulmoides* Oliver) leaves water extract in C57BL/KsJ-*db/db* mice. Journal of Ethnopharmacology 2006;107:412-417.

Park T, Lee K. Dietary taurine supplementation reduces plasma and liver cholesterol and triglyceride levels in rats fed a high-cholesterol or a cholesterol-free diet. Adv Exp Med Biol. 1998;442:319-25.

Park T, Oh J, Lee K. Dietary Taurine or Glycine supplementation reduces plasma and liver cholesterol and triglyceride concentrations in rats fed a cholesterol-free diet. Nutrition Research 1999;19(2):1777-1789.

Park Y, Kwon HY, Shimi MK, Rhyu MR, Lee Y. Improved lipid profile in ovariectomized rats by red ginseng extract. Pharmazie 2011 Jun;66(6):450-3.

Park YK, Kim J-S, Kang M-H. Concord grape juice supplementation reduces blood pressure in Korean hypertensive men: Double-blind, placebo controlled intervention trial. BioFactors 2004;22(1-4):145-147.

Park YS, Cha MH, Yoon YS, Ahn HS. Effect of Low Calorie Diet and *Platycodon Grandiflorum* Extract on Fatty Acid Biding Protein Expression in Rats with Diet-induced Obesity. Nutritional Sciences 2005 Feb;8(1):3-9.

Park YS, Yoon Y, Ahn HS. *Platycodon grandiflorum* extract represses up-regulated adipocyte fatty acid binding protein triggered by a high fat feeding in obese rats. World J Gastroenterol 2007 Jul;13(25):3493-3499.

Park YS, Leontowicz H, Leontowicz M, Namiesnik J, Libman ACI, Tashma Z, Katrich E, Gorinstein S. Characteristics of Blond and Red Star Ruby Jaffa Grapefruits *(Citrus paradisi)*: Results of the Studies in Vitro, in Vivo and on Patients Suffering from Atherosclerosis. Proc. II IS on Human Health Effects of F&V 2009:137-143.

Parmar HS, Kar A. Antiperoxidative, antithyroidal, antihyperglycemic and cardioprotective role of Citrus sinensis peel extract in male mice. Phytother Res. 2008 Jun;22(6):791-5.

Parmar HS, Kar A. Protective role of Mangifera indica, Cucumis melo and Citrullus vulgaris peel extracts in chemically induced hypothyroidism. Chem Biol Interact. 2009 Feb 12;177(3):254-8.

Paschos GK, Magkos F, Panagiotakos DB, Votteas V, Zampelas A. Dietary supplementation with flaxseed oil lowers blood pressure in dyslipidaemic patients. European Journal of Clinical Nutrition 2007:1-6.

Paśko P, Zagrodzki P, Bartoń H, Chlopicka J, Gorinstein S. Effect of Quinoa Seeds *(Chenopodium quinoa)* in Diet on some Biochemical Parameters and Essential Elements in Blood of High Fructose-Fed Rats. Plant Foods Hum Nutr 2010;65:333-338.

Patade A, Devareddy L, Lucas EA, Korlagunta K, Daggy BP, Arjmandi BH. Flaxseed reduces total and LDL cholesterol concentrations in Native American postmenopausal women. J Womens Health (Larchmt) 2008 Apr;17(3):355-66.

Patel J, Goyal R, Bhatt P. Beneficial effecs of levo-carnitine on lipid metabolism and cardiac function in neonatal streptozotocin rat model of diabetes. Int J Diabetes & Metabolism 2008;16:29-34.

Patel SS, Verma NK, Shrestha B, Gauthaman K. Antihypertensive effect of methanolic extract of *Passiflora nepalensis*. Rev. bras. farmacogn. 2011;21(1)

Patel U, Kulkarni M, Undale V, Bhosale A. Evaluation of Diuretic Activity of Aqueous and Methanol Extracts of *Lepidium sativum* Garden Cress (Cruciferae) in Rats. Tropical Journal of Pharmaceutical Research 2009 Jun;8(3):215-219.

Patil RH, Prakash K, Maheshwari VL. Hypolipidemic effect of Terminalia arjuna (L.) in experimentally induced hypercholesteremic rats. Acta Biologica Szegediensis 2011;552(2):289-293.

Pecháňová O, Zicha J, Kojšová S, Dobešová Z, Jendeková L, Kuneš J. Effect of chronic N-acetylcysteine treatment on the development of spontaneous hypertension. Clinical Science 2006;110:235-242.

Pecháňová O, Jendeková L, Vranková S. Effect of chronic apocynin treatment on nitric oxide and reactive oxygen species production in borderline and spontaneous hypertension. Pharmacol Rep. 2009 Jan – Feb;61(1):116-22.

Pérez Méndez O, Garcia Hernández L. High-density lipoproteins (HDL) size and composition are modified in the rat by a diet supplemented with "Hass" avocade (Persea americana Miller). Arch Cardiol Mex. 2007 Jan – Mar;77(1):17-24.

Perez SC, Vianna LM. Favorable effects of pyridoxine and folic acid supplementation of shr-sp. Arch Neurocien (Mex) 2005;10(3):146-149.

Pérez-Guisado J, Muñoz-Serrano A, Alonso-Moraga A. Spanish Ketogenic Mediterranean Diet: a healthy cardiovascular diet for weight loss. Nutr J. 2008 Oct 26;7:30.

Perez YY. Jimenez-Ferrer E. Alonso D, Botello-Amaro CA, Zamilpa A. *Citrus limetta* leaves extract antagonizes the hypertensive effect of angiotensin II. Journal of Ethnopharmacology 2010;128:611-614.

Perez-Vizcaino F, Duarte J, Jimenez R, Santos-Buelga C, Osuna A. Antihypertensive effects of the flavonoid quercetin. Pharmacological Reports 2009;61:67-75.

Perona JS, Cañizares J, Montero E, Sánchez-Dominguez JM, Catalá A, Ruiz-Gutiérrez V. Virgin olive oil reduces blood pressure in hypertensive elderly subjects. Clinical Nutrition 2004;23:1113-1121.

Perrinjaquet-Moccetti T, Busjahn A, Schmidlin C, Schmidt A, Bradl B, Aydogan C. Food supplementation with an olive (Olea europaea L.) leaf extract reduces blood pressure in borderline hypertensive monozygotic twins. Phytother Res. 2008 Sep;22(9):1239-42.

Persson IA, Josefsson M, Persson K, Andersson RG. Tea flavonoids inhibit angiotensin-converting enzyme activity and increase nitric oxide production in human endothelial cells. J Pharm Pharmacol. 2006 Aug;58(8):1139-44.

Persson IA, Persson K, Hägg S, Andersson RG. Effects of cocoa extract and dark chocolate on angiotensin-converting enzyme and nitric oxide in human endothelial cells and healthy volunteers – a nutrigenomics perspective. J Cardiovasc Pharmacol 2011 Jan;57(1):44-50.

Persson IAL, Dong L, Persson K. Effect of *Panax ginseng* extract (G115) on angiotensin-converting enzyme (ACE) activity and nitric oxide (NO) production. Journal of Ethnopharmacology 2006;105:321-325.

Persson IAL, Persson K, Andersson RGG. Effect of *Vaccinium myrtillus* and its Polyphenols on Angiotensin-Converting Enzyme Activity in Human Endothelial Cells. J. Agric. Food Chem. 2009;57(11):4626-4629.

Persson IAL, Persson K, Hägg S, Andersson RGG. Effects of green tea, black tea and Rooibos tea on angiotensin-converting enzyme and nitric oxide in healthy volunteers. Public Health Nutrition 2010;13(5):730-737.

Peterson JJ, Beecher GR, Bhagwat SA, Dwyer JT, Gebhardt SE, Haytowitz DB, Holden JM. Flavanones in grapefruit, lemons, and limes: A compilation and review of the data from the analytical literature. Journal of Food Composition and Analysis 2006;19: 74-80.

Petit PR, Sauvaire YD, Hillaire-Buys DM, Leconte OM, Baissac YG, Ponsin GR, Ribes GR. Steroid saponins from fenugreek seeds: extraction, purification, and pharmacological investigation on feeding behavior and plasma cholesterol. Steroids 1995 Oct;60(10):674-80.

Pfeifer M, Begerow B, Minne HW, Nachtigall D, Hansen C. Effects of short-term vitamin D(3) and calcium supplementation on blood pressure and parathyroid hormone levels in elderly women. J Clin Endocrinol Metab 2001 Apr;86(4):1633-7.

Pfeuffer M, Auinger A, Bley U, Kraus-Stojanowic I, Laue C, Winkler P, Rüfer CE, Frank J, Bösch-Saadatmandi C, Rimbach G, Schrezenmeir J. Effect of quercetin on traits of the metabolic syndrome, endothelial function and inflammatory parameters in men with different APOE isoforms. Nutr Metab Cardiovasc Dis 2011 Nov 23.

Phillips OA, Mathew KT, Oriowo MA. Antihypertensive and vasodilator effects of methanolic and aqueous extracts of *Tribulus terrestris* in rats. Journal of Ethnopharmacology 2006;104:351-355.

Phillipson BE, Rothrock DW, Connor WE, Harris WS, Illingworth DR. Reduction of plasma lipids, lipoproteins, and apoproteins by dietary fish oils in patients with hypertriglyceridemia. N Engl J Med 1985 May 9;312(19):1210-6.

Pihlanto A, Akkanen S, Korhonen HJ. ACE-inhibitory and antioxidant properties of potato *(Solanum tuberosum)*. Food Chemistry 2008;109:104-112.

Pinto MS, de Carvalho JE, Lajolo FM, Genovese MI, Shetty K. Evaluation of antiproliferative, anti-type 2 diabetes, and antihypertension potentials of ellagitannins from strawberries (Fragaria x ananassa Duch.) using in vitro models. J Med Food 2010 Oct;13(5):1027-35.

Pittaway JK, Ahuja KD, Cehun M, Chronopoulos A, Robertson IK, Nestel PJ, Ball MJ. Dietary supplementation with chickpeas for at least 5 weeks results in small but significant reductions in serum total and low-density lipoprotein cholesterols in adult women and men. Ann Nutr Metab 2006;50(6):512-8.

Pittaway JK, Ahuja KD, Robertson IK, Ball MJ. Effects of a controlled diet supplemented with chickpeas on serum lipids, glucose tolerance, satiety and bowel function. J Am Coll Nutr 2007 Aug;26(4):334-40.

Porteri E, Rizzoni D, De Ciuceis C, Boari GEM, Platto C, Pilu A, Miclini M, Rosei CA, Bulgari G, Rosei EA. Vasodilator Effects of Red Wines in Subcutaneous Small Resistance Artery of Patients With Essential Hypertension. American Journal of Hypertension 2010 Apr;23(4):373-378.

Potter AS, Foroudi S, Stamatikos A, Patil BS, Deyhim F. Drinking carrot juice increases total antioxidant status and decreases lipid peroxidation in adults. Nutr J 2011 Sep 24;10:96.

Poudyal H, Panchal S, Brown L. Comparison of purple carrot juice and B-carotene in a high-carbohydrate, high-fat diet-fed rat model of the metabolic syndrome. Br J Nutr. 2010 Nov;104(9):1322-32.

Prakash P, Glupta N. Therapeutic uses of *Ocimum sanctum linn* (Tulsi) with a note on eugenol and its pharmacological actions: a short review. Indian J Physiol Pharmacol 2005;49(2):125-131.

Pramanik T, Sharma HO, Mishra S, Mishra A, Prajapati R, Singh S. Immediate effect of slow pace bhastrika pranayama on blood pressure and heart rate. J Altern Complement Med. 2009 Mar;15(3):293-5.

Pramanik T, Pudasaini B, Prajapati R. Immediate effect of a slow pace breathing exercise *Bhramari pranayama* on blood pressure and heart rate. Nepal Med Coll J 2010;12(3):154-157.

Prasad K, Mantha SV, Muir AD, Westcott ND. Reduction of hypercholesterolemic atherosclerosis by CDC-flaxseed with very low alpha-linolenic acid. Atherosclerosis 1998 Feb;136(29.367-75.

Prasad K. Reduction of serum cholesterol and hypercholesterolemic atherosclerosis in rabbits by secoisolariciresinol diglucoside isolated from flaxseed. Circulation 1999 Mar 16;99(10):1355-62.

Prasad K. Antihypertensive Activity of Secoisolariciresinol Diglucoside (SDG) Isolated from Flaxseed: Role of Guanylate Cyclase. International Journal of Angiology 2004;13(1):7-14.

Prasad K. Hypocholesterolemic and antiatherosclerotic effect of flax lignan complex isolated from flaxseed. Atherosclerosis 2005 Apr;179(2):269-75.

Preuss HG, Wallerstedt D, Talpur N, Tutuncuoglu SO, Echard B, Myers A, Bui M, Bagchi D. Effects of niacin-bound chromium and grape seed proanthocyanidin extract on the lipid profile of hypercholesterolemic subjects: a pilot study. J Med 2000;31(5-6):227-46.

Preuss HG, Clouatre D, Mohamadi A, Jarrell ST. Wild garlic has a greater effect than regular garlic on blood pressure and blood chemistries of rats. Int Urol Nephrol 2001;32(4):525-30.

Preuss HG, Echard B, Polansky MM, Anderson R. Whole Cinnamon and Aqueous Extracts Ameliorate Sucrose-Induced Blood Pressure Elevations in Spontaneously Hypertensive Rats. Journal of the American College of Nutrition 2006;25(2):144-150.

Preuss HG, Echard B, Bagchi D, Perricone NV. Maitake Mushroom Extracts Ameliorate Progressive Hypertension and Other Chronic Metabolic Perturbations in Aging Female Rats. International Journal of Medical Sciences 2010;7(4):169-180.

Press RI, Geller J, Evans GW. The effect of chromium picolinate on serum cholesterol and apolipoprotein fractions in human subjects. West J Med. 1990 Jan;152(1):41-5.

Przygodda F, Martins ZN, Castaldelli APA, Minella TV, Vieira LP, Cantelli K, Fronza J, Padoin MJ. Effect of erva-mate (*Ilex paraguariensis* A. St.-Hil., Aquifoliaceae) on serum cholesterol, triacylglycerides and glucose in Wistar rats fed a diet supplemented with fat and sugar. Brazilian Journal of Pharmacognosy 2010;20(6):956-961.

Puddley IB, Beilin LJ. Alcohol is bad for blood pressure. Clin Exp Pharmacol Physiol 2006 Sep;33(9):847-52.

Puglisi MJ, Vaishnav U, Shrestha S, Torres-Gonzalez M, Wood RJ, Volek JS, Fernandez ML. Raisins and additional walking have distinct effects on plasma lipids and inflammatory cytokines. Lipids in Health and Disease 2008;7(14):1-9.

Purvis JR, Cummings DM, Landsman P, Carroll R, Barakat H, Bray J, Whitley C, Horner RD. Effect of Oral Magnesium Supplementation on Selected Cardiovascular Risk Factors in Non-Insulin-Dependent Diabetics. Archives of Family Medicine 1994 Jun; Vol. 3 (6):503-508.

Puska P. Fat and heart disease: yes we can make a change – the case of North Karelia (Finland). Ann Nutr Metab 2009;54(1):33-8.

Qin W, Zhiping T, Haidan L, Lei G, Sijie W, Jinwen L, Weizhi Z, Tianli Z, Jiefeng Y, Xinhua X. Chemical characterization of *Auricularia auricula* polysaccharides and its pharmcological effect on heart antioxidant enzyme activities and left ventricular function in aged mice. International Journal of Biological Macromolecules 2010;46:284-288.

Quiñones M, Miguel M, Muguerza B, Aleixandre A. Effect of a cocoa polyphenol extract in spontaneously hypertensive rats. Food Funct. 2011 Nov 3;11:649-53.

Qureshi AA, Sami SA, Salser WA, Khan FA. Dose-dependent suppression of serum cholesterol by tocotrienol-rich fraction (TRF25) of rice bran in hypercholesterolemic humans. Atherosclerosis 2002 Mar;161(1):199-207.

Raghuraj P, Telles S. Immediate effect of specific nostril manipulatig yoga breathing practices on autonomic and respiratory variables. Appl Psychophysiol Biofeedback 2008 Jun;33(2):65-75.

Rajasekaran S, Kasiappan R, Sivagnanam K, Subramanian S. Benefical Effects of Aloevera leaf gel extract on lipid profile status in rats with streptozotocin diabetes. Clinical and Experimental Pharmacology and Physiology 2006;33:232-237.

Raji IA, Mugabo P, Obikeze K. Effect of *Tulbaghia violacea* on the blood pressure and heart rate in male spontaneously hypertensive Wistar rats. Journal of Ethnopharmacology 2012.

Ram A, Lauria P, Gupta R, Sharma VN. Hypolipidaemic effect of *Myristica fragrans* fruit extract in rabbits. J Ethnopharmacol 1996 Dec;55(1):49-53.

Ram B, Singh, Shanti S, Rastogi, Reema Singh, Saraswati Ghosh, Mohammad A. Niaz. Effects of guava intake on serum total and high-density lipoprotein cholesterol levels and on systemic blood pressure. The American Journal of Cardiology 1992 Nov;70(15):1287-1291.

Ramel A, Martinez JA, Kiely M, Bandarra NM, Thorsdottir I. Moderate consumption of fatty fish reduces diastolic blood pressure in overweight and obese European young adults during energy restriction. Nutrition 2010;26:168-174.

Ramesa S, Baijnath H, Govender T, Mackraj I. Angotensin I-converting enzyme inhibitor activity of nutritive plants in KwaZulu-Natal. Journal of Medicinal Food. 2008 Jun;11(2):331-336.

Rangineni V, Sharada D, Saxena S. Diuretic, Hypotensive, and Hypocholesterolemic Effects of *Eclipta alba* in Mild Hypertensive Subjects: A Pilot Study. Journal of Medicina Food 2007 Mar; 10(1):143-148.

Ranilla LG, Kwon YI, Apostolidis E, Shetty K. Phenolic compounds, antioxidant activity and *in vitro* inhibitory potential against key enzymes relevant for hyperglycemia and hypertenson of commonly used medicinal plants, herbs and spices in Latin America. Bioresource Technology 2010;101:4676-4689.

Rao NM. Angiotensin converting enzyme inhibitors from ripened and unripened bananas. Current Science 1999;76:86-88.

Rasool AH, Yuen KH, Yusoff K, Wong AR, Rahman AR. Dose dependent elevaton of plasma tocotrienol levels and its effect on arterial compliance, plasma total antioidant status, and lipid profile in healthy humans supplemented with tocotrienol rich vitamin E. J Nutr. Sci. Vitaminol (Tokyo) 2006 Dec;52(6):473-8.

Rastopchin IP. Effect of calcium pangamate on the cholesterol index of atherogenicity in cerebral arteriosclerosis patients. Zh Nevropatol Psikhiatr Im S S Korsakova 1984;84(7):1020-3.

Rauchová H, Dobešová Z, Drahota Z, Zicha J, Kuneš J. The effect of chronic L-carnitine treatment on blood pressure and plasma lipids in spontaneously hypertensive rats. European Journal of Pharmacology 1998;342:235-239.

Reddy DBS, Kumar R, Bharavi K, Venkateswarlu U. Hypolipidemic Activity of Methanolic Extract of *Terminalia arjuna* Leaves in Hyperlipidemic Rat Models. Research Journal of Medical Sciences 2011;5(3):172-175.

Ren LK, Vasil'ev AV, Orekhov AN, Tertov VV, Tutel'ian VA. Anti-atherosclerotic properties of higher mushrooms (a clinico-experimental investigation). Vopr Pitan 1989 Jan-Feb;1:16-9.

Ren Y, Li Y, Zhao Y, Yu F, Zhan Z, Yuan Y, Yang J. Effects of resveratrol on lipid metabolism in C57BL/6J mice. Wei Sheng Yan Jiu. 2011 Jul;40(4):495-7.

Reshef N, Hayari Y, Goren C, Boaz M, Madar Z, Knobler H. Antihypertensive Effect of Sweetie Fruit in Patients With Stage I Hypertension Antihypertensive Effect of Sweetie Fruit in Patients With Stage I Hypertension. American Journal of Hypertension 2005 Oct;18:1360-1363.

Rhyu MR, Kim EY, Yoon BK, Lee YJ, Chen SN. Aqueous extract of *Schizandra chinensis* fruit causes endothelium-dependent and -independent relaxation of isolared rat thoracic aorta. Phytotmedicine 2006;13:651-657.

Ried K, Frank OR, Stocks NP, Fakler P, Sullivan T. Effect of garlic on blood pressure: a sysematic review and meta-analysis. BMC Cardiovasc Discord 2008 Jun 16;8:13.

Ried K, Frank OR, Stocks NP. Aged garlic extract lowers blood pressure in patients with treated but uncontrolled hypertension: A randomized conrolled trial. Maturias 2010;67:144-150.

Ried K, Fakler P. Protective effect of lycopene on serum cholesterol and blood pressure: Meta-analyses of intervention trials. Maturitas 2011 Apr;68(4):299-310.

Rietz B, Isensee H, Strobach H, Makdessi S, Jacob R. Cardioprotective actions of wild garlic (allium ursinum) in ischema and reperfusion. Mol Cell Biochem. 1993 Feb 17;119(1-2):143-50.

Rimando AM, Perkins-Veazie PM. Determination of citrulline in watermelon rind. J Chromatogr A. 2005 Jun 17;1078(1-2):196-200.

Rimm EB, Williams P, Fosher K, Criqui M, Stampfer MJ. Moderate alcohol intake and lower risk of coronary heart disease: meta-analysis of effects on lipids and haemostatic factors. BMJ 1999 Dec 11;319(7224):1523-8.

Rivas M, Garay RP, Escanero JF, Cia P Jr, Cia P, Alda JO. Soy milk lowers blood pressure in men and women with mild to moderate essential hypertension. J Nutr. 2002 Jul;132(7):1900-2.

Rivera L, Morón R, Zarzuelo A, Galisteo M. Long-term resveratrol administration reduces metabolic disturbances and blood pressure in obese Zucker rats. Biochem Pharmacol 2009 Mar 15;77(6):1053-63.

Rizvi K, Hampson JP, Harvey JN. Do lipid-lowering drugs cause erectile dysfunction? A systematic review. Fam Pract. 2002 Feb;19(1):95-8.

Roberts KT. The Potential of Fenugreek (Trigonella foenum-graecum) as a Functional Food and Nutraceutical and Its Effects on Glycemia and Lipidemia. J Med Food 2011 Dec;14(12):1485-9.

Robich MP, Chu LM, Chaudray M, Nezafat R, Han Y, Clements RT, Laham RJ, Manning WJ, Coady MA, Sellke FW. Anti-angiogenic effect of high-dose resveratrol in swine model of metabolic syndrome. Surgery 2010 Aug;148(2):453-62.

Robinson M, Lu B, Kappagoda T. Effect of Grape Seed Extract in Subjects with Pre-Hypertension. 13th World congress on heart disease, Vancouver, B.C. Canada, July 28-31,2007:239-242.

Rodriguez L, Muñoz del Rio P, Vela AC. Acción hipocolesterolémia de la caigua (Cyclantera pedata). Hemero Médica 1987;1:4-5.

Roghani M, Khalili M, Baluchnejadmojarad, Aghaie M, Ansari F, Sharayeli M. Effect of oral feeding of *Allium schoenoprasum L.* on blood glucose and lipid level in diabetic Rats. Journal of Gorgan University of Medical Sciences 2010;12(1):9-14.

Roghani-Dehkordi F, Kamkhah AF. Artichoke Leaf Juice Contains Antihypertensive Effect in Patients With Mild Hypertension. Journal of Dietary Supplements 2009 Dec;6(4):328-341.

Rojas J, Ronceros S, Palomino R. Efecto antihipertensivo y dosis letal 50 del jugo del fruto y del etracto etanólico de las hojas de *Passiflora edulis* (maracuyá), en ratas. An. Fac. Med. 2006 jul – sep;67(3):206-213.

Rojas J, Ronceros S, Palomino R, Salas M, Azañero R, Cruz H, Rojas A, Asmat J, Tam J. Efecto coadyuvante del extracto liofilizado de *Passiflora edulis* (maracuyá) en la reducción de la presión arterial en pacientes tratados con enalapril. An Fac med. 2009;70(2):103-8.

Romano M, Vacante M, Cristaldi E, Colonna V, Gargante MP, Cammalleri L, Malaguarnera M. L-carnitine treatment reduces steatosis in patients with chronic hepatitis C treated with alpha-interferon and ribavirin. Dig Dis Sci 2008 Apr;53(4):1114-21.

Roopesh C, Salomi KR, Nagarjuna S, Reddy YP. Diuretic activity of methanolic and ethanolic extracts of *Centella asiatica* leaves in rats. International Research Journal of Pharmacy 2011;2(11):163-165.

Ros E, Núñez I, Pérez-Heras A, Serra M, Gilabert R, Casals E, Deulofeu R. A walnut diet improves endothelial function n hypercholesterolemic subjects: a randomized crossover trial. Circulation. 2004 Apr 6;109(13):1609-14.

Rosa CO, Costa NM, Nunes RM, Leal PF. The cholesterol-lowering effect of black, carioquinha and red beans (Phaseolus vulgaris, L.) in hypercholesterolemic rats. Arch Latinoam Nutr. 1998 Dec;48(4):306-10.

Rosario LSM, Alvarado-Ortiz UCE. Efecto de la Caigua (Cyclantera pedata) Liofilizada y Encapsulada sobre lo niveles de Colesterolemia en sujetos varones entre 40 y 65 años. Horizonte medico 1997:1(2)

Rouse IL, Beilin LJ, Armstrong BK, Vandongen R. Blood-pressure-lowering effect of a vegetarian diet: controlled trial in normotensive subjects. Lancet 1983 Jan 1;1(8314-5):5-10.

Roza JM, Xian-Liu Z, Guthrie N. Effect of citrus flavonoids and tocotrienols on serum cholesterol levels in hypercholesterolemic subjects. Alternative therapies 2007;13(6):44-48.

Rui Y-C. Advances in pharmacological studies of silymarin. Mem. Inst. Oswaldo Cruz 1991;86(2):79-85.

Ruiz-Gutiérrez V, Muriana FJ, Guerrero A, Cert AM, Villar J. Plasma lipids, erythrocyte membrane lipids and blood pressure of hypertensive women after ingestion of dietary oleic acid from two different sources. J Hypertens. 1996 Dec;14(12):1483-90.

Ruiz-Roso B, Quintela JC, de la Fuente E, Haya J, Pérez-Olleros L. Insoluble carob fiber rich in polyphenols lowers total and LDL cholesterol in hypercholesterolemic subjects. Plant Foods Hum Nutr 2010 Mar;65 (1):50-6.

Ruggenenti P, Cattaneo D, Loriga G, Ledda F, Motterlini N, Gherardi G, Orisio S, Remuzzi G. Ameliorating hypertension and insulin resistance in subjects at increased cardiovascular risk: effects of acetyl-L-carnitine therapy. Hypertension 2009 Sep;54(3).567-74.

Rumberger JA, Napolitano J, Azumano I, Kamiya T, Evans M. Pantethine, a derivate of vitamin B_5 used as a nutritional supplement, favorably alters low-density lipoprotein cholesterol metabolism in low- to moderate-cardiovascular risk North American subjects; a triple-blinded placebo and diet-controlled investigation. Nutrition Research 2011;31:608-615.

230

Ruzaidi A, Amin I, Nawalyah AG, Hamid M, Faizul HA. The effect of Malaysian cocoa extract on glucose levels and lipid profles in diabetic rats. Journal of Ethnopharmacology 2005;98:55-60.

Sá CM, Ramos AA, Azevedo MF, Lime CF, Fernandes-Ferreira M, Pereira-Wilson C. Sage Tea Drinking Improves Lipid Profile and Antioxidant Defences in Humans. Int. J. Mol. Sci. 2009;10:3937-3950.

Sabitha V, Ramachandran S, Naveen KR, Panneerselvam K. Antidiabetic and antihyperlipidemic potential of *Abelmoschus esculentus* (L.) Moench. in streptozotocin-induced diabetc rats. J Pharm Bioallied Sci 2011 Jul;3(3):397-402.

Sadeek EA, El-Razek FHA. The Chemo-Protective Effect of Turmeric, Chili, Cloves and Cardamom on Correcting Iron Overoad-Induced Liver Injury, Oxidative Stress and Serum Lipid Profile in Rat Models. Journal of American Science 2010;6(10):702-712.

Sagesaka-Mitane Y, Sugiura T, Miwa Y, Yamaguchi K, Kyuki K. Effect of tea-leaf saponin on blood pressure of spontaneously hypertensive rats. Yakugaku Zasshi 1996 May;116(5):388-95.

Saito I, Kawabe H, Hasegawa C, Iwaida Y, Yamakawa H, Saruta T, Takeshita E, Nagano S, Sekihara T. Effect of L-dopa in young patients with hypertension. Angiology 1991 Sep;42(9):691-5.

Saito K, Sano H, Furuta Y, Fukuzaki H. Effect of oral calcium on blood pressure response in salt-loaded borderline hypertensive patients. Hypertension 1989 Mar;13(3):219-26.

Sakai Y, Murakami T, Yamamoto Y. Antihypertensive Effects of Onion on NO Synthase Inhibitor-induced Hypertensive Rats and Spontaneously Hypertensive Rats. Biosci. Biotechnol. Biochem. 2003;67(6):1305-1311.

Saleem R, Faizi S, Siddiqui BS, Ahmed M, Hussain SA, Qazi A, Dar A, Ahmad SI, Qazi MH, Akhtar S, Hasnain SN. Hypotensive effect of chemical constituents from Aloe barbadensis. Planta Med 2001 Nov;67(8):757-60.

Saleem R, Ahmad M, Naz A, Siddiqui H, Ahmad SI, Faizi S. Hypotensive and toxicological study of citric acid and other constituents from Tagetes patula roots. Arch Pharm Res. 2004 Oct;27(10):1037-42.

Sales RL, Coelho SB, Costa NMB, Bressan J, Iyer S, Boateng LA, Lokko P, Mattes RD. The Effects of Peanut Oil and Lipid Profile of Normolipidemic Adults: A Three-country Collaborative Study. The Journal of Applied Research 2008;8(2):216-225.

Sallinen K, Arvola P, Wuorela H, Ruskoaho H, Vapaatalo H, Pörsti I. High calcium diet reduces blood pressure in exercised and nonexercised hypertensive rats. Am J Hypertens. 1996 Feb;9(2):144-56.

Samuels R, Mani UV, Iyer UM, Nayak US. Hypocholesterolemic effect of spirulina in patients with hyperlipidemic nephrotic syndrome. J Med Food 2002;5(2):91-6.

Sandhu JS, Shah B, Shenoy S, Chauhan S, Lavekar GS, Padhi MM. Effects of *Withania somnifera* (Ashwagandha) and *Terminalia arjuna* (Arjuna) on physical performance and cardiorespiratory endurance in healthy young adults. Int J Ayurveda Res. 2010 Jul – Sep;1(3):144-149.

Sankar D, Rao MR, Sambandam G, Pugalendi KV. Effect of Sesame Oil on Diuretcs or B-blockers in the Modulation of Blood Pressure, Anthropometry, Lipid Profile, and Redox Status. Yale Journal of Biology and Medicine 2006;79:19-26.

Sankar D, Ali A, Sambandam G, Rao R. Sesame oil exhibits synergistic effect with anti-diabetic medication in patients with type 2 diabetes mellitus. Clin Nutr. 2011 Jun;30(3):351-8.

Sano S, Sugiyama K, Ito T, Katano Y, Ishihata A. Identification of the strong vasorelaing substance scirpusin B, a dimer of piceatannol, from passion fruit (Passiflora edulis) seeds. J Agric Food Chem 2011 Jun 8;59(11):6209-13.

Sano T, Kumamoto Y, Kamiya N, Okuda M, Tanaka Y. Effect of lipophilic extract of Chlorella vulgaris on alimentary hyperlipidemia in cholesterol-fed rats. Artery 1988;15(4):217-24.

Sansawa H, Takahashi M, Tsuchikura S, Endo H. Effect of chlorella and its fractions on blood pressure, cerebral stroke lesions, and life-span in stroke-prone spontaneously hypertensive rats. J Nutr Sci Vitaminol (Tokyo) 2006 Dec;52(6):457-66.

Sarkar C, Bairy KL, Rao NM, Udupa EG. Effect of banana on cold stress test & peak expiratory flow rate in healthy volunteers. Indian J Med Res. 1999 Jul;110:27-9.

Sarr M, Chataigneau M, Martins S, Schott C, Bedoui JE, Oak MH, Muller B, Chataigneau T, Schini-Kerth VB. Red wine polyphenols prevent angiotensin II-induced hypertension and endothelial dysfunction in rats: Role of NADPH oxidase. Cardiovascular Research 2006;71:794-802.

Sato S, Mukai Y, Yamate J, Kato J, Kurasaki M, Hatai A, Sagai M. Effect of polyphenol-containing azuki bean (Vigna angularis) extract on blood pressure elevation and macrophage infiltration in the heart and kidney of spontaneously hypertensive rats. Clin Exp Pharmacol Physiol 2008 Jan;35(1):43-9.

Satoshi I, Kenji O, Yoshihito A, Hitoshi K. Effect of extracts squeezed from Agaricus blazei for high-normal blood pressure or mild hypertension on human blood pressure. Yakuri to chiryo 2006;34(12):1295-1309.

Sattanathan K, Dhanapal CK, Manavalan R. LDL lowering properties of rutin in diabetic patients. International Journal of Pharma and Bio Sciences 2010 Oct – Dec;1(4):467-473.

Sattanathan K, Dhanapal CK, Manavalan R. Antihypertensive and other Beneficial Health Effects of Rutin Supplementation in Diabetic Patients. Research Journal of Pharmaceutical, Biological and Chemical Science 2011 Jan – Mar;2(1):843-849.

Sattanathan K, Dhanapal CK, Umarani R, Manavalan R. Beneficial health effects of rutin supplementation in patients with diabetes mellitus. Journal of Applied Pharmaceutical Science 2011;1(8):227-231.

Schneider I, Kressel G, Meyer A, Krings U, Berger RG, Hahn A. Lipid lowering effects of oyster mushroom *(Pleurotus ostreatus)* in humans. Journal of Functional Foods 2011;3;17-24.

Schussler M, Holzl J, Fricke U. Myocardial effects of flavonoids from Crataegus species. Arzneirninelforschung 1995;45:842-845.

Seals DR, Silverman HG, Reiling MJ, Davy KP. Effect of regular aerobic exercise on elevated blood pressure in postmenopausal women. Am J Cardiol 1997 Jul 1;80(1):49-55.

Sedigheh A, Jamal MS, Mahbubeh S, Somayeh K, Mahmoud RK, Azadeh A, Fatemeh S. Hypoglycaemic and hypolipidemic effects of pumpkin *(Cucurbita pepo* L.) on alloxan-induced diabetic rats. African Journal of Pharmacy and Pharmacology 2011 Dec 22;5(23):2620-2626.

Segermann J, Hotze A, Ulrich H, Rao GS. Effect of alpha-lipoic acid on the peripheral conversion of thyroxine to triiodothyronine and on serum lipid-, protein- and glucose levels. Arzneimittelforschung 1991 Dec;41(12):1294-8.

Sendl A, Schliak M, Löser R, Stanislaus F, Wagner H. Inhibition of cholesterol synthesis in vitro by extracts and isolated compounds prepared from garlic and wild garlic. Atherosclerosis 1992;94:79-95.

Seppo L, Jauhiainen T, Poussa T, Korpela R. A fermented milk high in bioactive peptides has a blood pressure-lowering effect in hypertensive subjects. Am J. Clin. Nutr. 2003;77:326-330.

Sesso HD, Cook NR, Buring JE, Manson JE, Gaziano JM. Alcohol consumptio and the risk of hypertension in women and men. Hypertension 2008 Apr;51(4):1080-7.

Sethi J, Yadav M, Dahiya K, Sood S, Singh V, Bhattacharya SB. Antioxidant effect of Triticum aestivium (wheat grass) in high-fat diet-induced oxidative stress in rabbits. Methods Find Exp Clin Pharmacol 2010 May;32(4):233-5.

Shaila HP, Udupa AL, Udupa SL. Preventive actions of *Terminalia bellerica* in experimentally induced atherosclerosis. Int. J. Cardiol. 1995;49:101-106.

Shaila HP, Udupa SL, Udupa AL. Hypolipidemic activity of three indigenous drugs in experimentally induced atherosclerosis. International Journal of Cardiology 1998;67:119-124.

Shakeri A, Tabibi H, Ossareh SH. Effects of L-Carnitine Supplementation on Serum Lipids and Apoproteins in Hemodialysis Patients with Lp(a) Hyperlipoproteinemia. Iranian Journal of Nutrition Sciences & Food Technology 2007;2(2):1-14.

Sharifi AM, Darabi R, Akbarloo N. Study of antihypertensive mechanism of *Tribulus terrestris* in 2K1C hypertensive rats: Role of tissue ACE activity. Life Sciences 2003;73:2963-2971.

Sharma A, Mathur R, Dixit VP. Preventon of hypercholesterolemia and atherosclerosis in rabbits after supplementation of *Myristica fragrans* seed extract. Indian J Physiol Pharmacol 1995;39(4):407-410.

Sharma RD, Raghuram TC, Rao NS. Effect of fenugreek seeds on blood glucose and serum lipids in type I diabetes. Eur J Clin Nutr. 1990 Apr;44(4):301-6.

Shaughnessy KS, Boswall IA, Scanlan AP, Gottschall-Pass KT, Sweeney MI. Diets containing blueberry extract lower blood pressure in spontaneously hypertensive stroke-prone rats. Nutrition Research 2009;29:130-138.

Shchepotin BM, Shchulipenko IM. Treatment of patients with hypertension with an extract of the leaves of Eucommia ulmoides. Vrach Delo 1983 Jan;1:30-3.

Shen X, Lu R, He G. Effects of lyophilized royal jelly on experimental hyperlipidemia and thrombosis. Chung Hua Yu Fang I Hsueh Tsa Chih 1995 Jan;29(1):27-9.

Sheng L, Qian Z, Zheng S, Xi L. Mechanism of hypolipidemic effect of crocin in rats: crocin inhibits pancreatic lipase. Eur J Pharmacol 2006 Aug 14;543(1-3):116-22.

Sher H, Alyemeni MN. Ethnobotanical and pharmaceutical evaluation of Capparis spinosa L, validity of local folk and Unani system of medicine. Journal of Medicinal Plants Research 2010 Sep 4;4(17):1751-1756.

Sheriff M, Tukur MA, Bilkisu MM, Sera S, Falmata AS. The effet of oral administration of honey and glucophage alone or their combination on the serum biochemical parameters of induced diabetic rats. Research in Pharmaceutical Biotechnology 2011 Oct;3(9):118-122.

Shibata S, Oda K, Onodera-Masuoka N, Matsubara S, Kikuchi-Hayakawa H, Ishikawa F, Iwabuchi A, Sansawa H. Hypocholesterolemic effect of indigestible fraction of Chlorella regularis in cholesterol-fed rats. J Nutr Sci Vitaminol (Tokyo) 2001 Dec;47(6):373-7.

Shibata S, Hayakawa K, Egashira Y, Sanada H. Hypocholesterolemic mechanism of Chlorella: Chlorella and its indigestible fraction enhance hepatic cholesterol catabolism through up-regulation of cholesterol 7alpha-hydroxylase in rats. Biosci Biotechnol Biochem. 2007 Apr;71(4):916-25.

Shidfar F, Homayounfar R, Fereshtehnejad S-M, Kalani A. Effect of Folate Supplementation on Serum Homocysteine and Plasma Total Antioxidant Capacity in Hypercholesterolemic Adults under Lovastatin Treatment: A Double-blind Randomized Controlled Clinical Trial. Archives of Medical Research 2009;40:380-386.

Shidfar F, Froghifar N, Vafa M, Rajab A, Hosseini S, Shidfar S, Gohari M. The effects of tomato consumption on serm glucose, apolipoprotein B, apoliprotein A-I, homocysteine and blood pressure in type 2 diabetic patients. Int J Food Sci Nutr. 2011 May;62(3):289-94.

Shikov AN, Pozharitskaya ON, Makarov VG, Demchenko DV, Shikh EV. Effect of Leonurus cardiaca oil extract in patients with arterial hypertension accompanied by anxiety and sleep disorders. Phytother Res. 2011 Apr;25(4):540-3.

Shimada M, Hasegawa T, Nishimura C, Kan H, Kanno T, Nakamura T, Matsubayashi T. Anti-hypertensive effect of gamma-aminobutyric acid (GABA)-rich Chlorella on high-normal blood pressure and borderline hypertension in placebo-controlled double blind study. Clin Exp Hypertens 2009 Jun;31(4):342-54.

Shimanuki S, Nagasawa T, Nishizawa N. Plasma HDL subfraction levels increase in rats fed proso-millet protein concentrate. Med Sci. Monit. 2006 Jul;12(7):221-6.

Shimizu E, Hayashi A, Takahashi R, Aoyagi Y, Murakami T, Kimoto K. Effects of angiotensin I-converting enzyme inhibitor from Ashitaba (Angelica keiskei) on blood pressure of spontaneously hypertensive rats. J Nutr Sci Vitaminol (Tokyo) 1999 Jun;45(3):375-83.

Shimizu-Ibuka A, Udagawa H, Kobayashi-Hattori K, Mura K, Tokue C, Takita T, Arai S. Hypocholesterolemic Effect of Peanut Skin and Its Fractions: A Case Record of Rats Fed on a High-Cholesterol Diet. Biosci. Biotechnol. Biochem. 2009;73(1):205-208.

Shindo M, Kasai T, Abe A, Kondo Y. Effects of dietary administration of plant-derived anthocyanin-rich colors to spontaneously hypertensive rats. J Nutr Sci Vitaminol (Tokyo) 2007 Feb;53 (1):90-3.

Shirke SS, Jagtap AG. Effects of methanolic extract of *Cuminum cyminum* on total serum cholesterol in ovariectomized rats. Indian Journal of Pharmacology 2009;41(2):92-93.

Shrime MG, Bauer SR, McDonald AC, Chowdhury NH, Coltart CE, Ding EL. Flavonoid-rich cocoa consumption affects multiple cardiovascular risk factors in a meta-analysis of short-term studies. J Nutr. 2011 Nov;141(11):1982-8.

Shukla A, Bettzieche A, Hirche F, Brandsch C, Stangi GI, Eder K. Dietary fish protein alters blood lipid concentrations and hepatic genes involved in cholesterol homeostasis in the rat model. Br J Nutr. 2006 Oct;96(4):574-82.

Shum OL, Chiu KW. Hypotensive action of *Solanum melongena* on normotensive rats. Phytotherapy Research 1991;5(2):76-81.

Si H, Liu D. Genistein, a soy phytoestrogen, upregulates the expression of human endothelial nitri oxide synthase and lowers blood pressure in spontaneously hypertensive rats. J Nutr. 2008 Feb;138(2):297-304.

Si XY, Jia RH, Huang CX, Ding GH, Liu HY. Effects of Valeriana officinalis var. Latifolia on expression of transforming growth factor beta 1 in hypercholesterolemic rats. Zhongguo Zhong Yao Za Zhi 2003 Sep;28(9):845-8.

Siegel G, Walter A, Engel S, Walper A, Michel F. Pleiotropic effects of garlic. Wien Med Wochenschr 1994;149(8-10):217-24.

Siddiqi HS, Mehmood MH, Rehman NU, Gilani AH. Studies on the antihypertensive and antidyslipidemic activities of *Viola odorata* leaves extract. Lipids in Health and Disease 2012;11(6).

Siddiqui MT, Siddiqi M. Hypolipidemic principles of Cicer arietinum: biochanin-A and formononetin. Lipids 1976 Mar;11(3): 243-6.

Silagy CA, Neil HA. A meta-analysis of the effect of garlic on blood pressure. J Hypertens 1994 Apr;12(4):463-8.

Sim MK. Cardiovascular actions of chicken-meat extract in normo- and hypertensive rats. Br J Nutr. 2001 Jul;86(1):97-103.

Simeonov SB, Botushanov NP, Karahanian EB, Pavlova MB, Husianitis HK, Troev DM. Effects of Aronia melanocarpa juice as part of the dietary regimen in patients with diabetes mellitus. Folia Med (Plovdiv) 2002;44(3):20-3.

Singh RB, Rastogi SS, Singh NK, Ghosh S, Gupta S, Niaz MA. Can guava fruit intake decrease blood pressure and blood lipids? J Human Hypertens 1993 Feb;7(1):33-8.

Singh AB, Tamarkar AK, Narender T, Srivastava AK. Antihyperglycaemic effect of an unusual amino acid (4-hydroxyisoleucine) in C57BL/KsJ-db/db mice. Nat Prod Res. 2010 Feb;24(3):258-65.

Singh RB, Niaz MA, Rastogi SS, Shukla PK, Thakur AS. Effect of hydrosoluble coenzyme Q10 on blood pressures and insulin resistance in hypertensive patients with coronary artery disease. J Hum Hypertens 1999 Mar;13(3):203-8.

Singh S, Rehan HM, Majumdar DK. Effect of Ocimum sanctum fixed oil on blood pressure, blood clotting time and pentobarbitone-induced sleeping time. J Ethnopharmacol 2001 Dec;78(2-3):139-43.

Singh S, Gaurav V, Parkash V. Effects of 6-week nadi-shodhana pranayama training on cardio-pulmonary parameters. Journal of Physical Education and Sports Management 2011 Aug;2(4):44-47.

Singi G, Damasceno DD, D'andrea ED, Silva GA. Acute effects of *Allium sativum* L. and *Cympobongon citratus* (DC) Stapf hydroalcoholic extracts on arterial blood pressure of anesthetized rats. Rev. Bras. Farmacogn. 2005;15(2):94-97.

Sireesha Y, Kasetti RB, Nabi SA, Swapna S, Apparao C. Antihyperglycemic and hypolipidemic activities of *Setaria italica* seeds in STZ diabetic rats. Pathophysiology 2011;18:159-164.

Sirtori CR, Zucchi-Dentone C, Sirtori M, Gatti E, Descovich GC, Gaddi A, Cattin L, Da Col PG, Senin U, Mannarino E. Cholesterol-lowering and HDL-raising properties of lecithinated soy proteins in type II hyperlipidemic patients. Ann Nutr Metab 1985;29(6):348-57.

Sivaprakasapillai B, Edirisinghe I, Randolph J, Steinberg F, Kappagoda T Effect of grape seed extract on blood pressure in subjects with the metabolic syndrome. Metabolism 2009 Dec;58(12):1743-6.

Skarpanska-Stejnborn A, Pilaczynska-Szczesniak L, Basta P, Deskur-Smielcka E. The influence of supplementation with artichoke (Cynara scolymus L.) extract on selected redox parameters in rowers. Int J Sport Nutr Exerc Metab. 2008 Jun;18(3):313-27.

Sobenin IA, Andrianova IV, Fomchenkov IV, Gorchakova TV, Orekhov AN. Time-released garlic powder tablets lower systolic and diastolic blood pressure in men with mild and moderate arterial hypertension. Hypertens Res 2009 Jun;32(6):433-7.

Sobolová L, Škottová N, Večeřa R, Urbánek K. Effect of silymarin and its polyphenolic fraction on cholesterol absorption in rats. Pharmacological Research 2006;53:104-112.

Solà R, Godàs G, Ribalta J, Vallvé JC, Girona J, Anguera A, Ostos M, Recalde D, Salazar J, Caslake M, Martin-Luján F, Salas-Salvadó J, Masana L. Effects of soluble fiber (Plantago ovata husk) on plasma lipids, lipoproteins in men with ischemc heart disease. Am J Cln Nutr. 2007 Apr;85(4):1157-63.

Somanadhan B, Varughese G, Palpu P, Sreedharan R, Gudiksen L, Smitt UW, Nyman U. An ethnopharmacological survey for potential angiotensin converting enzye inhibitors from Indian medicinal plants. Journal of Ethnopharmacology 1999;65:103-112.

Song YB, An YR, Kim SJ, Park HW, Jung JW, Kyung JS, Hwang SY, Kim YS. Lipid metabolic effect of Korean red ginseng extract in mice fed on a high-fat diet. J Sci Food Agric 2012 Jan 30;92(2):388-96.

Souza P, Gasparotto A, Crestani S, Stefanello MEA, Marques MCA, Silva-Santos JE, Kassuya CAL. Hypotensive mechanism of the extracts and artemetin isolated from Achillea millefolium L. (Asteraceae) in rats. Phytomedicine 2011;18:819-825.

Spiller GA, Miller A, Olivera K, Reynolds J, Miller B, Morse SJ, Dewell A, Farquhar JW. Effects of plant-based diets high in raw or roasted almonds, or roasted almond butter on serum lipoproteins in humans. J Am Coll Nutr. 2003 Jun;22(3):195-200.

Srivastava RD, Dwivedi S, Sreenivasan KK, Chandrashekhar CN. Cardiovascular effects of *Terminalia* species of plants. Indian Drugs 1992;29:144-149.

Srividya AR, Dhanabal SP, Satish kumar MN, Parth kumar HB. Antioxidant and Antidiabetic Activity of Alpinia Galanga. International Journal of Pharmacognosy and Phytochemical Research 2010;3(1):6-12.

Stacewicz-Sapuntzakis M, Bowen PE, Hussain EA, Damayanti-Wood Bl, Farnsworth NR. Chemical composition and potential health effects of prunes: a functional food ? Crit Rev Food Sci Nutr. 2001 May;41(4):251-86.

Staessen J, Fagard R, Lijinene P, Amery A. Body weight, sodium intake and blood pressure. J Hypertens 1989;7(1):19-23.

Stehouwer CD, van Guldener C. Does homocysteine cause hypertension? Clin Chem Lab Med 2003;41(11):1408-11.

Steiner M, Khan AH, Holbert D, Lin RIS. A double-blind crossover study in moderately hypercholesterolemic men that compared the effect of aged garlic extract and placebo administration on blood lipids. Am J Clin Nutr 1996;64:866-70.

Stensvold I, Tverdal A, Foss OP. The effect of coffee on blood lipids and blood pressure. Results frm a Norwegian cross-sectional study, men and women, 40-42 years. J Clin Epidemiol. 1989;42(9):877-84.

Stephens AM, Dean LL, Davis JP, Osborne JA, Sanders TH. Peanuts, Peanut Oil, and Fat Free Peanut Flour Reduced Cardiovascular Disease Risk Factors and the Development of Atherosclerosis in Syrian Golden Hamsters. Journal of Food Science 2010;75(4):116-122.

Strandhagen E, Thelle DS. Filtered coffee raises serum cholesterol: results from a controlled study. European Journal of Clinical Nutrition 2003;57:1164-1168.

Stravro PM, Hana AK, Vuksan V. P-3: The effect of Korean red ginseng extracts with escalating levels of ginsenoside Rg3 on blood pressure in individuals with high norma blood pressure or hypertension. Am J Hypertens 2002;15:34.

Streppel MT, Arends LR, van't Veer P, Grobbee DE, Gelejinse jM. Dietary fiber and blood pressure: a meta-analysis of randomized placebo-controlled trials. Arch Intern Med. 2005 Jan 24;165(2):150-6.

Suanarunsawat T, Boonnak T, Na Ayutthaya WD, Thirawarapan S. Anti-hyperlipidemic and cardioprotective effects of *Ocimum sanctum L.* fixed oil in rats fed a high fat diet. J Basic Clin Physiol Pharmacol 2010;21(4):387-400.

Subbalakshmi NK, Saxena SK, Urmimala, D'Souza UJA. Immediate effect of 'Nadi-Shodhana Pranayama' on some selected parameters of cardiovascular, pulmonary, and higher functions of brain. Thai Journal of Physiological Sciences 2005 Aug;18(2): 10-16.

Subramaniam S, Subramaniam R, Rajapandian S, Uthrapathi S, Gnanamanickam VR, Dubey GP. Anti-Atherogenic Activity of Ethanolic Fraction of *Terminaia arjuna* Bark on Hypercholesterolemic Rabbits. Evidence-Based Complementary and Alternative Medicine 2011:1-8.

Suda I, Oki T, Masuda M, Kobayashi M, Nishiba Y, Furuta S. Physiological Functionality of Purple-Fleshed Sweet Potatoes Containing Anthocyanins and Their Utilization in Foods. Jarq 2003;37(3):167-173.

Sudheesh S, Presannakumar G, Vijayakumar S, Vijayalakshmi NR. Hypolipidemic effect of flavonoids from *Solanum melongena*. Plant Foods for Human Nutrition 1997;51:321-330.

Suetsuna K, Maekawa K, Chen JR. Antihypertensive effects of *Undaria pinnatifida* (wakame) peptide on blood pressure in spontaneously hypertensive rats. J Nutr Biochem 2004 May;15(5):267-72.

Sugii M, Ohkita M, Taniguchi M, Baba K, Kawai Y, Tahara C, Takaoka M, Matsumura Y. Xanthoangelol D isolated from the roots of Angelica keiskei inhibits endothelin-1 production through the suppression of nuclear factor-kappaB. Biol Pharm Bull. 2005 Apr;28(4):607-10.

Suhong C, Guiyuan L, Xiaodong Z, Xiaoyu L, Han Z, Yunwei Z, Yin W, Saiyue L, Zhunan N. Anti-hypertensive effects of laiju extract in two different rat models. Asia Pac J Clin Nutr 2007;16(1):309-312.

Sui H, Yan W, Geng G. Effect of Apigenin on SBP of Spontaneous Hypertenson Rats and Its Mechanism. Journal of Environment and Health 2009 Feb

Sui H, Yu Q, Zhi Y, Geng G, Liu H, Xu H. Effects of apigenin on the expression of anglotensin-converting enzyme 2 in kidney in spontaneously hypertensive rats. Wei Sheng Yan Jiu 2010 Nov;39(6):693-6.

Sui H, Zhi Y, Liu H, Gao P, Xu H, Yan W. Endothelium-dependent vasorelaxation effects induced by apigenin on the thoracic aorta of rats and its possible mechanism. Wei Sheng Yan Jiu 2011 Jul;40(4):416-9.

Sun T, Simon PW, Tanumihardjo SA. Antioxidant phytochemicals and antioxidant capacity of biofortified carrots (Daucus carota L.) of various colors. J Agric Food Chem. 2009 May 27;57(10):4142-7.

Sung J, Han KH, Zo JH, Park HJ, Kim CH, Oh BH. Effects of red ginseng upon vascular endothelial function in patients with essentia hypertension. Am J Chin Med. 2000;28(2):205-16.

Sung YY, Yoon T, Kim SJ, Yang WK, Kim HK. Anti-obesity activity of Allium fistulosum L. extract by down-regulation of the expression of lipogenic genes in high-fat diet-induced obese mice. Mol Med Report 2011;4(3):431-5.

Susalit E, Agus N, Effendi I, Tjandrawinata RR, Nofiarny D, Perrinjaquet-Moccetti T. Olive (Olea europaea) leaf etract effective in patients with stage-1 hypertension: comparison with Captopril. Phytomedicine 2011 Feb 15;18(4):251-8.

Sutton-Tyrrell K, Boston A, Selhub J, Zeigler-Johnson C. High homocysteine levels are independently related to isolated systolic hypertension in older adults. *Circulation* 1997;96:1745-9.

Suzuki, Atsushi. Chlorogenic acid attenuates hypertension and improves entohelial function in spontaneously hypertensve rats. Journal of Hypertension 2006 Jun;24(6):1075-1082.

Suzuki A, Kagawa D, Fuiji A, Ochiai R, Tokimitsu I, Saito I. Short- and long-term effects of ferulic acid on blood pressure in spontaneously hypertensive rats. Am J Hypertens 2002 Apr;15(4 Pt 1):351-7.

Sved AF, Van Itallie CM, Fernstrom JD. Studies on the antihypertensive action of L-tryptophan. J Pharmacol Exp Ther 1982 May;221(2):329-33.

Tahri A, Yamani S, Legssyer A, Aziz M, Mekhfi H, Bnouham M, Ziyyat A. Acute diuretic, natriuretic and hypotensive effects of a continuous perfusion of aqueous extract of *Urtica dioica* in the rat. Journl of Ethnopharmacology 2000;73:95-100.

Tain YL, Huang LT, Lin IC, Lau YT, Lin CY. Melatonin prevents hypertension and increased asymmetric dimethylarginine in young spontaneous hypertensive rats. J Pineal Res. 2010 Nov;49(4):390-8.

Tain YL, Hsu CN, Huang LT, Lau YT. Apocynin attenuates oxidative stress and hypertension in young spontaneously hypertensive rats independent of ADMA/NO pathway. Free Radic Res. 2012 Jan;46(1):68-76.

Takahashi S, Tanaka H, Hano Y, Ito K, Nomura T, Shigenobu K. Hypotensive effect in rats of hydrophilic extract from *Terminalia arjuna* containing tannin-related compounds. Phytotherapy Research 1997 Sep;11(6):424-427.

Takai M, Suido H, Tanaka T, Kotani M, Fujita A, Takeuchi A, Makino T, Sumikawa K, Origasa H, Tsuji K, Nakashima M. LDL-cholesterol-lowering effect of a mixed green vegetable and fruit beverage containing broccoli and cabbage in hypercholesterolemic subjects. Rinsho Byori 2003 Nov;51(11):1073-83.

Takamitsu C, Hiroyuki A, Osami K, Takashi B. Dose Dependency of Sodium Alginate Oligosaccharides in a Randomized Double-blind Placebo-controlled Clinical Study in Subjects with High Normal Blood Pressure and Mild Hypertension. Japanese Pharmacology & Therapeutics 2006;34(11):1267-1277.

Takao T, Watanabe N, Yuhara K, Itoh S, Suda S, Tsuruoka Y, Nakatsugawa K, Konishi Y. Hypocholesterolemic Effect of Protein Isolated from Quinoa *(Chenopodium quinoa* Willd.) Seeds. Food Sci. Technol. Res. 2005;11(2):161-167.

Takeuchi H, Sakurai C, Noda R, Sekine S, Murano Y, Wanaka K, Kasai M, Watanabe S, Aoyama T, Kondo K. Antihypertensive effect and safety of dietary alpha-linolenic acid in subjects with high-normal blood pressure and mild hypertension. J Oleo Sci. 2007;56(7):347-60.

Talpur N, Echard B, Dadgar A, Aggarwal S, Zhuang C, Bagchi D, Preuss HG. Effects of Maitake mushroom fractions on blood pressure of Zucker fatty rats. Res Commun Mol Pathol Pharmacol 2002;112(1-4):68-82.

Talpur N, Echard B, Ingram C, Bagchi D, Preuss H. Effects of a novel formulation of essential oils on glucose-insulin metabolism in diabetic and hypertensive rats: a pilot study. Diabetes Obes Metab. 2005 Mar;7(2):193-9.

Talpur NA, Echard BW, Fan AY, Jaffari O, Bagchi D, Preuss HG. Antihypertensive and metabolic effects of whole Maitake mushroom powder and its fractions in two rat strains. Mol Cell Biochem 2002 Aug;237(1-2):129-36.

Tam SC, Yip KP, Fung KP, Chang ST. Hypotensive and renal effects of an extract of the edible mushroom Pleurotus sajor-caju. Life

Sci. 1986 Mar 31;38(13):1155-61.

Tamizifar B, Rismankarzadeh M, Vosoughi A-A, Rafieeyan M, Tamizifar B, Aminzade A. A Low-dose almond-based diet decreases LDL-C while preserving HDL-C. Arch Iranian Med 2005;8(1):45-51.

Tanaka H, Watanabe K, Ma M, Hirayama M, Kobayashi T, Oyama H, Sakaguchi Y, Kanda M, Kodama M, Aizawa Y. The effects of y-Aminobutyric Acid, Vinegar, and Dried Bonito on Blood Pressure in Normotensive and Mildly or Moderately Hypertensive Volunteers. J Clin. Biochem. Nutr. 2009 Jul;45:93-100.

Tanaka Y, Sasaki R, Fukui F, Waki H, Kawabata T, Okazaki M, Hasegawa K, Ando S. Acetyl-L-carnitine supplementation restores decreased tissue carnitine levels and impared lipid metabolism in aged rats. J Lipid Res. 2004 Apr;45(4):729-35.

Tanida M, Niijima A, Fukuda Y, Sawai H, Tsuruoka N, Shen J, Yamada S, Kiso Y, Nagai K. Dose-dependent effects of L-carnosine on the renal sympathetic nerve and blood pressure in urethane-anesthetized rats. American Journal of Physiology – Regulatory, Integrative and Comparative Physiology 2005 Feb;288(2):447-455.

Tanida M, Shen J, Kubomura D, Nagai K. Effects of Anserine on the Renal Sympathetic Nerve Activity and Blood Pressure in Urethane-Anesthetized Rats. Physiol. Res. 2010;59:177-185.

Tang ZL, Shen SF. A study of Laminaria digitata powder on experimental hyperlipoproteinemia and its hemorrheology. Zhong Xi Yi Jie He Za Zhi 1989 Apr;9(4):223-5.

Tapsell LC, Gillen LJ, Patch CS, Batterham M, Owen A, Baré M, Kennedy M. Including walnuts in a low-fat/modified-fat diet improves HDL cholesterol-to-total cholesterol ratios in patients with type 2 diabetes. Diabetes Care 2004 Dec;27(12):2777-83.

Taubert D, Roesen R, Schömig E. Effect of cocoa and tea intake on blood pressure: a meta-analysis. Arch Intern Med. 2007 Apr 9;167(7):626-34.

Taubert D, Roesen R, Lehmann C, Jung N, Schömig E. Effects of low habitual cocoa intake on blood pressure and bioactive nitric oxide: a randomized controlled trial. JAMA 2007 Jul 4;298(1):49-60.

Tazakori Z, Zare M, M Iranparvar, Mehrabi Y. Effect of rice bran on blood glucose and serum lipid parameters in type II diabetic patient. Iranian Journal of Endocrinology and metabolism 2006;8(2):169-174.

Teas J, Baldeón ME, Chiriboga DE, Davis JR, Sarriés AJ, Braverman LE. Could dietary seaweed reverse the metabolic syndrome? Asia Pac J Clin Nutr 2009;18(2):145-157.

Telles S, Nagarathna R, Nagemdra HR, Desiraju T. Physiological changes in sports teachers following 3 months of training in yoga. Indian Journal of Medical Sciences 1993 Oct;47(10)

Teow SS. Effective dosage of the extract of Ganoderma lucidum in the treatment of various ailments. In Royse DJ editor(s). *Mushroom biology and mushroom products*. Pennsylvania: Pennsylvanian State University 1996.

Teres S, Barceló-Coblijn G, Benet M, Álvarez R, Bressani R, Halver JE, Escribá PV. Oleic acid content is responsible for the reduction in blood pressure induced by olive oil. PNAS 2008 Sep 16;105(37):13811-13816.

Terpstra AH, Lapré JA, de Vries HT, Beynen AC. The hypocholesterolemic effect of lemon peels, lemon pectin, and the waste stream material of lemon peels in hybrid F1B hamsters. Eur J Nutr. 2002 Feb;41(1):19-26.

Terzic MM, Dotlic J, Maricic S, Mihailovic T, Tosic-Race B. Influence of red clover-derived isoflavones on serum lipid profile in postmenopausal women. J Obstet Gynaecol Res 2009 Dec;35(6):1091-5.

Testai L, Chericoni S, Calderone V, Nencioni G, Nieri P, Morelli I, Martinotti E. Cardiovascular effects of Urtica dioica L. (Urticaceae) roots extracts: in vitro and in vivo pharmacological studies. J Ethnopharmacol 2002 Jun;81(1):105-9.

Thakur CP, Thakur B, Singh S, Sinha PK, Sinha SK. The Ayurvedic medicines Haritaki, Amala and Bahira reduce cholesterol-induced atherosclerosis in rabbits. Int J Cardiol. 1988 Nov;21(2):167-75.

Thathola A, Srivastava S, Singh G. Effect of foxtail millet *(Setaria italica)* supplementation on serum glucose, serum lipids and glycosylated hemoglobin in type 2 diabetics. Diabetologia Croatica 2011;40(1):23-27.

Thayyil AH, Surulivel MKM, Ahmed MF, Ahmed GSS, Sidheeq A, Rasheed A, Ibrahim M. Hypolipidemic activity of *Luffa aegiptiaca* fruits in cholesterol fed hypercholesterolemic rabbits. International Journal of Pharmaceutical Applications 2011;2(1):81-88.

Theerthahalli, Arun Sudheendra, Shenoy, Rekha, Taranalli, Ashok D. Evaluation of saponin rich fraction of trigonella foenum Graecum for antihypertensive activity. Pharmacologyonline 2009;1:1229-1233.

Theobald HE, Goodall AH, Sattar N, Talbot DC, Chowienczyk PJ, Sanders TA. Low-dose docosahexaenoic acid lowers diastolic blood pressure in middle-aged men and women. J Nutr. 2007 Apr;137(4):973-8.

Thirunavukkarasu V, Nandhini ATA, Anuradha CV. Effect of α-Lipoic Acid on Lipid Profile in Rats Fed a High-Fructose Diet. Experimental Diab. Res. 2004;5:195-200.

Tian N, Rose RA, Jordan S, Dwyer TM, Hughson MD, Manning RD Jr. N-Acetylcysteine improves renal dysfunction, ameliorates kidney damage and decreases blood pressure in salt-sensitive hypertension. J Hypertens. 2006 Nov;24(11):2263-70.

Timmers S, Konings E, Bilet L, Houtkooper RH, van de Weijer T, Goossens GH, Hoeks J, van der Krieken S, Ryu D, Kersten S, Moonen-Kornips E, Hesselink MK, Kunz I, Schrauwen-Hinderling VB, Blaak EE, Auwerx J, Schrauwen P. Calorie restriction-like effects of 30 days of resveratrol supplementation on energy metabolism and metabolic profle in obese humans. Cell Metab. 2011 Nov 2;14(5):612-22.

Tinker LF, Schneeman BO, Davis PA, Gallaher DD, Waggoner CR. Consumption of prunes as a source of dietary fiber in men with mild hypercholesterolemia. Am J Clin Nutr 1991 May;53(5):1259-65.

Tiwari S, Singh S, Patwardhan K, Gehlot S, Gambhir IS. Effect of *Centella asiatica* on mild cognitive impairment (MCI) and other common age-related clinical problems. Digest Journal of Nanomaterials and Biostructures 2008 Dec;3(4):215-220.

Toda N, Ayajiki K, Fujioka H, Okamura T. Ginsenoside potentiates NO-mediated neurogenic vasodilation of monkey cerebral arteries. J Ethnopharmacol 2001;76:109-113.

Todorov S, Philianos S, Petkov V, Harvala C, Zamfirova R, Olimpiou H. Experimental pharmacological study of three species from genus Salvia. Acta Physiol Pharmacol Bulg 1984;10(2):13-20.

Toghyani M, Tohidi M, Toghyani M, Gheisari A, Tabeidian SA. Evaluation of yarrow (*Achillea millefolium*) as a natural growth promoter in comparison with a probiotic supplement on performance, humoral immunity and blood metabolites of broiler chicks. Journal of Medicinal Plants Research 2011 Jul. 4;Vol. 5 (13);2748-2754.

Tokede OA, Gaziano JM, Djousse L. Effects of cocoa products/dark chocolate on serum lipids: a meta-analysis. European Journal of Clinical Nutrition 2011;65:879-886.

Tokunaga S, White IR, Frost C, Tanaka K, Kono S, Tokudome S, Akamatsu T, Moriyama T, Zakouji H. Green tea consumption and serum lipids and lipoproteins in a populaton of healthy workers in Japan. Ann Epidemiol 2002 Apr;12(3):157-65.

Tomotake H, Shimaoka I, Kayashita J, Yokoyama F, Nakajoh M, Kato N. Stronger Suppression of Plasma Cholestrol and Enhancement of the Fecal Excretion of Steroids by a Buckwheat Protein Product than by a Soy Protein Isolate in Rats Fed on Cholesterol-free Diet. Biosci. Biotechnol. Biochem 2001.;65 (6):1412-1414.

Tong CC, Choong YK, Mohamed S, Mustapha NM, Umar NA. Efficacy of Ganoderma lucidum on plasma lipids and lipoproteins in rats fed with high cholesterol diet. Nutrition & Food Science 2008;38(3):229-238.

Torres-Duran PV, Ferreira-Hermosillo A, Juarez-Oropeza MA. Antihyperlipemic and antihypertensive effects of *Spirulina maxima* in an open sample of mexican population: a preliminary report. Lipids in Health and Disease 2007;6:33.

Toyoshi T, Kohda T. Antihypertensive Activity of Purple Corn Color in Spontaneously Hypertensive Rats. Foods Food Ingredients J. Jpn. 2004;209(8)

Trinh HN, Quynh NN, Anh TV, Nguyen VP. Hypolipidemic effect of extracts from *Abelmoschus esculentus* L. - malvaceae on tyloxapol-induced hyperlipidemia in mice. 13th Int. Electron. Conf. Synth. Org. Chem. 2009.

Trinidad TP, Mallillin AC, Loyola AS, Sagum RS, Encabo RR. The potential health benefits of legumes as a good source of dietary fibre. British Journal of Nutrition 2010;103:569-574.

Trovato A, Monforte MT, Barbera R, Rossitto A, Galati EM, Forestieri AM. Effects of fruit juices of *Citrus sinensis* L. and *Citrus limon* L. on experimental hypercholesterolemia in the rat. Phytomedicine 1996;2(3):221-227.

Tsi D, Das NP, Tan BK. Effects of aqueous celery (*Apium graveolens*) extract on lipid parameters of rats fed a high fat diet. Planta Med 1995 Feb;61(1):18-21.

Tsi D, Tan BK. Effects of celery extract and 3-N-butylphthalide on lipid levels in genetically hypercholesterolaemic (RICO) rats. Clin Exp Pharmacol Physiol 1996 Mar;23(3):214-7.

Tsi D, Tan BK. The mechanism underlying the hypocholesterolaemic activity of aqueous celery extract, its butanol and aqueous fractions in genetically hypercholesterolaemic RICO rats. Life Sci 2000 Jan 14;66(8);755-67.

Tsuzuki W, Kikuchi Y, Shinohara K, Suzuki T. Fluorometric Assay of Angiotensin I-converting Enzym Inhibitory Activity of Vinegars. Nippon Shokuhin Kogyo Gakkaishi 1992;39(2):188-192.

Tuncer MA, Yamaci B, Sati L, Cayli S, Acar G, Altung T, Demir R. Influence of *Trbulus terrestric* extract on lipid profile and endothelial structure in developing atherosclerotic lesions in the aorta of rabbits on a high-cholesterol diet. Acta hstochemica 2009;111:488-500.

Tuomilehto J, Lindström J, Hyyrynen J, Korpela R, Karhunen ML, Mikkola L, Jauhiainen T, Seppo L, Nissinen A. Effect of ingesting sour milk fermented by *Lactobacillus helveticus* bacteria on blood pressure in subjects with mild hypertension. J. Human Hyperten. 2004;18:795-802.

Twait CM, Slavin JL. Grape Powder Lowers Serum Triglycerides in Postmenopausal Women. The Journal of Applied Research 2007;7(2):196-203.

Uchida S, Ikarí N, Ohta H. Inhibitory effects of condensed tannins on angiotensin converting enzyme. Jpn J Pharmacol 1987;43: 242-246.

Ulicná O, Greksák M, Vancová O, Zlatos L, Galbavý S, Bozek P, Nakano M. Hepatoprotective effect of rooibos tea (Aspalathus linearis) on CCI4-induced liver damage in rats. Physiol Res. 2003;52(4):461-6.

Umadevi P, Murugan S, Jennifer Suganthi S, Subakanmani S. Evaluation of antidepressant like activity of *cucurbite pepo* seed extract in rats. International Journal of Current Pharmaceutical Research 2011;3(1):108-113.

Umar A, Imam G, Yimin W, Kerim P, Tohti I, Berké B, Moore N. Antihypertensive effects of Ocimum basilicum L. (OBL) on blood pressure in renovascular hypertensive rats. Hypertension Research 2010 Jul;33:727-730.

Umegaki K, Shinozuka K, Watarai K, Takenaka H, Yoshimura M, Daohua P, Esashi T. *Ginko Biloba* Extract Attenuates The Development Of Hypertension In Deoxycorticosterone Acetate-Salt Hypertensive Rats. Clinical and Experimental Pharmacology and Physiology 2000 Apr;27(4):277-282.

Umeki Y, Hayabuchi H, Hisano M, Kuroda M, Honda M, Ando B, Ohta M, Ikeda M. The Effect of the Dried-Bonito Broth on Blood Pressure, 8-Hydroxydeoxyguanosine (8-OHdG), an Oxidative Stress Marker, and Emotional States in Elderly Subjects. J. Clin. Biochem. Nutr. 2008 Nov;43:175-184.

Ushida Y, Matsui T, Tanaka M, Matsumoto K, Hosoyama H, Mitomi A, Sagesaka Y, Kakuda T. Endothelium-dependent vasorelaxation effect of rutin-free tartary buckwheat extract in isolated rat thoracic aorta. Journal of Nutritional Biochemistry 2008;19:700-707.

Vacha GM, Giorcelli G, Siliprandi N, Corsi M. Favorable effects of L-carnitine treatment on hypertriglyceridemia in hemodialysis patients: decisive role of low levels of high-density lipoproein-cholesterol. Am J Clin Nutr. 1983 Oct;38(4):532-40.

Valcheva-Kuzmanova S, Kuzmanov K, Mihova V, Krasnaliev I, Borisova P, Belcheva A. Antihyperlipidemic effect of Aronia melanocarpa fruit juice in rats fed a high-cholesterol diet. Plant Food Hum Nutr 2007 Mar;62(1):19-24.

Valcheva-Kuzmanova S, Kuzmanov K, Tancheva S, Belcheva A. Hypoglycemic and hypolipidemic effects of Aronia melanocarpa fruit juice in streptozotocin-induced diabetic rats. Methods Find Exp Clin Pharmacol 2007 Mar;29(2):101-5.

Vanhatalo A, Bailay SJ, Blackwell JR, DiMenna FJ, Pavey TG, Wilkerson DP, Benjamin N, Winyard PG, Jones AM. Acute and chronic effects of dietary nitrate supplementation on blood pressure and the physiological responses to moderate-intensity and incremental exercise. Am J Physiol Regul Integr Comp Physiol. 2010 Oct;299(4):1121-31.

Vanitha T, Sumathy H, Sangeetha J, Devaki B, Vijayalakshmi K. Phytochemical analysis of *Allium ascalonicum*. Biomedicine 2009;29(1):22-25.

Varalakshmi B, Thirunethiran Karpagam, Prabha PL, Firdous SJ, Gomathi S. International Journal of Pharmaceutical Research and Development (IJPRD) 2011 Sep;3(7):128-133.

Vasdev S, Mian T, Longerich L, Prabhakaran V, Parai S. N-acetyl cysteine attenuates ethanol induced hypertension in rats. Artery 1995;21(6):312-6.

Vasdev S, Ford CA, Parai S, Longerich L, Gadag V. Dietary alpha-lipoic acid supplementation lowers blood pressure in spontaneously hypertensive rats. J Hypertens 2000 May;18(5):567-73.

Vecera R, Orolin J, Skottová N, Kazdová L, Oliyarnik O, Ulrichová J, Simánek V. The influence of maca (Lepidium meyenii) on antioxidant status, lipid and glucose metabolism in rat. Plant Foods Hum Nutr. 2007 Jun;62(2):59-63.

Venugopal S, Iyer UM. Management of diabetic dyslipidemia with subatmospheric dehydrated barley grass powder. Int J Green Pharm 2010;4:251-6.

Vera R, Sánchez M, Galisteo M, Villar IC, Jimenez R, Zarzuelo A, Pérez-vizcaino F, Duarte J. Chronic administration of genistein improves endothelial dysfunction in spontaneously hypertensive rats: involvement of eNOS, caveolin and calmodulin expression and NADPH oxidase activity. Clinical Science 2007;112:183-191.

Vered Y, Grosskopf I, Palevitch D, Harsat A, Charach G, Weintraub MS, Graff E. The influene of Vicia faba (broad bean) seedlings on urinary sodium excretion. Planta Med. 1997 Jun;63(3):237-40.

Verhoef P, Steenge GR, Boelsma E, van Vliet T, Olthof MR, Katan MB. Dietary serine and cystine attenuate the homocysteine-raising effect of dietary methionine: a randomized crossover trial in humans. Am J Clin Nutr. 2004 Sep;80(3):674-9.

Verma S, Jain V, Katewa SS. Blood pressure lowering, fibrinolysis enhancing and antioxidant activities of Cardamon *(Elettaria cardamomum)*. Indian Journal of Biochemistry & Biophysics 2009 Dec;46:503-506.

Verma SK, Jain V, Verma D, Khamesra R. *Crataegus oxyacantha* – a cardioprotective herb. Journal of Herbal Medicine and Toxicology 2007;1(1):65-71.

Vijayakumar MV, Pandey V, Mishra GC, Bhat MK. Hypolipidemic effect of fenugreel seeds in mediated through inhibition of fat accumulation and upregulation of LDL receptor. Obesity (Silver Spring) 2010 Apr;18(4):667-74.

Vinson JA, Bose P. The effect of a high chromium yeast on the blood glucose control and blood lipids of normal and diabetic human subjects. Nutritional Reports Internationl 1984;30(4)

Vinson JA, Demkosky CA, Navarre DA, Smyda MA. High-Antioxidant Potatoes: Acute in Vivo Antioxidant Source and Hypotensiv Agent in Humans after Supplementation to Hypertensive Subjects. J Agric Food Chem. 2012 Feb 6.

Vishal A, Parveen K, Pooja S, Kannappan N, Kumar S. Diuretic, Laxative and Toxicity Studies of *Viola odorata* Aerial Parts. Pharmacologyonline 2009;1:739-748.

Vittek J. Effect of royal jelly on serum lipids in experimental anmals and humans with atherosclerosis. Experientia 1995 Sep 29;51(9-10):927-35.

Wada K, Nakamura K, Tamai Y, Tsuji M, Sahashi Y, Watanabe K, Ohtsuchi S. Seaweed intake and blood pressure levels in healthy pre-school Japanese children. Nutrition Journal 2011;10:83.

Walaszek Z, Szemraj J, Hanausek M, Adams AK, Sherman U. D-Glucaric acid content of various fruits and vegetables and cholesterol-lowering effects of dietary D-Glucarate in the rat. Nutrition Research 1996;16(4):673-681.

Walker AF, Marakis G, Morris AP, Robinson PA. Promising hypotensive effect of hawthorn extract: a randomized double-blind pilot study of mild, essential hypertension. Phytother Res. 2002;16:48-54.

Walker AF, Marakis G, Simpson E. Hypotensive effects of hawthorn for patients with diabetes taking prescription drugs: a randomized controlled trial. Br J Gen Pract. 2006;56:437-443.

Wan WJ, Ma CY, Xiong XA, Wang L, Ding L, Zhang YX, Wang Y. Clinical observation on therapeutic effect of electroacupuncture at Quchi (LI11) for treatment of essential hypertension. Zhongguo Zhen Jiu. 2009 May;29(5):349-52.

Wang J-J, Wang H-Y, Shih C-D. Autonomic Nervous System and Nitric Oxide in Antihypertensive and Cardiac inhibitory Effects Induced by Red Mold Rice in Spontaneously Hypertensive Rats. J. Agric. Food Chem. 2010;58(13):7940-7948.

Waqar MA, Mahmood Y. Anti-Platelet, Anti-Hypercholesterolemic and Anti-Oxidant Effects of Ethanolic Extracts of *Brassica oleracea* in High Fat Diet Provided Rats. World Applied Sciences Journal 2010;8(1):107-112.

Watanabe M, Ayugase J. Effects of buckwheat sprouts on plasma and hepatic parameters in type 2 diabetic db/db mice. J. Food Sci. 2010 Nov – Dec;75(9):294-9.

Watanabe T, Yamada T, Tanaka H, Jiang S, Mazumder TK, Nagai S, Tsuji K. Antihypertensive Effect of γ-Aminobutyric Acid-Enriched *Agaricus blazei* on Spontaneously Hypertensive Rats. Nippon Shokuhin Kagaku Kogaku Kaishi 2002;49(3):166-173.

Watanabe T, Kawashita A, Ishi S, Mazumder TK, Nagai S, Tsuji K, Dan T. Antihypertensive Effect of .GAMMA.-Aminobutyric Acid-Enriched Agaricus blazai on Mild Hypertensive Human Subjects. Journal of the Japanese Society for Food Science and Technology 2003;50(4):167-173.

Watanabe T, Arai Y, Mitsui Y, Kusaura T, Okawa W, Kajihara Y, Saito I. The blood pressure-lowering effect and safety of chlorogenic acid from green coffee bean extract in essential hypertension. Clin Exp Hypertens. 2006 Jul;28(5):439-49.

Weck M, Hanefeld M, Leonhardt W, Haller H, Robowsky KD, Noack R, Schmandke H. Field bean protein diet in hypercholesteremia. Nahrung 1983;27(4):327-33.

Weil A, Assmus KD, Neukum-Schmidt A. *Crategeus* special extract WS 1442: Assessment of objective effectiveness in patients with heart failure. Fortschr Med. 1996;114:291-96.

Weil N, Friger M, Press Y, Tal D, Soffer T, Peleg R. The Effect of Acupuncture on Blood Pressure in Hypertensive Patients Treated in Complementary Medicine Clinic. Integrative Medicine Insights 2007;2:1-5.

Wergedahl H, Liaset B, Gudbrandsen OA, Lied E, Espe M, Muna Z, Mørk S, Berge RK. Fish protein hydrolysate reduces plasma total cholesterol, increases the proportion of HDL cholesterol, and lowers acyl-CoA: cholesterol acyltransferase activity in liver of Zucker rats. J Nutr. 2004 Jun;134(6):1320-7.

Whelton SP, Hyre AD, Pedersen B, Yi Y, Whelton PK, He J. Effect of dietary fiber intake on blood pressure: a meta-analysis of randomized, controlled clinical trials. Hypertens 2005 Mar;23(3):475-81.

Wichitsranoi J, Weerapreeyakul N, Boonsiri P, Settasatian C, Settasatian N, Komanasin N, Sirijaichingkul S, Teerajetgul Y, Rangkadilok N, Leelayuwat N. Antihypertensive and antioxidant effects of dietary black sesame meal in pre-hypertensive humans. Nutr J, 2011 Aug 9;10:82.

Wider B, Pittler MH, Thompson-Coon J, Ernst E. Artichoke leaf extract for treating hypercholesterolaemia. Cochrane Database Syst Rev. 2009 Oct 7;4.

Willi SM, Oexmann MJ, Wright NM, Collop NA, Key Jr LL. The Effects of a High-protein, Low-fat, Ketogenic Diet on Adolescents

With Morbid Obesity: Body Composition, Blood Chemistries, and Sleep Abnormalities. Pediatrics 1998 Jan 1;101(1):61-67.

Williams T, Mueller K, Cornwall MW. Effect of acupuncture-point stimulation on diastolic blood pressrure in hypertensive subjects: a preliminary study. Phys Ther. 1991 Jul;71(7):523-9.

Winham DM, Hutchins AM, Johnston CS. Pinto Bean Consumption Reduces Biomarkers for Heart Disease Risk. Journal of the American College of Nutrition 2007;26(3):243-249.

Winther K, Randløv C, Rein E, Mehlsen J. Effects of ginkgo biloba extract on cognitive function and blood pressure in elderly subjects. Current Therapeutic Research 1998 Dec;59(12):881-888.

Witham MD, Nadir MA, Struthers AD. Effect of vitamin D on blood pressure: a systematic review and meta-analysis. J Hypertens 2009 Oct;27(10):1948-54.

Witte S, Anadere I, Walitza E. Improvement of hemorheology with ginkgo biloba extract Decreasing a cardiovascular risk factor. Fortschr Med 1992 May 10;110(13):247-50.

Wójcicki J, Samochowiec L, Juzwiak S, Gonet B, Syrynski W, Barcew-Wiszniewska B, Rozewicka L, Tustanowski S, Ceglecka M, Juzyszyn Z, Mysliwiec Z, Kaldonska M, Górnik W, Kadlubowska D. Ginkgo biloba extract inhibits the development of experimental atherosclerosis in rabbit. Phytomedicine 1994;1:33-38.

Wroblewska M, Juskiewicz J, Wiczkowski W. Physiological properties of beetroot crisps applied in standard and dyslipidaemic diets of rats. Lipids Health Dis 2011 Oct 14;10(1):178.

Wu F, Meng G, Yang L. Preventive effect of Ganoderma lucidum polysaccharides on formation of atherosclerosis in experimental rats. Journal of Nantong University (Medical Sciences) 2008.

Wu L, Noyan Ashraf MH, Facci M, Wang R, Paterson PG, Ferrie A, Juurlink BH. Dietary approach to attenuate oxidative stress, hypertension, and inflammation in the cardiovascular system. Proc Natl Acad Sci USA 2004 May 4;101(18):7094-9.

Wu T, Zhou X, Deg Y, Jing Q, Li M, Yuan L. *In vitro* studies of *Gynura divaricata* (L.) DC extracts as inhibitors of key enzymes relevant for type 2 diabetes and hypertension. Journal of Ethnopharmacology 2011;136:305-308.

Wu YH, Zhu GQ, Lin XY, Oyang L, Su H, Wu B. Effect of needling quchi and taichong points on blood levels of endothelin and angiotension converting enzyme in patients with hypertension. Zhongguo Zhong Xi Yi Jie He Za Zhi 2004 Dec;24(12):1080-3.

Wycherley TP, Noakes M, Clifton PM, Cleanthous X, Keogh JB, Brinkworth GD. A high-protein diet with resistance exercise training improves weight loss and body composition in overweight and obese patients with type 2 diabetes. Diabetes Care 2010 May;33(5):969-76.

Xia W, Sun C, Zhao Y, Wu L. Hypolipidemic and antioxidant activities of sanchi (radix notoginseng) in rats fed with a high fat diet. Phytomedicine 2011 Apr 15;18(6):516-20.

Xia X, Ling W, Ma J, Xia M, Hou M, Wang Q, Zhu H, Tang Z. An anthocyanin-rich extract from black rice enhances atherosclerotic plaque stabiliation in apolipoprotein E-deficient mice. J Nutr. 2006 Aug;136(8):2220-5.

Xie JT, Chang WT, Wang CZ, Mehendale SR, Li J, Ambihaipahar R, Ambihaipahar U, Fong HH, Yuan CS. Curry leaf (Murraya koenigii Spreng.) reduces blood cholesterol and glucose leves in ob/ob mice. Am J Chin Med. 2006;34 (2):279-84.

Xin X, He J, Frontini MG, Ogden LG, Motsamai OI, Whelton PK. Effects of alcohol reduction on blood pressure: a meta-analysis of randomized controlled trials. Hypertension 2001 Nov;38(5):1112-7.

Xiping L, Xianqiong F. Clinical effects of tartary buckwheat on senile hyperlipemia. Current Advances in Buckwheat Research 1995;Vol II:947-950.

Xu GL, Yu SQ, Gong ZN, Zhang SQ. Study of the effect of crocin on rat experimental hyperlipemia and the underlying mechanisms. Zhongguo Zhong Yao Za hi 2005 Mar;30(5):369-72.

Xu H, Xu HE, Ryan D. A study of the comparative effects of hawthorn fruit compound and simvastatin on lowering blood lipid levels. Am J Chin Med 2009;37:903-908.

Xu Q, Zhao Y, Cheng GR. Blood-lipid decreasing action of total saponins of Panax notoginseng (Burk.) F.H. Chen. Zhongguo Zhong Yao Za Zhi 1993 Jun;18(6):367-8.

Xu X, Yu Z, Shuai L, Guo Y, Duan D, Fu P. The effect of kelp on serum lipids of hyperlipidemia in rats. Journal of Food Biochemistry 2011 Dec 30.

Xu YC, Leung SWS, Yeung DKY, Hu LH, Chen GH, Che CM, Man RYK. Structure-activity relationships of flavonoids for vascular relaxation in porcine coronary artery. Phytochemistry 2007;68:1179-1188.

Xu YY, Yang C, Li SN. Effects of genistein on angiotensin-converting enzyme in rats. Life Sci 2006;79(9):828-37.

Xue WL, Li XS, Zhang J, Liu YH, Wang ZL, Zhang RJ. Effect of Trigonella foenum-graecum (fenugreek) extract on blood glucose, blood lipid and hemorheological properties in streptozotocin-induced diabetic rats. Asia Pac J Clin Nutr 2007;16(1):422-6.

Ya-ming F, Min-yuan X, Lu-ya W, Ying Z, Li Z, Hong Y, Peng W, Ping C. The effect of edible black tree fungus (Auricuaria auricula) on experimental atherosclerosis in rabbits. Chinese Medical Journal 1989;102(2):100-105.

Yadav S, Tomar AK, Jithesh O, Khan MA, Yadav RN, Srinivasan A, Singh TP, Yadav S. Purification and Partial Characterization of Low Molecular Weight Vicilin-Like Glycoprotein from the Seeds of Citrullus Ianatus. Protein J. 2011 Oct 12.

Yaghoobi N, Al-Waili N, Ghayour-Mobarhan M, Parizadeh SMR, Abasalti Z, Yaghoobi Z, Yaghoobi F, Esmaeili H, Kazemi-Bajestani SMR, Aghasizadeh R, Saloom KY, Ferns GAA. Natural Honey and Cardiovascular Risk Factors; Effects on Blood Glucose, Cholesterol, Triacylglycerole, CRP, and Body Weight Compared with Sucrose. TheScientificWorldJOURNAL 2008;8:463-469.

Yagnik B, Nilesh K, Rameshvar P, Natavarlal P, Jitendra V, Nurudin J. Antihyperlipidemic and antioxidant activity of *Benincasa cerifera* on high fat diet induced hyperlipidemic rat. Journal of Pharmacy Research 2009;Vol.2.Issue 3.:363-366.

Yahia DA, Madani S, Prost J, Bouchenak M, Belleville J. Fish protein improves blood pressure but alters HDL 2 and HDL 3 composition and tissue lipoprotein lipase activities in spontaneously hypertensive rats. European Journal of Nutrition 2005;44(1):10-17.

Yang, Byung-Keun, Jeong SC, Song CH. Hypolipidemic Effect of Exo- and Endo-Biopolymers Produced from Submerged Mycelial Culture of *Ganoderma lucidum* in Rats. J. Microbiol. Biotechnol. 2002;12(6):872-877.

Yang B, Jeong S, Song C. Hypolipidemic effect of exo- and endo-biopolymers produced from submerged mycelial culture of Ganoderma lucidum in rats. *Journal of Microbiology and Biotechnology* 2002;12(6):872-7.

Yang BK, Kim DH, Jeong SC, Das S, Choi YS, Shin JS, Lee SC, Song CH. Hypoglycemic Effect of a *Lentinus edodes* Exo-polymer Produced from a Submerged Mycelial Culture. Biosci. Biotechnol. Biochem. 2002;66(5):937-942.

Yang TTC, Koo MWL. Hypocholesterolemic effects of chinese tea. Pharmacological Research 1997;35(6).505-512.

Yang X, Yang L, Zheng H. Hypolipidemic and antioxidant effects of mulberry *(Morus alba* L.) fruit in hyperlipidaemia rats. Food and Chemical Toxicology 2010;48:2374-2379.

Yang Y, Zhou L, Gu Y, Zhang Y, Tang J, Li F, Shang W, Jiang B, Yue X, Chen M. Dietary chickpeas reverse visceral adiposity, dyslipidaemia and insulin resistance in rats induced by a chronic high-fat diet. Br J Nutr. 2007 Oct;98(4):720-6.

Yang YC, Lu FH, Wu JS, Wu CH, Chang CJ. The protective effect of habitual tea consumption on hypertension. Arch Intern Med. 2004 Jul 26;164(14):1534-40.

Yam D, Friedman J, Bott-Kanner G, Genin I, Shinitzky M, Klainman E. Omega-3 Fatty Acids Reduce Hyperlipidaemia, Hyperinsulinaemia and Hypertension in Cardiovascular Patients. J Clin Basic Cardiol 2002;5:229.

Yamada T, Oinuma T, Niihashi M, Mitsumata M, Fujioka T, Hasegawa K, Nagaoka H, Itakura H. Effects of Lentinus edodes mycelia on dietary-induced atherosclerotic involvement in rabbit aorta. J Atheroscler Thromb. 2002;9(3):149-56.

Yamagami T, Shibata N, Folkers K. Bioenergetics in clinical medicine. Studies on coenzyme Q10 and essentil hypertension. Res Commun Chem Pathol Pharmacol 1975 Jun;11(2):273-88.

Yamagami T, Shibata N, Folkers K. Bioenergetics in clinical medicine. VIII. Administration of coenzyme Q10 to patients with essential hypertension. Res Commun Chem Pathol Pharmacol 1976 Aug;14(4):721-7.

Yamaguchi T, Chikama A, Mori K, Watanabe T, Shioya Y, Katsuragi Y, Tokimitsu I. Hydroxyhydroquinone-free coffee: a double-blind, randomized controlled dose-response study of blood pressure. Nutr. Metab. Cardiovasc Dis. 2008 Jul;18(6):408-14.

Yamamoto M, Suzuki A, Hase T. Short-Term Effects of Glucosyl Hesperidin and Hesperetin on Blood Pressure and Vascular Endothelial Function in Spontaneously Hypertensive Rats. J Nutr Sci Vitaminol 2008;54:95-98.

Yamamoto Y, Aoyama S, Hamaguchi N, Rhi GS. Antioxidative and Antihypertensive Effects of Welsh Onion on Rats Fed with a High-Fat High-Sucrose Diet. Biosci. Biotechnol. Biochem. 2005;69(7):1311-1317.

Yamamoto Y, Yasuoka A. Welsh Onion Attenuates Hyperlipidemia in Rats Fed on High-Fat High-Sucrose Diet. Biosci. Biotechnol. Biochem. 2010;74(2):402-404.

Yang DH. Effect of electroacupuncture on Quchi (LI11) and Taichong (LR3) on blood pressure variability in young patients with hypertension. Zhongguo Zhen Jiu. 2010 Jul;30(7):547-50.

Yang GY, Wang W. Clinical studies on the treatment of coronary heart disease with Valeriana officinalis var latifolia. Zhongguo Zhong Xi Yi Jie He Za Zhi 1994 Sep;14(9):540-2.

Yannan F, Ruxun H, Yan Z, Jianwen L, Jinru L. A preliminary investigation of Tanakan in the treatment of hypertensive arteriosclerosis and stroke in rats. Chinese Medical Journal 2000;113(5):425-428.

Yao Y, Chen F, Wang M, Wang J, Ren G. Antidiabetic activity of Mung bean extracts in diabetic KK-Ay mice. J Agric Food Chem 2008 Oct 8;56(19):8869-73.

Yazdanparast R, Bahramikia S. Evaluation of the effect of Anethum graveolens L. crude extracts on serum lipids and lipoproteins profiles in hypercholesterolaemic rats. DARU Journal of Pharmaceutical Sciences 2008;16(2):88-94.

Ye XJ, Morimura S, Han LS, Shigematsu T, Kida K. In vitro evaluation of physiological activity of vinegar produced from barley-, sweet potato-, and rice-shochu post-distillation slurry. Biosci Biotechnol Biochem 2004 Mar;68(3):551-6.

Yegnanarayan R, Sangle SA, Sirsikar SS, Mitra DK. Regression of cardiac hypertrophy in hypertensive patients – Comparison of Abana with propranolol. Phytother. Res. 1997;11(3):257.

Yeligar V, Murugesh K, Dash DK, Nayak SS, Maiti BC, Maity TK. Evaluation of Antidiabetic and Antihyperlipidemic Activity of *Luffa tuberosa* (Roxb.) Fruits in Streptozotocin Induced Diabetic Rats. Natural Product Sciences 2007;13(1):17-22.

Yin C, Seo B, Park HJ, Cho M, Jung W, Choue R, Kim C, Park HK, Lee H, Koh H. Acupuncture, a promising adjunctive therapy for essential hypertension: a double-blind, randomized, controlled trial. Neurological Research 2007;29(1):98-103.

Yokogoshi H, Kato Y, Sagesaka YM, Takihara-Matsuura T, Kakuda T, Takeuchi N. Reduction effect of theanine on blood pressure and brain 5-hydroxyindoles in spontaneously hypertensive rats. Biosci Biotechnol Biochem 1995 Apr;59(4):615-8.

Yokozawa T, Kim HY, Kim HJ, Tanaka T, Sugino H, Okubo T, Chu DC, Juneja LR. Amla (Emblia officinalis Gaertn.) attenuates age-related renal dysfuncton by oxidative stress. J Agric Food Chem. 2007 Sep 19;55(19):7744-52.

Yokozawa T, Kim HY, Kim HJ, Okubo T, Chu DC, Juneja LR. Amla (Emblica officinalis Gaertn.) prevents dyslipidaemia and oxidative stress in the ageing process. Br J Nutr. 2007 Jun;97(6):1187-95.

Yoshida H, Yanai H, Ito K, Tomono Y, Koikeda T, Tsukahara H, Tada N. Administration of natural astaxanthin increases serum HDL-cholesterol and adiponectin in subjects with mild hyperlipidemia. Atherosclerosis 2009.

Yu Y-M, Chang W-C, Chang C-T, Hsieh C-L, Tsai CE. Effects of young barley leaf extract and antioxidative vitamins on LDL oxidation and free radical scavenging activities in type 2 diabetes. Diabetes Metab (Paris) 2002;28:107-114.

Yu Y-M, Chang W-C, Liu C-S, Tsai C-M. Effect of Young Barley Leaf Extract and Adlay on Plasma Lipids and LDL Oxidation in Hyperlipidemic Smokers. Biol. Pharm. Bull. 2004;27(6):802-805.

Yuan ZZ, Cheng KM, Huang W, Dilshat, Feng DR. Study on industrialized extraction technology and function of hyperlipidemic regulating of Laminaria japonica polysaccharides. Zhong Yao Cai 2010 Nov;33(11):1795-8.

Yuen KH, Wong JW, Lim AB, Ng BH, Choy WP. Effect of Mixed-Tocotrienols in Hypercholesterolemic Subjects. Functional Foods in Health and Disease 2011;3:106-117.

Zambón D, Sabaté J, Muñoz S, Campero B, Casals E, Merlos M, Laguna JC, Ros E. Substituting walnuts for monounsaturated fat improves the serum lipid profile of hypercholesterolemic men and women. A randomized crossover trial. Ann Intern Med. 2000 Apr 4;132(7):538-46.

Zaoui A, Cherrah Y, Lacaille-Dubois MA, Settaf A, Amarouch H, Hassar M. Diuretic and hypotensive effects of Nigella sativa in the spontaneously hypertensive rat. Therapie. 2000;55(3):379-82.

Zaoui A, Cherrah Y, Alaoui K, Mahassine N, Amarouch H, Hassar M. Effects of Nigella sativa fixed oil on blood homeostasis in rat. J Ethnopharmacol. 2002 Jan;79(1):23-6.

Zavoral JH, Hannan P, Fields DJ, Hanson MN, Frantz ID, Kuba K, Elmer P, Jacobs DR Jr. The hypolipidemic effect of locust bean gum food products in familial hypercholesterolemic adults and children. Am J Clin Nutr. 1983 Aug;38 (2):285-94.

Zeggwagh NA, Michel JB, Eddouks M. Acute Hypotensive and Diuretic Activities of *Chamaemelum nobile* Aqueous Extract in Normal Rats. American Journal of Pharmacology and Toxicology 2007;2(3):140-145.

Zeggwagh NA, Michel JB, Sulpice T, Eddouks M. Cardiovascular Effect of *Capapris spinosa* Aqueous Extract in Rats. Part II: Furosemide-like Effect of *Capparis spinosa* Aqueous Extract in Normal Rats. American Journal of Pharmacology and Toxicology 2007;2(3):130-134.

Zeggwagh NA, Eddouks M, Michel JB, Sulpice T, Hajji L. Cardiovascular Effect of *Capparis spinosa* Aqueous Extract. Part III: Antihypertensive Effect in Spontaneously Hypertensive Rats. American Journal of Pharmacology and Toxicology 2007;2(3): 111-115.

Zenebe W, Pecháňová O, Andriantsitohaina R. Red Wine Polyphenols Induce Vasorelaxation by Increased Nitric Oxide Bioactivity. Physiol. Res. 2003;52:425-432.

Zeng JF. Clinical study of Semen Raphani in the treatment of hyperlipidemia 38 cases in elder patients. Zhejiang Tradit Chin Med 1995;30:494.

Zern TL, Wood RJ, Greene C, West KL, Liu Y, Aggarwal D, Shachter NS, Fernandez ML. Grape polyphenols exert a cardioprotective effect in pre- and postmenopausal women by lowering plasma lipids and reducing oxidative stress. J Nutr. 2005 Aug:135(8);1911-7.

Zhang J, Marquina N, Oxinos G, Sau A, Ng D. Effect of laser acupoint treatment on blood pressure and body weight – a pilot study. Journal of Chiropractic Medicine 2008;7:134-139.

Zhang J, Ng D, Sau A. Effects of electrical stimulation of acupuncture points on blood pressure. Journal of Chiropractic Medicine 2009;8:9-14.

Zhang Q, Wang GJ, A J, WU D, Zhu LL, MA B, Du Y. Application of GC/MS-based metabonomic profilinf in studying the lipid-regulatig effects of *Ginkgo biloba* extract on diet-induced hyperlipidemia in rats. Acta Pharmacologica Sinica 2009;30:1674-1687.

Zhang W, Wang X, Liu Y, Tian H, Flickinger B, Empire MW, Sun SZ. Dietary flaxseed lignan extract lowers plasma cholesterol and glucose concentrations in hypercholesterolaemic subjects. Br J Nutr. 2008 Jun;99(6):1301-9.

Zhang XF, Tan BK. Effects of an ethanolic extract of Gynura procumbens on serum glucose, cholesterol and triglyceride levels in normal and streptozotocin-induced diabetic rats. Singapore Med J. 2000 Jan;41(1):9-13.

Zhang Y, Li X, Zou D, Liu W, Yang J, Zhu N, Huo L, Wang M, Hong J, Wu P, Ren G, Ning G. Treatment of Type 2 Diabetes and Dyslipidemia with the Natural Plant Alkaloid Berberine. J Clin Endocrinol Meta 2008 Jul;93(7):2559-2565.

Zhang YH, Chen SW, Zhou M, Deng YF. Experimental studies on anti-hypertension effect of Semen Raphani injection. JiLin Tradit Chin Med 1996;41.

Zhang YG, Zhang HG, Zhang GY, Fan JS, Li XH, Liu YH, Li SH, Lian XM, Tang Z. Panax notoginseng saponins attenuate atherosclerosis in rats by regulating the blood lipid profile and an anti-inflammatory action. Clin Exp Pharmacol Physiol 2008 Oct;35(10):1238-44.

Zhao CL, Guo HC, Dong ZY, Zhao Q. Pharmacological and nutritional activities of potato anthocyanins. African Journal of Pharmacy and Pharmacology 2009 Jan;2(10):463-468.

Zhao HL, Sim JS, Shim SH, Ha YW, Kang SS, Kim YS. Antiobese and hypolipidemic effects of platycoding saponins in diet-induced obese rats: evidences for lipase inhibition and calorie intake restriction. International Journal of Obesity 2005;29:983-990.

Zhao HL, Harding SV, Marinangeli CP, Kim YS, Jones PJ. Hypocholesterolemic and anti-obesity effects of saponins from Platycodon grandiflorum in hamsters fed atherogenic diets. J Food Sci. 2008 Oct;73(8):195-200.

Zhao Q, Matsumoto K, Okada H, Ichiki H, Sakakibara I. Anti-hypertensive and anti-stroke effects of *Chrysanthemum* extracts in stroke-prone spontaneously hypertensive rats. J. Trad. Med. 2008;25:143-151.

Zhao Y, Wang J, Ballevre O, Luo H, Zhang W. Antihypertensive effects and mechanisms of chlorogenic acids. Hypertens Res. 2011 Nov 10.

Zheng XX, Xu YL, Li SH, Liu XX, Hui R, Huang XH. Green tea intake lowers fasting serum total and LDL cholesterol in adults: a meta-analysis of 14 randomized controlled trials. Am J Clin Nutr. 2011 Aug;94(2):601-10.

Zhou XZ, Kang L, Tang Y, Li L, Xiong SH. Effect of Valeriana Officinalis Var Latifolia Miq on Heart Rat and Arterial Blood Pressure of Rabbite. Journal of Liaoning University of Traditional Chinese Medicine 2009 Dec.

Zhu W, Chen M, Shou Q, Li Y, Hu F. Biological Activities of Chinese Propolis and Brazilian Propolis on Streptozotocin-Induced Type 1 Diabetes Mellitus in Rats. Evidence-Based Complementary and Alternative Medicine 2011.

Zibadi S, Farid R, Moriguchi S, Lu Y, Foo LY, Tehrani PM, Ulreich JB, Watson RR. Oral administration of purple passion fruit peel extract attenuates blood pressure in female spontaneously hypertensive rats and humans. Nutrition Research 2007;27:408-416.

Zilkens RR, Burke V, Hodgson JM, Barden A, Beilin LJ, Puddey B. Red Wine and Beer Elevate Blood Pressure in Normotensive Men. Hypertension 2005;45:874-879.

Zou Y, Lu Y, Wei D. Hypocholesterolemic effects of a flavonoid-rich extract of Hypericum perforatum L. in rats fed a cholesterol-rich diet. J Agric Food Chem. 2005 Apr 6;53(7):2462-6.

Zulet MA, Martinez JA. Corrective role of chickpea intake on a dietary-induced model of hypercholesterolemia. Plant Foods Hum Nutr. 1995 Oct;48(3):269-77.

Zunft HJ, Lüder W, Harde A, Haber B, Graubaum HJ, Koebnick C, Grünwald J. Carob pulp preparation rich in insoluble fibre lowers total and LDL cholesterol in hypercholesterolemic patients. Eur J Nutr 2003 Oct;42 (5):235-42.

www.ingramcontent.com/pod-product-compliance
Lightning Source LLC
Chambersburg PA
CBHW080408290526
45791CB00008BA/2194